Die Anatomie des menschlichen Körpers

Vigué-Martín

Die Anatomie des menschlichen Körpers

DÖRFLER·VERLAG

Titel der Originalausgabe: Atlas del cuerpo humano
Idee: Jordi Vigué
Illustrationen: Miquel y Myriam Ferrón
Umschlaggestaltung: Agilmedien GbR, Niederkassel
Umschlagbilder:
© Vasiliy Koval, fotolia.de
© Sebastian Kaulitzki, fotolia.de
© Alexandr Mitiuc, fotolia.de
© adimas, fotolia.de (2 x),
© ktsdesign, fotolia.de
Übertragung aus dem Englischen: Dr. Michael Meyer

Im Internet finden Sie unser Verlagsprogramm unter:
www.doerfler-verlag.de

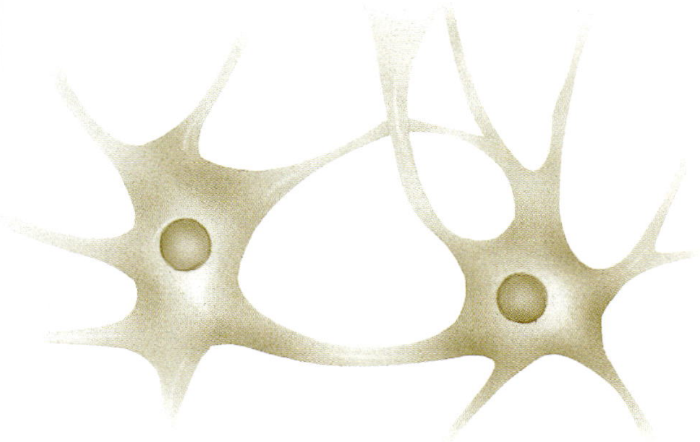

Der menschliche Körper ist eine imposante „Maschine", die unzählige Aufgaben erfüllt wie zum Beispiel Atmung, Ernährung, Fortpflanzung, Entsorgung von Abfällen und Wahrnehmung der Umwelt. Damit er reibungslos funktioniert, sind besondere Untersysteme erforderlich, etwa das Atmungs-, Verdauungs- und Harnwegssystem. Die einzelnen Körpersysteme bestehen wiederum aus spezifischen Organen wie Herz, Magen, Lungen oder Augen. Alle Organe und Systeme sind aufeinander abgestimmt und angewiesen und tragen damit zum physiologischen Gleichgewicht bei.

Genau wie andere Maschinen braucht der menschliche Körper – vorbeugend und heilend – regelmäßig Wartung und Pflege, damit er stets problemlos arbeiten kann. Gerade weil er überaus differenziert und komplex ist, muss man seine Wirkungsweise kennen, um gesund zu bleiben.

Dieses Buch bietet ein systematisches Bild des menschlichen Körpers. Es gliedert sich in Kapitel, die jeweils ein bestimmtes System beschreiben und mit detaillierten Illustrationen und präzisen Erläuterungen dessen Wirkungsweise erklären. Ziel war es, nicht nur ein attraktives Buch zu schaffen, sondern eines, das auch Antworten auf Fragen der Lesers gibt.

Jordi Vigué

INHALT

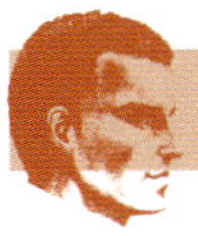

Der menschliche Körper

Der innere Aufbau des Körpers

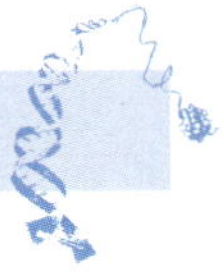

Die Haut

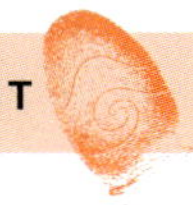

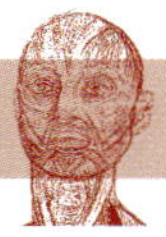

Die Muskulatur

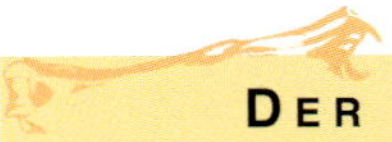

Der Aufbau des Skeletts

Der Blutkreislauf

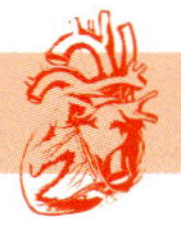

Der Verdauungsapparat

Der Atmungsapparat

Die Harnwege

Die Fortpflanzungsorgane

Das Blut

Das Drüsensystem

Das Nervensystem

Die Sinnesorgane

DER AUFBAU DES MENSCHLICHEN KÖRPERS

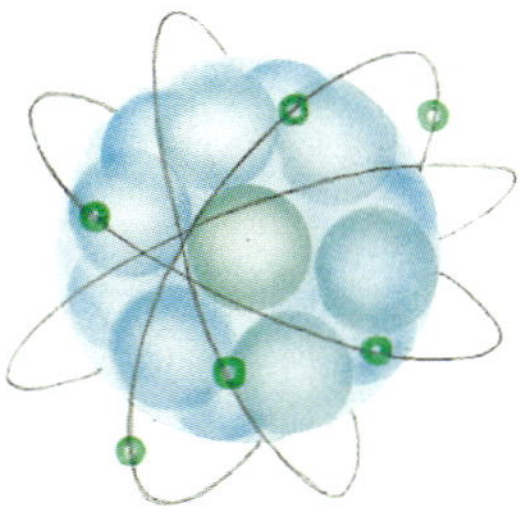

Atome

Materie besteht in jedem denkbaren Zustand – fest, flüssig oder gasförmig – immer aus winzigen Teilchen (Atomen), die ihrerseits aus einem massehaltigen Kern (Nucleus) und einem Satellitensystem bestehen, in dem Elektronen kreisen – negativ geladene Teilchen ohne Masse. Zum Kern gehören darüber hinaus mindestens zwei weitere Elemente: Neutronen ohne elektrische Ladung und Protonen, die positiv geladen sind. Das System wird durch den Ausgleich zwischen der positiven Ladung der Protonen und der negativen der Elektronen im Gleichgewicht gehalten. Gegenwärtig kennt man ungefähr 92 verschiedene Elektronen.

Stickstoff

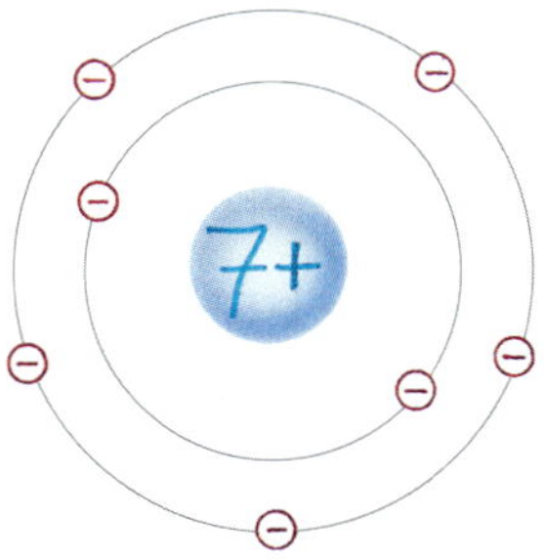

Kohlenstoff

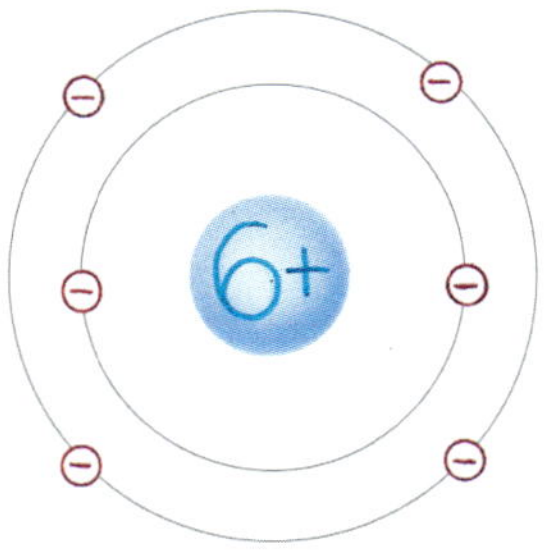

Wasserstoff

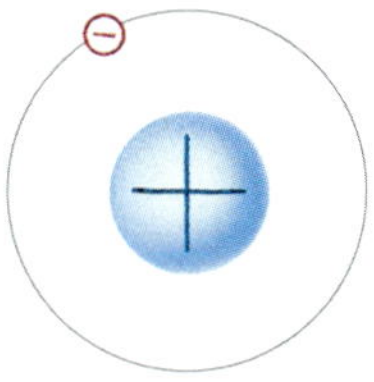

Sauerstoff

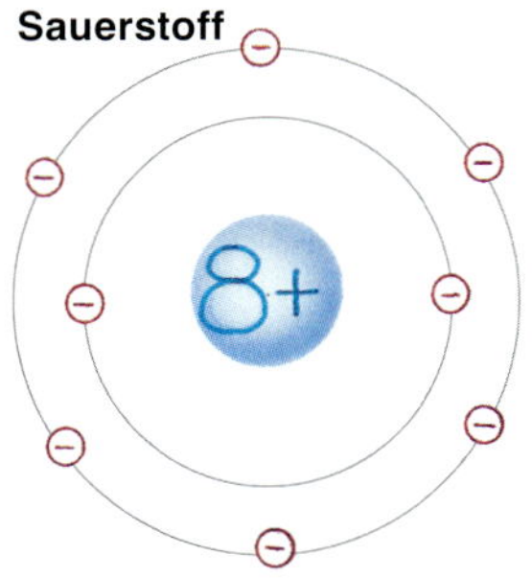

Elemente

Durch den Zusammenschluss von gleichartigen Atomen bilden sich Elemente, die wiederum für die nächste Stufe im Aufbau der Materie verantwortlich sind. Es gibt vier Grundelemente, auf denen jede lebende Materie beruht: die Atome von Kohlenstoff, Wasserstoff, Stickstoff und Sauerstoff.

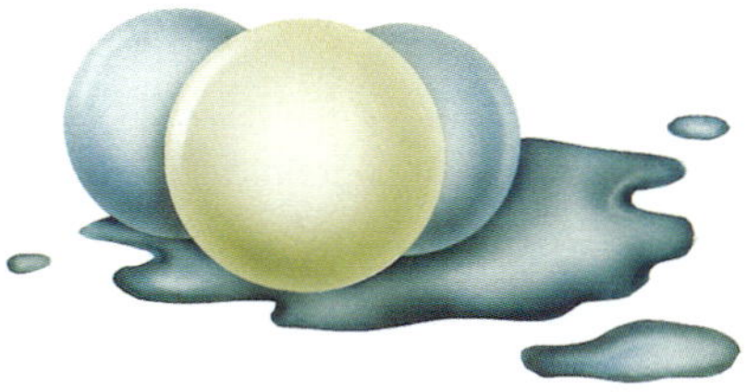

Verbindungen

Die Harmonie der verschiedenen Elemente macht Verbindungen möglich; die kleinstmögliche bezeichnet man als Molekül. Ein Beispiel dafür ist das Wassermolekül, das aus zwei Wasserstoff- und einem Sauerstoffatom besteht. Die Verbindungen, die lebende Materie bilden, können organisch oder anorganisch sein – je nachdem, ob sie Kohlenstoffatome enthalten. Die wichtigsten organischen Verbindungen sind Wasser, Eiweiße, Kohlenhydrate und Fette. Hinzu kommen weitere wie Nukleinsäuren und Steroide.

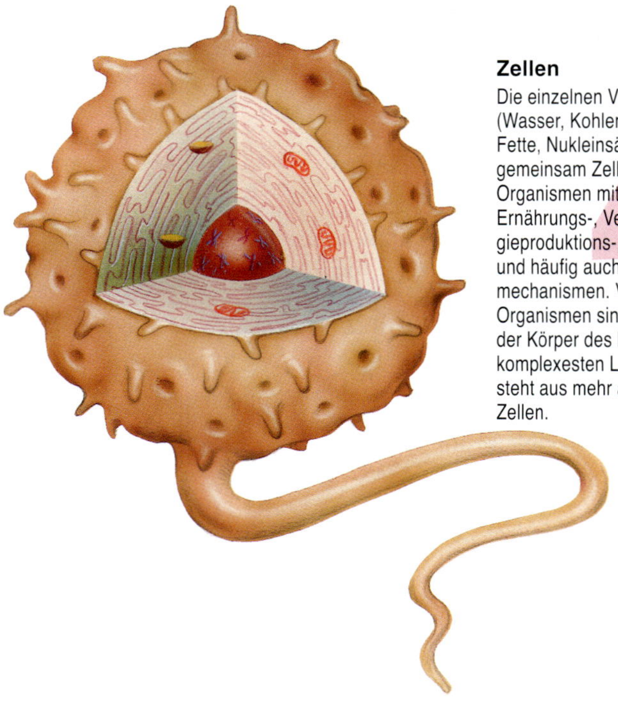

Zellen

Die einzelnen Verbindungen (Wasser, Kohlenhydrate, Proteine, Fette, Nukleinsäuren usw.) bilden gemeinsam Zellen – lebende Organismen mit hochkomplexen Ernährungs-, Verdauungs-, Energieproduktions-, Fortpflanzungs- und häufig auch Fortbewegungsmechanismen. Viele lebende Organismen sind Einzeller, doch der Körper des Menschen, des komplexesten Lebewesens, besteht aus mehr als 100 Trillionen Zellen.

Gewebe

Im Körper des Menschen schließen sich die Zellen zu komplizierten anatomischen Elementen zusammen. Die wichtigsten Körpergewebe sind Plattenepithele (Haut und Schleimhäute), Drüsenepithele (exo- und endokrine Drüsen), Bindegewebe (Knochen, Knorpel, Lunge, Fettgewebe usw.), Muskelgewebe, Blut, Lymphgewebe (Lymphdrüsen, Knochenmark usw.) und Nervengewebe.

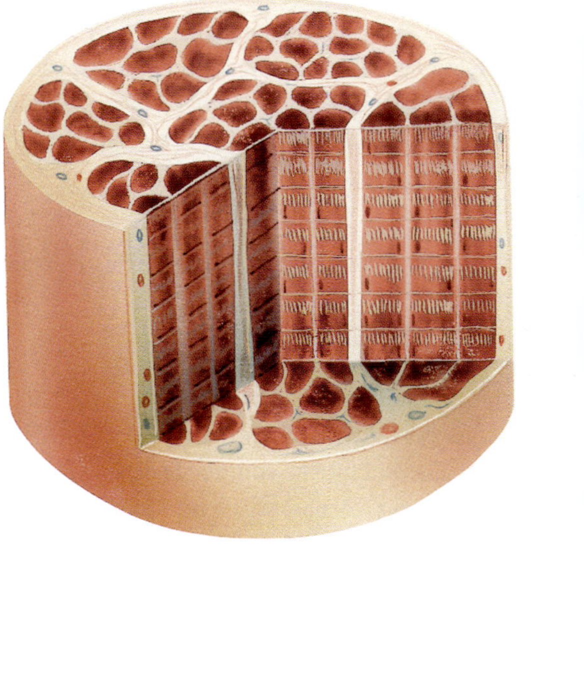

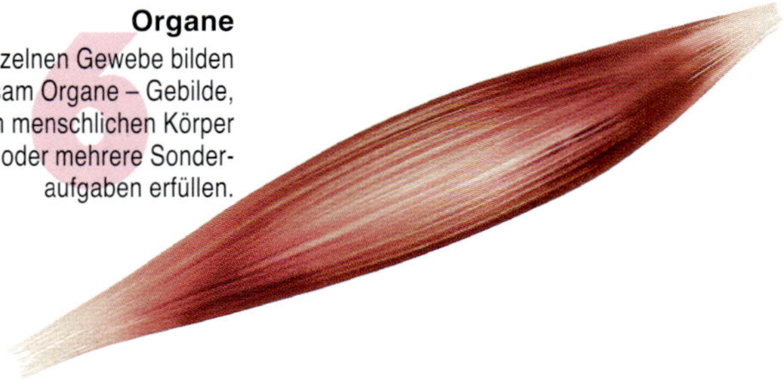

Organe

Die einzelnen Gewebe bilden gemeinsam Organe – Gebilde, die im menschlichen Körper eine oder mehrere Sonderaufgaben erfüllen.

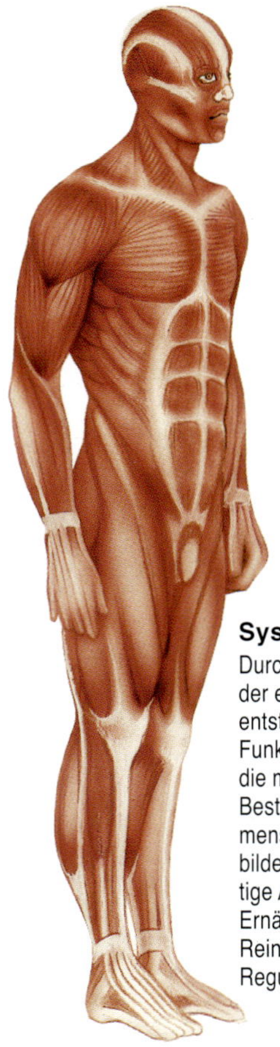

Systeme

Durch die Verbindung der einzelnen Organe entstehen verschiedene Funktionsgruppen, die die makroskopischen Bestandteile des menschlichen Körpers bilden und jeweils wichtige Aufgaben erfüllen: Ernährung, Abwehr, Reinigung, Stützung, Regulation usw.

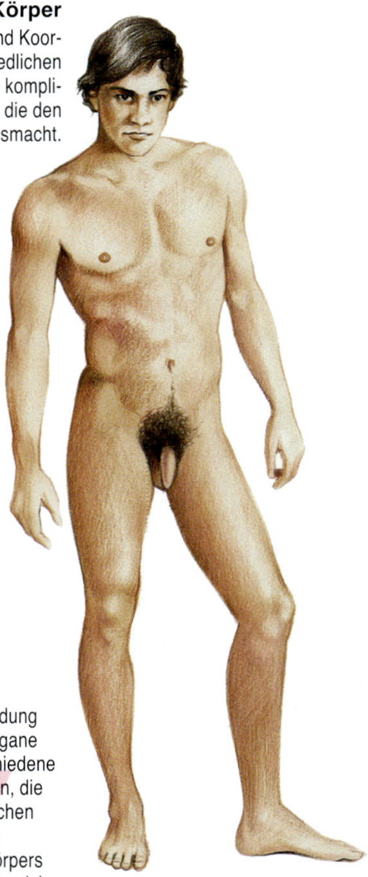

Der menschliche Körper

Durch die Verbindung und Koordination der unterschiedlichen Systeme entsteht jene komplizierte Gesamtstruktur, die den Körper des Menschen ausmacht.

ÄUSSERE ANATOMISCHE MERKMALE

VORDERANSICHT DER FRAU

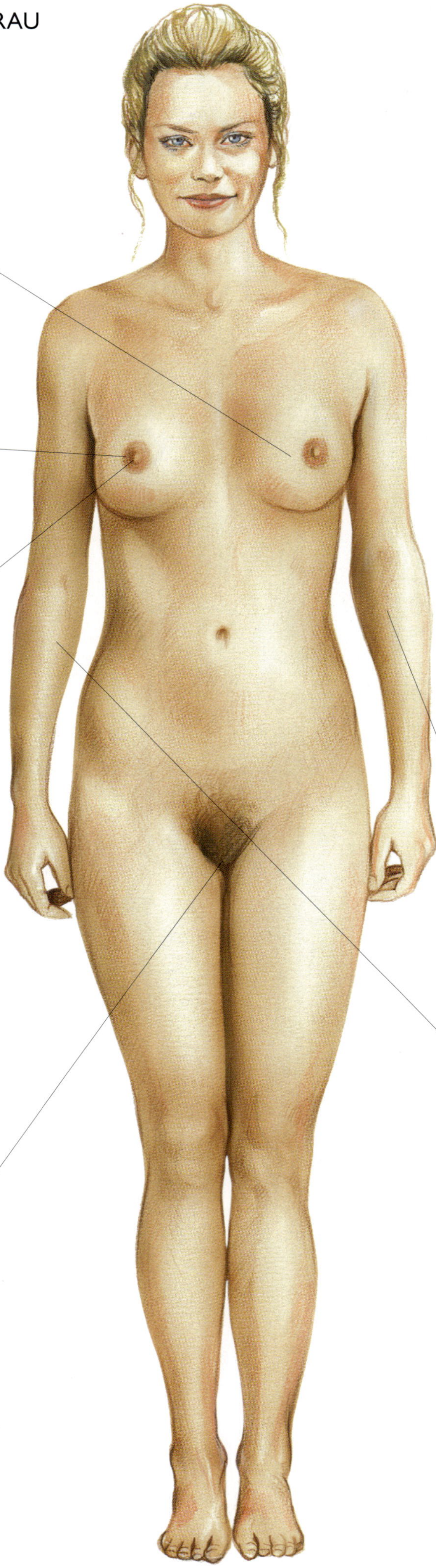

Brust
Kugeliges Organ am Brustkorb der Frau, das die Milchdrüsen enthält, die das Stillen ermöglichen.

Warzenhof
Grobkörnige Zone rund um die Brustwarze, die dunkler als die übrige Brust gefärbt ist.

Brustwarze
Erhabener Vorsprung in der Mitte des Warzenhofs. Die Kanäle, die die Absonderungen der Milchdrüsen zum Stillen des Säuglings weiterleiten, münden in der Brustwarze.

Vulva
Zu den äußeren weiblichen Geschlechtsorganen, kurz Vulva genannt, gehören der Schamberg und die großen Schamlippen, die Clitoris und die kleinen Schamlippen, der Scheidenvorhof mit seinen Drüsen und die äußere Mündung der weiblichen Harnröhre.

Kopf
Oberster Teil des menschlichen Körpers, in dem sich das Gehirn und die meisten Sinnesorgane befinden.

Brustkorb
Teil des menschlichen Körpers zwischen Kopf und Bauch. Am Brustkorb setzen die oberen Gliedmaßen an und er schützt die lebenswichtigen Organe Herz und Lunge.

Unterleib
Teil des menschlichen Körpers, der auf den Brustkorb folgt und von der Taille bis zur Leiste reicht; hier setzen die unteren Gliedmaßen an, und hier befinden sich der größte Teil des Verdauungstrakts, die Milz, das Harnwegssystem und die Fortpflanzungsorgane.

Gliedmaßen
Die paarigen oberen und unteren Gliedmaßen (Extremitäten) setzen jeweils am Brustkorb bzw. am Unterleib an und bestehen aus mehreren Einzelgliedern. Sie sind wichtig für die Fortbewegung, die Körperhaltung und die bilaterale Motorik, die es dem Menschen ermöglicht, sich frei zu bewegen und komplexe Abläufe zu koordinieren, von denen einige ausschließlich der Spezies Mensch vorbehalten sind.

ÄUSSERE ANATOMISCHE MERKMALE

VORDERANSICHT DES MANNES

Ohr
Sichtbarer Teil des Hörorgans an beiden Seiten des Kopfes. Die Ohrmuschel nimmt Geräusche auf und leitet sie in den Gehörgang weiter.

Nase
Vorsprung in der Mitte des Gesichts, der die Verbindung zwischen den Atemwegen und der Außenwelt bildet.

Brustwarze
Erhabener Vorsprung in der Mitte des Warzenhofs.

Taille
Einschnürung, die die Rippen von den Hüften trennt.

Nabel
Narbe in der Mitte der Bauchdecke, die durch das Abklemmen der Nabelschnur entsteht.

Hüfte
Vorstehender Rand an beiden Bauchseiten unterhalb der Taille, äußerste Kante des Hüftknochens.

Leiste
Seitliche Falte, die vom Genitalbereich schräg nach oben verläuft und dabei die Grenze zwischen Bauch und Beinen bildet.

Fingernägel
Harte, aber biegsame Hautabdeckungen an den Oberseiten der letzten Fingerglieder.

Schamgegend
Dreieckige Zone am Ende des Bauches oberhalb der Genitalien; bei Erwachsenen ist der Schambereich durchweg behaart.

Penis
Äußeres Geschlechtsorgan des Mannes, spielt beim Harnlassen und bei der Fortpflanzung eine Rolle.

Hodensack
Der Hodensack liegt zwischen den Oberschenkeln hinter dem Penis und birgt die Hoden (Testes).

Sprunggelenk
Gelenkstelle zwischen den Knochen von Unterschenkel und Fuß.

Zehen
Fünf kleine Anhängsel an der Vorderseite jeden Fußes.

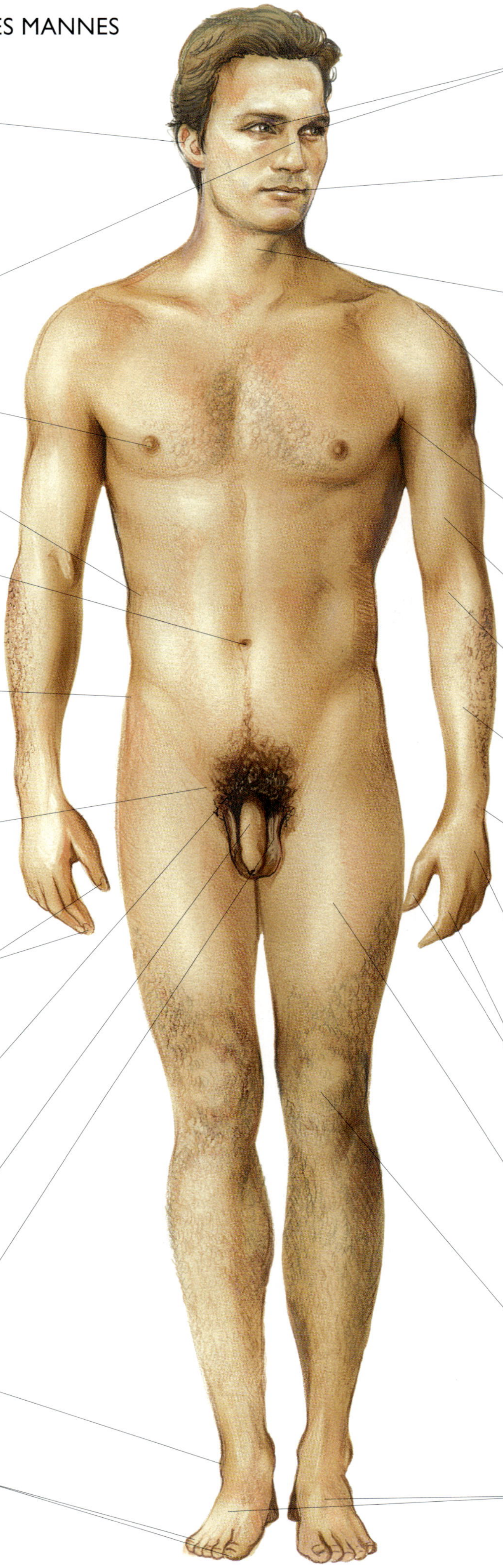

Augen
Äußere Werkzeuge des Sehsinns; die Augen liegen in den Augenhöhlen und werden von den Augenlidern geschützt.

Mund
Öffnung im Gesicht, die als Zugang zum Verdauungskanal dient und die äußeren Organe des Geschmackssinns beherbergt.

Hals
Zylindrischer Teil des Körpers, der den Kopf mit dem Brustkorb verbindet; durch ihn verlaufen der Verdauungskanal, die Atemwege und die Nervenbahnen.

Schulter
Hier treffen Oberarm und Brust zusammen. Dank ihrer kräftigen Muskulatur hat die Schulter immer eine rundliche Form.

Achselhöhle
Grube im Winkel des Bereiches, in dem Oberarm und Brust zusammentreffen. Bei Erwachsenen ist die Achselhöhle gewöhnlich behaart.

Oberarm
Oberster Teil des Armes; reicht von der Schulter bzw. Achsel bis zum Ellenbogen.

Armbeuge
Nach vorn gerichtete Beuge des Gelenks zwischen Ober- und Unterarm.

Unterarm
Teil des Armes zwischen Ellenbogen und Handgelenk.

Handgelenk
Verbindet die Knochen von Unterarm und Hand und ermöglicht es, beide zu bewegen.

Hand
Endstück des Armes – dank der Finger von überaus großem Nutzen – der erheblich zur Sonderstellung der Spezies Mensch beiträgt.

Finger
Die fünf Anhängsel der Hand.

Oberschenkel
Oberster Teil des Beines; reicht von der Leiste bis zum Knie.

Knie
Mittlerer Teil des Beines; bildet beim Zusammentreffen von Ober- und Unterschenkel das Gelenk.

Füße
Fortsätze der beiden Unterschenkel. Die Füße sind zum Laufen, für die Haltung und die bilaterale Motorik unentbehrlich.

ÄUSSERE ANATOMISCHE MERKMALE

RÜCKANSICHT DES MENSCHEN

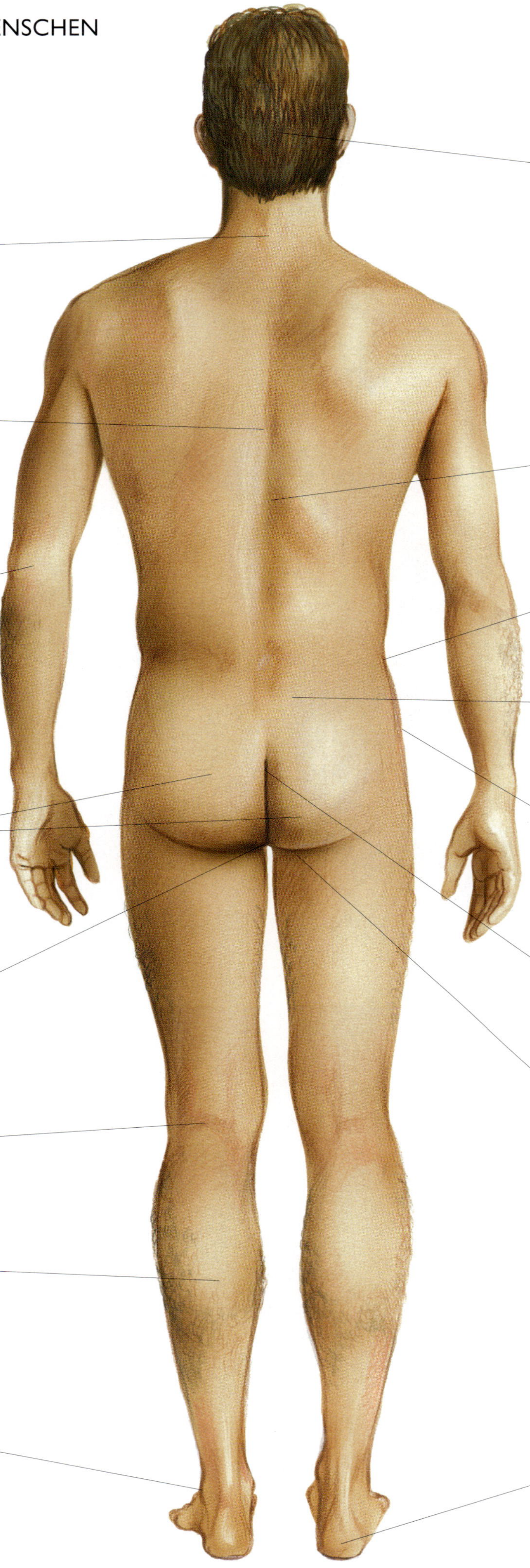

Nacken
Erstreckt sich vom Unterrand des Haaransatzes bis zur obersten Rückenmitte.

Rücken
Rückseite des Brustkorbs, endet an der Taille.

Ellenbogen
Gelenk in dem Bereich, in dem Ober- und Unterarm zusammentreffen. Das obere Ende der Elle ist an der Rückseite des Ellenbogens zu ertasten.

Gesäßbacken
Kugelige, fleischige Zonen zwischen Lendengegend und Oberschenkeln. Sie werden von jenen durch die Gesäßfalte geschieden und bestehen aus den kräftigen Gesäßmuskeln.

Damm
Bereich zwischen den Innenseiten der Oberschenkel, reicht vom After bis zu den Genitalien.

Kniebeuge
Rückseite des Kniegelenks, die im Bein eine Grube bildet.

Wade
Rückseite des Unterschenkels. Die Wade besteht aus kräftigen Muskelbündeln, so dass sie sehr fleischig wirkt.

Sprunggelenk
Das Sprunggelenk verbindet den Unterschenkel mit dem Fuß. Seine äußersten Vorsprünge, in denen sich die Enden von Schien- und Wadenbein befinden, werden Innen- und Außenknöchel genannt.

Schädel
Ringsum von Haut überzogener Bereich des Kopfes, der gewöhnlich bis zum Halsansatz behaart ist.

Wirbelsäulenfurche
Von unterhalb des Halses bis zum Ende des Rückens reichende Furche, an der man den Verlauf der Wirbelsäule ablesen kann.

Taille
Einzug im Bereich zwischen Rippen und Hüfte.

Lendengegend
Teil des Rückens unterhalb der Taille. Die kräftige Muskulatur der Lendengegend bietet lebenswichtigen Organen wie den Nieren Schutz.

Hüfte
Erhebung an der Seite des Unterleibs unterhalb der Taille; entspricht dem Darmbein, einem Teil des Hüftknochens.

Gesäßspalte
Verlängerung der Wirbelsäulenfurche; scheidet die Hinterbacken von einander und erstreckt sich bis zum After.

Gesäßfurche
Waagerechte Falte, die Gesäßbacken und Oberschenkel trennt.

Ferse
Rückseite des Fußes – einer der wichtigsten Punkte für Körperhaltung und Gleichgewicht. Der vorspringende Teil an der Rückseite ist das Ende des Fersenbeins.

DER KOPF

VORDERANSICHT DER FRAU

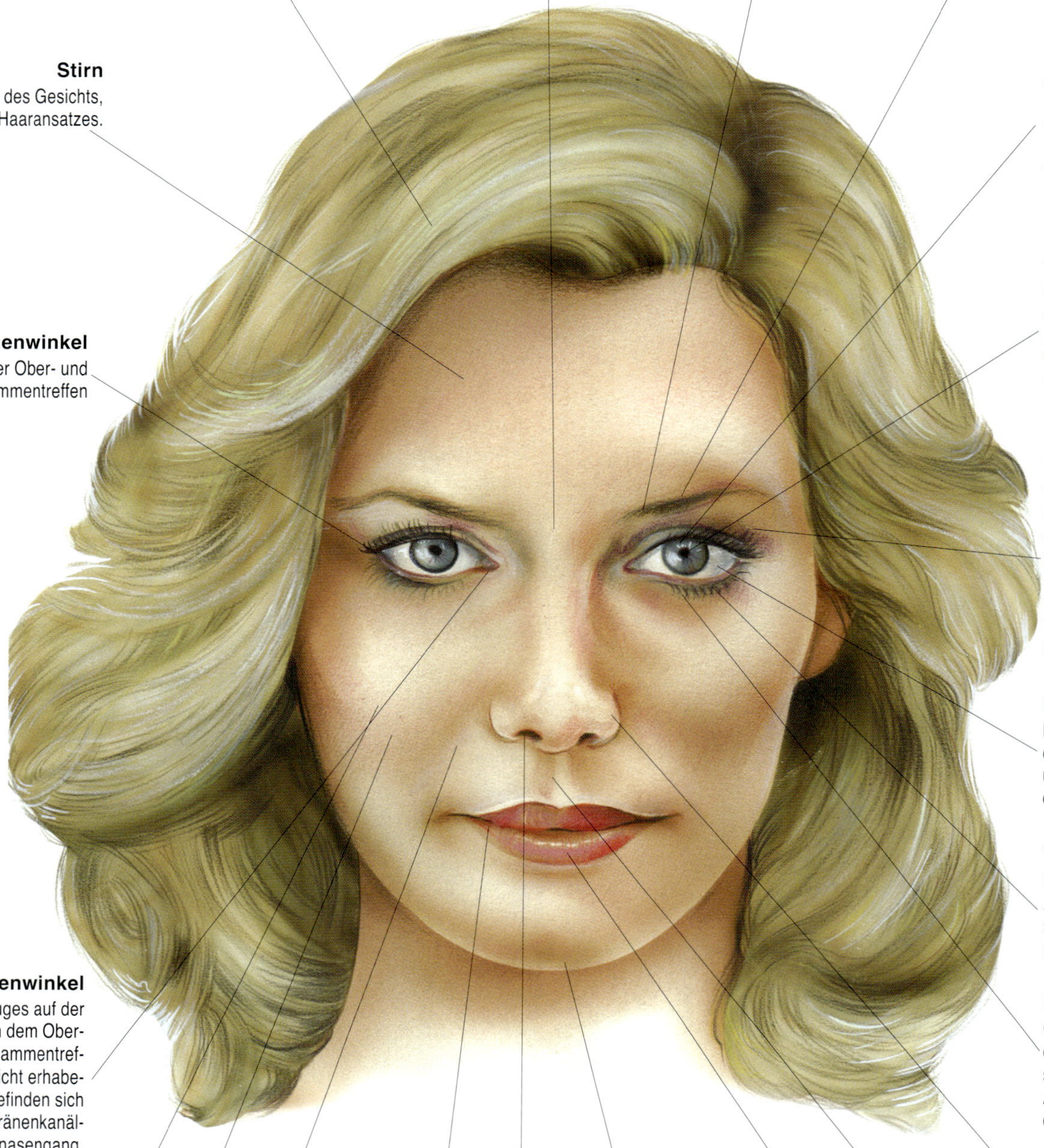

Schädel
Ringsum von Haut überzogener Bereich des Kopfes, der gewöhnlich bis zum Halsansatz behaart ist.

Zone zwischen den Augenbrauen
Die Zone zwischen den Augenbrauen (über dem Nasenrücken) ist meist unbehaart.

Augenbraue
Behaarter Streifen am Oberrand der Augenhöhle. Er hat die Aufgabe, Schweißtropfen aufzufangen, die von der Stirn nach unten rinnen.

Oberrand der Augenhöhle
Der knöcherne Oberrand der Augenhöhle ist ein vorspringender Teil des Stirnbeins und zumeist behaart.

Stirn
Oberster Teil des Gesichts, unterhalb des Haaransatzes.

Äußerer Augenwinkel
Die Stelle, an der Ober- und Unterlid zusammentreffen

Iris
Zone rund um die Pupille. Die Muskeln der Iris regeln die Größe der Pupille. Die Iris kann braun, blau, grau oder grün sein.

Pupille
Von der Hornhaut überdeckte Öffnung in der Mitte des Auges, die Licht in das Organ einfallen lässt. Erweiterung und Kontraktion der Pupille erfolgen durch kleine antagonistische (gegenläufig arbeitende) Muskeln.

Oberlid
Große dünne Hautfalte, die die obere Hälfte des Augapfels schützt. Ihre Muskeln ermöglichen jene blinzelnden Bewegungen, die die Tränenflüssigkeit über den Augapfel verteilen, so dass das Auge nicht austrocknet.

Hornhaut
Bindegewebe der Augenoberfläche. Es ist weißlich und von kleinen Äderchen durchzogen.

Wimpern
Härchen an den Rändern der Augenlider. Ihre Aufgabe besteht darin, das Auge vor kleinen Fremdkörpern schützen.

Innerer Augenwinkel
Winkel des Auges auf der Nasenseite, in dem Ober- und Unterlid zusammentreffen. In dieser leicht erhabenen rosa Zone befinden sich Tränendrüse, Tränenkanälchen und Tränennasengang.

Unterlid
Große dünne Hautfalte, die die untere Hälfte des Augapfels schützt. Ihre Bewegungen und Aufgaben entsprechen denen des Oberlids.

Nasenflügel
Seitenwände der Nase, die die Nasenlöcher umspannen.

Jochbein
Das zum Jochbogen gehörende Jochbein ist ein Knochen, der seitlich unter der Augenhöhle vorspringt.

Nasolabialfalte
Tiefe Falte, die vom Nasenflügel zum Mundwinkel verläuft.

Nasenlöcher
Öffnungen, die die Nasenhöhlen mit der Außenwelt verbinden.

Lippen
Fleischige, mit rötlicher Schleimhaut bedeckte Erhebungen rund um die äußere Öffnung der Mundhöhle.

Filtrum
Doppelte Hautfalte, die senkrecht von der Nase zur Mitte der Oberlippe verläuft.

Wange
Teil des Gesichts unterhalb des Jochbeins. Unter der Haut der Wange befindet sich in der Regel eine Schicht Fettgewebe.

Mundwinkel
Verbindungsstelle zwischen Ober- und Unterlippe.

Kinn
Mehr oder weniger vorspringende Partie im mittleren Unterrand des Gesichts.

DER KOPF

SEITENANSICHT DES MANNES

Schädel
Ringsum von Haut überzogener Bereich des Kopfes, der gewöhnlich bis zum Halsansatz behaart ist.

Schläfe
Jeweils seitlich auf Höhe der Stirn gelegener Teil des Schädels, dem im Innern das Schläfenbein entspricht.

Ohrmuschel
Der von außen sichtbare Teil des Ohres liegt rund um den äußeren Gehörgang und dient dazu, Geräusche nach innen zu leiten. Die Ohrmuschel besteht im Wesentlichen aus vier Knorpelelementen: Helix, Antihelix, Tragus und Antitragus.

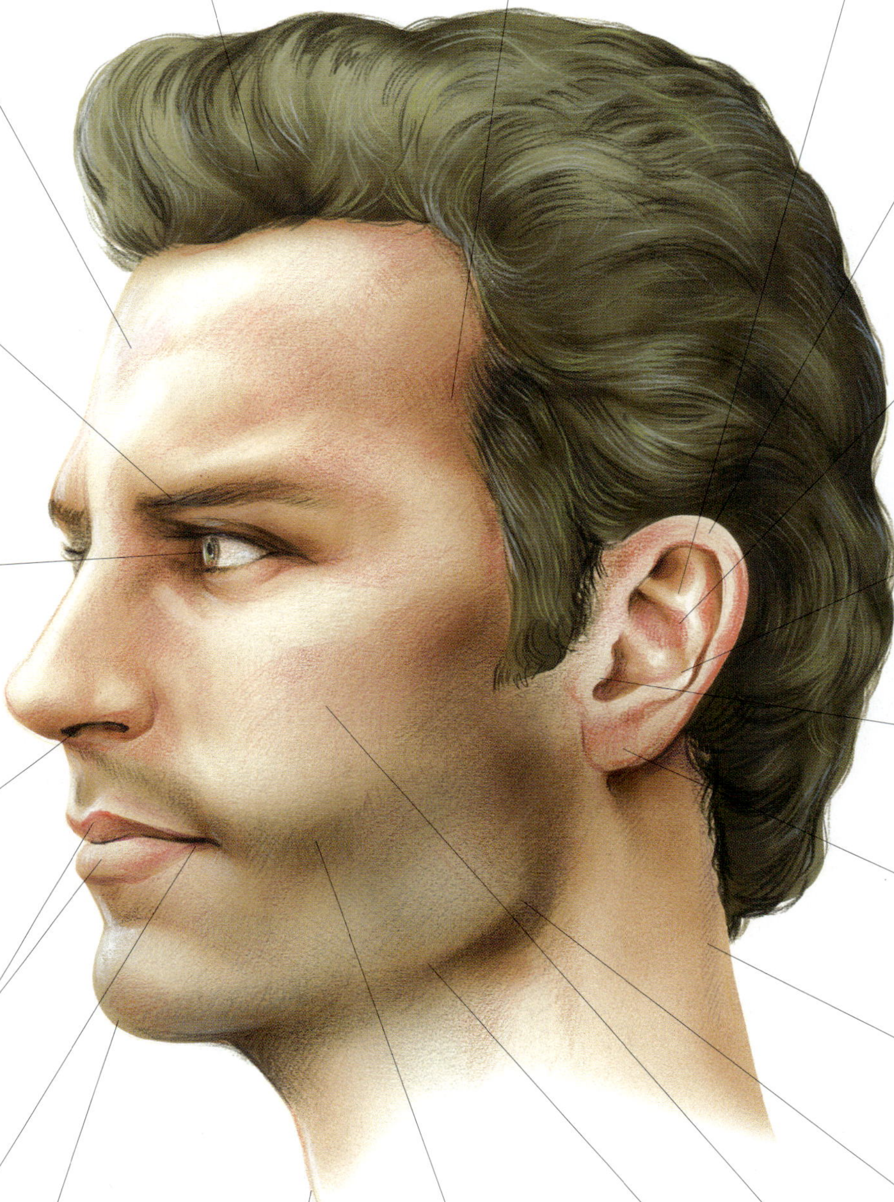

Stirn
Oberster Teil des Gesichts, unterhalb des Haaransatzes.

Augenbraue
Behaarter Streifen über dem Oberrand der Augenhöhle. Er hat die Aufgabe, Schweißtropfen aufzufangen, die von der Stirn nach unten rinnen.

Augapfel
Äußeres Organ des Sehsinns; der Augapfel liegt in der Augenhöhle und wird durch die Augenlider geschützt.

Nasenlöcher
Öffnungen, die die Nasenhöhlen mit der Außenwelt verbinden.

Lippen
Fleischige, mit rötlicher Schleimhaut bedeckte Erhebungen rund um die äußere Öffnung der Mundhöhle.

Mundwinkel
Verbindungsstelle zwischen Ober- und Unterlippen.

Helix
Offener Ring aus Knorpel, der den Außenrand der Ohrmuschel bildet.

Antihelix
Knorpelleiste, die vor der Helix durch die Ohrmuschel zieht.

Antitragus
Knorpelleiste in der Ohrmuschel, gegenüber dem Tragus.

Tragus
Kleiner Fortsatz inmitten der Ohrmuschel, vor dem Gehörgang. Er dient zum Schutz des (Innen-)Ohres.

Ohrläppchen
Fleischiges Anhängsel der Ohrmuschel.

Nacken
Zone hinter dem Hals, die vom untersten Haaransatz bis zum Anfang des Rückens verläuft.

Kieferwinkel
Äußerlich sichtbare Ecke des Unterkieferknochens.

Kinn
Je nach Kieferform vorspringende Partie an der Unterseite des Gesichts.

Adamsapfel
Durch den Schildknorpel verursachte Verdickung in der Mitte des Halses. Beim Mann ist der Adamsapfel deutlich sichtbar, bei der Frau hingegen kaum.

Wange
Teil des Gesichts unterhalb des Jochbeins. Unter der Haut der Wange liegt zumeist eine Schicht Fettgewebe, die bei übergewichtigen Personen deutlicher zu erkennen ist.

Submandibularfalte
Bis zum Hals reichende Falte in der Haut des Unterkiefers.

Wangenbein
Gehört zum Jochbogen und ragt unter der Augenhöhle leicht hervor.

DIE ZELLSTRUKTUR

Zellkern (Nukleus)
Kugeliges Gebilde inmitten des Zytoplasmas. Der Zellkern enthält das gesamte Erbmaterial der Zelle, u. a. die Erbinformationen, die bei Fortpflanzung, Wachstum und Stoffwechsel eine wichtige Rolle spielen.

Raues endoplasmatisches Reticulum
Komplexe Struktur aus taschenförmigen Membranen, die durch das Zytoplasma zieht; an ihrer Oberfläche haften kleine Gebilde, die sog. Ribosomen. Man nimmt an, dass es sich um eine Fortsetzung der Zellkernmembran handelt.

Microvilli
Ausstülpungen (Bürstensaum) der Zellmembran, die deren Oberfläche vergrößern. So erweitert sich auch diese Zone, was der Absorption, Ausscheidung usw. von Stoffen zugute kommt.

Pinozytosebläschen
Bläschen bzw. Einstülpungen, die aus der Zellmembran entstehen und durch einen als Pinozytose bezeichneten Vorgang Moleküle aus der sie umgebenden Flüssigkeit einfangen.

Zellmembran
Äußere Schicht der gesamten Zelloberfläche. Sie ist elastisch und durchlässig, so dass alle zum Leben der Zelle erforderlichen Stoffe sie passieren und Abfallprodukte ausgeschieden werden können. Die Membran besteht aus zwei Lagen von Phospholipiden und einer Zwischenschicht aus Eiweißen und Kohlenhydraten.

Zytoplasma (Protoplasma)
Flüssigkeit innerhalb der Zellmembran; besteht aus Wasser, Eiweißen, Fetten und Kohlenhydraten sowie verschiedenen Zellorganellen mit jeweils eigenen Funktionen. Der flüssige Anteil des Zytoplasmas heißt Zytosol.

Zellkernmembran
Doppelte Hülle, die den Zellkern umgibt und ihn vom Zytoplasma scheidet. Da sie eine poröse Struktur hat, ist zwischen beiden ein ständiger Austausch möglich.

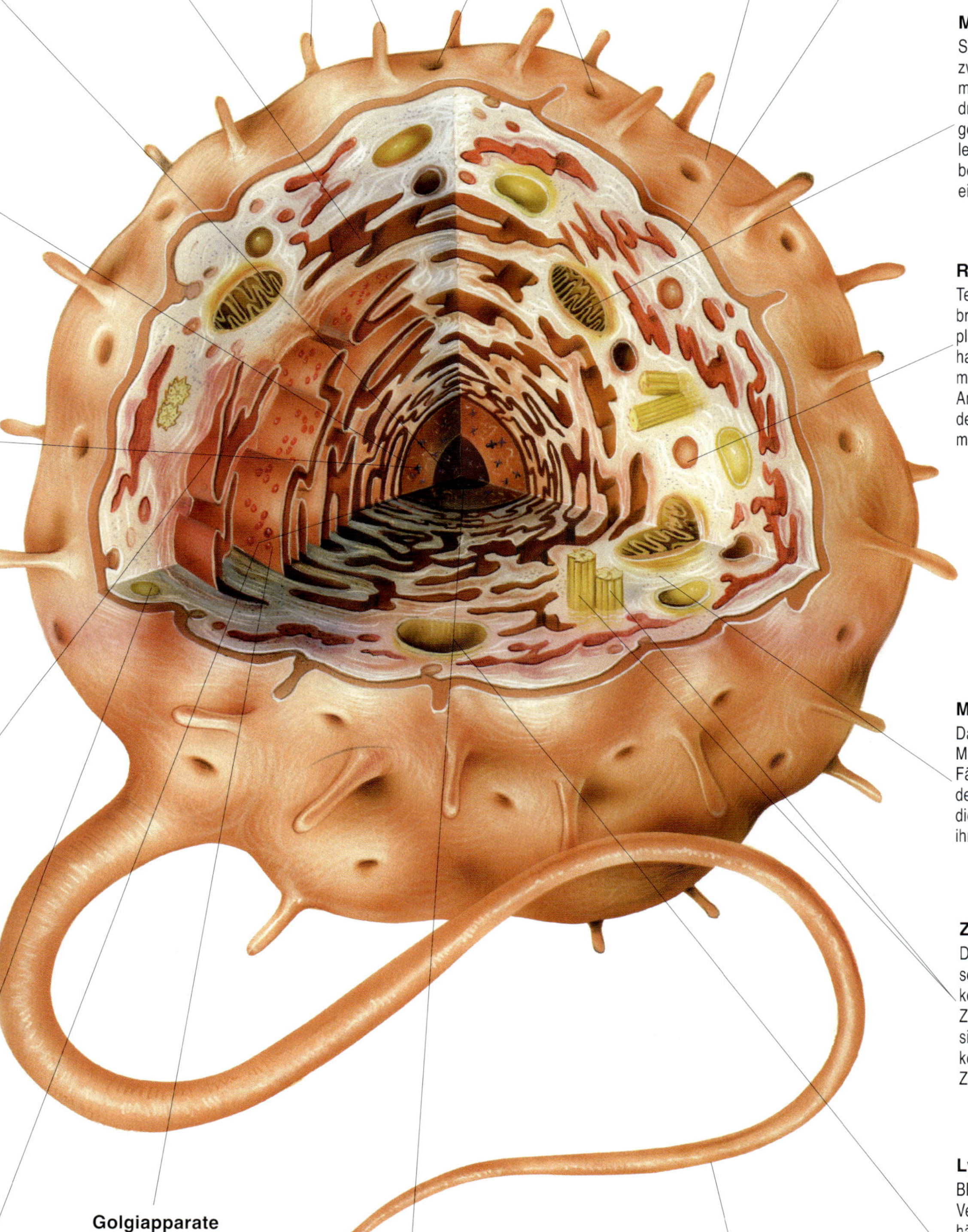

Mitochondrium
Sackartige Zellorganelle aus zwei Membranen. Die Innenmembran (Crista mitochondrialis) ist bis an den Rand gefaltet. Mitochondrien spielen im Zellstoffwechsel und bei der Energieerzeugung eine wichtige Rolle.

Ribosom
Teilchen, das an den Membranen des rauen endoplasmatischen Reticulums haftet. Im Innern werden mithilfe verschiedener Aminosäuren die Eiweiße des Organismus zusammengestellt.

Nukleoplasma
Bildet den Inhalt des Zellkerns und besteht überwiegend aus Wasser.

Glattes endoplasmatisches Reticulum
Besteht ebenso wie das raue endoplasmatische Reticulum aus Membranen, die sich in röhrenartigen Strukturen im Zytoplasmas befinden. Anders als beim rauen Reticulum sind diese Membranen jedoch nicht mit Ribosomen behaftet. Das glatte endoplasmatische Reticulum dient der Synthese von Eiweißen, Mukoproteinen und Lipiden.

Mikrofilamente
Das Zytoplasma ist mit Mikrofilamenten (feinen Fäden) durchsetzt, die Teil des Zytoskeletts sind, das die Form der Zelle erhält und ihre Bewegung unterstützt.

Peroxisom
Gebilde, das ebenso wie das Lysosom Enzyme enthält. Im Gegensatz zum Lysosom ist das Peroxisom jedoch durch den Oxidationsprozess in den Zellstoffwechsel einbezogen.

Zentrosomen
Die aus zwei zylindrischen Zentriolen (Zentralkörperchen) bestehenden Zentrosomen befinden sich in der Nähe des Zellkerns und spielen bei der Zellteilung eine Rolle.

Chromosomen
Dünne, aus Chromatinfäden bestehende Filamente. Sie enthalten die Gene bzw. genetischen Ketten, in denen bestimmte erbliche Eigenschaften und Merkmale jedes Individuums gespeichert sind (Augen- und Haarfarbe, Körperfunktionen usw.).

Golgiapparate
Zellorganellen aus mehreren hintereinander gelagerten konvex-konkav zusammengefalteten Doppelmembransäckchen (Dictyosomen). Hauptfunktion ist es, Eiweiße von einem Teil des Zytoplasmas in den anderen, aber auch aus der Zelle zu befördern.

Kernkörperchen (Nukleolus)
Kugeliges Gebilde im Zellkern, das aufgrund der Synthese von Aminosäuren eine wichtige Rolle bei der Zellteilung spielt.

Geißel (Flagellum)
Ein Werkzeug, das vielen Zellen durch Schlängeln oder Schlagen zur Fortbewegung dient. Die männliche Samenzelle (Spermatozoon) ist mit einer langen Geißel versehen, die sie kräftig vorantreibt.

Lysosom
Bläschen, das zahlreiche Verdauungsenzyme enthält, die die in den Phagosomen sitzenden Stoffe einfangen und verzehren. Einen Teil davon kann die Zelle selbst verarbeiten, während der Rest abgesondert wird.

CHROMOSOMEN UND DNA

Kurzer Arm
Kürzerer der beiden Arme, in die das Centromer die Chromatiden gliedert.

Chromosomen
Gebilde im Zellkern, die nur zum Zeitpunkt der Fortpflanzung sichtbar sind, da sie aus Chromatinfilamenten bestehen. Jedes Chromosom setzt sich aus zwei identischen Hälften zusammen, die man Chromatiden nennt. Seine DNA wird auf diese Weise verdoppelt. Jedes Lebewesen verfügt über eine spezifische Anzahl. Der Mensch hat 46 Chromosomen, die 23 Paare bilden. Davon sind 22 – die sog. Autosomen – bei Männern und Frauen identisch, während man das restliche Paar als Gonosomen (X- und Y-Chromosomen) bezeichnet. Diese Gonosomen oder Geschlechtschromosomen bestimmen das Geschlecht.

Centromer
Mittelpunkt, in dem zwei identische Chromatiden zusammentreffen und so ein Chromosom bilden.

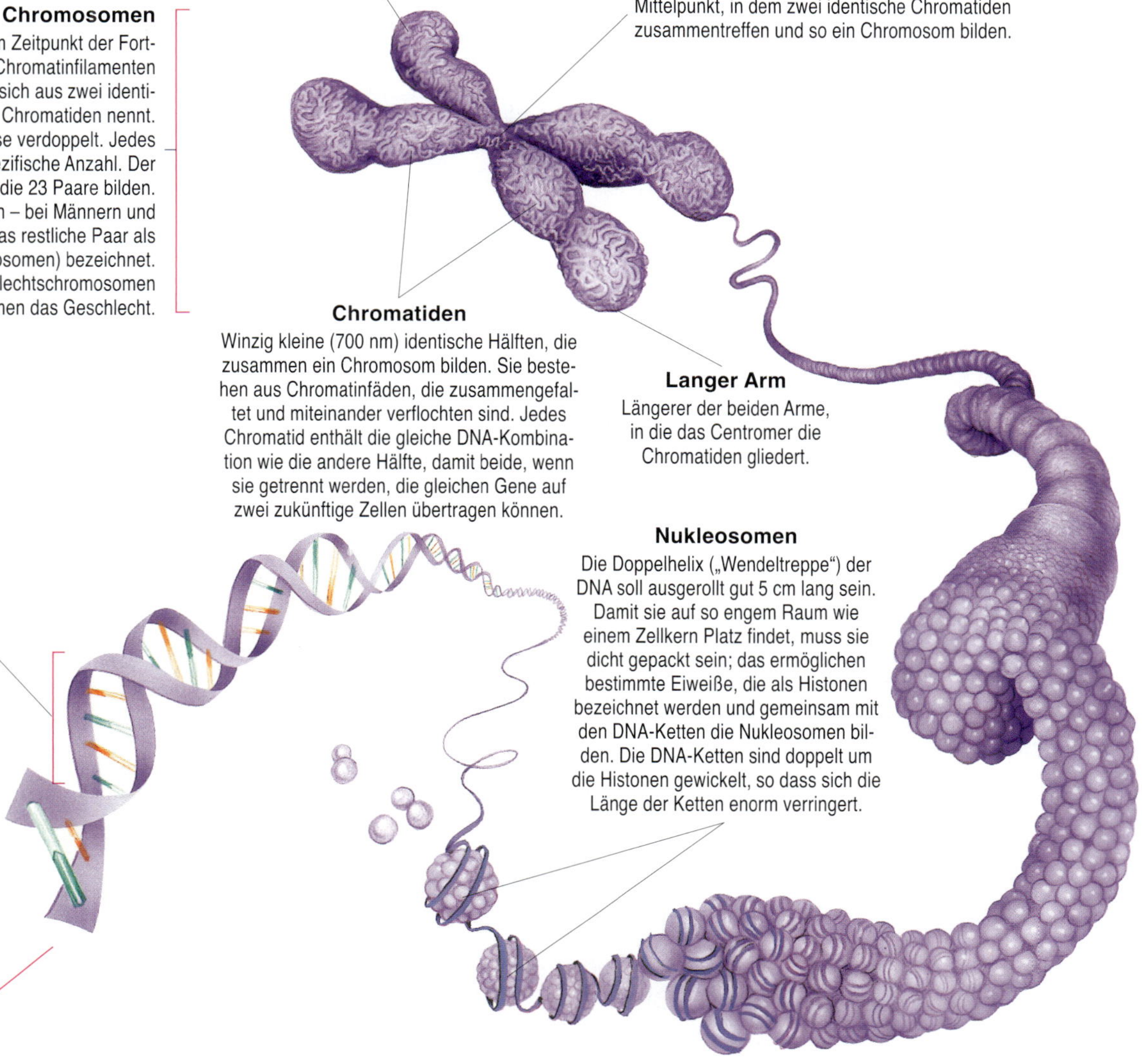

Chromatiden
Winzig kleine (700 nm) identische Hälften, die zusammen ein Chromosom bilden. Sie bestehen aus Chromatinfäden, die zusammengefaltet und miteinander verflochten sind. Jedes Chromatid enthält die gleiche DNA-Kombination wie die andere Hälfte, damit beide, wenn sie getrennt werden, die gleichen Gene auf zwei zukünftige Zellen übertragen können.

Langer Arm
Längerer der beiden Arme, in die das Centromer die Chromatiden gliedert.

Nukleotide
Als einer der Bausteine der DNA-Ketten bilden die Nukleotide jene Abschnitte, in denen sich Phosphorsäure und Desoxyribose mit Guanin, Adenin, Thymin oder Cytosin verbinden. Deshalb gibt es in jeder DNA-Kette vier verschiedenen Nukleotide, die eine bestimmte Reihenfolge einhalten.

Nukleosomen
Die Doppelhelix („Wendeltreppe") der DNA soll ausgerollt gut 5 cm lang sein. Damit sie auf so engem Raum wie einem Zellkern Platz findet, muss sie dicht gepackt sein; das ermöglichen bestimmte Eiweiße, die als Histonen bezeichnet werden und gemeinsam mit den DNA-Ketten die Nukleosomen bilden. Die DNA-Ketten sind doppelt um die Histonen gewickelt, so dass sich die Länge der Ketten enorm verringert.

DIAGRAMM EINER DNA-KETTE

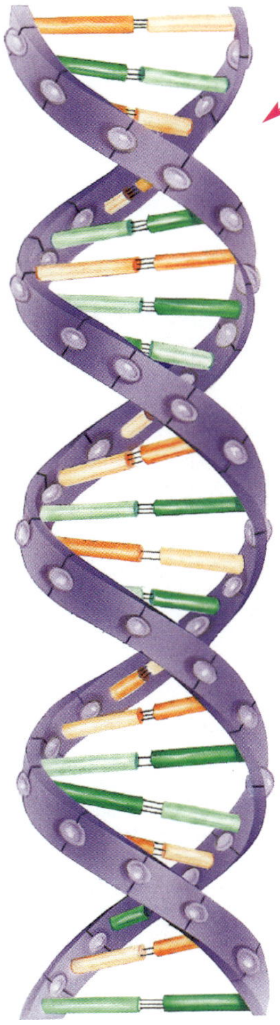

DNA (Desoxyribonukleinsäure)
Die Chromatinfäden bestehen aus zwei Gebilden, die die Form einer Wendeltreppe bzw. Spirale haben; sie setzen sich aus dem Skelett (Phosphorsäure) und einem Zucker (Desoxyribose) zusammen, an dem in spezifischer Reihenfolge vier stickstoffhaltige Substanzen haften: Adenin (A), Guanin (G), Thymin (T) und Cytosin (C). Bei ihrer Entstehung werden die beiden Ketten durch Wasserstoffverbindungen zusammengehalten. Die unterschiedliche Kombination der vier Elemente (A, G, T und C) sorgt für einen Code, der – richtig interpretiert – die genetische „Botschaft" der Zelle enthält.

DIE 23 CHROMOSOMEN DES MENSCHLICHEN KARYOTYPS

Karyotyp
Chromosomensatz der menschlichen Zelle zum Zeitpunkt ihrer Differenzierung, die sich in der zentralen Phase der Mitose beobachten lässt. Die dunklen Bänder entsprechen Gruppen von eindeutig identifizierten Genen, die über die langen und kurzen Arme der Chromatiden verteilt sind. Jedes Chromosom hat in diesem Schema eine besondere Form und Länge, damit man es identifizieren kann.

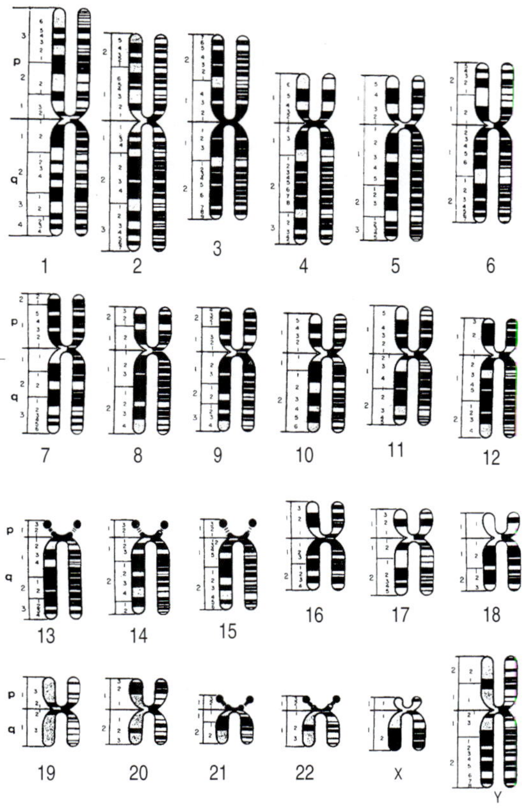

ZELLTEILUNG

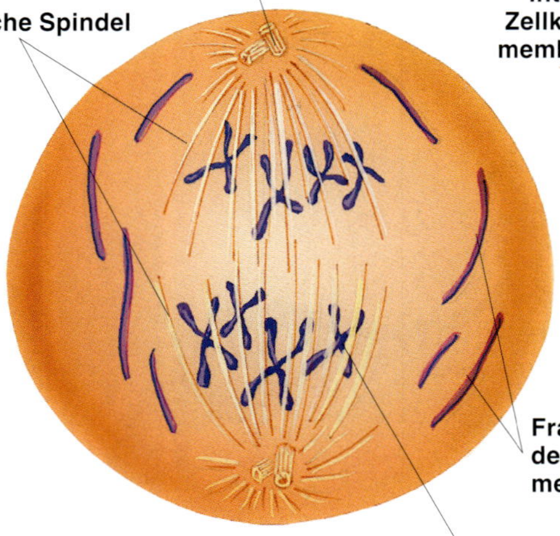

PROMETAPHASE

In diesem Stadium haben sich die Centrosomen an den beiden Zellpolen festgesetzt; dabei bleiben sie jedoch durch Fasern verbunden, die aus Röhrchen des Zytoskeletts, den mitotischen Fäden, bestehen. Zur gleichen Zeit löst sich die Zellkernmembran auf, der Nukleolus verschwindet und die Chromosomen setzen sich durch spezifische Strukturen des Centromers, die Kinetochoren, an den Fasern der mitotischen Fäden fest.

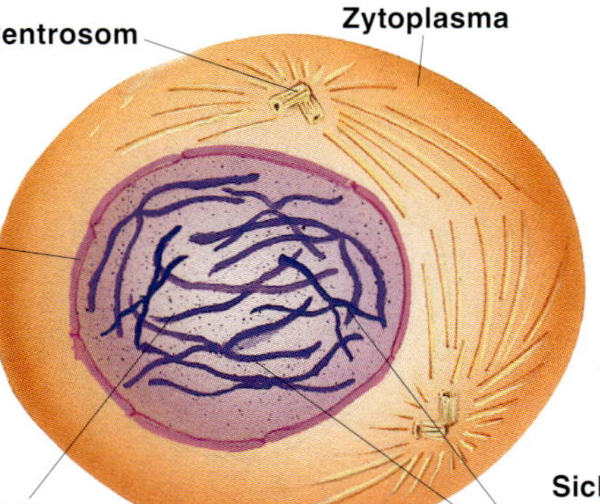

PROPHASE

Eigentliche Anfangsphase der Zellteilung (Mitose). Die Chromatinfilamente sind in Form von 46 Chromosomen angeordnet, die wiederum 23 Paare (den Karyotyp) bilden, wobei jedes Paar zwei identische DNA-Ketten enthält. Gleichzeitig teilt sich jedes Chromosom in zwei neue Chromatiden, die sich voneinander trennen und sich in Richtung der beiden einander gegenüberliegenden Zellpole bewegen.

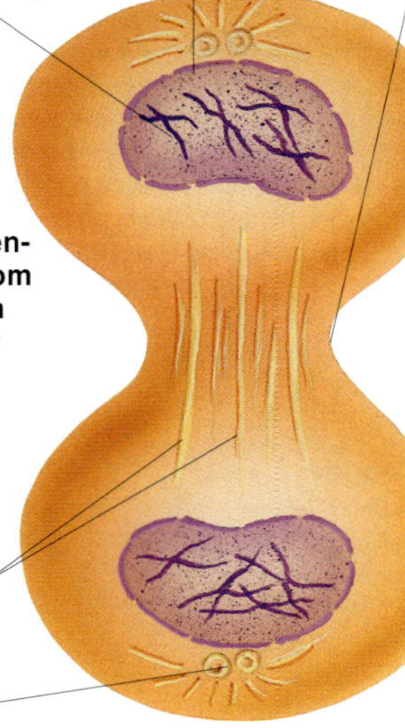

ZYTOKINESE

Die mitotische Spule geht im zellularen Zytoplasma auf und die Zellmembran beginnt sich auf der „Äquatorebene" immer enger an der sog. Teilungsfurche einzuschnüren. Diese Einschnürung erfasst die gesamte Mutterzelle, die sich in zwei identische neue Zellen teilt. In der neuen Zellkernmembran erscheinen die neuen Zellkerne. Sobald die Teilung vollzogen ist, tritt die Zelle wieder in das Zwischenstadium der Nicht-Teilung ein.

PHASEN DER MITOSE

Mitose nennt man jene Form der Zellteilung, die es der Zelle ermöglicht, sich zu teilen, nachdem sich ihre genetische „Ladung" verdoppelt hat, so dass beide Tochterzellen einen kompletten Satz Chromosomen erhalten.

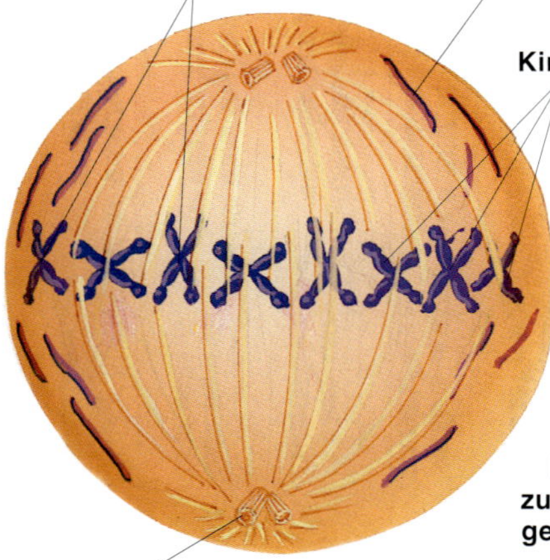

METAPHASE

Sobald sich die Centrosomen so weit wie möglich voneinander entfernt festgesetzt haben und die Chromosomen mittels der Kinetochoren mit den Fasern der Spule verbunden sind, beginnt jedes Centrosom gleichmäßig Anziehungskraft auf die Chromosomen auszuüben, was zur Folge hat, dass sich die Letzteren zur „Äquatorebene" der Zelle bewegen, wodurch sich ein äquatorialer oder metaphasischer Gürtel bildet.

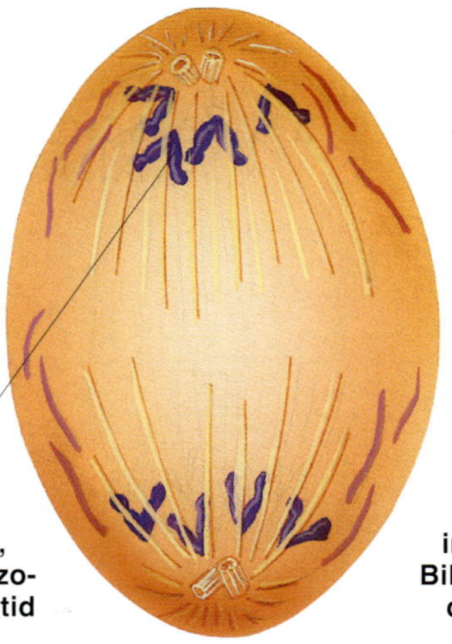

ANAPHASE

Während der Anaphase wird die Anziehungskraft der Centrosomen auf die Chromosomen so stark, dass sich jeder Chromosomensatz in zwei Hälften teilt, von denen sich jede auf den Weg zu dem in ihrer Hälfte gelegenen Zellpol macht; dabei wird die Zelle länger, und der Abstand zwischen den Polen vergrößert sich.

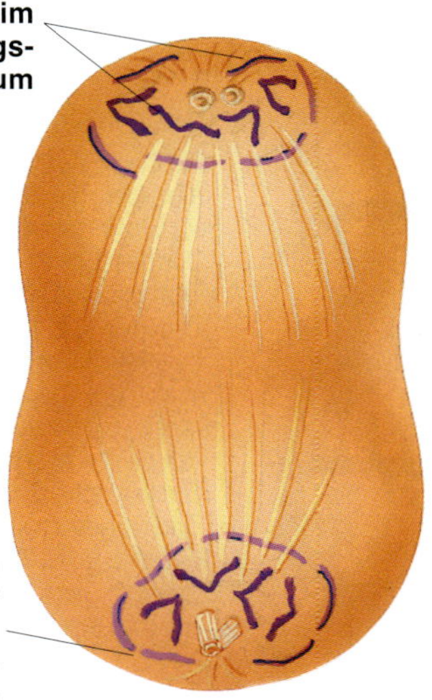

TELOPHASE

In diesem Stadium sind die Chromosomen um die einzelnen Centrosomen angeordnet, während sich rundherum eine membranartige Struktur bildet, die künftige Zellkernmembran. Am Ende der Telophase geraten die Chromosomen in Unordnung und nehmen erneut die diffuse Chromatinform an.

KÖRPERGEWEBE

GEWEBE

Die Zellen des menschlichen Körpers bilden komplexe Strukturen, die man Gewebe nennt. Sie sind die Grundelemente, aus denen sich die verschiedenen Systeme aufbauen, die zusammen den menschlichen Körper bilden. Es gibt sieben Arten von Körpergeweben.

PLATTENEPITHEL

Gewebe, die die Körperoberfläche und die Innenseiten der Organhöhlen bedecken, z. B. die Haut und die Schleimhäute, gehören zu den Plattenepithelien. Sie können aus Zellen bestehen, die nur eine Schicht bilden (einschichtiges Epithel), aber auch aus mehreren Schichten (mehrschichtiges Epithel) oder eine abgestufte Struktur haben (Flimmerhärchen-Epithel).

Einschichtiges Plattenepithel

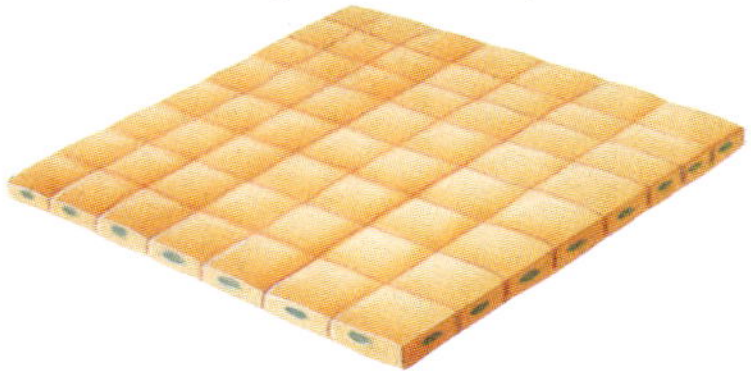

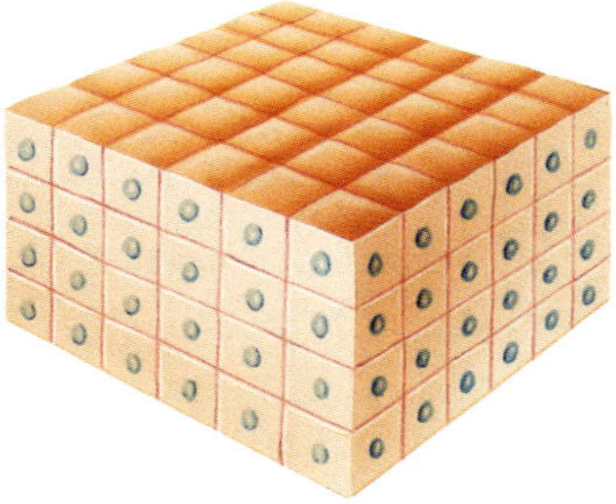

Mehrschichtiges Plattenepithel

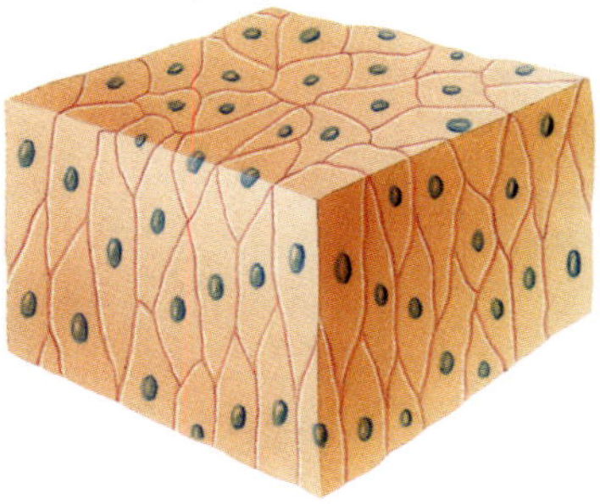

Flimmerhärchen-Epithel

DRÜSEN

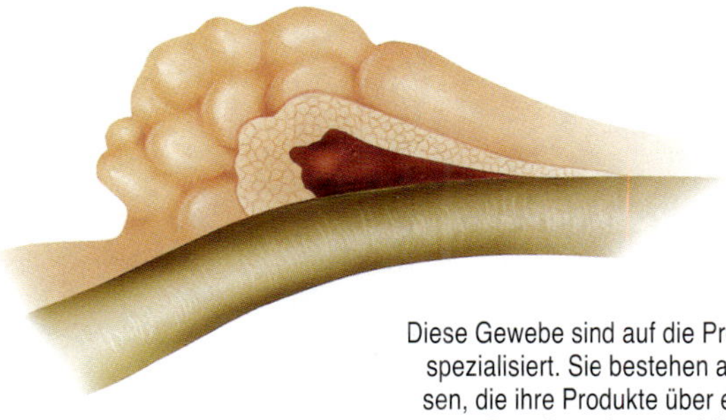

Diese Gewebe sind auf die Produktion von Sekreten spezialisiert. Sie bestehen aus den exokrinen Drüsen, die ihre Produkte über eine Abflussröhre nach außen absondern, und den endokrinen Drüsen, deren Sekrete über den Kreislauf verbreitet werden.

NERVENGEWEBE

Dieses spezialisierte Gewebe ermöglicht die Übermittlung der neuroelektronischen Impulse, die die Grundlage aller Steuerfunktionen des Nervensystems bilden, so dass das Gehirn seine Aufträge erteilen kann. Kleinhirn, Rückenmark und die Nerven des Organismus bestehen aus Nervengewebe.

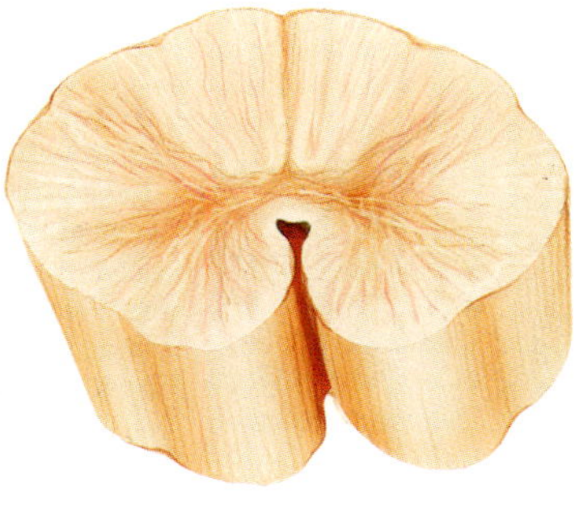

BINDEGEWEBE

LOSES BINDEGEWEBE

Auf diesem Schema bauen die meisten Organe (Leber, Därme, Lungen usw.) auf. Dieses Gewebe bildet einen Teil der inneren Organe und füllt den Zwischenraum aus; es besteht aus Zellen, den sog. Fibroblasten, deren Grundsubstanz sich aus Wasser, Mineralzuckern und -salzen zusammensetzt und durch Collagen, Reticulin und Elastin zusammengehalten wird.

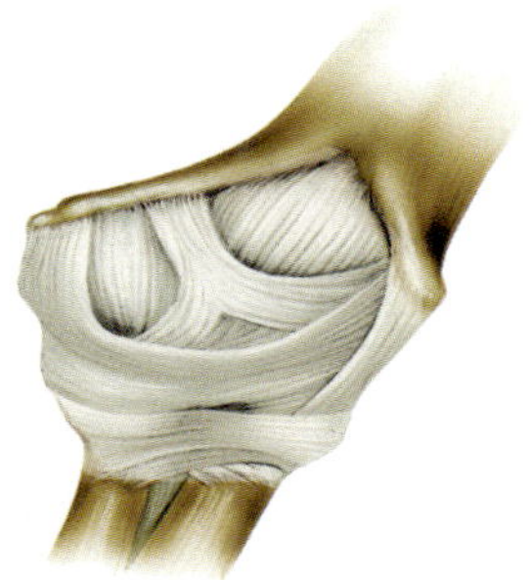

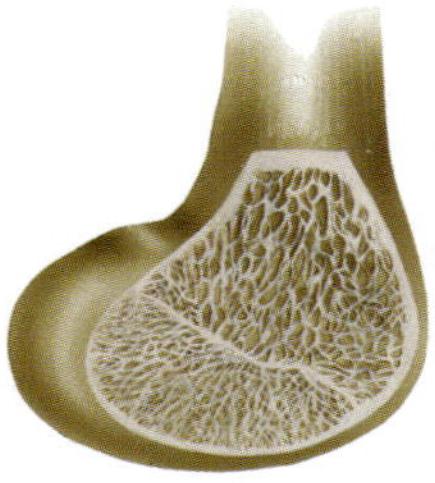

STRAFFES BINDEGEWEBE

Straffes Bindegewebe dient zur Versteifung und bildet die Struktur von Knochen, Sehnen, Gelenkbändern, Blutgefäßen usw. Strukturell ähnelt es dem lockeren Bindegewebe, der Collagenanteil ist hier jedoch größer.

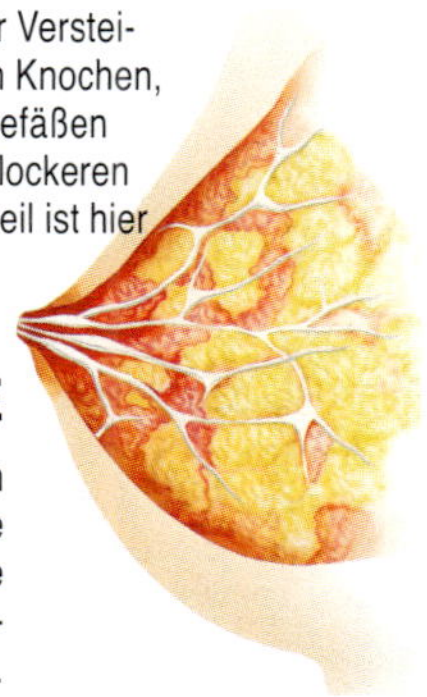

FETTGEWEBE

Fettgewebe dient im Körper zum Speichern von Fetten – einer wichtigen Energiereserve –, die auch als Schutzpolster für die inneren Organe fungieren. Es besteht aus Geweben, den Adipozyten, die reich an fetthaltigem Material sind.

BLUT

Dieses Gewebe ermöglicht es dem Körper, Substanzen, die er für den Lebensunterhalt der Zellen benötigt, in all seine Teile zu befördern sowie die Abfallprodukte des Stoffwechsels der Organe zu entsorgen. Blut besteht aus einer Flüssigkeit (dem Plasma) und Feststoffen (den Blutkörperchen).

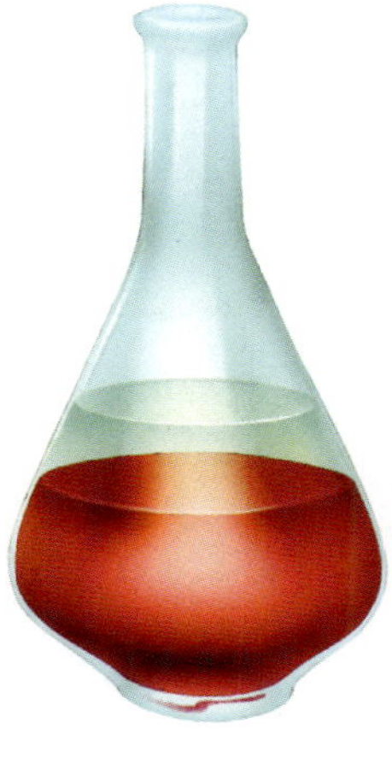

LYMPHATISCHES GEWEBE

Dieses Gewebe ist auf die Produktion der Zellen des körpereigenen Abwehrsystems (Lymphozyten, Plasmozyten usw.) spezialisiert, die körperfremde Stoffe wie Bakterien, Viren und dergleichen bekämpfen. Man findet das Gewebe in den Lymphorganen: den Lymphknoten, dem Knochenmark und den Gaumenmandeln.

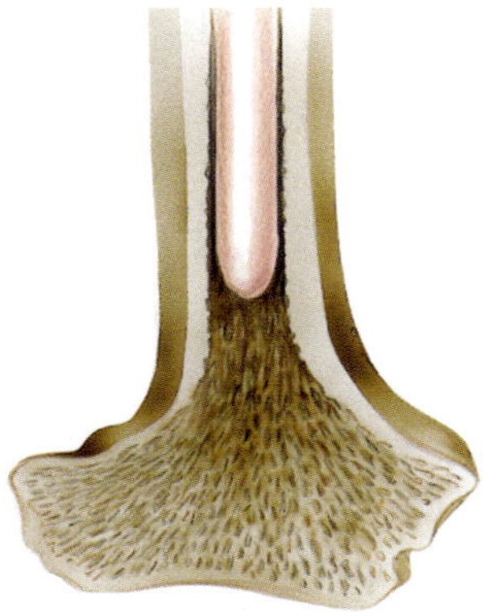

MUSKELGEWEBE

Dieses Gewebe bildet die Muskeln, die durch ihre Kontraktionen mechanische Aufgaben ausführen. Glattes Muskelgewebe wird unwillkürlich (vegetativ) zusammengezogen; man findet es in den inneren Organen, etwa den Därmen, der Gebärmutter und den Schlagadern. Quergestreiftes Muskelgewebe kontrahiert willkürlich; es bildet u. a. die Muskeln der Gliedmaßen, des Halses, der Bauchdecke und des Brustkorbs.

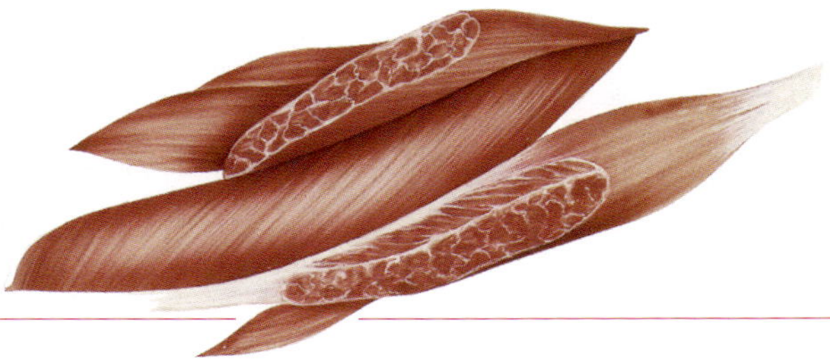

MIKROSKOPISCHE STRUKTUR DER HAUT

Oberhaut (Epidermis)
Oberste Hautschicht. Sie besteht aus fünf Lagen, in denen sich die Zellen der Epidermis (die Keratinozyten) allmählich entwickeln und im Prozess der Keratinisierung (Verhornung) immer härter werden.

Lederhaut (Corium)
Hautschicht unter der Oberhaut. Sie besteht aus losem Bindegewebe und faserigem Gewebe und birgt zahlreiche Nervenenden und Blutgefäße. In dieser Schicht liegen die Schweiß- und Talgdrüsen, die Haarwurzeln und verschiedene Zelltypen wie Fibroblasten, Histiozyten und Mastozyten.

Unterhaut (Subcutis)
Unterste Hautschicht. Sie besteht aus losem Bindegewebe und ist reich an Fettgewebe, das als Schutzpolster für die darunter liegenden Organe (Muskeln, Knochen, Eingeweide usw.) dient, von denen sie durch ihren unterstenTeil, das subkutane Zellgewebe, getrennt wird.

Stratum basale
Wird auch Keimschicht genannt, da in dieser untersten Lage unablässig neue Keratinozyten gebildet werden.

Stratum spinosum
Liegt über dem Stratum basale und besteht aus sich laufend vermehrenden Keratinozyten.

Stratum granulosum
Besteht aus Epidermiszellen im Anfangsstadium der Verhornung (Keratinisierung).

Stratum lucidum
Diese farblose Schicht findet sich nur in sehr derben Hautzonen und besteht aus flachen, abgestorbenen Keratinozyten.

Stratum corneum
Wird auch Hornschicht genannt; oberste Lage der Oberhaut, in der die zu Keratin gewordenen Zellen als Schuppen abgestoßen und durch neue ersetzt werden. Die Fußsohlen und Handinnenflächen weisen dickere Schichten davon auf.

Poren
Kleine Öffnungen, die manchmal mit den Gangmündungen von Schweißdrüsen oder den Stellen, an denen Haare wachsen, übereinstimmen.

Keratinozyten
Zellen der Oberhaut. Sie entstehen im Stratum basale und entwickeln sich unablässig weiter, um schließlich als abgestorbene Zellen in der Hornschicht abgestoßen zu werden.

Hautpapillen
Oberseite der Lederhaut; besteht aus kleinen Erhebungen, die bis in die Oberhaut ragen.

Kapillargefäße

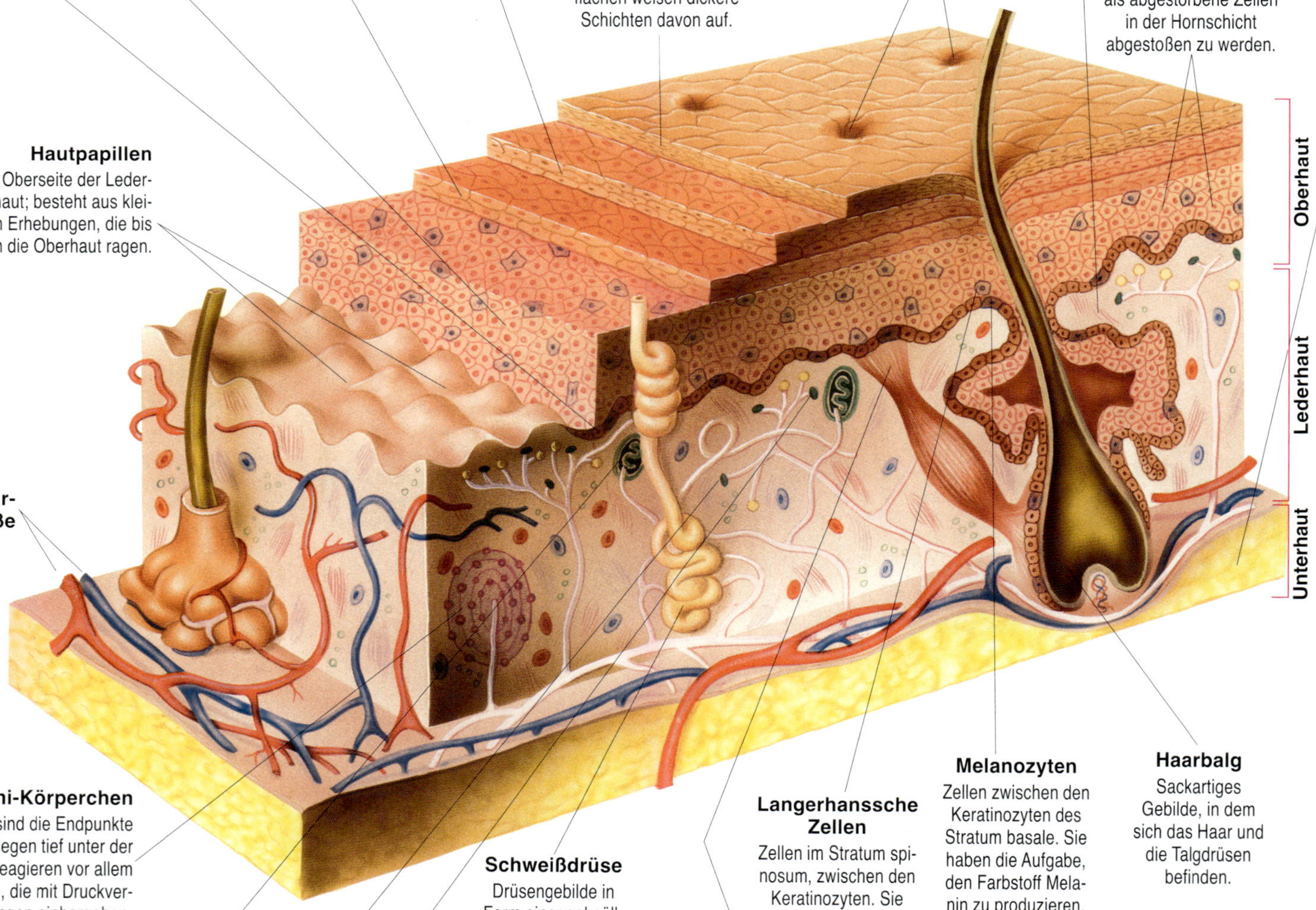

Vater-Pacini-Körperchen
Diese Gebilde sind die Endpunkte von Nerven und liegen tief unter der Lederhaut. Sie reagieren vor allem auf Reize, die mit Druckveränderungen einhergehen.

Meissner-Körperchen
Nervenenden in der Lederhaut, die äußere Reize wahrnehmen und weiterleiten. Sie sind vor allem in den Fingerkuppen zahlreich vorhanden.

Ruffini-Körperchen
Nervenenden in der Lederhaut, die v. a. auf Wärmereize reagieren.

Krause-Körperchen
Nervenenden in der Lederhaut, die v. a. auf Kältereize reagieren.

Schweißdrüse
Drüsengebilde in Form einer geknüllten Röhre, das auf die Produktion von Schweißfeuchte spezialisiert ist. Es sitzt in einer Höhlung der Lederhaut und sondert sein Sekret durch eine Röhre ab, die in eine Pore der Oberhaut mündet.

Langerhanssche Zellen
Zellen im Stratum spinosum, zwischen den Keratinozyten. Sie ähneln morphologisch stark den Melanozyten.

Haarmuskel
Kleiner Muskel, der die Unterseite des Haarbalgs mit der Oberhaut verbindet. Er hat die Aufgabe, das Haar in bestimmten Situationen wie Kälte, Stress usw. aufzurichten.

Melanozyten
Zellen zwischen den Keratinozyten des Stratum basale. Sie haben die Aufgabe, den Farbstoff Melanin zu produzieren, der für die Färbung von Haut und Haaren sorgt und außerdem wirksam gegen die Sonnenstrahlung schützt.

Haarbalg
Sackartiges Gebilde, in dem sich das Haar und die Talgdrüsen befinden.

DIE ORGANE DER HAUT: HAARBALG

QUERSCHNITT DURCH EINEN HAARBALG

Schaft
Der aus der Haut ragende Teil des Haares

HAARBALG

Gangartiges Gebilde, das aus der Haut nach außen führt und dabei Leder- und Oberhaut passiert. Der Haarbalg hat einen breiteren „Fuß“, den sog. Bulbus. In seinem Innern wächst das Haar und Talgdrüsen sondern dort ihre Sekrete ab.

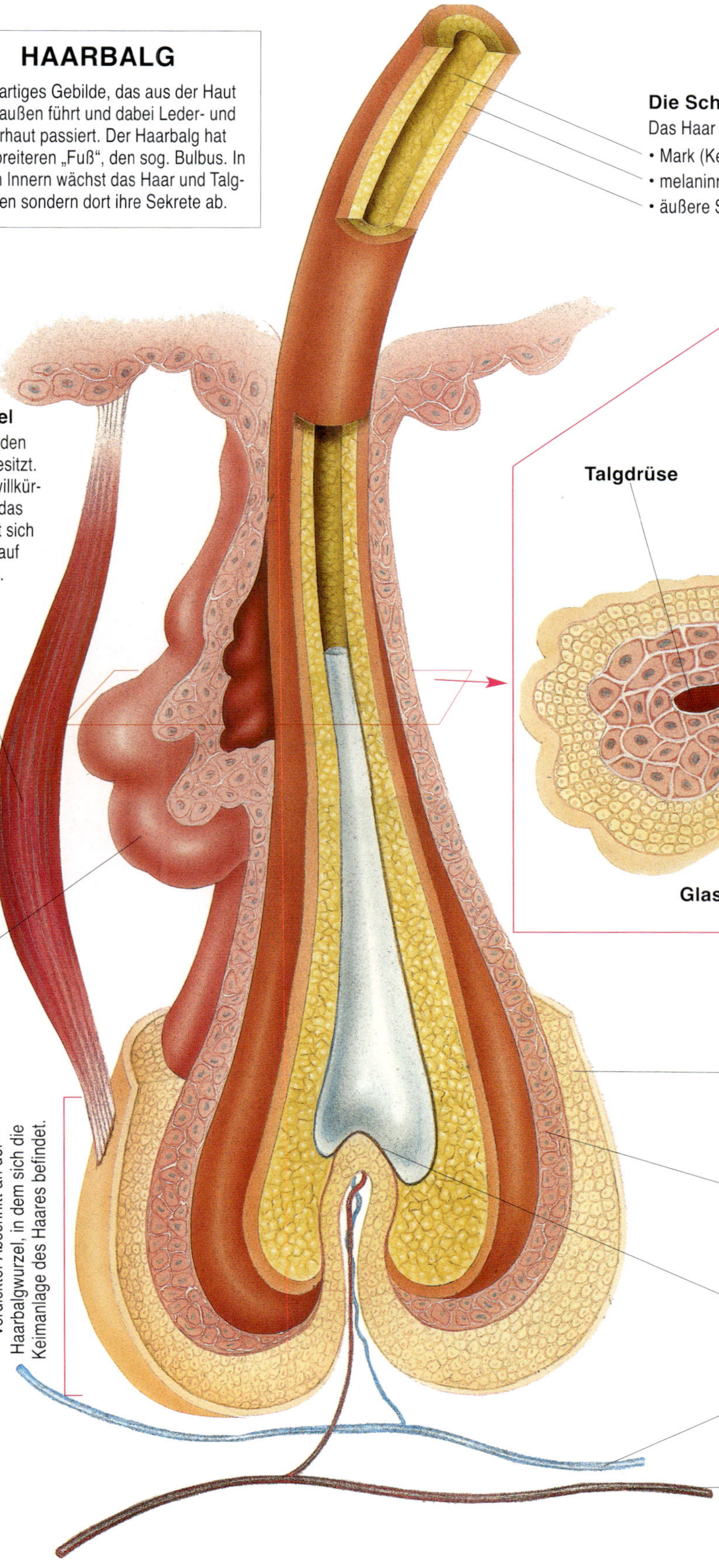

Die Schichten des Haares
Das Haar besteht aus drei übereinander liegenden Schichten:
- Mark (Kernschicht)
- melaninreiche Zwischenschicht (Cuticula)
- äußere Schicht (Cortex)

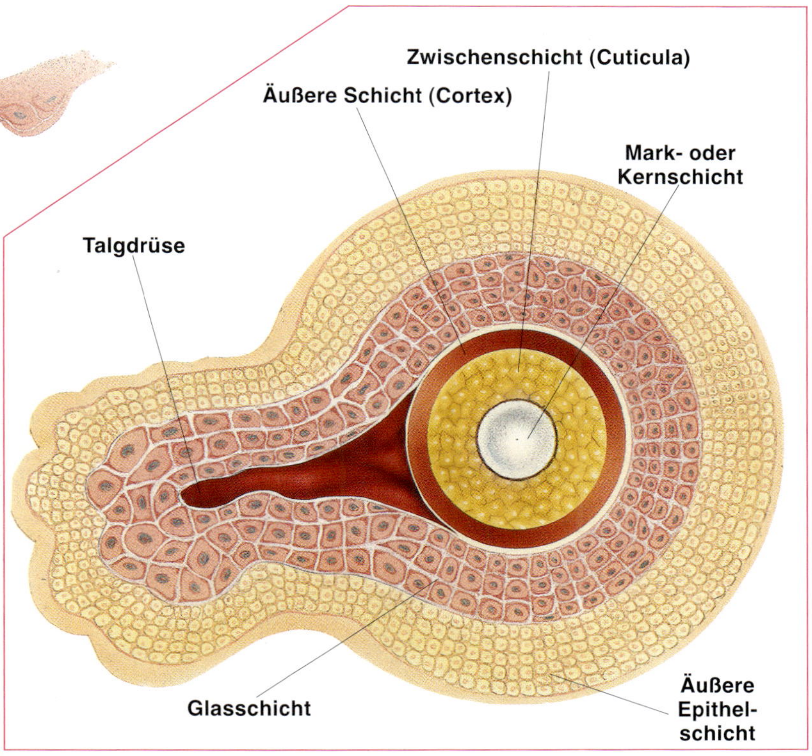

Haarmuskel
Glatter Muskel, den jeder Haarbalg besitzt. Er kontrahiert unwillkürlich, und wenn das geschieht, richtet sich das Haar steil auf (Gänsehaut).

Haarbalgwurzel
Der äußerlich nicht sichtbare Teil des Haares innerhalb des Haarbalgs

Talgdrüse
Drüsengebilde, dessen Öffnung ins Innere eines Haarfollikels mündet; es produziert eine fettige Substanz (Talg), die das Haar einölt.

Haarwurzel
Verdickter Abschnitt an der Haarbalgwurzel, in dem sich die Keimanlage des Haares befindet.

Äußere Epithelschicht
Die äußere Epithelschicht ist wie die Lederhaut aufgebaut und umgibt den gesamten Haarbalg.

Glasschicht
Epithelschicht, die reich an Bindegewebe ist und zur „Ernährung“ des Haarbalgs dient.

Keimanlage des Haares
Im Bulbus gelegener Abschnitt der Haarwurzel, in dem Keratinisierung und Wachstum erfolgen.

Venöses Kapillargefäß
Kapillargefäß, das aus dem Haarbalg führt und venöses Blut ableitet.

Arterielles Kapillargefäß
Kapillargefäß, das durch die Unterhaut zum Haarbalg führt und ihn mit arteriellem Blut versorgt.

DIE ORGANE DER HAUT: FINGERNÄGEL

Nagelkörper (Unguis)
Sichtbarer Teil des Finger- oder Zehennagels an der Oberseite jedes Finger- und Zehenendglieds. Er ist hart und hornartig und besteht aus keratinisierten Epithelzellen.

Nagelwall
Hautfalte, die die Seitenränder des Nagels einfasst. Diese Falte macht den Nagel anfällig für Infektionen (Panaritium u. a.).

Lunula
Auch „Halbmond" genannt: heller gefärbte Zone am Ansatz des Nagels.

Nagelhaut
Weißliche, weiche, häutige Schicht, die den Nagelkörper am Ansatz (vor der Lunula) bedeckt und den Nagel von der angrenzenden Haut scheidet.

Nagelwurzel
Jüngster, in die Matrix eingebetteter Teil des Nagels.

Nagelmatrix
Unter der Haut liegende Zone am Ende des Fingerglieds. Hier befinden sich Epithelzellen, die durch Keratinisierung den Nagel bilden.

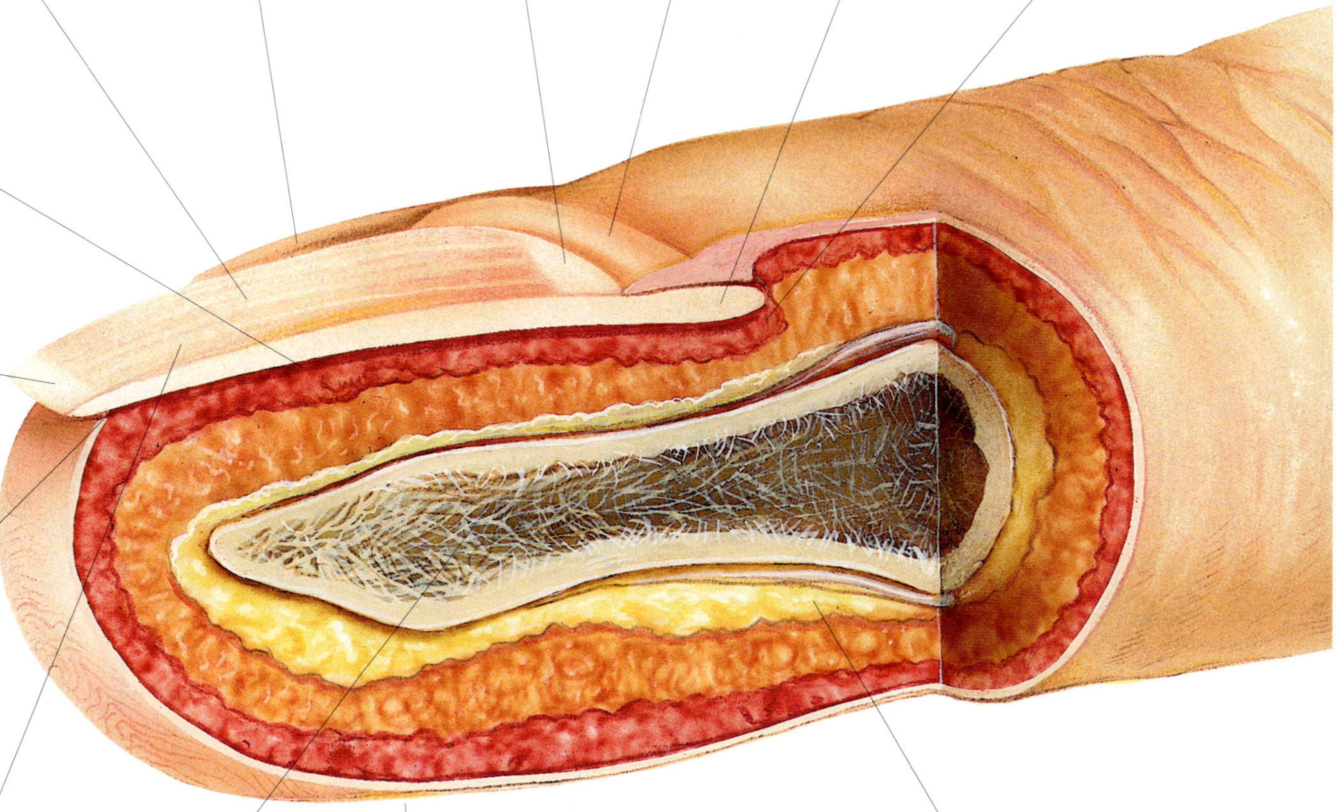

Nagelbett
Teil der Haut, der dem Nagel als Unterlage dient.

Freier Rand
Äußerstes Ende des Nagelkörpers, der ständig in Richtung Fingerspitze wächst, so dass der freie Rand über das Endglied hinausragt.

Perionychium
Teil des Nagelwalls, der das Nagelbett in der Oberhaut von der Fingerkuppe scheidet.

Striae der Fingernägel
Feine weißliche Linien, die manchmal den Nagel überziehen. Sie gehen auf geschichtete Defekte der Keratinzellen zurück, die den Nagel bilden.

Endglied des Fingerskeletts
Äußerstes Knöchelchen des Skeletts, das Nagel und Endglied ihre Festigkeit verleiht.

Fingerkuppe
Zone unterhalb des Endglieds jeden Fingers. Sie weist charakteristische Hautfältchen auf, die gemeinsam den individuellen Fingerabdruck bilden.

Unterhautfett
Ansammlung von Fettgewebe unter den Hautschichten, das vor allem an der Unterhaut anliegt, der es als Schutzpolster dient.

DIE ORGANE DER HAUT: SCHWEISSDRÜSEN

SCHWEISS

Sekret der Schweißdrüsen. Schweiß besteht vor allem aus Wasser, in dem große Mengen Mineralstoffe gelöst sind. Seine Verdunstung spielt bei der Regulation der Körpertemperatur eine wichtige Rolle.

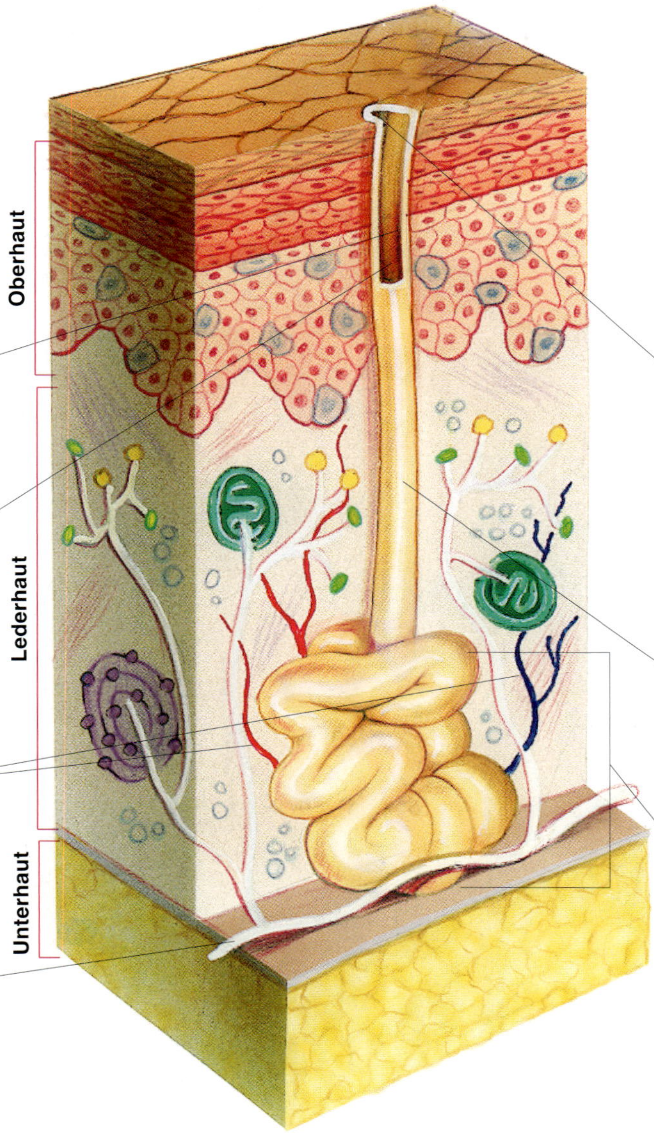

Außenwand der Schweißdrüse
Schicht von Myoepithelzellen, die die gesamte Drüse umhüllt.

Innenwand der Schweißdrüse
Schicht aus Epithelzellen, die an der Ausgangsröhre doppelt und an der Sekretdrüse einfach ist. Sie dient als Schutzpolster sowie zur Auskleidung der Schweißdrüse.

Kapillargefäße
Zarte Kapillaren, die der sekretorischen Zone der Schweißdrüse Blut zuführen.

Sympathisches Nervenende
Die Schweißdrüsen werden vom vegetativen Nervensystem gesteuert und empfangen von ihm unwillkürliche Impulse.

Pore
Der Ausführungsgang mündet als Pore auf der Oberhaut. Die Pore sondert Schweiß ab und liegt meist sehr dicht neben einem Haarfollikel.

Ausführungsgang
Röhrenartiger Gang, der am sekretorischen Teil beginnt und in Windungen bis zur Mündung in der Oberhaut verläuft.

Sekretorischer Teil
Im untersten Teil der Lederhaut ist der Ausführungsgang stark gewunden. Er bildet hier das Drüsenendstück, in dem der Schweiß produziert wird.

ZUSAMMENSETZUNG DES SCHWEISSES

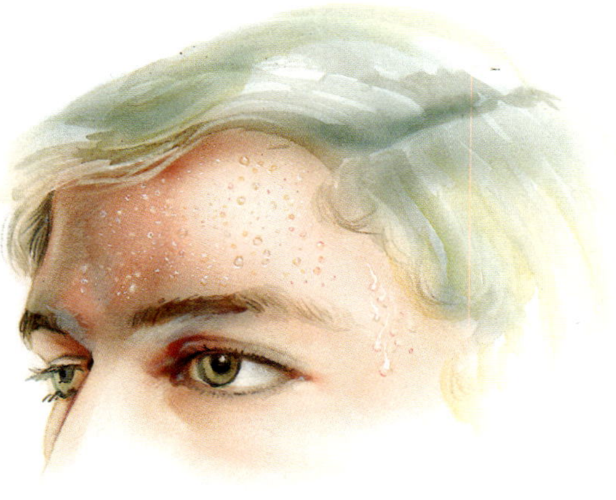

- Wasser: 98 %
- Stickstoff: 25–60 g/100 cm^3
- Harnstoff: 10–575 mg/100 cm^3
- Chlor: bis zu 40 mmol/l
- Natrium: 10–60 mmol/l
- Kalium: 3–10 mmol/l
- Milchsäure: 45–450 mg/100 cm^3
- Harnsäure 0,7–2,5 mg/100 cm^3
- Pyrophosphorsäure: 4,4 mg/100 cm^3
- Tyrosin: 3,2 mg/100 cm^3
- Threonin: 5,5 mg/100 cm^3
- Arginin: 13,5 mg/100 cm^3
- Histidin: 8 mg/100 cm^3

VERTEILUNG DER SCHWEISSDRÜSEN

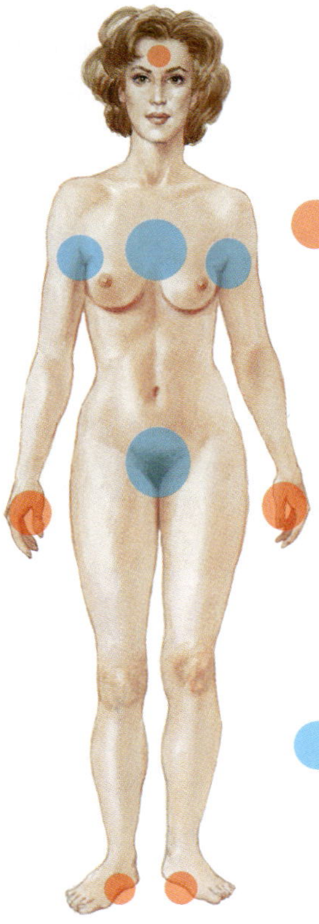

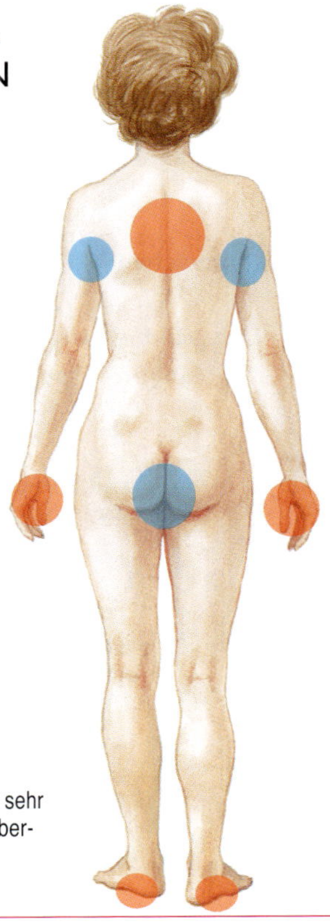

EXOKRINE DRÜSEN

Die exokrinen Drüsen sind sehr klein und über den ganzen Körper verteilt. Sie sondern wässrigen Schweiß ab.

APOKRINE DRÜSEN

Die apokrinen Drüsen sondern sehr dicken Schweiß ab. Bis zur Pubertät sind diese Drüsen inaktiv.

DIE MUSKELN

VORDERANSICHT

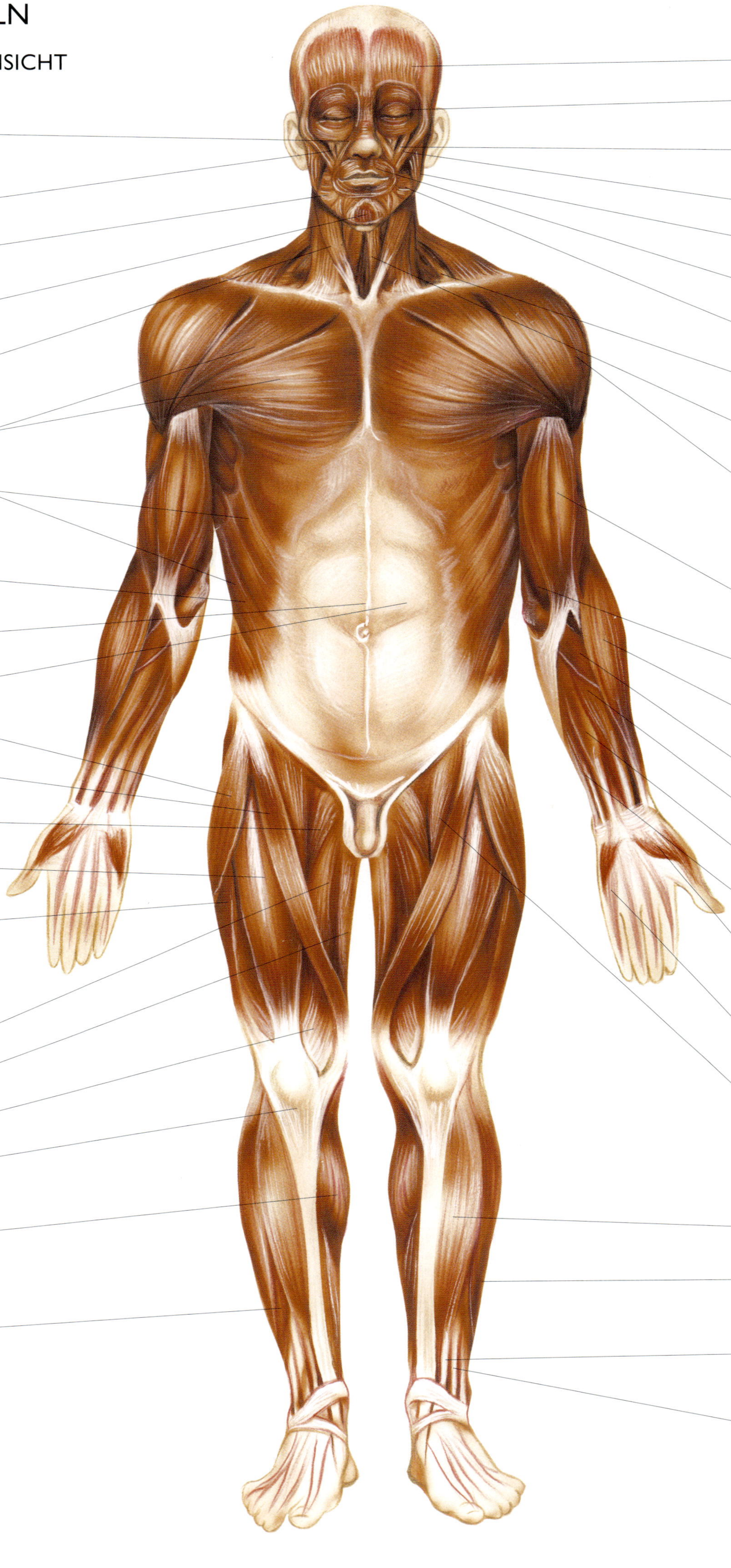

DIE MUSKELN

RÜCKANSICHT

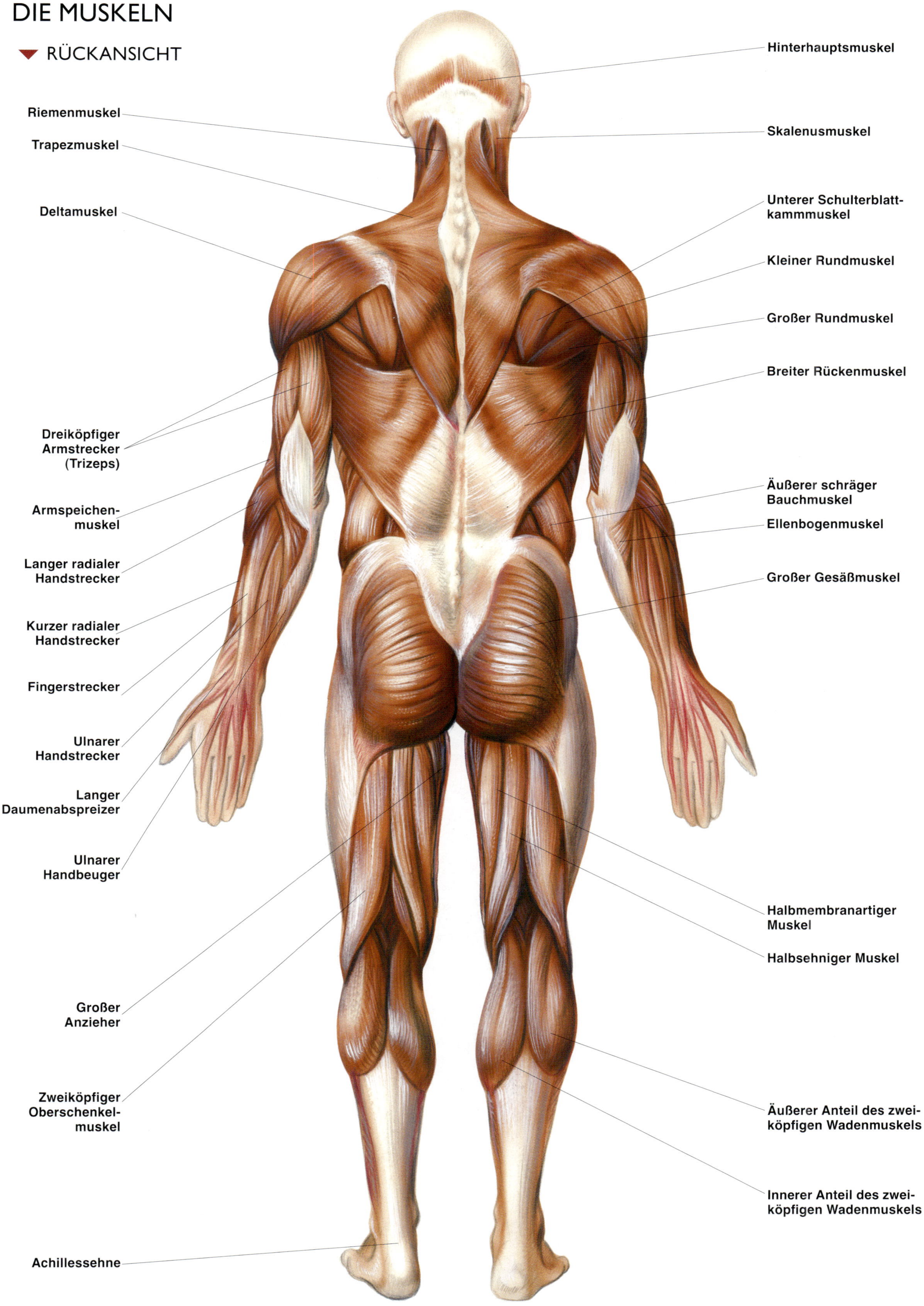

ÄUSSERER UND INNERER AUFBAU EINES SKELETTMUSKELS

SKELETTMUSKELN

Die Skelett- oder quer gestreiften Muskeln sind jene, die auf gezielte Anweisungen des Gehirns willkürlich bewegt werden können. Diese Befehle werden durch die somatischen Nerven übermittelt und zu den verschiedenen Muskeln geleitet, die sich so bewegen können.

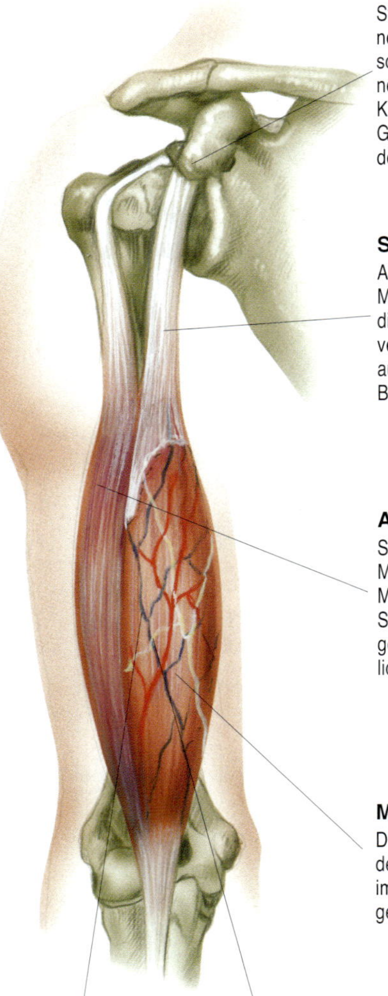

Ansatzpunkte
Stellen, an denen die Sehnen am Skelett ansetzen, so dass Muskelkontraktionen in Bewegungen der Knochen, Knorpel oder Gelenke umgesetzt werden können.

Sehnen
An den Enden fast aller Muskeln sitzen Sehnen, die Muskeln und Knochen verbinden. Sie bestehen aus perlmuttfarbenem Bindegewebe.

Aponeurose
Sehnenplatte rund um die Muskeln, die verschiedene Muskelgruppen trennen. Sie bestehen aus faserigem Bindegewebe (ähnlich dem der Muskeln).

Muskelbauch
Dickster Abschnitt des Muskels, fast immer in der Mitte gelegen.

Blutgefäße
Die Muskeln werden durch Blutgefäße (feine arterielle Äderchen) mit sauerstoffreichem Blut versorgt, während das sauerstoffarme Blut durch entsprechende Adern in die Venen abfließt.

Somatischer Nerv
Das Gehirn sendet über die somatischen Nerven Sehnenreize, die die willkürlichen Bewegungen der Muskeln des Körpers stimulieren.

Myofibrillen
Kleine zylindrische Fasern von 1 bis 2 μm Durchmesser. Jede Muskelfaser enthält Tausende von Myofibrillen.

Sarkolemma
Plasmahaut rund um jede Muskelfaserzelle.

Haargefäße (Kapillaren)
Kleine Haaräderchen, die die Muskelfasern über das Perimysium mit Blut versorgen.

Muskelfasern
Zellen bzw. Gebilde, die in Längsrichtung des Muskels verlaufen und einen Durchmesser von 18 bis 80 μm haben. Sie enthalten Flimmerhärchen und eine Flüssigkeit, das sog. Sarkoplasma.

Endomysium
Sehr dünne Schicht netzförmiger Fasern, die der Muskelhaut entspringt und alle Fasern des Muskels bedeckt.

Epimysium
Bindegewebsschicht rund um den Muskel, deren Enden in die Sehnen übergehen.

Perimysium
Dem Epimysium entspringende Muskelhaut, die die Muskelfaserbündel (Faszikel) umhüllt.

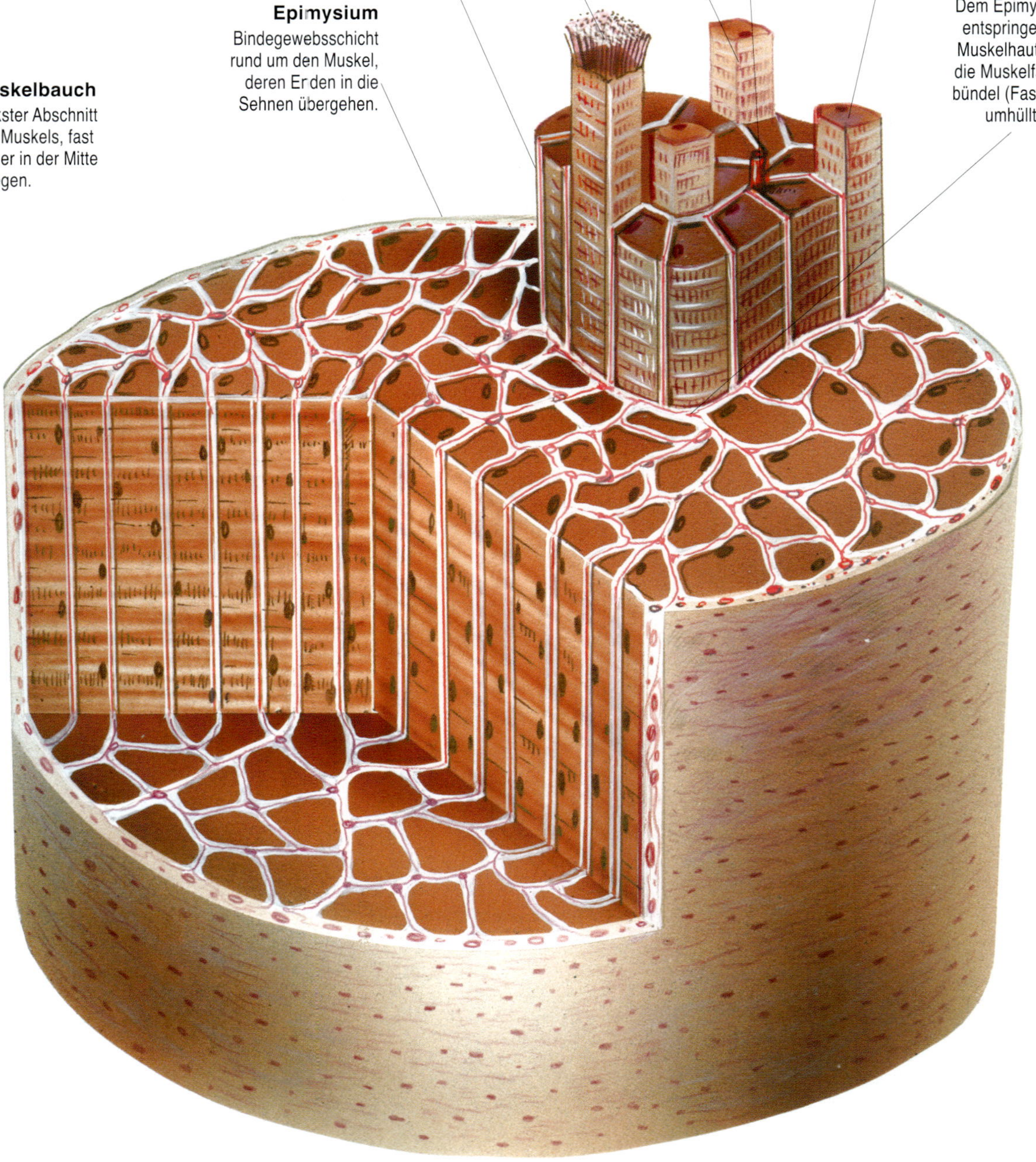

ÄUSSERER UND INNERER AUFBAU EINES GLATTEN MUSKELS

GLATTE MUSKULATUR

Glatte Muskulatur (auch viszerale oder innere Muskulatur genannt) wird unwillkürlich gesteuert aufgrund automatischer Reize des Zentralnervensystems, die vom vegetativen oder autonomen Nervensystem unbewusst weitergeleitet werden. Die glatte Muskulatur befindet sich in den Wänden der inneren Organe (Blutgefäße, Därme und Bronchien) sowie in den Augen und der Haut. Sie sorgt dafür, dass die Organe im Schlaf genauso funktionieren wie im Wachzustand.

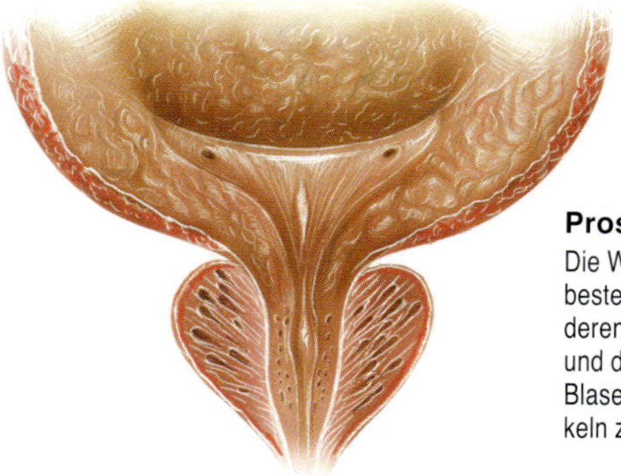

Prostata- und Blasenmuskeln
Die Wände von Blase und Prostata bestehen aus einer Muskelschicht, deren Kontraktionen die Ejakulation und das Urinieren ermöglichen. Die Blase enthält auch quer gestreifte Muskeln zur Kontrolle des Harnflusses.

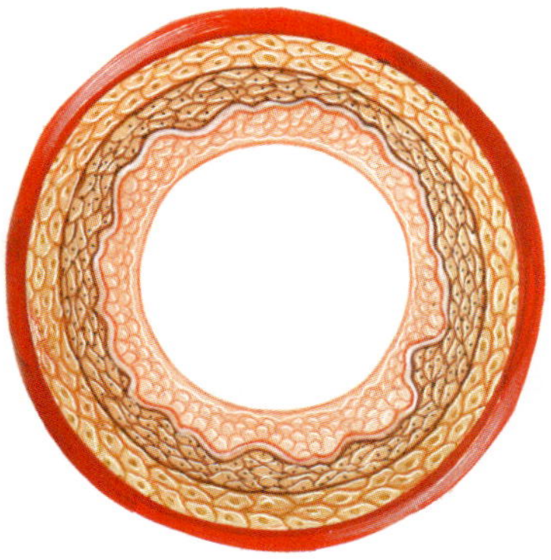

Muskulatur der Arterienwände
Die Muskeln in den Arterienwänden sorgen dafür, dass sich die Schlagadern in Reaktion auf die Blutzufuhr und Schwankungen des Blutdrucks erweitern oder verengen.

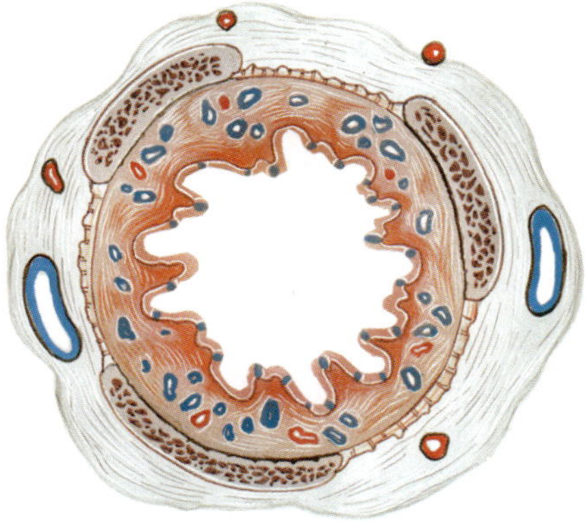

Muskulatur der Bronchienwände
Die Bronchienwände enthalten eine Muskelschicht, deren Dehnungs- bzw. Kontraktionszustand ein Weiter- oder Engerstellen der Bronchien ermöglicht. Dadurch wird die Menge an Luft, (das Luftvolumen) variiert, die in die Lungen gelangt.

Glatte Muskelfaser
Ein glatter Muskel besteht aus Bündeln spindelförmiger, zumeist geschichteter Zellen, die 80–200 μm lang sind. Glatte Muskeln finden sich vor allem in den Wänden der Hohlorgane (Därme, Blutgefäße usw.), kommen aber auch rund um Organe wie die Prostata im Bindegewebe vor oder bilden eigene Einheiten wie die Muskeln der Haare oder der Iris.

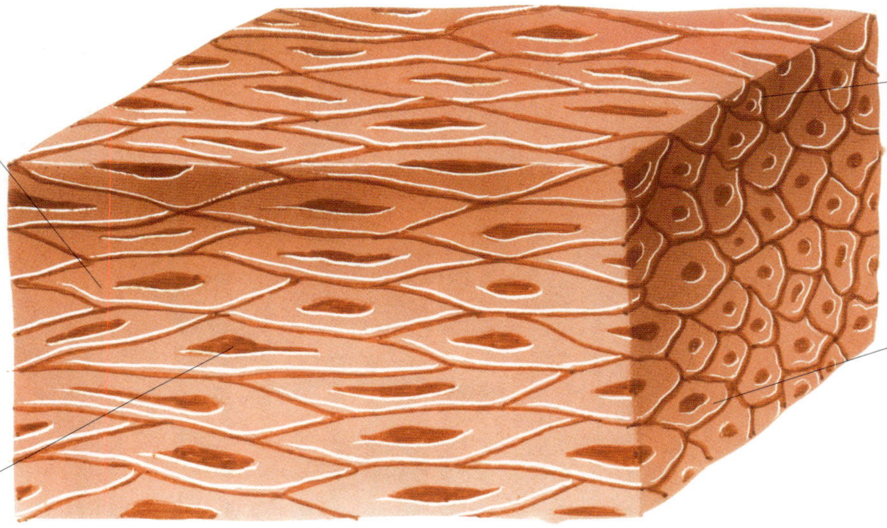

Zellkern (Nukleus)
Glatte Muskelzellen haben nur einen Zellkern, der zumeist mitten im Zytoplasma liegt.

Plasmamembran
Dünnes Häutchen um die glatten Muskelfasern. Es enthält ein Netzwerk von Fasern, die mit den Muskelfasern verbunden sind.

Sarkoplasma
Zytoplasma in glatten Muskelzellen, das zahlreiche Flimmerhärchen enthält, deren unregelmäßige Formen man nur unter dem Mikroskop erkennt. Die Flimmerhärchen bestehen aus Aktin und Myosin und sind für die Muskelkontraktion zuständig.

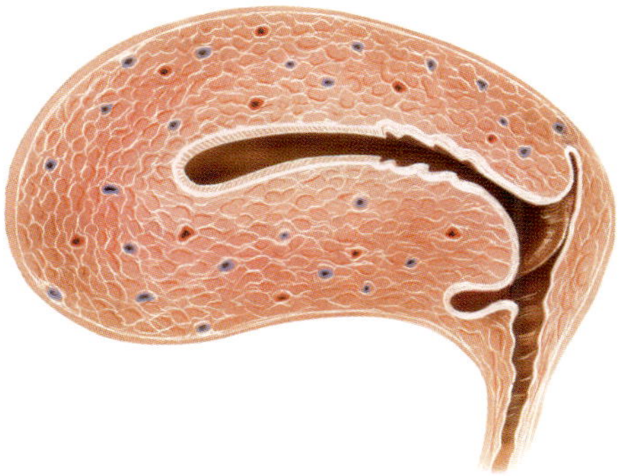

Gebärmutterwandmuskeln
Der Geburtsvorgang wird durch die Kontraktionen von starken Muskeln in der Gebärmutterwand ermöglicht, die ihrerseits durch hormonelle Reize ausgelöst werden.

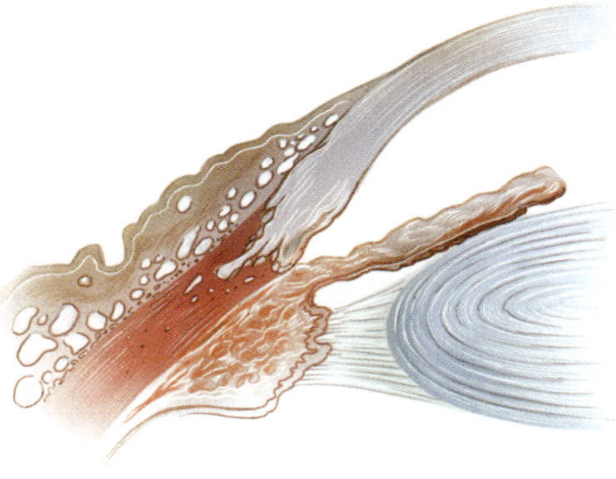

Ciliarmuskeln des Auges
Rund um die Linse liegen die Ciliarmuskeln, die sich zusammenziehen oder entspannen, wodurch sich die Form der Linse verändert und die Scharfeinstellung des Auges erfolgt.

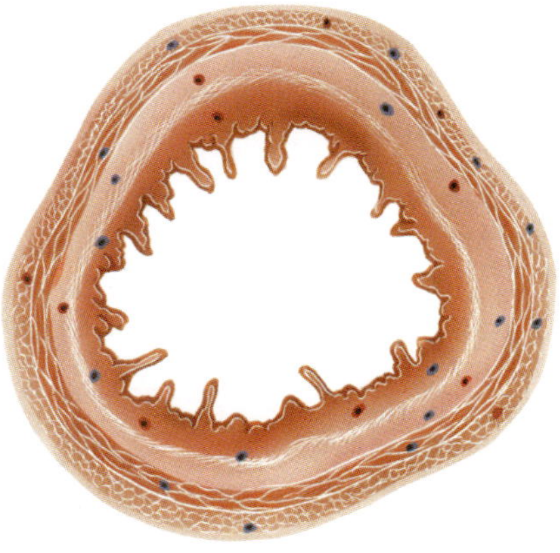

Darmwandmuskeln
Diese Muskeln sorgen für die Peristaltik, bei der der Speisebrei durch die verschiedenen Abschnitte der Gedärme transportiert wird.

SCHÄDEL UND GESICHT: OBERFLÄCHLICHE MUSKELN

VORDERANSICHT

Sehnenplatte des Schädeldachs (Galea aponeurotica)
Straffe Sehnenplatte, die sich über das Schädeldach spannt und mit der Haut verbunden ist, die so sanft über den Knochen gleiten kann. Hier setzen der Stirn- und der Hinterhauptsmuskel an.

Stirnmuskel
Muskel, der sich unter der Stirnhaut von der Galea aponeurotica bis zum Oberrand der Augenhöhle erstreckt. Wenn er sich kontrahiert, wird die Galea aponeurotica angespannt, doch dient der Muskel auch zum Runzeln der Stirn und zum Hochziehen der Augenbrauen.

Augenbrauenrunzler
Kleiner dünner Gesichtsmuskel, der hinter dem Lid- und Stirnmuskel unter der Augenbraue liegt. Er ermöglicht das Runzeln der Stirn.

Musculus procerus
Gesichtsmuskel, der vom Auge über die Knorpel und Knochen der Nase vertikal über den Nasenrücken verläuft. Die Kontraktion dieses Muskels verursacht eine Falte zwischen den Augenbrauen.

Hebemuskel der Nasenflügel und der Oberlippe
Gesichtsmuskel, der entlang der Innenseite des Oberkieferknochens verläuft. Anschließend teilt er sich: Ein Teil verläuft unter der Haut des Nasenflügels, der andere unter jener der Oberlippe. Seine Kontraktionen sorgen dafür, dass Nasenflügel und Oberlippe angehoben und die Nasenlöcher erweitert werden.

Kleiner Jochbeinmuskel
Gesichtsmuskel in der Wange, der vom Jochbein zur Oberlippe zieht. Seine Kontraktion sorgt dafür, dass die Lippen nach oben und außen gezogen werden.

Großer Jochbeinmuskel
Langer, dünner Gesichtsmuskel, der vom Jochbein zum Mundwinkel verläuft. Durch seine Kontraktion werden die Mundwinkel nach oben gezogen (ergänzend zur Aktion des Mundwinkelhebers).

Lachmuskel
Gesichtsmuskel, der für das Lächeln von Bedeutung ist, indem er die Mundwinkel nach oben und außen zieht. Der Muskel liegt in der Haut unweit der Ohrspeicheldrüse und verläuft von dort zum Mundwinkel.

Hebemuskel der Oberlippe
Gesichtsmuskel, der vom Jochbein unter der Augenhöhle zur Oberlippe zieht und durch seine Kontraktion den Mittelteil der Oberlippe anhebt.

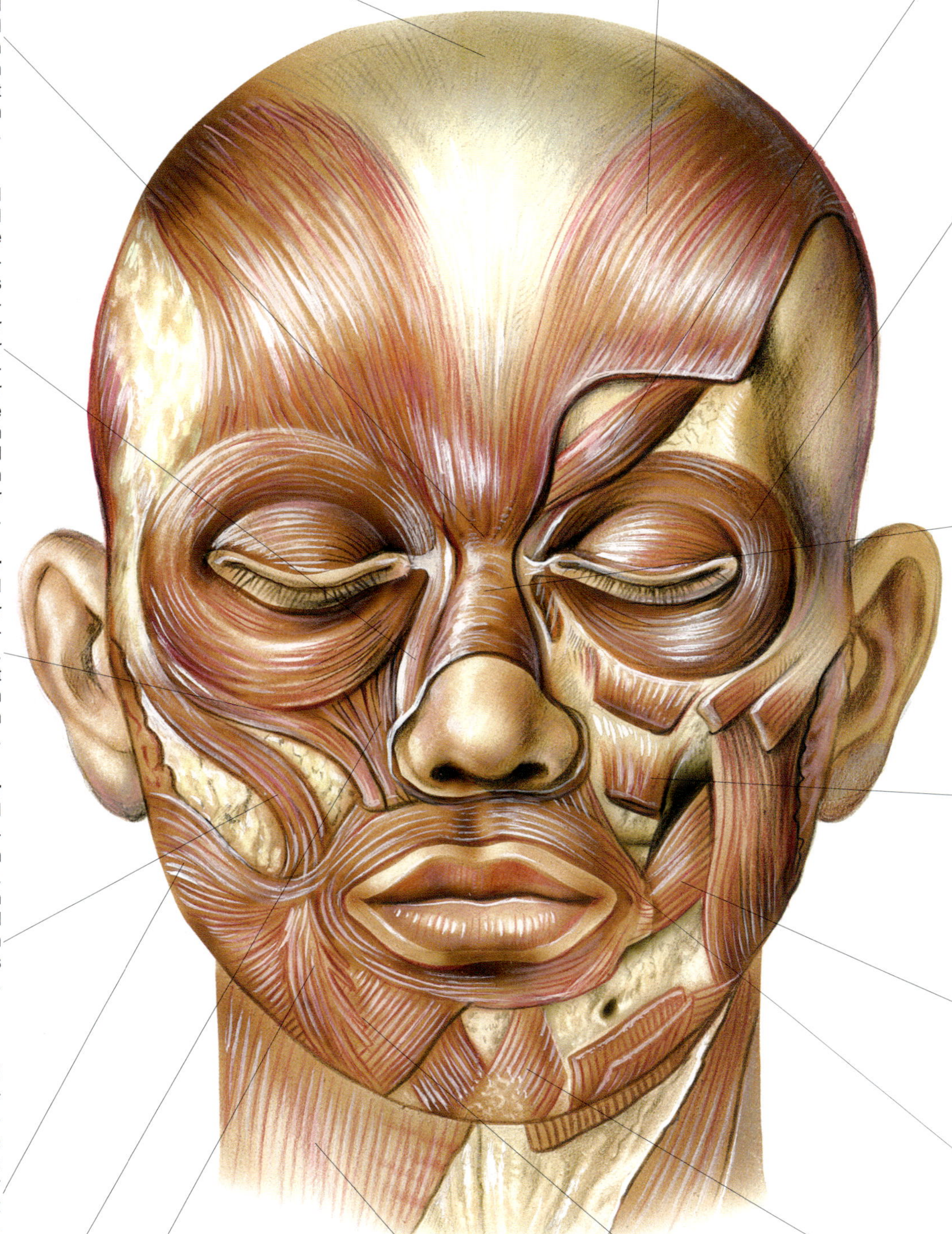

Augenringmuskel
Ringmuskel, der die Augenhöhle umgibt. Er verläuft vom Innenrand des Auges zum Außenrand und ist mit der Haut der Lider verbunden. Der Muskel ermöglicht das Öffnen und Schließen der Augen sowie das Blinzeln und Augenzwinkern.

Nasenmuskel
Auch Quermuskel der Nase genannt. Gesichtsmuskel, der sich von der Mittellinie des Jochbeins bis in die Haut über den Nasenflügeln erstreckt. Wenn er sich kontrahiert, werden die Nasenlöcher geschlossen und es bilden sich vertikale Hautfalten.

Mundwinkelheber
Dieser Muskel verläuft vom Jochbein zur Haut des Mundwinkels, der angehoben wird, wenn sich der Muskel zusammenzieht.

Trompetermuskel
Gesichtsmuskel in der Haut unweit des Mundwinkels, der an der Innenseite der Wange zum Oberrand des Unterkiefers bzw. Unterrand des Oberkiefers verläuft. Seine wichtigste Aufgabe besteht darin, die Mundwinkel nach außen zu ziehen, doch arbeitet er mit anderen Muskeln auch beim Blasen, Pfeifen und Kauen zusammen.

Mundwinkelherabzieher
Die Form dieses Muskels erinnert an ein Dreieck. Er ist mit dem Unterrand der Kinnlade und dem höchsten Teil der Haut im Mundwinkel verbunden. Wenn sich der Muskel kontrahiert, bewegen sich die Mundwinkel nach unten, womit Verdruss oder Abscheu ausgedrückt wird.

Brustbein-Schlüsselbein-Mastoid-Muskel
Breiter, flacher Hautmuskel im Hals. Er liegt direkt unter der Haut und zieht von der Unterlippe und vom Kinn zur Haut über dem Schlüsselbein. Wenn sich der Muskel kontrahiert, wird die Haut über Kinn und Unterlippe nach unten gezogen. Mit dem Mundwinkelherabzieher zeigt dies Verdruss oder Abscheu an.

Unterlippenherabzieher
Muskel am unteren Rand des Kinnbeins, dessen Fasern an der Haut über der Unterlippe ansetzen. Durch die Kontraktion dieses Muskels kann die Unterlippe nach außen und unten gezogen werden.

Kinnmuskel
Kurzer Gesichtsmuskel vor dem Kinn. Er ist mit der untersten Knochenschicht verbunden und zieht durch die lokale Haut, so dass das Kinn angehoben wird, wenn sich der Muskel kontrahiert.

Ringmuskel des Mundes
Elliptischer Gesichtsmuskel, der in zwei Muskelbündeln (je eines längs der Ober- und Unterlippe) von einem Mundwinkel zum anderen verläuft und in der Mitte eine Öffnung für den Mund lässt. In den Mundwinkeln ist der Muskel mit der Haut und den zugehörigen Jochbeinenden verbunden. Er ermöglicht das Öffnen und Schließen der Lippen und in Koordination mit anderen Muskeln das Blasen, Saugen, Pfeifen usw.

SCHÄDEL UND GESICHT: OBERFLÄCHLICHE MUSKELN

SEITENANSICHT

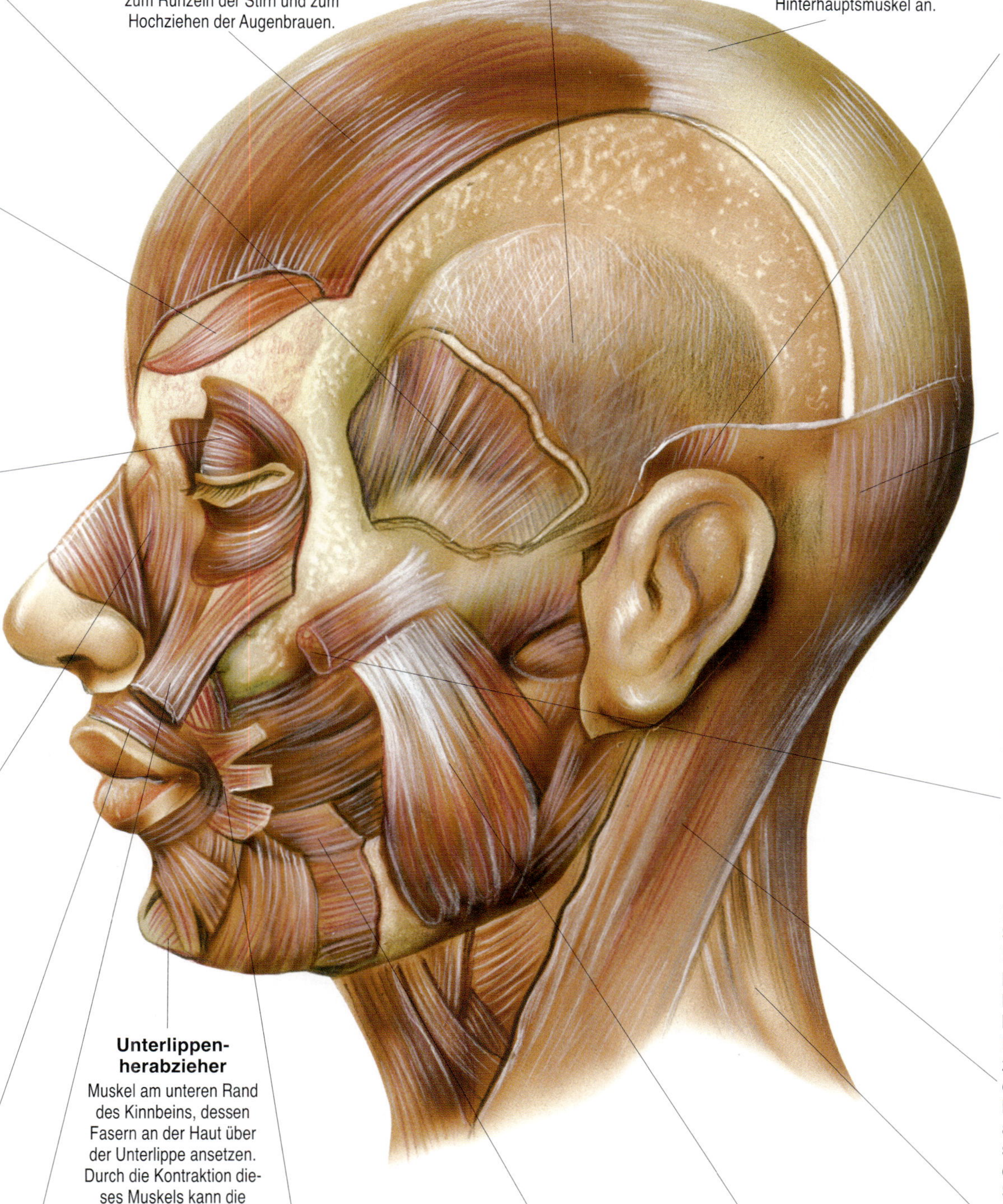

Schläfenmuskel
Breiter, fahnenartiger Muskel, der sich vom Schläfenbein zum Kiefergelenk erstreckt; mit ihm können der Unterkiefer angehoben und die Kiefer zum Kauen gegeneinander bewegt werden.

Stirnmuskel
Muskel, der sich unter der Stirnhaut von der Galea aponeurotica bis zum Oberrand der Augenhöhle erstreckt. Wenn er sich kontrahiert, wird die Galea aponeurotica angespannt, doch dient der Muskel auch zum Runzeln der Stirn und zum Hochziehen der Augenbrauen.

Schläfenbündel
Dünnes Bindegewebsband, das über Schläfenbein und -muskel liegt.

Sehnenplatte des Schädeldachs (Galea aponeurotica)
Straffe Sehnenplatte, die sich über das Schädeldach spannt und mit der Haut verbunden ist, die so sanft über den Knochen gleiten kann. Hier setzen der Stirn- und der Hinterhauptsmuskel an.

Oberer Ohrmuskel
Flacher, knochiger Muskel vor dem Ohr. Er verläuft vom Seitenrand der Galea aponeurotica zum obersten Knöchel der Ohrmuschel, die leicht nach oben gezogen wird, wenn sich der Muskel kontrahiert. Es gibt außerdem auch vordere und hintere Ohrmuskeln.

Augenbrauenmuskel
Kleiner dünner Gesichtsmuskel, der hinter dem Lid- und Stirnmuskel unter der Augenbraue liegt. Er ermöglicht das Runzeln der Stirn.

Augenringmuskel
Ringmuskel, der die Augenhöhle umgibt. Er verläuft vom Innenrand des Auges zum Außenrand und ist mit der Haut der Lider verbunden. Der Muskel ermöglicht das Öffnen und Schließen der Augen sowie das Blinzeln und Augenzwinkern.

Hebemuskel der Nasenflügel und der Oberlippe
Gesichtsmuskel, der entlang der Innenseite des Oberkieferknochens verläuft. Anschließend teilt er sich: Ein Teil verläuft unter der Haut des Nasenflügels, der andere unter jener der Oberlippe. Seine Kontraktionen sorgen dafür, dass Nasenflügel und Oberlippe angehoben und die Nasenlöcher erweitert werden.

Ringmuskel des Mundes
Elliptischer Gesichtsmuskel, der in zwei Muskelbündeln (je eines längs der Ober- und Unterlippe) von einem Mundwinkel zum anderen verläuft und in der Mitte eine Öffnung für den Mund lässt. In den Mundwinkeln ist der Muskel mit der Haut und den zugehörigen Jochbeinenden verbunden. Er ermöglicht das Öffnen und Schließen der Lippen und in Koordination mit anderen Muskeln das Blasen, Saugen, Pfeifen usw.

Kleiner Jochbeinmuskel
Gesichtsmuskel in der Wange, der vom Jochbein zur Oberlippe zieht. Seine Kontraktion sorgt dafür, dass die Lippen nach oben und außen gezogen werden.

Unterlippenherabzieher
Muskel am unteren Rand des Kinnbeins, dessen Fasern an der Haut über der Unterlippe ansetzen. Durch die Kontraktion dieses Muskels kann die Unterlippe nach außen und unten gezogen werden.

Hinterhauptsmuskel
Flacher Muskel, der an der Galea aponeurotica ansetzt und über das Hinterhaupt zum Hinterhauptsbein verläuft. Wenn sich der Hinterhauptsmuskel zusammenzieht wird die Galea aponeurotica angespannt, die das Schädeldach bedeckt.

Großer Jochbeinmuskel
Langer, dünner Gesichtsmuskel, der vom Jochbein zum Mundwinkel verläuft. Durch seine Kontraktion werden die Mundwinkel nach oben gezogen (ergänzend zur Aktion des Mundwinkelhebers).

Brustbein-Schlüsselbein-Mastoid-Muskel
Muskel, der am Hals am Mastoid (Knochenfortsatz hinter dem Ohr) ansetzt. Er teilt sich nach unten in zwei Äste: Einer davon erstreckt sich bis zum Brustbein, während der andere bis zum Schlüsselbein reicht. Der Muskel ermöglicht das Recken, Seitwärtsbeugen und Drehen des Halses.

Trompetermuskel
Gesichtsmuskel in der Haut unweit des Mundwinkels, der an der Innenseite der Wange zum Oberrand des Unterkiefers bzw. Unterrand des Oberkiefers verläuft. Seine wichtigste Aufgabe besteht darin, die Mundwinkel nach außen zu ziehen, doch arbeitet er mit anderen Muskeln auch beim Blasen, Pfeifen und Kauen zusammen.

Lachmuskel
Gesichtsmuskel, der für das Lächeln von Bedeutung ist, indem er die Mundwinkel nach oben und außen zieht. Der Muskel liegt in der Haut unweit der Ohrspeicheldrüse und verläuft von dort zum Mundwinkel.

Äußerer Kaumuskel
Einer der Kaumuskeln; besteht aus zwei Muskelbündeln, die vom Jochbogen zum Unterkieferrand verlaufen. Der äußere Kaumuskel hebt den Unterkiefer an, was zum Kauen notwendig ist.

Trapezmuskel
Breiter, dreieckiger Muskel, der fast alle Muskeln am Hals und einen Großteil der Muskeln des oberen Rückens bedeckt. Er liegt über dem Hinterhauptsbein und den Hals- und Brustwirbelfortsätzen. Von dort verläuft er über die Schultern zum Schulterblatt und zum Schlüsselbein. Der Trapezmuskel ermöglicht es, die Schultern zu heben und den Kopf zur Seite zu neigen.

HALS UND NACKEN

RÜCKANSICHT

Unterer Schrägmuskel des Kopfes
Auch großer Schrägmuskel genannt. Er erstreckt sich vom zweiten Halswirbel zum Atlas. Der Muskel ermöglicht das Drehen des Kopfes nach links und rechts.

M. rector capitis posterior major
Flacher Muskel, der Axis und Hinterhauptsbein verbindet und das Neigen des Kopfes zur Seite und nach hinten unterstützt.

M. rector capitis posterior minor
Muskel, der vom Atlas zum Hinterhauptsbein zieht und das Neigen des Kopfes zur Seite und nach hinten unterstützt.

Sehnenplatte des Schädeldachs (Galea aponeurotica)
Straffe Sehnenplatte, die sich über das Schädeldach spannt und mit der Haut verbunden ist, die so sanft über den Knochen gleiten kann. Hier setzen der Stirn- und der Hinterhauptsmuskel an.

Hinterhauptsmuskel
Flacher Muskel, der an der Galea aponeurotica ansetzt und über das Hinterhaupt zum Hinterhauptsbein verläuft. Wenn sich der Hinterhautpsmuskel zusammenzieht wird die Galea aponeurotica angespannt, die das Schädeldach bedeckt.

M. semispinalis capitis
Muskel, der von den Hals- und oberen Brustwirbeln zum Hinterhauptsbein zieht und die Drehung des Kopfes zur Gegenseite sowie die Neigung des Kopfes ermöglicht.

Oberer Schrägmuskel des Kopfes
Auch kleiner Schrägmuskel genannt. Er erstreckt sich vom Atlas bis zum Hinterhauptsbein und ermöglicht es, den Kopf zur Seite zu neigen.

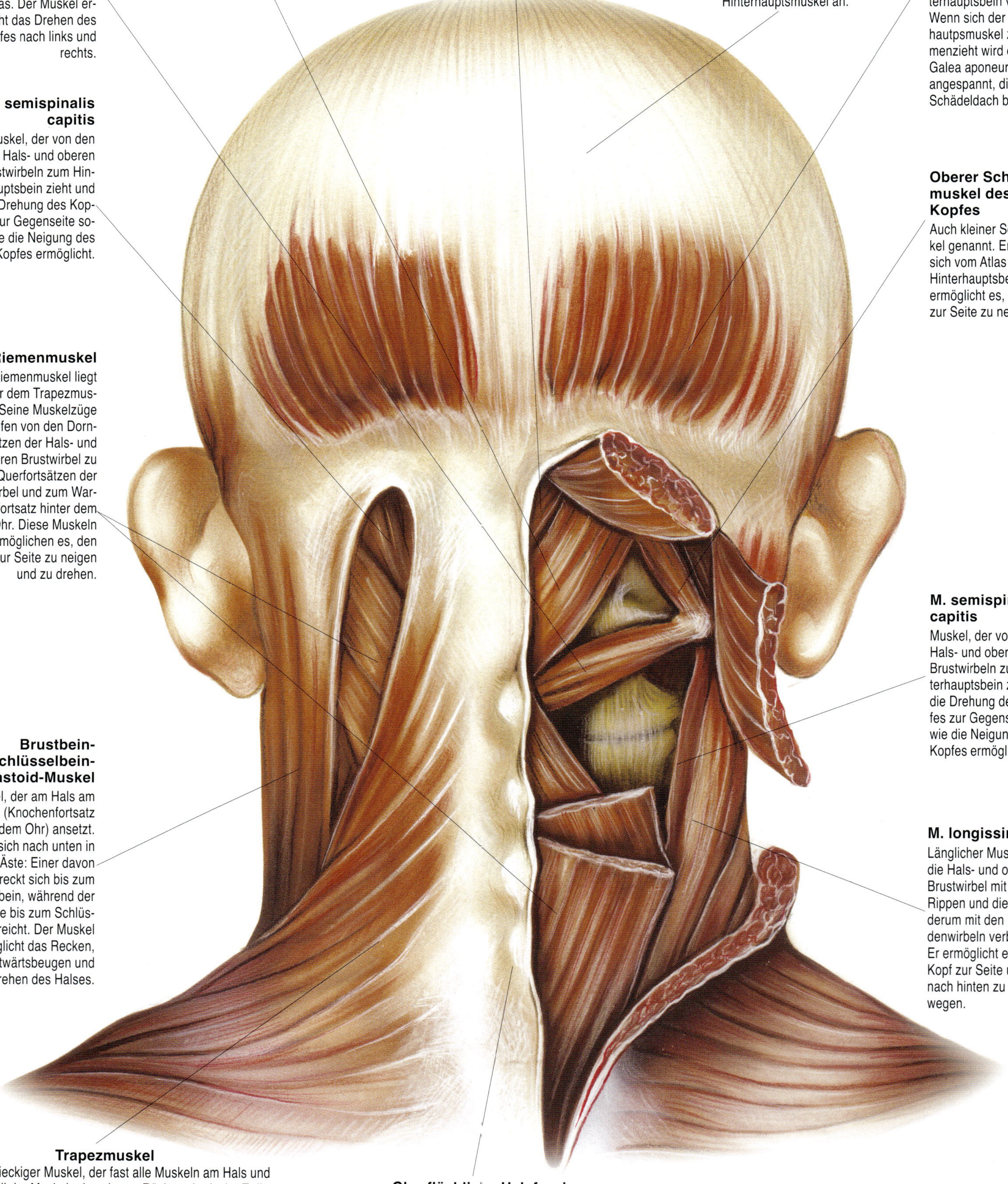

Riemenmuskel
Der Riemenmuskel liegt unter dem Trapezmuskel. Seine Muskelzüge verlaufen von den Dornfortsätzen der Hals- und oberen Brustwirbel zu den Querfortsätzen der Halswirbel und zum Warzenfortsatz hinter dem Ohr. Diese Muskeln ermöglichen es, den Kopf zur Seite zu neigen und zu drehen.

M. semispinalis capitis
Muskel, der von den Hals- und oberen Brustwirbeln zum Hinterhauptsbein zieht und die Drehung des Kopfes zur Gegenseite sowie die Neigung des Kopfes ermöglicht.

Brustbein-Schlüsselbein-Mastoid-Muskel
Muskel, der am Hals am Mastoid (Knochenfortsatz hinter dem Ohr) ansetzt. Er teilt sich nach unten in zwei Äste: Einer davon erstreckt sich bis zum Brustbein, während der andere bis zum Schlüsselbein reicht. Der Muskel ermöglicht das Recken, Seitwärtsbeugen und Drehen des Halses.

M. longissimus
Länglicher Muskel, der die Hals- und oberen Brustwirbel mit den Rippen und diese wiederum mit den Lendenwirbeln verbindet. Er ermöglicht es, den Kopf zur Seite und nach hinten zu bewegen.

Trapezmuskel
Breiter, dreieckiger Muskel, der fast alle Muskeln am Hals und einen Großteil der Muskeln des oberen Rückens bedeckt. Er liegt über dem Hinterhauptsbein und den Hals- und Brustwirbelfortsätzen. Von dort verläuft er über die Schultern zum Schulterblatt und zum Schlüsselbein. Der Trapezmuskel ermöglicht es, die Schultern zu heben und den Kopf zur Seite zu neigen.

Oberflächliche Halsfaszie
Sehnenplatte (Aponeurose), die alle Strukturen des Halses bedeckt und teilweise die lokalen Muskeln umgibt.

HALS UND NACKEN

VORDERANSICHT

Brustbein-Schlüsselbein-Mastoid-Muskel
Breiter, flacher Hautmuskel im Hals. Er liegt direkt unter der Haut und zieht von der Unterlippe und vom Kinn zur Haut über dem Schlüsselbein. Wenn sich der Muskel zusammenzieht, wird die Haut über Kinn und Unterlippe nach unten gezogen. Mit dem Mundwinkelherabzieher zeigt dies Verdruss oder Abscheu an.

M. mylohyoideus
Muskel, der vom Unterkiefer zum Zungenbein verläuft und zur Struktur unter dem Mund gehört. Er zieht das Zungenbein nach oben.

Zweibäuchiger Muskel
Dieser Kaumuskel besteht aus zwei Teilen, die in verschiedene Richtungen verlaufen und durch eine Sehne geschieden werden. Der erste Teil zieht vom Kinn nach unten und ist durch eine Sehne mit dem Zungenbein verbunden. Von jener verläuft der zweite Teil nach rückwärts und oben zu einem Fortsatz des Schläfenbeins. Aufgabe des Muskels ist das Anheben des Zungenbeins, doch kann er auch den Unterkiefer herabziehen und den Nacken zur Seite beugen.

Unterkiefer (Mandibula)
Großer Knochen, der den Unterteil des Kiefers bildet.

Zungenbein
U-förmiger Knochen an der Halsvorderseite; er dient als Ansatzpunkt für zahlreiche lokale Muskeln.

Äußere Halsschlagader

Innere Halsvene

Zungenbeinmuskel
Schmaler, schildförmiger Muskel, der vom Zungenbein zum Schildknorpel des Kehlkopfs verläuft. Dieser Muskel hebt den Kehlkopf an.

Zungenbeinheber
Dünner Muskel, der von einem spitzen Fortsatz der Schädelbasis nach unten zum Zungenbein zieht, das von ihm angespannt wird.

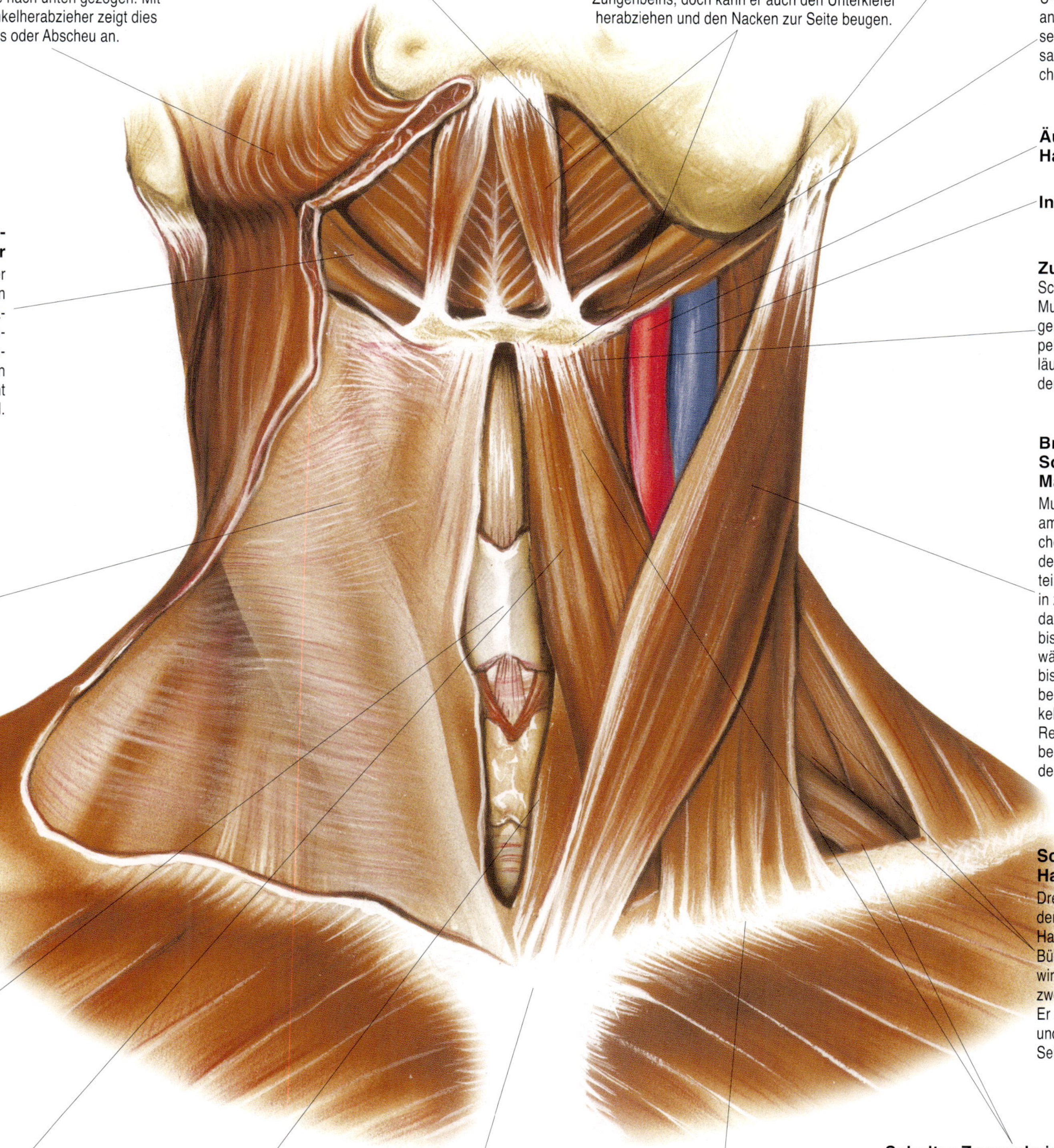

Oberflächliche Halsfaszie
Sehnenplatte (Aponeurose), die alle Strukturen des Halses bedeckt und teilweise die lokalen Muskeln umgibt.

Brustbein-Schlüsselbein-Mastoid-Muskel
Muskel, der am Hals am Mastoid (Knochenfortsatz hinter dem Ohr) ansetzt. Er teilt sich nach unten in zwei Äste: Einer davon erstreckt sich bis zum Brustbein, während der andere bis zum Schlüsselbein reicht. Der Muskel ermöglicht das Recken, Seitwärtsbeugen und Drehen des Halses.

Schräger Halsmuskel
Dreieckiger Muskel, der quer über dem Hals liegt und in drei Bündeln von den Halswirbeln zur ersten und zweiten Rippe zieht. Er stärkt den Nacken und unterstützt dessen Seitenneigung.

Schildknorpel
Erster der Knorpelringe, die gemeinsam den Kehlkopf bilden. Sein vorderer Rand bildet eine Verdickung, die man Adamsapfel nennt; er ist beim Mann besser als bei der Frau zu erkennen.

Brustbein-Zungenbein-Muskel
Flacher Muskel, der vom Zungenbein zum Manubrium des Brustbeins verläuft. Durch seine Kontraktion werden das Zungenbein und alle damit verbundenen Strukturen nach unten gedrückt.

Brustbein-Schildknorpel-Muskel
Muskel, der vom Schildknorpel zum Manubrium des Brustbeins verläuft. Durch seine Kontraktion wird der Schildknorpel abwärts gezogen.

Manubrium des Brustbeins
Oberes Ende des Brustbeins, an dem mehrere Halsmuskeln ansetzen.

Schlüsselbein (Clavicula)
Flacher Langknochen, der als Scharnier zwischen Brustbein und Schulterblatt sitzt. Er dient auch als Ansatzpunkt für viele Hals- und Brustmuskeln.

Schulter-Zungenbein-Muskel
Dieser Muskel besteht aus zwei Teilen, die in verschiedene Richtungen verlaufen und durch eine Sehne verbunden sind. Der eine Teil zieht vom Zungenbein nach unten und setzt sich als Sehne unter dem vorderen Halsmuskel fort. Von dort verläuft der andere Teil schräg aufwärts zum Oberrand des Schulterblattes. Der Muskel bewegt das Zungenbein und dessen Anhängsel nach unten und hinten.

DER BRUSTKORB

VORDERANSICHT

Kleiner Brustmuskel
Flacher Muskel unter dem großen Brustmuskel. Er setzt an der dritten, vierten und fünften Rippe an und verläuft schräg aufwärts zum Ansatzpunkt des Rabenschnabelfortsatzes am Schulterblatt. Durch die Kontraktion wird das Schulterblatt – und damit die ganze Schulter – nach unten gezogen. Außerdem kann der kleine Brustmuskel zum Erleichtern der Atmung die Rippen nach oben ziehen.

Unterschlüsselbeinmuskel
Kleiner Muskel, der vom Knorpel zwischen den beiden ersten Rippen schräg aufwärts zum Unterrand des Schlüsselbeins läuft. Der Muskel zieht das Schlüsselbein und damit die Schulter abwärts.

Großer Brustmuskel
Breiter dreieckiger Muskel, dessen Innenseite mit der Vorderseite des Brustbeins, des Schlüsselbeins und der oberen Rippen verbunden ist. Er wird nach oben hin schmaler und ist durch eine Sehne mit dem größten Fortsatz des Oberarmknochens verbunden. Seine Kontraktion zieht den erhobenen Arm nach unten; hängt der Arm herab, wird die Schulter nach vorn gezogen und der Rücken gekrümmt. Außerdem kann der Muskel den Brustkorb anheben. Innerviert wird er von den Brustnerven.

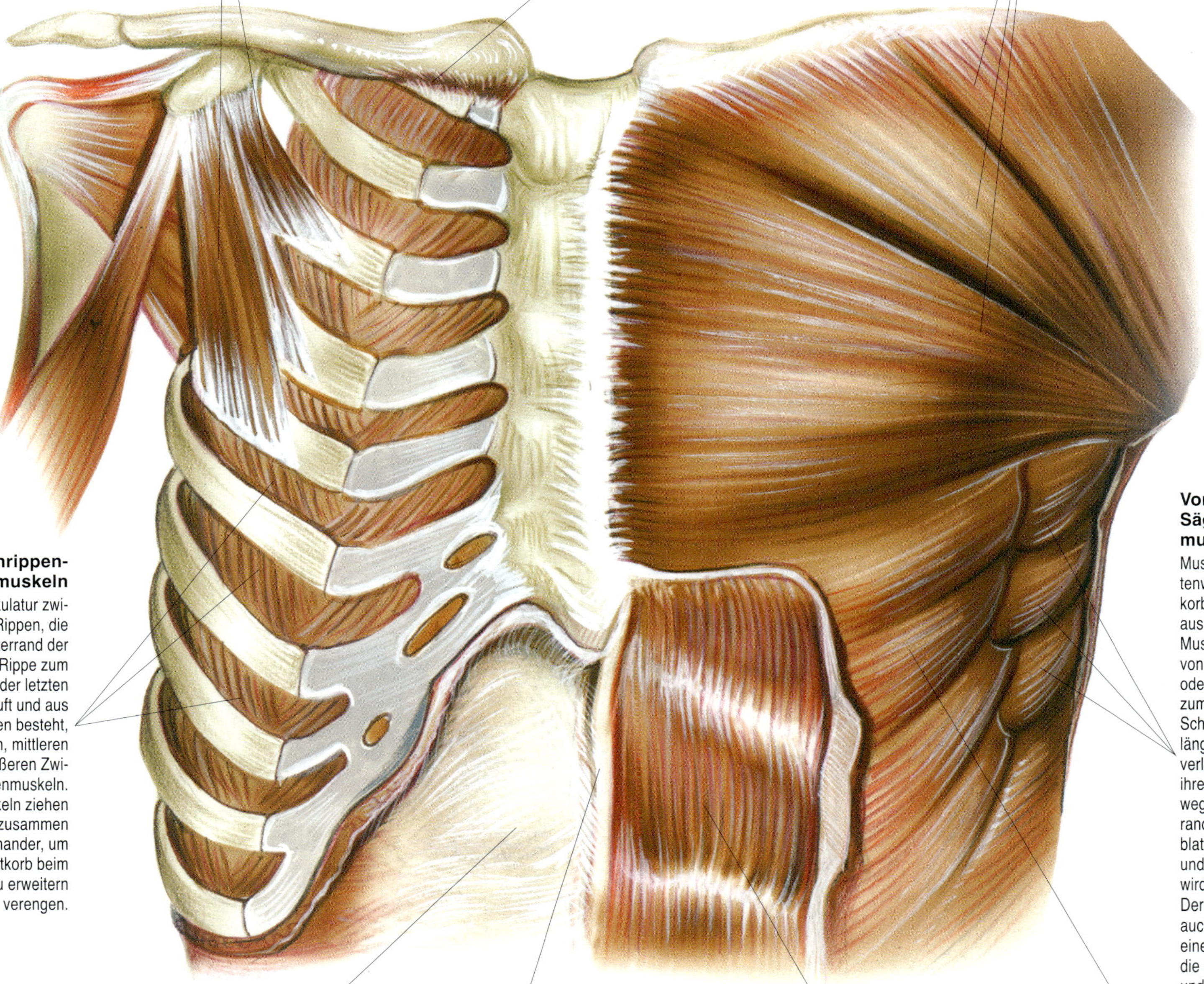

Zwischenrippenmuskeln
Glatte Muskulatur zwischen den Rippen, die vom Unterrand der obersten Rippe zum Oberrand der letzten Rippe verläuft und aus drei Lagen besteht, den inneren, mittleren und äußeren Zwischenrippenmuskeln. Diese Muskeln ziehen die Rippen zusammen oder auseinander, um den Brustkorb beim Atmen zu erweitern oder zu verengen.

Vorderer Sägezahnmuskel
Muskel in der Seitenwand des Brustkorbes. Er besteht aus einer Reihe von Muskelbündeln, die von den ersten neun oder zehn Rippen zum Innenrand des Schulterblattes und längs der Brustwand verlaufen. Durch ihre Kontraktion bewegt sich der Innenrand des Schulterblattes nach vorn und die Schulter wird hochgezogen. Der Muskel spielt auch bei der Atmung eine Rolle, indem er die Rippen anhebt und den Brustkorb erweitert.

Sehnenscheide des geraden Bauchmuskels
Sehnenscheide, die den geraden Bauchmuskel bedeckt. Ihr Innenrand bildet mit dem Rand des Muskels auf der gegenüberliegenden Seite die weiße Linie.

Weiße Linie
Häutchen, das die Sehnenscheiden über den oberflächlichen Bauchmuskeln verbindet. Es markiert die senkrechte Mittelachse der Bauchwand.

Gerader Bauchmuskel
Flacher Muskel an der Vorderseite des Bauches entlang der weißen Linie. Er beginnt am Zwischenrippenknorpel der fünften, sechsten und siebten Rippe sowie am Schwertfortsatz des Brustbeins und verläuft senkrecht abwärts zum oberen Rand des Schambeins. Durch seine Kontraktion wird der Brustkorb nach vorn gezogen oder das Becken angehoben und gleichzeitig werden die Organe im Bauchraum zusammengedrückt. Der Muskel spielt beim Stuhlgang und während der Geburt eine wichtige Rolle.

Äußerer schräger Bauchmuskel
Breiter Muskel in der seitlichen Bauchwand. Er setzt an den untersten Rippen an und verläuft schräg nach außen in Form einer Fahne, die aus mehreren Muskelbündeln besteht und als sehnige Haut endet, die in die Scheide des geraden Bauchmuskels übergeht. Durch die Kontraktion dieses Muskels werden die Rippen nach unten gezogen und der Brustkorb wird über dem Becken quer angespannt.

DER BRUSTKORB

RÜCKANSICHT

Deltamuskel
Dicker Muskel, der die gesamte Schulteroberfläche einnimmt. Er setzt an Schlüsselbein und Schulterblatt an, verläuft abwärts und wird zu einer Sehne, die mit dem Oberarmknochen verbunden ist. Der Muskel hebt den Arm waagerecht an und bewegt ihn nach vorn und hinten.

Trapezmuskel
Breiter, dreieckiger Muskel, der fast alle Muskeln am Hals und einen Großteil der Muskeln des oberen Rückens bedeckt. Er liegt über dem Hinterhauptsbein und den Hals- und Brustwirbelfortsätzen. Von dort verläuft er über die Schultern zum Schulterblatt und zum Schlüsselbein. Der Trapezmuskel ermöglicht es, die Schultern zu heben und den Kopf zur Seite zu neigen.

Großer Rautenmuskel
Breiter Muskel, der von den Fortsätzen des ersten Brustwirbels zum Innenrand des Schulterblattes verläuft. Er bewegt das Schulterblatt nach innen.

Kleiner Rautenmuskel
Muskel über dem großen Rautenmuskel. Er setzt an den Fortsätzen des letzten Halswirbels an und verläuft schräg abwärts zum Innenrand des Schulterblattes. Wenn er sich kontrahiert, wird das Schulterblatt angehoben und die Schulter nach hinten gezogen.

Hebemuskel des Schulterblattes
Dreieckiger Muskel, der an den Querfortsätzen der ersten vier oder fünf Halswirbel ansetzt. Er reicht bis zum mittleren Rand des Schulterblattes, hebt es an und drückt die Schulter ein. Außerdem unterstützt er das Seitwärtsneigen des Kopfes.

Langer Rückenmuskel
Muskel, der in der Muskelmasse der Erektoren der Wirbelsäule ansetzt. Er zieht aufwärts zu den Querfortsätzen der Lendenwirbel und zum Unterrand der Rippen. Von dort verläuft eine Verlängerung dieses Muskels, der breite Nackenmuskel, zum letzten Halswirbel. Er ist ein Streckmuskel der Wirbelsäule, der diese – genau wie der Hüftrippenmuskel – aufrecht hält.

Obergrätenmuskel
Dreieckiger Muskel, der an der Rückseite des Schulterblattes ansetzt und in einer Sehne endet, die mit der Gelenkfläche des Oberarmknochenkopfes verbunden ist. Der Obergrätenmuskel fungiert als Hebemuskel des Armes und unterstützt dessen Drehung nach innen.

Unterer Schulterblatt kammmuskel
Sehnenschicht über dem Schulterblattkamm.

Untergrätenmuskel

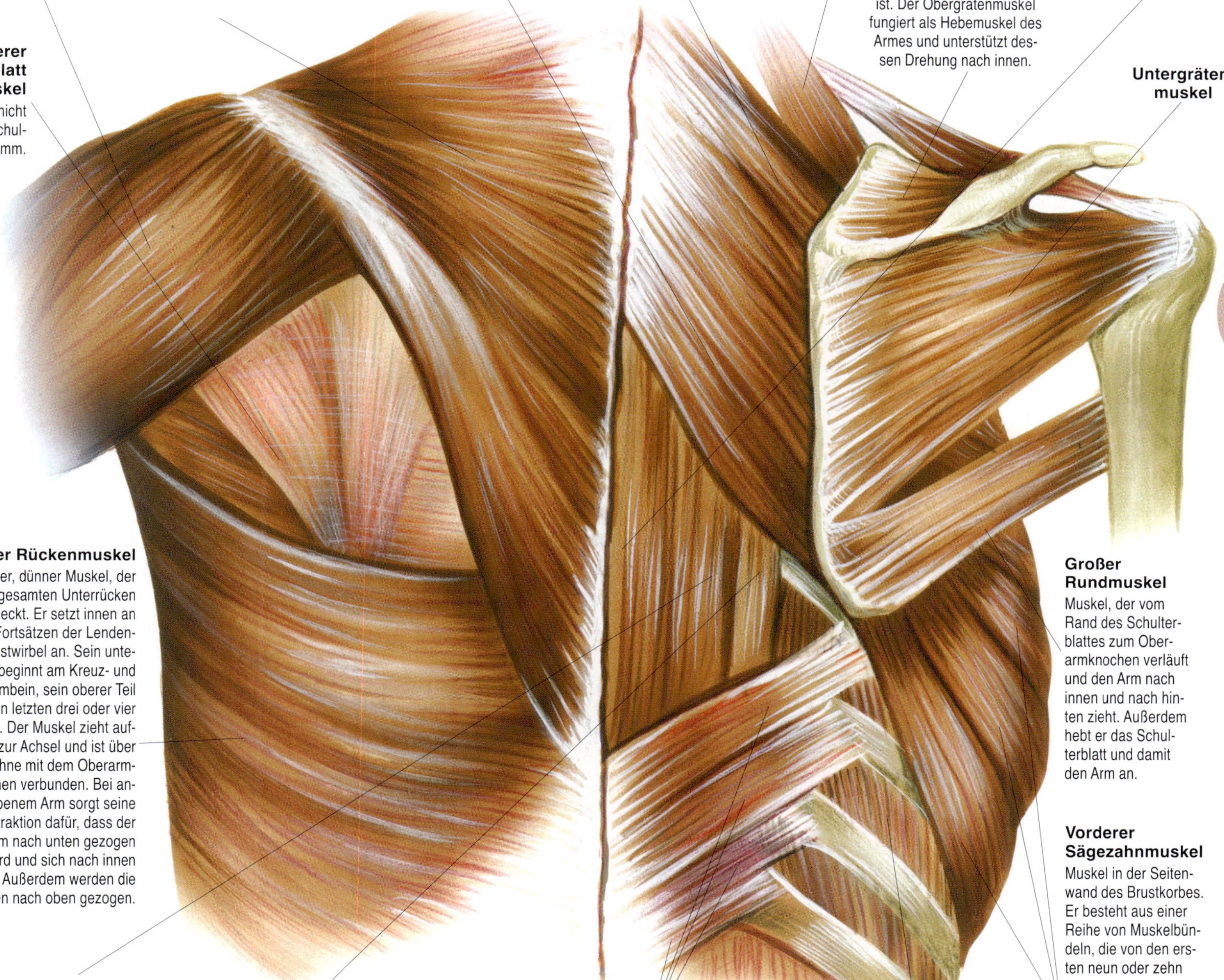

Breiter Rückenmuskel
Breiter, dünner Muskel, der den gesamten Unterrücken bedeckt. Er setzt innen an den Fortsätzen der Lenden- und Brustwirbel an. Sein unterer Teil beginnt am Kreuz- und am Darmbein, sein oberer Teil an den letzten drei oder vier Rippen. Der Muskel zieht aufwärts zur Achsel und ist über eine Sehne mit dem Oberarmknochen verbunden. Bei angehobenem Arm sorgt seine Kontraktion dafür, dass der Oberarm nach unten gezogen wird und sich nach innen dreht. Außerdem werden die Rippen nach oben gezogen.

Großer Rundmuskel
Muskel, der vom Rand des Schulterblattes zum Oberarmknochen verläuft und den Arm nach innen und nach hinten zieht. Außerdem hebt er das Schulterblatt und damit den Arm an.

Vorderer Sägezahnmuskel
Muskel in der Seitenwand des Brustkorbes. Er besteht aus einer Reihe von Muskelbündeln, die von den ersten neun oder zehn Rippen zum Innenrand des Schulterblattes und längs der Brustwand verlaufen. Durch ihre Kontraktion bewegt sich der Innenrand des Schulterblattes nach vorn und die Schulter wird hochgezogen. Der Muskel spielt auch bei der Atmung eine Rolle, indem er die Rippen anhebt und den Brustkorb erweitert.

Dornmuskel
Muskel, der in der Gruppe der Erektoren entspringt, längs der Wirbelsäule nach oben zieht und an den Fortsätzen der Lenden- und Brustwirbel endet. Er verläuft dann als Halswirbelmuskel weiter zum Nacken. Wenn er sich kontrahiert, wird die Wirbelsäule gestreckt.

Hüftrippenmuskel
Langer Muskel, der parallel zum Rückgrat über den Rücken läuft. Er beginnt in den Streckmuskeln der Wirbelsäule und läuft aufwärts zu allen Rippen. Er endet an den Querfortsätzen des letzten Halswirbels. Der Hüftrippenmuskel ist ein Strecker (Extensor) der Wirbelsäule, der die Wirbel nicht nur vertikal, sondern auch horizontal fixiert.

Hinterer Sägezahnmuskel
Aus vier Bündel bestehender Quermuskel unter dem breiten Rückenmuskel, der an den Fortsätzen der letzten Brust- und ersten Lendenwirbel beginnt. Die vier Bündel verlaufen aufwärts zu den Unterrändern der vier untersten Rippen. Der Muskel zieht die untersten Rippen nach unten und erweitert dadurch den Brustkorb.

Zwischenrippenmuskeln
Glatte Muskulatur zwischen den Rippen, die vom Unterrand der obersten Rippe zum Oberrand der letzten Rippe verläuft und aus drei Lagen besteht, den inneren, mittleren und äußeren Zwischenrippenmuskeln. Diese Muskeln ziehen die Rippen zusammen oder auseinander, um den Brustkorb beim Atmen zu erweitern oder zu verengen.

DER BAUCH

VORDERANSICHT

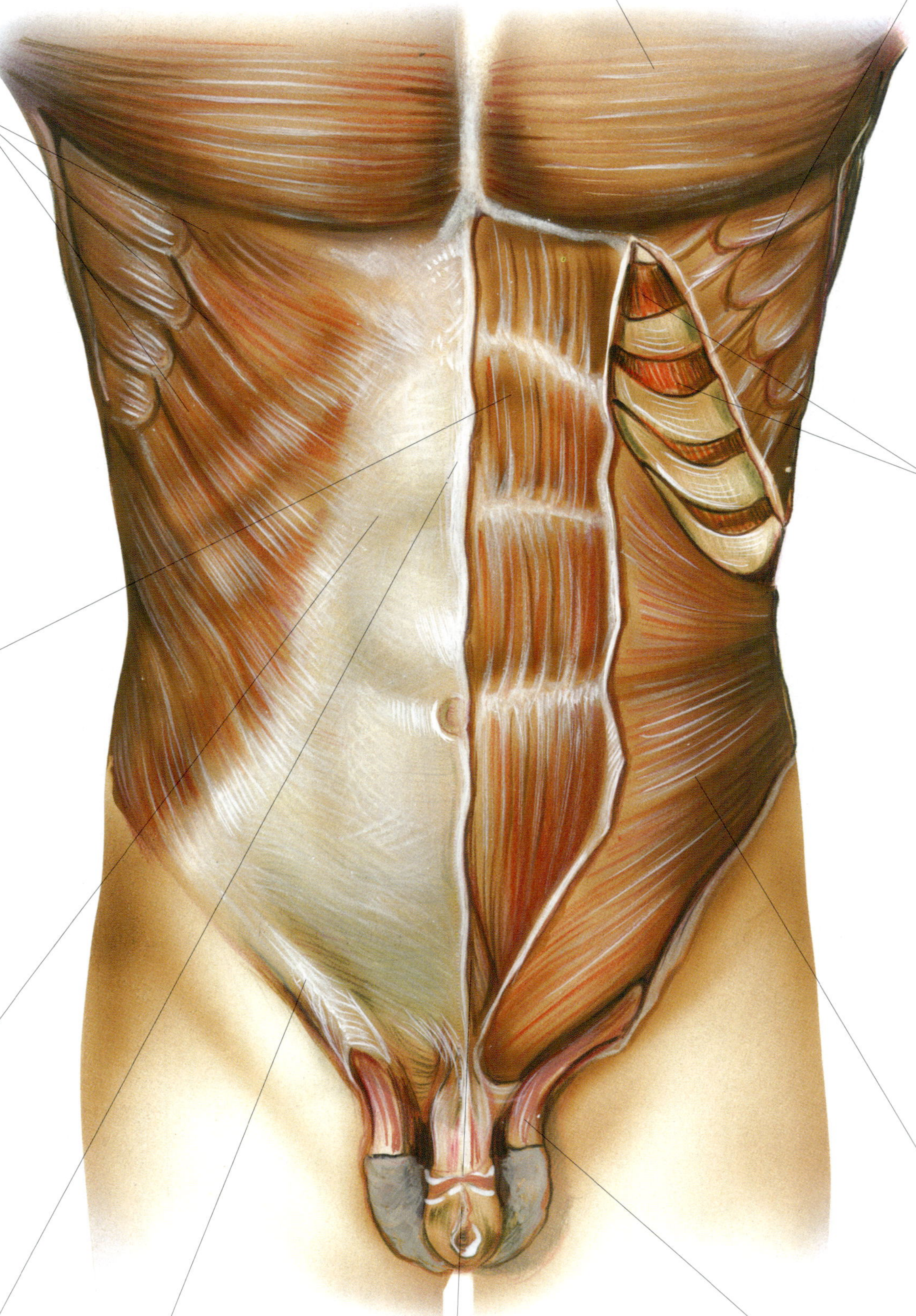

Äußerer schräger Bauchmuskel
Breiter Muskel in der seitlichen Bauchwand. Er setzt an den untersten Rippen an und verläuft schräg nach außen in Form einer Fahne, die aus mehreren Muskelbündeln besteht und als sehnige Haut endet, die in die Scheide des geraden Bauchmuskels übergeht. Durch die Kontraktion dieses Muskels werden die Rippen nach unten gezogen und der Brustkorb wird über dem Becken quer angespannt.

Gerader Bauchmuskel
Flacher Muskel an der Vorderseite des Bauches entlang der weißen Linie. Er beginnt am Zwischenrippenknorpel der fünften, sechsten und siebten Rippe sowie am Schwertfortsatz des Brustbeins und verläuft senkrecht abwärts zum oberen Rand des Schambeins. Durch seine Kontraktion wird der Brustkorb nach vorn gezogen oder das Becken angehoben und gleichzeitig werden die Organe im Bauchraum zusammengedrückt. Der Muskel spielt beim Stuhlgang und während der Geburt eine wichtige Rolle.

Sehnenscheide des geraden Bauchmuskels
Sehnenscheide, die den geraden Bauchmuskel bedeckt. Ihr Innenrand bildet mit dem Rand des Muskels auf der gegenüberliegenden Seite die weiße Linie.

Weiße Linie
Häutchen, das die Sehnenscheiden über den oberflächlichen Bauchmuskeln verbindet. Es markiert die senkrechte Mittelachse der Bauchwand.

Großer Brustmuskel
Breiter Muskel in Form eines Dreiecks, dessen Innenseite mit der Vorderseite des Brustbeins, des Schlüsselbeins und der oberen Rippen verbunden ist. Er wird nach oben h n schmaler und ist durch eine Sehne mit dem größten Fortsatz des Oberarmknochens verbunden. Seine Kontraktion zieht den erhobenen Arm nach unten; hängt der Arm herab, wird die Schulter nach vorn gezogen und der Rücken gekrümmt. Außerdem kann der Muskel den Brustkorb anheben. Innerviert wird er von den Brustnerven.

Leistenkanal
Öffnung zwischen den Sehnenplatten (Aponeurosen) der Unterbauchmuskeln. In der Leiste liegen beim Mann die Samenleiter und bei der Frau das runde Band.

Pyramidenmuskel
Kleiner Muskel mit ungewisser Funktion. Er liegt im Unterbauch vor dem geraden Bauchmuskel, beginnt am oberen Rand des Schambeins und zieht schräg aufwärts zur weißen Linie.

Samenleiter
Schlauchartiges Organ, das als Ausgang mit den Hoden verbunden ist; es enthält Blutgefäße und Nerven.

Vorderer Sägezahnmuskel
Muskel in der Seitenwand des Brustkorbes. Er besteht aus einer Reihe von Muskelbündeln, die von den ersten neun oder zehn Rippen zum Innenrand des Schulterblattes und längs der Brustwand verlaufen. Durch ihre Kontraktion bewegt sich der Innenrand des Schulterblattes nach vorn und die Schulter wird hochgezogen. Der Muskel spielt auch bei der Atmung eine Rolle, indem er die Rippen anhebt und den Brustkorb erweitert.

Zwischenrippenmuskeln
Glatte Muskulatur zwischen den Rippen, die vom Unterrand der obersten Rippe zum Oberrand der letzten Rippe verläuft und aus drei Lagen besteht, den inneren, mittleren und äußeren Zwischenrippenmuskeln. Diese Muskeln ziehen die Rippen zusammen oder auseinander, um den Brustkorb beim Atmen zu erweitern oder zu verengen.

Innerer schräger Bauchmuskel
Muskel unter dem äußeren schrägen Bauchmuskel. Er beginnt am vorderen Teil des Darmbeins und an der Sehnenplatte (Aponeurose) des breiten Rückenmuskels und zieht fahnenförmig nach vorn. Weiter oben ist er mit dem Knorpel der untersten Rippe, weiter unten mit dem Schambein verbunden; dazwischen geht er in ein breites Häutchen über, das mit der Scheide des geraden Bauchmuskels verbunden ist. Der Muskel zieht die Rippen nach unten und streckt den Brustkorb oder spannt ihn quer an, was die Organe zusammenpresst. Unter ihm verläuft parallel der Quermuskel des Bauches.

DER BAUCH

RÜCKANSICHT

Innerer schräger Bauchmuskel
Muskel unter dem äußeren schrägen Bauchmuskel. Er beginnt am vorderen Teil des Darmbeins und an der Sehnenplatte (Aponeurose) des breiten Rückenmuskels und zieht fahnenförmig nach vorn. Weiter oben ist er mit dem Knorpel der untersten Rippe, weiter unten mit dem Schambein verbunden; dazwischen geht er in ein breites Häutchen über, das mit der Scheide des geraden Bauchmuskels verbunden ist. Der Muskel zieht die Rippen nach unten und streckt den Brustkorb oder spannt ihn quer an, was die Organe zusammenpresst. Unter ihm verläuft parallel der Quermuskel des Bauches.

Brust-Lenden-Faszie (Dorsolumbalfaszie)
Dicke Sehnenscheidenhaut über den Wirbelsäulenmuskeln.

Äußerer schräger Bauchmuskel
Breiter Muskel in der seitlichen Bauchwand. Er setzt an den untersten Rippen an und verläuft schräg nach außen in Form einer Fahne, die aus mehreren Muskelbündeln besteht und als sehnige Haut endet, die in die Scheide des geraden Bauchmuskels übergeht. Durch die Kontraktion dieses Muskels werden die Rippen nach unten gezogen und der Brustkorb wird über dem Becken quer angespannt.

Mittlerer Gesäßmuskel
Breiter, dicker Muskel unter dem großen Gesäßmuskel. Er setzt am Beckenkamm, dem Dornfortsatz und der Innenhöhlung des Darmbeins, am Kreuz-Hüftbogen und an der Gluteus-Aponeurose an und endet am Trochanter major des Oberschenkelknochens (Femur). Der Muskel zieht den Oberschenkel durch seine Spreizung nach oben und dreht ihn nach innen bzw. außen. Innerviert wird er vom großen Gesäßnerv.

Streckmuskulatur der Wirbelsäule
Kräftige Muskelmasse, die an der Sehnenscheide rund um die Wirbelsäule und am Darmbeinkamm ansetzt. Sie zieht als Hüftrippen-, langer Rücken- und Dornmuskel nach oben.

Kleiner Gesäßmuskel
Muskel unter dem Mittleren Gesäßmuskel. Er setzt am vorderen Teil des Kammes und in der Innenhöhlung des Darmbeins an, um dann zum Trochanter major des Oberschenkels (Femur) zu verlaufen. Er hat die gleiche Aufgabe wie der Mittlere Gesäßmuskel und sorgt für das Spreizen und Drehen des Oberschenkels.

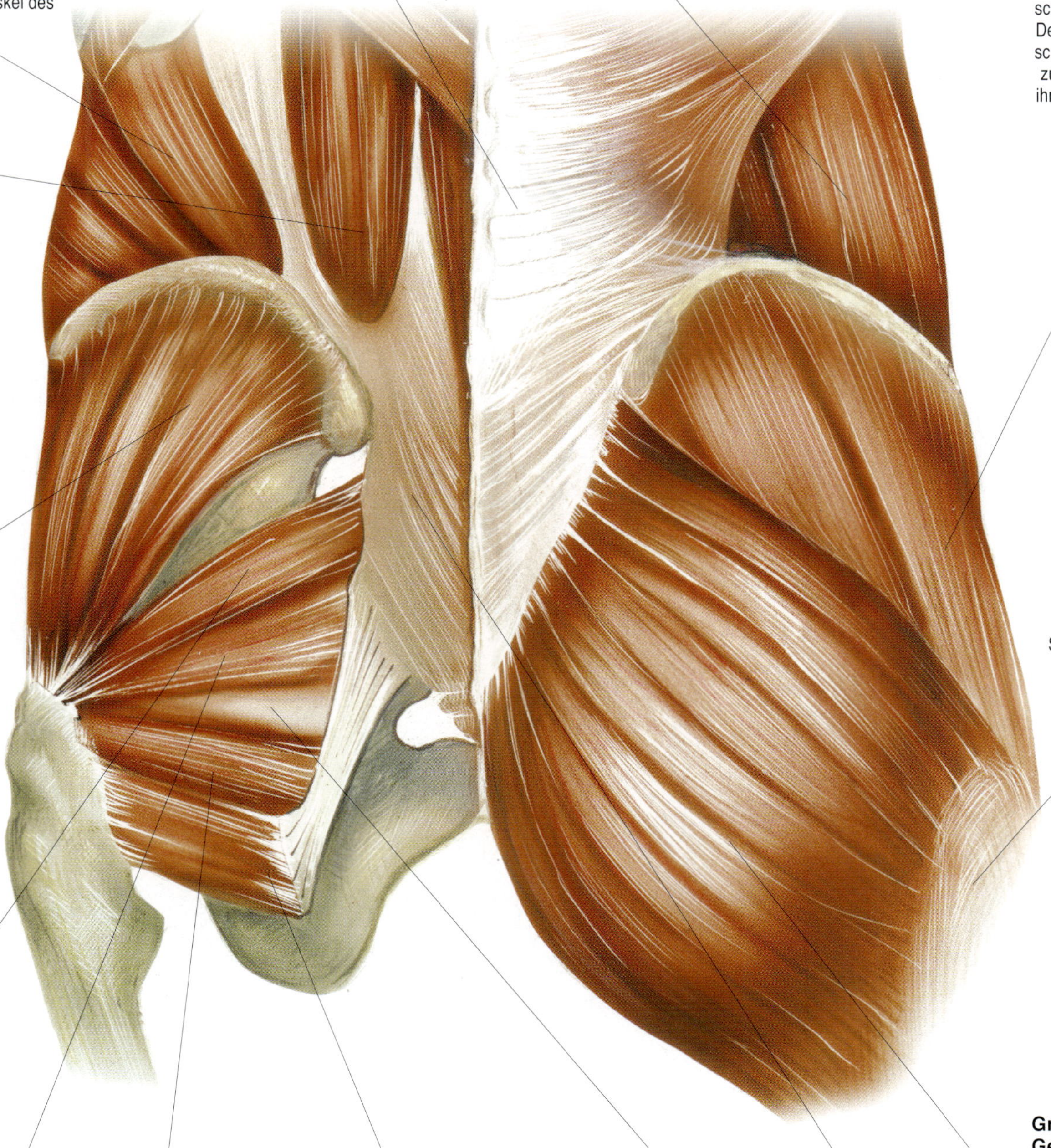

Breite Oberschenkelfaszie
Sehnenplatte rund um den Oberschenkelmuskel, die sich vom Becken bis zum Knie erstreckt.

Birnenförmiger Muskel
Dreieckiger Muskel, der an der Vorderseite des Kreuzbeins beginnt und zum Trochanter major des Oberschenkelknochens (Femur) zieht. Er kreuzt den Rand des Beckens und verlässt es dann. Wenn er sich kontrahiert, wird der Oberschenkel nach außen gedreht. Wenn der Oberschenkel über das Becken angespannt wird (z. B. beim Sitzen), sorgt er für dessen Spreizung.

Großer Gesäßmuskel
Dicker Muskel, der die Form des Gesäßes prägt. Er setzt an Darmbeinkamm, Kreuzbein, Steißbein und an der Lumbodorsalfaszie an.

Oberer Zwillingsmuskel
Flacher Muskel, der am Hüftdorn ansetzt und von dort waagerecht nach außen verläuft. Er vereint sich mit dem inneren Hüftlochmuskel und dem unteren Zwillingsmuskel in einer Sehne, die mit dem Trochanter major des Oberschenkels (Femur) verbunden ist. Der Muskel dreht den Oberschenkel nach außen.

Unterer Zwillingsmuskel
Flacher Muskel, der am Knauf des Sitzbeins (Ischium) ansetzt und nach außen verläuft, wo er sich mit dem oberen Zwillingsmuskel und dem inneren Hüftlochmuskel in einer Sehne vereint, die mit dem Trochanter major des Oberschenkels (Femur) verbunden ist. Ebenso wie die beiden anderen dreht dieser Muskel den Oberschenkel nach außen.

Viereckiger Schenkelmuskel
Viereckiger Muskel an der Rückseite des Hüftgelenks. Er beginnt am Höcker des Sitzbeins (Ischium) und ist mit dem oberen Rand des Oberschenkels (Femur) verbunden. Er dreht den Oberschenkel nach außen.

Innerer Hüftlochmuskel
Parallel zwischen den beiden Zwillingsmuskeln verlaufender Muskel. Er beginnt am Hüftlochhäutchen, das das Foramen obturatum des Beckens bedeckt, und am Sitz- und Schambein. Der Muskel vereint sich mit dem oberen und unteren Zwillingsmuskel in einer gemeinsamen Sehne, die mit dem Trochanter major des Oberschenkels (Femur) verbunden ist. Seine Kontraktion dreht den Oberschenkel nach außen.

Wirbelsehnenscheide
Kräftige, perlmuttfarbene, rautenförmige Haut, die mit dem Darmbeinkamm verbunden ist und als oberer Ansatzpunkt des Hüftrippen- oder langen Rückenmuskels dient.

DAS ZWERCHFELL

ANSICHT VON OBEN

Lendenwirbel
Der erste Lendenwirbel dient als Ansatzpunkt für die Sehnen an den Enden des hinteren Zwerchfellmuskels und dessen Querfortsätze.

Rückenmark
Teil des Nervensystems, der in der Wirbelsäule liegt und von den Wirbeln geschützt wird. Hier setzen die Wirbelnerven an.

Bandscheibe
Knorpelscheibe zwischen den Rückenwirbeln. Sie hat die Aufgabe, den Druck abzufedern, den die Wirbel unter Umständen aufeinander ausüben.

Brustfell (Pleura)
Haut über den Lungen, die an der Vorderseite mit der Zwerchfellkuppel verbunden ist.

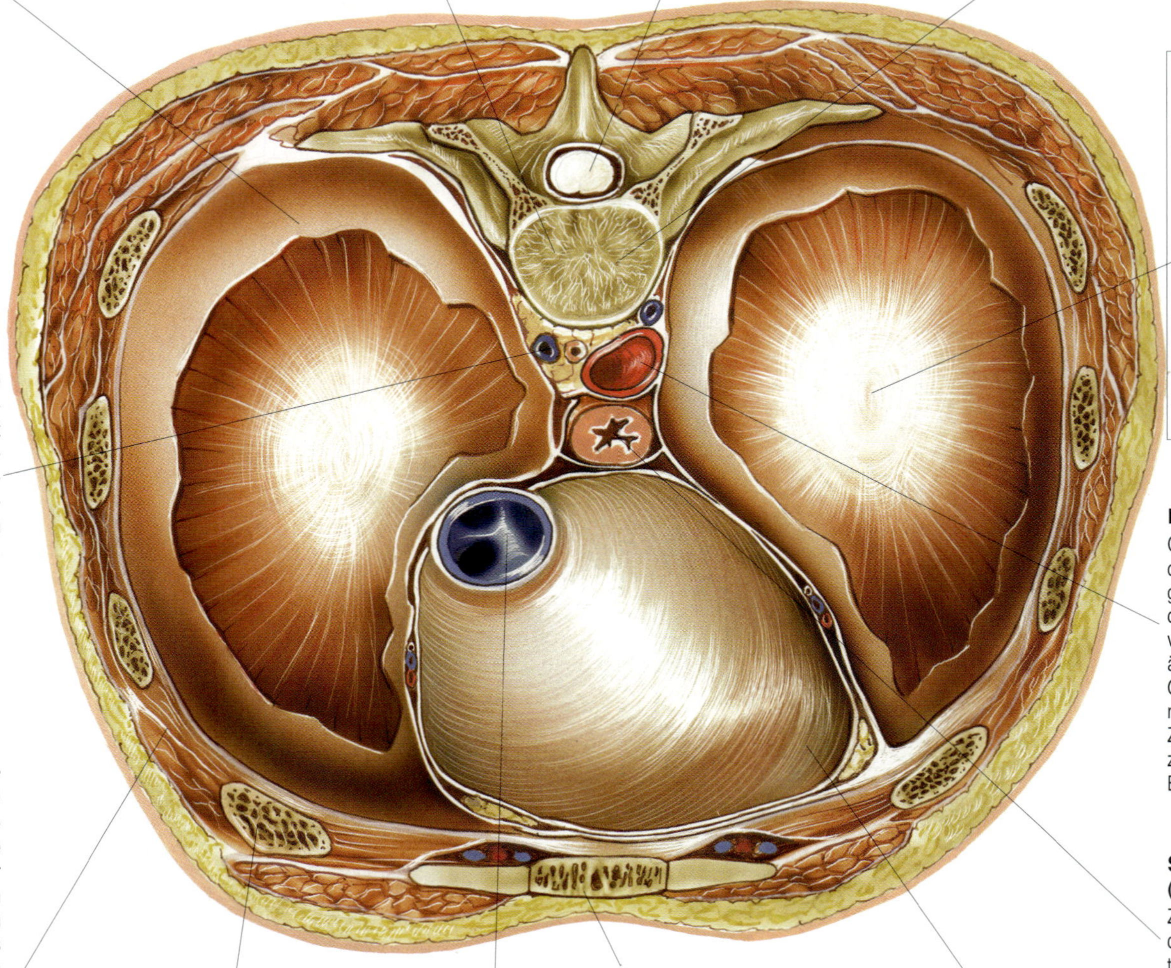

ZWERCHFELL-MUSKEL

Flacher Muskel in Form eines konkaven Deckels, der die Brust- von der Bauchhöhle trennt. Der Zwerchfellmuskel ist hinten mit dem ersten Lendenwirbel und der untersten Rippe, vorn hingegen mit dem Schwertfortsatz des Brustbeins und der untersten Rippe verbunden.

Vena azygos
Vene, die an der Wirbelsäule nach oben verläuft und sich im oberen Brustkorb mit der oberen Hohlvene vereint. Dort sammelt sich das Blut aus den Zwischenrippenadern.

Brustaorta
Große dicke Ader, die am Herzen beginnt und vertikal durch den Brustkorb verläuft. Ihre Nebenäste versorgen die Organe im Brustkorb mit Blut. Unter dem Zwerchfell wird sie zur Abdominal- oder Bauchaorta.

Zwischenrippenmuskeln
Glatte Muskulatur zwischen den Rippen, die vom Unterrand der obersten Rippe zum Oberrand der letzten Rippe verläuft und aus drei Lagen besteht, den inneren, mittleren und äußeren Zwischenrippenmuskeln. Diese Muskeln ziehen die Rippen zusammen oder auseinander, um den Brustkorb beim Atmen zu erweitern oder zu verengen.

Speiseröhre (Oesophagus)
Zylindrische Röhre, die zum Verdauungstrakt gehört. Sie verbindet den Rachenraum (Pharynx) mit dem Magen und verläuft durch das Zwerchfell.

Herzbeutel (Pericardium)
Bindegewebsschicht rund um das Herz, die an der Unterseite mit der Zwerchfellkuppel verbunden ist.

Rippen
Die unteren Rippen dienen als Ansätze für das Zwerchfell und andere Bauchwandmuskeln.

Untere Hohlvene
Dicke Vene, die das Blut aus unteren Gliedmaßen (Beinen) und Bauch sammelt und zum Herzen befördert. Sie verläuft durch das Zwerchfell.

Brustbein (Sternum)
Flacher Knochen an der Vorderbrust, der gemeinsam mit den Rippen den Brustkorb bildet.

DAS ZWERCHFELL

ANSICHT VON UNTEN

Durchlass für die Hohlvene
Öffnung (Hiatus) unweit der Zwerchfellmitte, die der unteren Hohlvene als Durchlass von der Bauch- zur Brusthöhle dient.

Durchlass für die Speiseröhre
Öffnung in der Zwerchfellmitte, die der Speiseröhre als Durchlass von der Brust- zur Bauchhöhle dient.

Durchlass für die Aorta
Öffnung in der Zwerchfellmitte, die der Aorta als Durchlass von der Brust- zur Bauchhöhle dient.

ZWERCHFELL-MUSKEL

Flacher Muskel in Form eines konkaven Deckels, der die Brust- von der Bauchhöhle trennt. Der Zwerchfellmuskel ist hinten mit dem ersten Lendenwirbel und der untersten Rippe, vorn hingegen mit dem Schwertfortsatz des Brustbeins und der untersten Rippe verbunden.

Medianes Bogenligament
Band, das die beiden Muskelsegmente des Zwerchfells verbindet, wobei eine Öffnung für die Aorta zwischen Brust- und Bauchhöhle ausgespart bleibt.

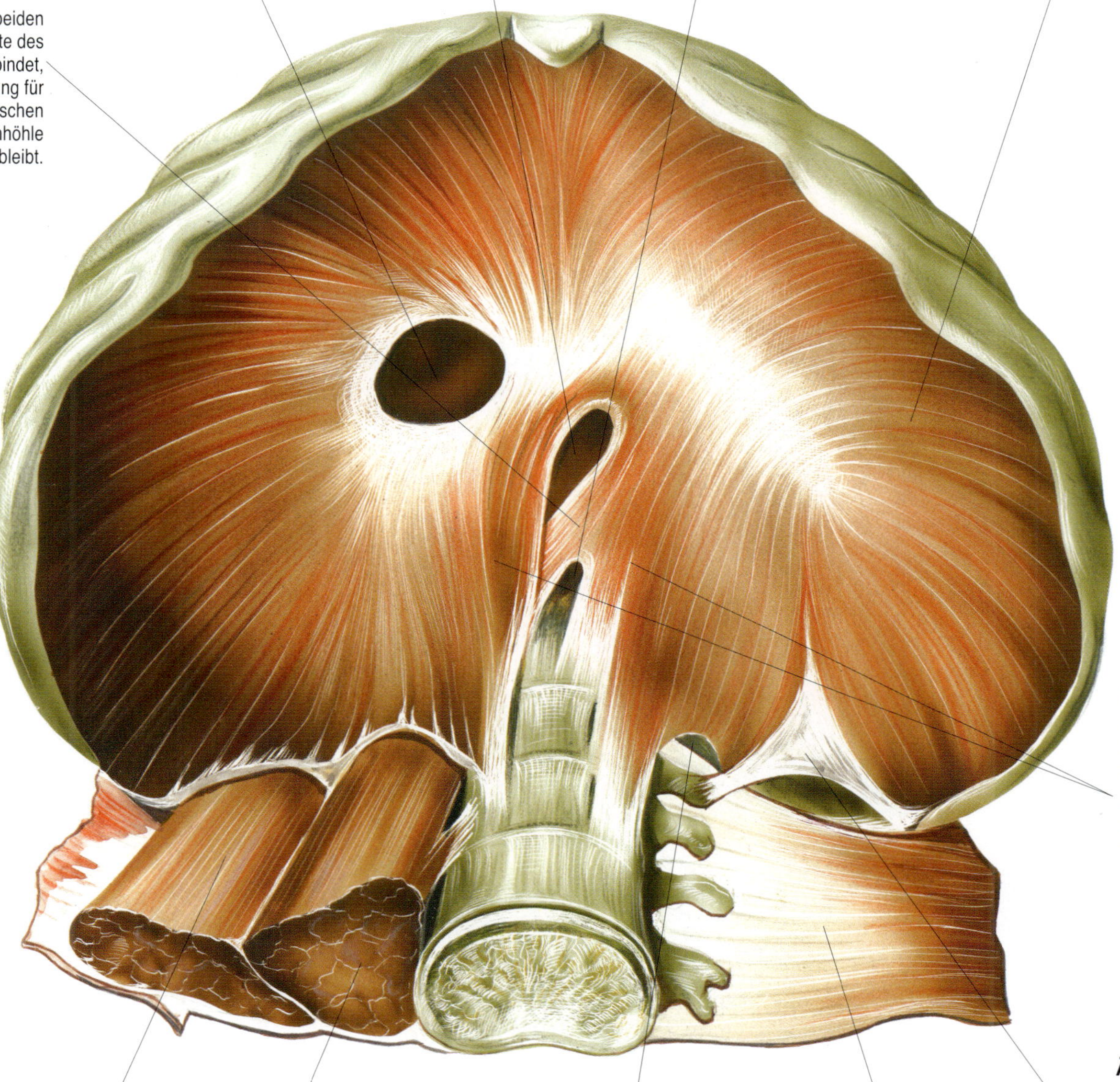

Muskelfasern des Zwerchfells
Das Zwerchfell besteht aus Muskel- und Sehnengewebe. Der Hinterrand des Zwerchfells ist mit dem ersten Lendenwirbel verbunden.

Äußeres Bogenligament
Bogenförmiges Band, das die Querfortsätze des ersten Lendenwirbels mit der zwölften Rippe verbindet. Unter ihm verläuft der große Lendenmuskel.

Quadratischer Lendenmuskel
Flacher Muskel, der an der Bauchrückseite vertikal von der untersten Rippe zum Darmbeinkamm verläuft, von wo aus sich Bündel (Faszikel) zu den Querfortsätzen der Lendenwirbel erstrecken. Dieser Muskel zieht die Wirbelsäule zur Seite.

Großer Lendenmuskel
Langer Muskel, der längs der hinteren Bauchwand verläuft. Er beginnt an der untersten Rippe und verlässt das Becken, um am Trochanter minor des Oberschenkelknochens (Femur) zu enden. Seine Kontraktion spannt den Oberschenkel an und zieht das Rückgrat zur Seite.

Mediales Bogenligament
Band, das die hintere Säule des Zwerchfells bogenförmig mit den Querfortsätzen des ersten Lendenwirbels verbindet. Unter ihm verläuft der große Lendenmuskel.

Quermuskel des Bauches
Muskel, der von den Querfortsätzen der Lendenwirbel und vom Darmbeinkamm quer über die Bauchwand zur Vorderseite verläuft, wo er in einer breiten Faszie endet, die die anderen Bauchhöhlenmuskeln bedeckt.

DER DAMM DES MANNES

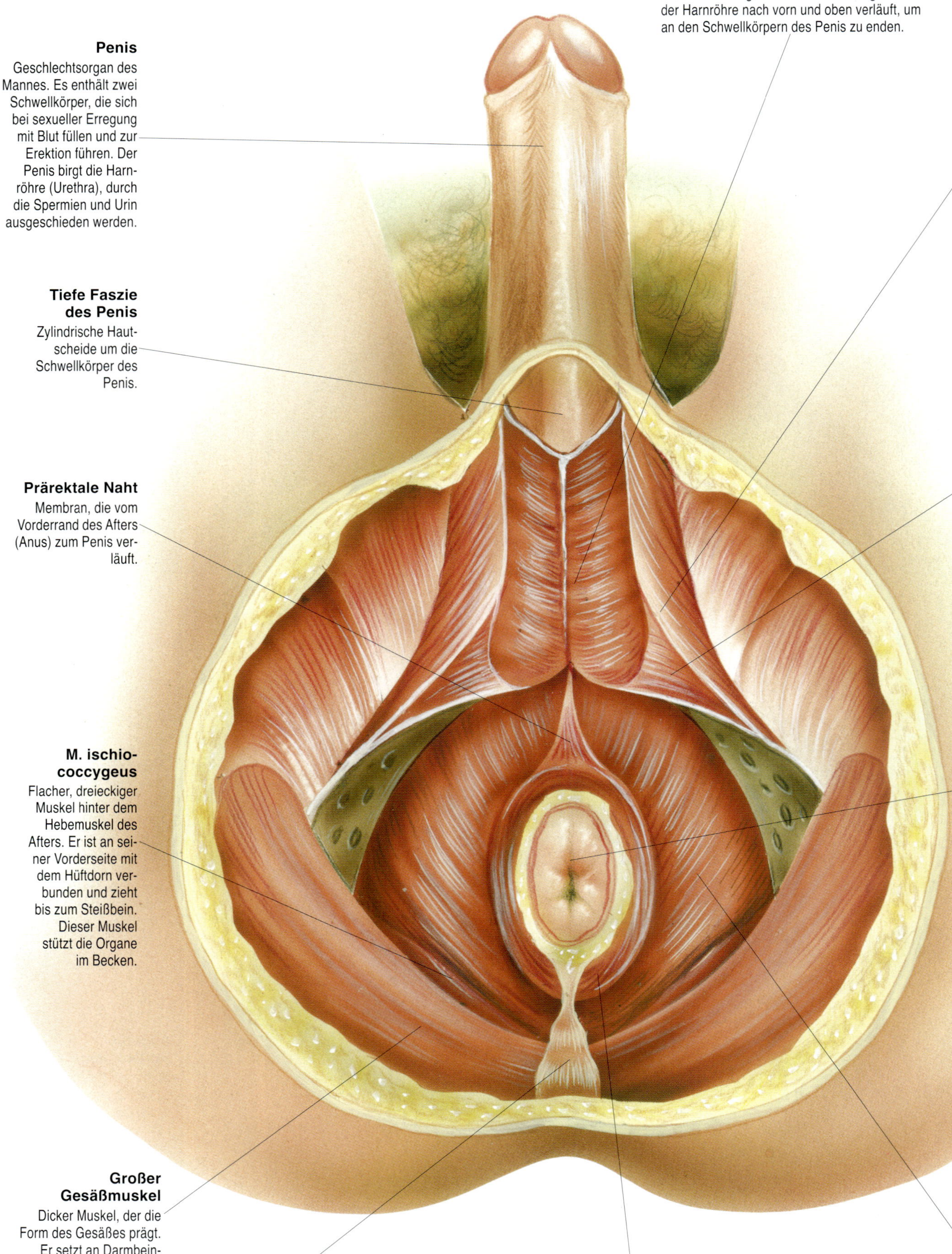

Penis
Geschlechtsorgan des Mannes. Es enthält zwei Schwellkörper, die sich bei sexueller Erregung mit Blut füllen und zur Erektion führen. Der Penis birgt die Harnröhre (Urethra), durch die Spermien und Urin ausgeschieden werden.

M. bulbocavernosus
Erektionsmuskel, der im Bereich des Enddarms ansetzt und längs des schwammförmigen Teils der Harnröhre nach vorn und oben verläuft, um an den Schwellkörpern des Penis zu enden.

M. ischiocavernosus
Muskel, der von den Schwellkörpern des Penis zum Sitzbein verläuft. Er erleichtert die Blutzufuhr zu den Schwellkörpern und verursacht die Erektion des Gliedes.

Tiefe Faszie des Penis
Zylindrische Hautscheide um die Schwellkörper des Penis.

Oberflächlicher Quermuskel des Perineums
Kleiner Muskel, der vom Sitzbein zum Median zieht und mit der Membran vor dem After verbunden ist. Er verläuft parallel zum tiefen Quermuskel des Dammes, ergänzt die Funktion des Hebemuskels des Afters und unterstützt den Stuhlgang. Außerdem spielt er beim Urinieren und bei der Ejakulation eine Rolle.

Prärektale Naht
Membran, die vom Vorderrand des Afters (Anus) zum Penis verläuft.

M. ischiococcygeus
Flacher, dreieckiger Muskel hinter dem Hebemuskel des Afters. Er ist an seiner Vorderseite mit dem Hüftdorn verbunden und zieht bis zum Steißbein. Dieser Muskel stützt die Organe im Becken.

After (Anus)
Äußere Öffnung des Enddarms (Rektum), durch die der Stuhlgang ausgeschieden wird.

Großer Gesäßmuskel
Dicker Muskel, der die Form des Gesäßes prägt. Er setzt an Darmbeinkamm, Kreuzbein, Steißbein und an der Lumbodorsalfaszie an. Der Muskel zieht den Oberschenkel nach hinten, dreht ihn nach außen und hält das Becken in aufrechter Stellung.

Ende des Steißbeins
Die letzten Steißwirbel sind mit einer Sehnenplatte bedeckt, die als Ansatzpunkt für verschiedene örtliche Muskeln dient.

Äußerer Schließmuskel
Ringmuskel (Sphinkter) rund um den After (Anus), der unweit des Steißbeins mit der Dammhaut und der Membran des Afters verbunden ist. Der äußere Schließmuskel verhindert durch Kontraktion den Stuhlgang, den er bei Entspannung ermöglicht.

Hebemuskel des Afters
Flacher Muskel, der entlang der Prostata-Seitenwand vom Schambein zum Enddarm (Rektum) und zum After (Anus) zieht. Er besteht aus zwei Muskelbündeln (an der Oberfläche und in der Tiefe) und unterstützt das Ausscheiden des Stuhlgangs, indem er den Enddarm zusammendrückt und den After öffnet; ferner stützt er die Beckenorgane.

DER DAMM DER FRAU

Schlanker Muskel
Oberschenkelmuskel. Er verläuft vom Schambein quer über den Oberschenkel zu dessen Innenseite und setzt am oberen Schienbein an. Der Muskel zieht den Oberschenkel an das andere Bein heran.

M. ischiocavernosus
Muskel, der vom Becken zur Unterseite des Kitzlers verläuft. Er erleichtert die Blutzufuhr zu dessen Schwellkörpern und sorgt für die Erektion des Kitzlers.

Kitzler (Clitoris)
Erektiles Organ in dem Winkel, in dem die großen Schamlippen zusammentreffen. Der Kitzler besteht aus Gewebe, das sich bei sexueller Erregung mit Blut anfüllen kann.

Mündung der Harnröhre
Kleine Öffnung unter dem Kitzler und über der Vaginalöffnung, durch die Urin ausgeschieden wird.

M. bulbospongiosus
Muskel, der im Bereich vor dem After beginnt und sich nach vorn und oben über die Endzone der Vagina und der Harnröhre (Urethra) bis zum Ansatz des Kitzlers (Clitoris) erstreckt. Der Muskel erleichtert die Erektion der Clitoris, die Kontraktion der Vagina und die Sekretion der Schleimdrüsen während des Geschlechtsverkehrs.

Kleine Schamlippen
Schleimhautfalten an der Außenseite der Scheidenöffnung.

Öffnung der Vagina
In dieses Öffnung wird beim Geschlechtsverkehr der Penis eingeführt. Außerdem dient sie als Geburtskanal.

Oberflächlicher Quermuskel des Perineums
Kleiner Muskel, der vom Sitzbein zum Median zieht und mit der Membran vor dem After verbunden ist. Er verläuft parallel zum tiefen Quermuskel des Dammes, ergänzt die Funktion des Hebemuskels des Afters und unterstützt den Stuhlgang.

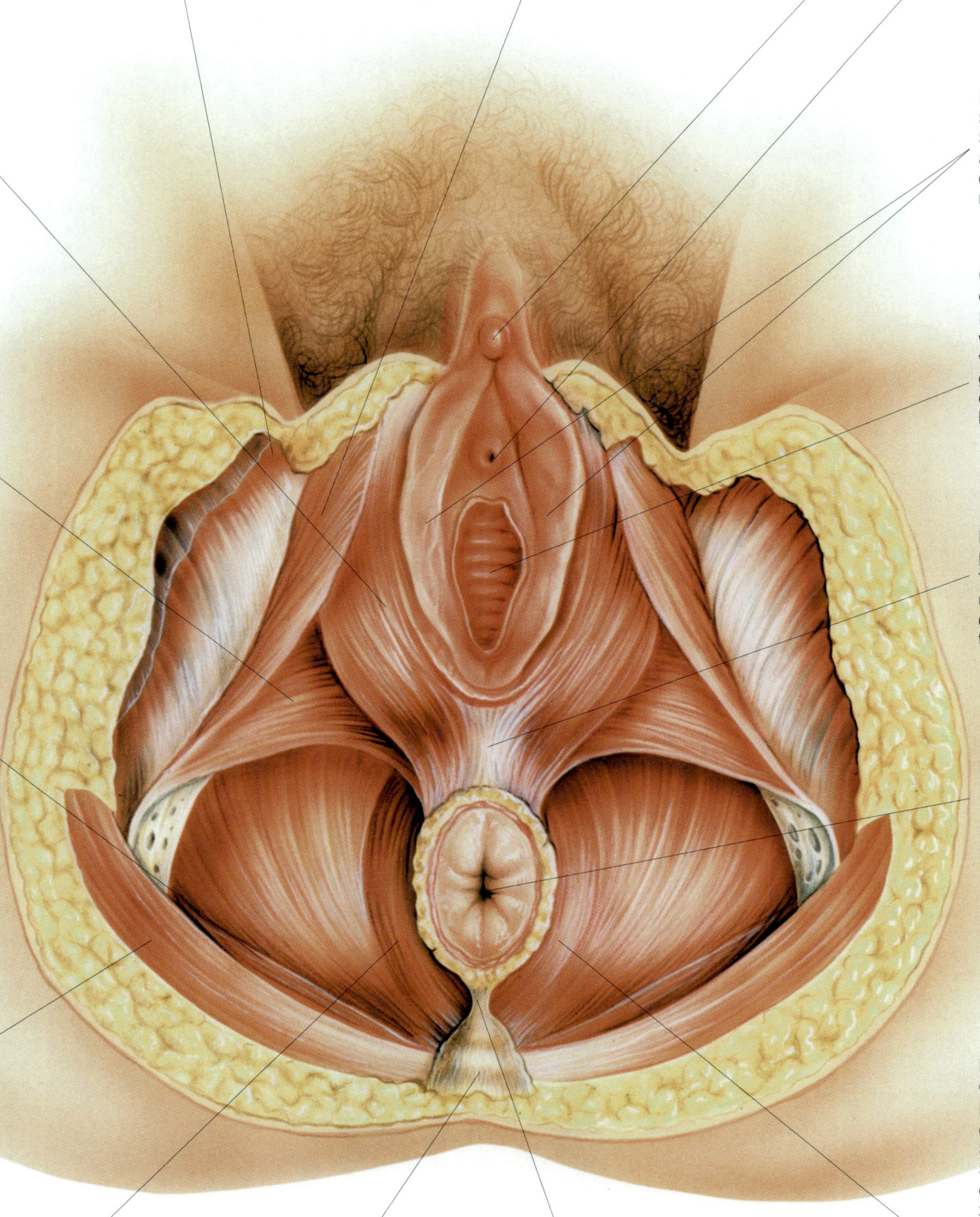

Dammnaht
Haut, die den hinteren Teil der Vaginalöffnung unter dem Damm mit dem vorderen des Afters (Anus) verbindet.

Sitzbein-Steißbein-Muskel
Flacher dreieckiger Muskel hinter dem Hebemuskel des Afters. Er ist an seiner Vorderseite mit dem Hüftdorn verbunden und zieht bis zum Steißbein. Dieser Muskel stützt die Organe innerhalb des Beckens.

After (Anus)
Äußere Öffnung des Enddarms (Rektum), durch die der Stuhlgang ausgeschieden wird.

Großer Gesäßmuskel
Dicker Muskel, der die Form des Gesäßes prägt. Er setzt an Darmbeinkamm, Kreuzbein, Steißbein und an der Lumbodorsalfaszie an. Der Muskel dient zum Laufen und stabilisiert das Becken.

Hebemuskel des Afters
Flacher Muskel, der entlang der Prostata-Seitenwand vom Schambein zum Enddarm (Rektum) und zum After (Anus) zieht. Er besteht aus zwei Muskelbündeln (an der Oberfläche und in der Tiefe) und unterstützt das Ausscheiden des Stuhlgangs, indem er den Enddarm zusammendrückt und den After öffnet; ferner stützt er die Beckenorgane.

Äußerer Schließmuskel
Ringmuskel (Sphinkter) rund um den After (Anus), der unweit des Steißbeins mit der Dammhaut und der Membran des Afters verbunden ist. Der äußere Schließmuskel verhindert durch Kontraktion den Stuhlgang, den er bei Entspannung ermöglicht.

Ende des Steißbeins
Die letzten Steißwirbel sind mit einer Sehnenplatte bedeckt, die als Ansatzpunkt für verschiedene örtliche Muskeln dient.

After-Steißbein-Band
Band, das vom Hinterrand des Afters (Anus) zu den letzten Steißbeinwirbeln verläuft.

SCHULTER UND ARM: OBERFLÄCHLICHE MUSKELN

VORDERANSICHT

Großer Brustmuskel
Breiter dreieckiger Muskel, dessen Innenseite mit der Vorderseite des Brustbeins, des Schlüsselbeins und der oberen Rippen verbunden ist. Er wird nach oben hin schmaler und ist durch eine Sehne mit dem größten Fortsatz des Oberarmknochens verbunden. Seine Kontraktion zieht den erhobenen Arm nach unten; hängt der Arm herab, wird die Schulter nach vorn gezogen und der Rücken gekrümmt. Außerdem kann der Muskel den Brustkorb anheben. Innerviert wird er von den Brustnerven.

Schlüsselbein (Clavicula)
Flacher Langknochen, der als Scharnier zwischen Brustbein und Schulterblatt sitzt. Er dient auch als Ansatzpunkt für viele Hals-, Schulter- und Brustmuskeln.

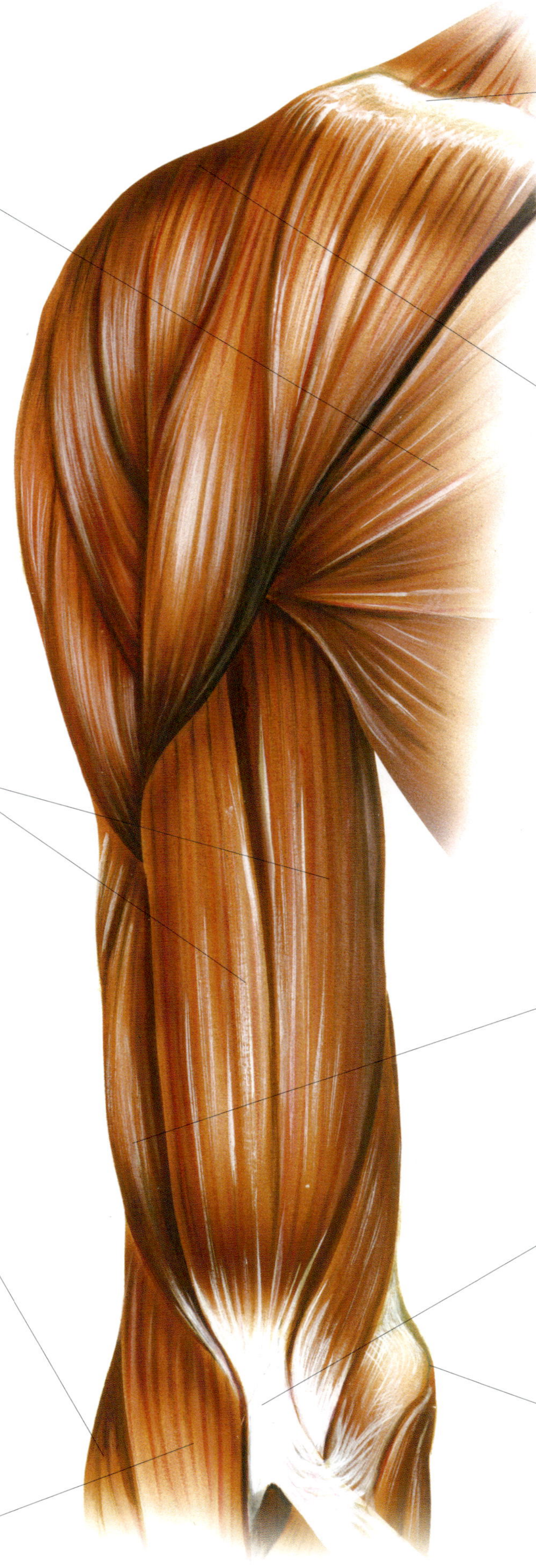

Deltamuskel
Dicker Muskel, der die gesamte Schulteroberfläche einnimmt. Er setzt an Schlüsselbein und Schulterblatt an, verläuft abwärts und wird zu einer Sehne, die mit dem Oberarmknochen verbunden ist. Der Muskel hebt den Arm waagerecht an und bewegt ihn nach vorn und hinten.

Oberarmbeuger (Bizeps)
Dicker Muskel, der die Vorderseite des Oberarms einnimmt. Er besteht aus zwei Teilen: einem langen äußeren, der am äußeren Rand des Schulterblattes beginnt, und einem kurzen inneren, der am Kronenfortsatz des Schulterblattes ansetzt. Die beiden vereinigen sich und bilden eine Muskelmasse, die in eine Sehne übergeht, die über den Ellenbogen läuft und mit dem Kopf der Speiche (Radius) verbunden ist. Der Muskel beugt den Arm im Ellenbogengelenk und dreht ihn nach außen.

Vorderer Oberarmmuskel
Vorderer Muskel unter dem Oberarmbeuger (Bizeps). Er beginnt an der Innen- und Außenseite des Oberarmknochens und verläuft mit einer Drehung über der Vorderseite des Ellenbogens zur Elle (Ulna). Der Muskel beugt den Unterarm gegen den Oberarm.

Langer radialer Handstrecker
Flacher Muskel unter dem Oberarmspeichenmuskel. Er beginnt am äußeren Rand des Oberarmknochens, kreuzt jenen des Unterarms, läuft als Sehne über das Handgelenk und ist mit der Basis des zweiten Mittelhandknochens verbunden. Wenn sich der Muskel kontrahiert, werden der zweite Mittelhandknochen und die Hand gestreckt.

Oberarmmuskel
Breiter Muskel unter dem Bizeps. Er setzt an der Innen- und Außenseite des Oberarmknochens an und verläuft mit einer Drehung über der Vorderseite des Ellenbogens zur Elle (Ulna). Der Muskel beugt den Unterarm gegen den Oberarm.

Inneres Knochenmassiv
Knochenfortsatz an der Innenseite des unteren Endes des Oberarmknochens, an der die Bänder des Ellenbogengelenks und die Unterarmmuskeln ansetzen.

Oberarmspeichenmuskel
Muskel, der am Außenrand des Oberarmknochens ansetzt, den Unterarm kreuzt und in eine Sehne übergeht, die mit der Unterseite der Speiche (Radius) verbunden ist. Der Muskel beugt den Arm im Ellenbogengelenk.

SCHULTER UND ARM: OBERFLÄCHLICHE MUSKELN

RÜCKANSICHT

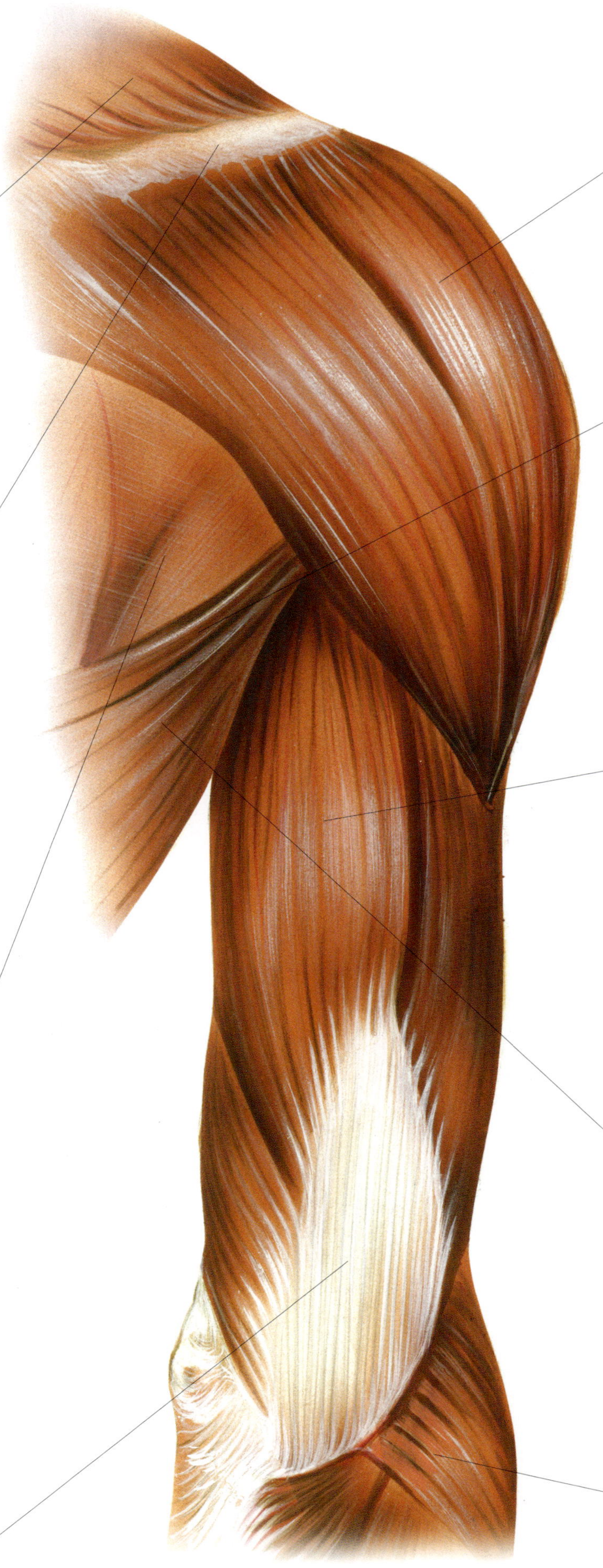

Trapezmuskel
Breiter, dreieckiger Muskel, der fast alle Muskeln am Hals und einen Großteil der Muskeln des oberen Rückens bedeckt. Er liegt über dem Hinterhauptsbein und den Hals- und Brustwirbelfortsätzen. Von dort zieht er über die Schultern zum Schulterblatt und zum Schlüsselbein. Der Trapezmuskel ermöglicht es, die Schultern zu heben und den Kopf zur Seite zu neigen.

Schulterblattkamm
Erhöhte Knochenleiste an der Rückseite des Schulterblattes, die als Ansatzpunkt für den Delta- und den Trapezmuskel dient.

Unterer Schulterblattkammmuskel
Hautschicht über dem Schulterblattkamm. Der Muskel nimmt fast die gesamte Rückseite des Schulterblattes ein und zieht zum Kopf des Oberarmknochens.

Sehne des dreiköpfigen Armstreckers
Kräftige Muskelmasse, die durch Vereinigung von drei Teilen entsteht, die gemeinsam den dreiköpfigen Armstrecker bilden und als Sehne enden, die zum Ellenbogen verläuft und in der Ellenbogenbeuge endet.

Deltamuskel
Dicker Muskel, der die gesamte Schulteroberfläche einnimmt. Er setzt an Schlüsselbein und Schulterblatt an, verläuft abwärts und wird zu einer Sehne, die mit dem Oberarmknochen verbunden ist. Der Muskel hebt den Arm waagerecht an und bewegt ihn nach vorn und hinten.

Großer Rundmuskel
Muskel, der vom Rand des Schulterblattes zum Oberarmknochen verläuft und den Arm nach innen und nach hinten zieht. Außerdem hebt er das Schulterblatt und damit den Arm an.

Dreiköpfiger Armstrecker
Dicker Muskel, der den hinteren Teil des Armes einnimmt. Sein oberster Teil besteht aus drei Abschnitten: dem langen, der am Außenrand des Oberarmknochens ansetzt, dem äußeren, der an dessen Hinterseite beginnt, und dem inneren, der an der Innen- und Rückseite des Oberarmknochens ansetzt. Diese drei Teile verbinden sich zu einer mächtigen Muskelmasse, die in einer Sehne ausläuft, die mit der Ellenbogenbeuge verbunden ist. Der dreiköpfige Armstrecker (Trizeps) streckt den Arm im Ellenbogengelenk.

Breiter Rückenmuskel
Breiter, dünner Muskel, der den gesamten Unterrücken einnimmt. Er setzt innen an den Fortsätzen der Lenden- und Brustwirbel an. Sein unterer Teil beginnt am Kreuz- und am Darmbein, sein oberer Teil an den letzten drei oder vier Rippen. Der Muskel zieht aufwärts zur Achsel und ist über eine Sehne mit dem Oberarmknochen verbunden. Bei angehobenem Arm sorgt seine Kontraktion dafür, dass der Oberarm nach unten gezogen wird und sich nach innen dreht. Außerdem werden die Rippen nach oben gezogen.

Armspeichenmuskel
Langer Muskel, der am Außenrand des Oberarmknochens verläuft. Er beginnt am Ende des Oberarmknochens, kreuzt den Unterarm und geht in eine Sehne über, die mit der Unterseite der Speiche (Radius) verbunden ist. Der Muskel beugt den Arm im Ellenbogengelenk und dreht ihn nach außen und innen.

DER UNTERARM: OBERFLÄCHLICHE MUSKELN

VORDERANSICHT

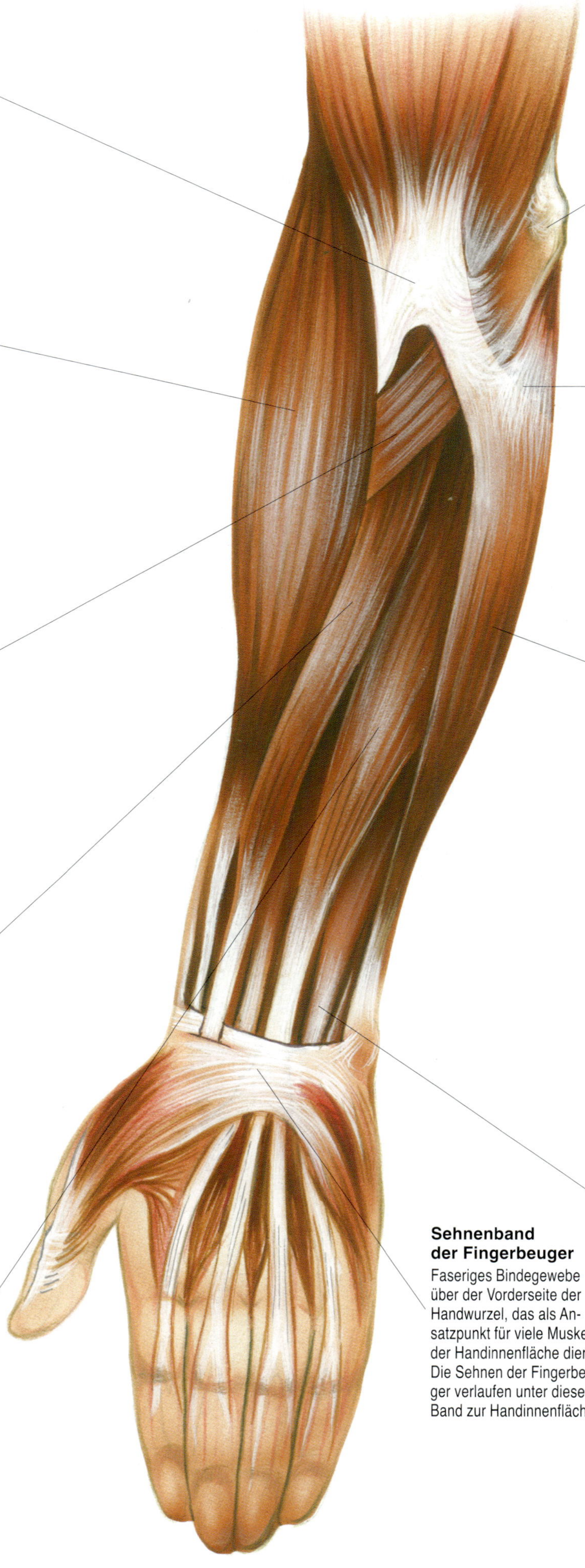

Sehne des Oberarmbeugers

Oberarmspeichen-muskel
Muskel, der am Außenrand des Oberarmknochens ansetzt, den Unterarm kreuzt und in eine Sehne übergeht, die mit der Unterseite der Speiche (Radius) verbunden ist. Der Muskel beugt den Arm im Ellenbogengelenk und dreht ihn nach außen und innen.

Runder Einwärtsdreher
Flacher Muskel, der vom Epicondylus des Oberarmknochens und vom Kronenfortsatz der Elle schräg zu deren Außenseite zieht. Er dreht den Unterarm nach innen und beugt den Arm.

Radialer Handbeuger
Flacher Muskel, der vom Epicondylus des Oberarmknochens kreuzweise über der Vorderseite des Unterarms zum zweiten Mittelhandknochen zieht. Wenn sich der Muskel kontrahiert, werden Hand und Arm gebeugt und die Hand wird nach außen bewegt.

Langer Hohlhandmuskel
Der lange Hohlhandmuskel verläuft parallel zum langen Handinnenflächenmuskel vom Epicondylus des Oberarmknochens zur Vorderseite des Handgelenks und der Aponeurose der Handinnenfläche, mit der er durch eine lange Sehne verbunden ist. Er beugt die Hand in Richtung Oberarm und spannt die Aponeurose der Handinnenfläche.

Innerer Gelenkhöcker (Epicondylus medialis)
Knöcherner Fortsatz an der Innenseite des unteren Endes des Oberarmknochens, an dem die Bänder des Ellenbogengelenks und die Unterarmmuskeln ansetzen.

Sehnenplattenscheide des Unterarms
Röhrenförmige Scheide um die Unterarmmuskeln, die an ihrer Oberseite mit dem Epicondylus des Oberarmknochens verbunden ist.

Ulnarer Handbeuger
Muskel an der Innenseite des Unterarms. Er beginnt am oberen Rand des Epicondylus des Oberarms in der Ellenbogenbeuge, verläuft längs der Innenseite der Elle nach unten, überquert das Handgelenk und ist durch eine Sehne mit der Handwurzel verbunden. Der Muskel beugt die Hand gegen den Unterarm und dreht die Handinnenfläche nach außen.

Sehnenband der Fingerbeuger
Faseriges Bindegewebe über der Vorderseite der Handwurzel, das als Ansatzpunkt für viele Muskeln der Handinnenfläche dient. Die Sehnen der Fingerbeuger verlaufen unter diesem Band zur Handinnenfläche.

Oberflächlicher Fingerbeuger
Breiter Muskel, der fast die gesamte mittlere Vorderseite des Unterarms einnimmt. Er beginnt am Epicondylus des Oberarmknochens und am Kronenfortsatz der Elle (Ulna). Der Fingerbeuger bildet eine breite Muskelmasse aus vier Muskelbündeln, die in Form von vier Sehnen unter dem Band der Handwurzel über das Handgelenk verlaufen. In der Handinnenfläche ziehen sie jeweils zum zweiten Fingerknöchel (Phalanx) des zweiten bis vierten Fingers. Der Muskel beugt das zweite Glied der Finger zum Daumen und die Finger zur Hand hin, ferner die Hand zum Unterarm und den Unterarm zum Oberarm.

DER UNTERARM: OBERFLÄCHLICHE MUSKELN

RÜCKANSICHT

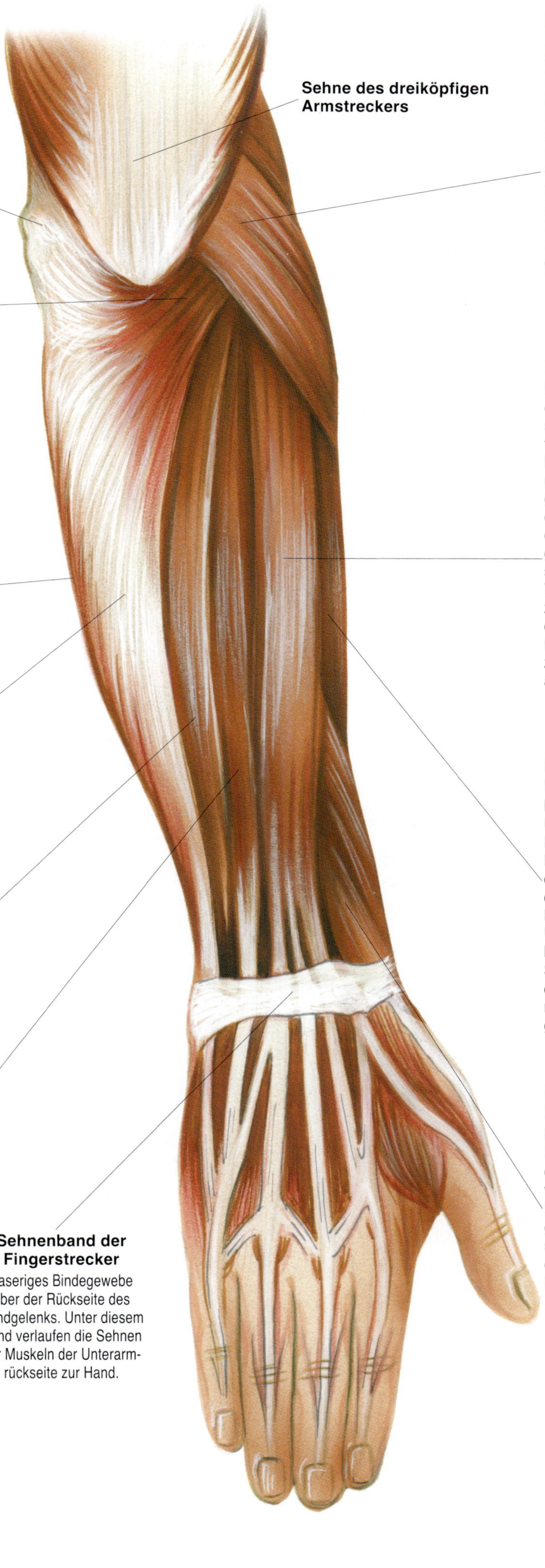

Innerer Gelenkhöcker (Epicondylus medialis)
Knöcherner Fortsatz an der Innenseite des unteren Endes des Oberarmknochens, an dem die Bänder des Ellenbogengelenks und die Unterarmmuskeln ansetzen.

Ellenbogenmuskel
Flacher dreieckiger Muskel, der am Epicondylus des Oberarmknochens ansetzt und zum hinteren Rand der Elle verläuft. Er sorgt gemeinsam mit dem dreiköpfigen Armstrecker für die Streckung des Unterarms.

Ulnarer Handbeuger
Muskel an der Innenseite des Unterarms, der am Oberrand des Epicondylus des Oberarms und in der Ellenbogenhöhle ansetzt. Er zieht an der Innenseite der Elle nach unten, kreuzt das Handgelenk und ist durch eine Sehne mit der Handwurzel verbunden. Der Muskel beugt die Hand gegen den Unterarm und dreht die Handinnenfläche nach außen.

Sehnenplattenscheide des Unterarms
Röhrenförmige Scheide um die Unterarmmuskeln, die an ihrer Oberseite mit dem Epicondylus des Oberarmknochens verbunden ist.

Ulnarer Handstrecker
Muskel, der vom Epicondylus des Oberarmknochens schräg über die Rückseite des Unterarms und das Ellenbogengelenk zum fünften Mittelhandknochen zieht. Wenn er sich kontrahiert, wird die Hand in Extension nach hinten (Richtung Oberarm) und der Unterarm gleichzeitig in Adduktion nach innen gebogen.

Kleinfingerstrecker
Langer, dünner Muskel, der vom Epicondylus des Oberarmknochens über die Rückseite des Unterarms zu den beiden letzten Mittelhandknochen des kleinen Fingers zieht, wo ihn eine Sehne mit dem Fingerstrecker verbindet.

Sehnenband der Fingerstrecker
Faseriges Bindegewebe über der Rückseite des Handgelenks. Unter diesem Band verlaufen die Sehnen der Muskeln der Unterarmrückseite zur Hand.

Sehne des dreiköpfigen Armstreckers

Langer radialer Handstrecker
Flacher Muskel unter dem radialen Armmuskel. Er setzt am äußeren Ende des Oberarmknochens an, kreuzt das Ende des Unterarms sowie als Sehne das Handgelenk und ist mit der Basis des zweiten Mittelhandknochens verbunden. Wenn sich der Muskel kontrahiert, wird der zweite Mittelhandknochen gestreckt und die Hand kommt in Verlängerung des Unterarms zu liegen.

Fingerstrecker
Flacher Muskel, der am Epicondylus des Oberarmknochens ansetzt. Er verläuft abwärts und teilt sich in drei Bündel (Faszikel), die als Sehnen enden und unter dem Sehnenband der Fingerstrecker zum zweiten und dritten Fingerglied des zweiten, dritten, vierten und fünften Fingers ziehen. Dieser Muskel streckt das dritte Fingerglied im Verhältnis zum zweiten, das zweite im Verhältnis zum ersten, die Finger im Verhältnis zur Hand, die Hand im Verhältnis zum Unterarm und den Unterarm im Verhältnis zum Oberarm.

Kurzer radialer Handstrecker
Muskel an der Außenseite des Unterarms, unter dem äußeren Radialmuskel. Er verläuft vom Epicondylus des Oberarmknochens und vom äußeren Band des Ellenbogengelenks zum Handgelenk und ist mit der Unterseite des dritten Mittelhandknochens verbunden. Seine Kontraktion sorgt dafür, dass die Hand in Extension rückwärts zum Unterarm gezogen wird.

Langer Daumenabspreizer
Muskel, der an der Rückseite von Elle und Speiche zur Unterseite des ersten Mittelhandknochens verläuft und unter dem hinteren Handgelenkband über das Handgelenk zieht. Er dreht den Daumen sowie den Rest der Hand in Abduktion nach außen und lässt sie kreisen.

DIE HAND: OBERFLÄCHLICHE MUSKELN

HANDINNENFLÄCHE

Kleinfingerballen

Kleinfingergegensteller
Muskel unter dem kurzen Beuger und der Abzweigung zum kleinen Finger. Er beginnt am Sehnenband der Fingerbeuger und ist mit dem fünften Mittelhandknochen verbunden. Der Muskel bewegt den kleinen Finger nach vorn und zur Handmitte.

Zwischenknochenmuskeln der Handinnenfläche
Kleine Muskeln der Handinnenfläche, die zwischen den Mittelhandknochen ansetzen. Sie verlaufen nach unten und verbinden sich mit den entsprechenden Sehnen der Fingerstrecker des zweiten, dritten, vierten und fünften Fingers. Die Sehnen beugen die ersten Fingerglieder und strecken die zweiten und dritten, wobei sich die vier letzten Finger einander zu beugen. Gesteuert werden sie durch Verästelungen des Ellennervs.

Sehnen des tiefen Fingerbeugers
Die vier Sehnen dieses Muskels liegen nebeneinander im Karpaltunnel, durchbohren die Sehnen des oberflächlichen Fingerbeugers und erreichen dann die Basis der letzten Glieder des zweiten bis fünften Fingers. Sie beugen die Finger und die Hand.

Sehnen des oberflächlichen Fingerbeugers
Die Sehnen dieses Muskels teilen sich in Höhe des ersten Gliedes des zweiten bis fünften Fingers in jeweils zwei Schenkel, zwischen denen die Sehne des tiefen Fingerbeugers hindurchtritt, die dann zu den Fingerendgliedern läuft. Die beiden Sehnenschenkel sind mit den Seitenrändern jedes zweiten Fingerglieds verbunden. Sie beugen die Finger und die Hand.

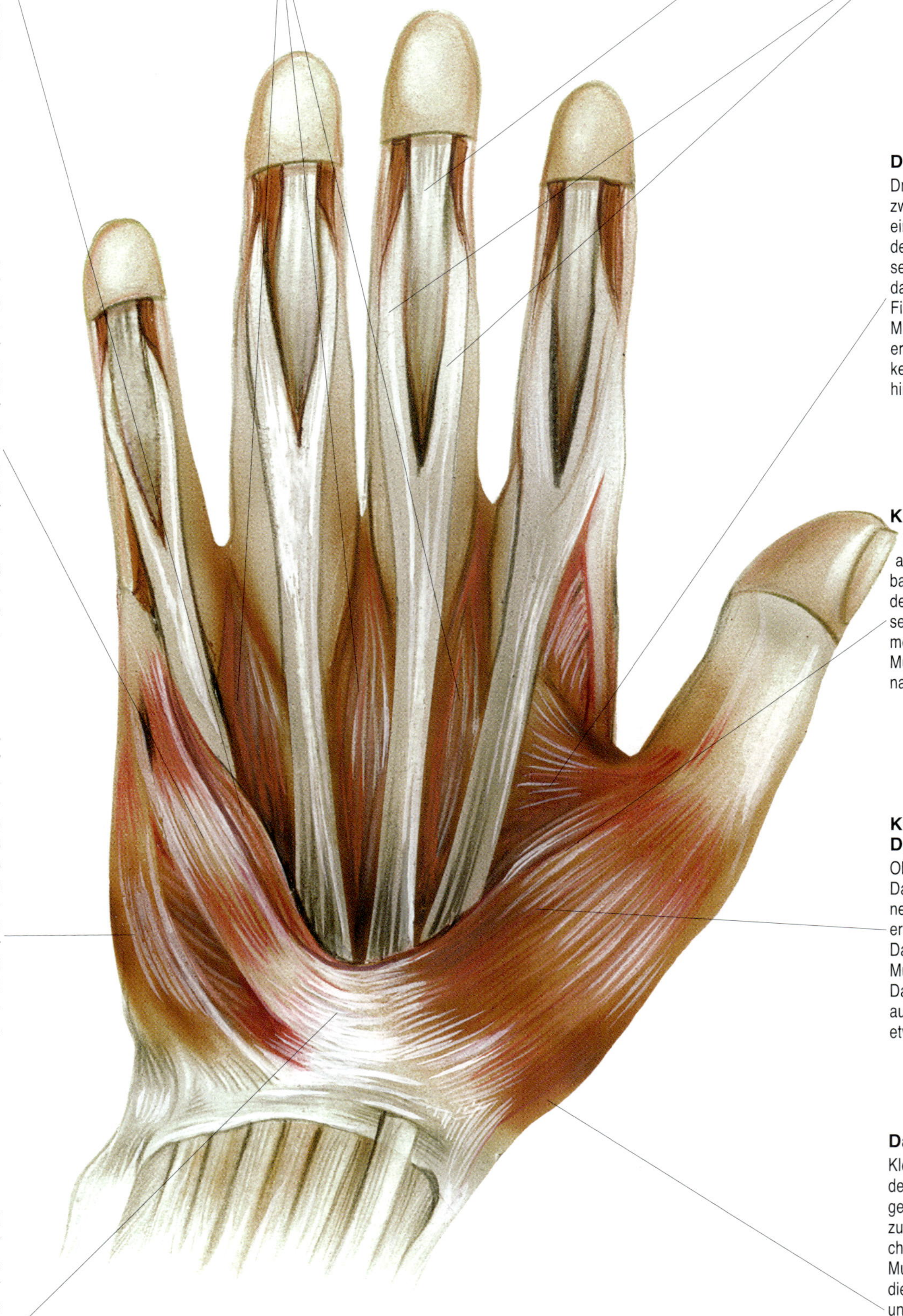

Kleinfingerbeuger
Muskel, der parallel zum Abspreizer verläuft. Er zieht von der Handwurzel (Carpus) und vom Sehnenband der Fingerbeuger zur Basis des ersten Gliedes des kleinen Fingers, mit dem er durch eine Sehne verbunden ist, von der auch der Abspreizer des Fingers Gebrauch macht. Der Muskel beugt das erste Glied des kleinen Fingers über die Handinnenfläche.

Kleinfingerabspreizer
Muskel, der den Innenrand der Handinnenfläche einnimmt, von der Handwurzel bis zum ersten Glied des kleinen Fingers. Wenn sich der Muskel kontrahiert, spreizt er den kleinen Finger von der Handachse ab und beugt das erste Glied des Fingers zur Handinnenfläche.

Sehnenband der Fingerbeuger
Faseriges Bindegewebe über der Vorderseite der Handwurzel, das als Ansatzpunkt für viele Muskeln der Handinnenfläche dient. Die Sehnen der Fingerbeuger verlaufen unter diesem Band zur Handinnenfläche.

Daumenballen

Daumenanzieher
Dreieckiger Muskel, der aus zwei Muskelbündeln besteht: einem schrägen Bündel, das an den Handwurzelknochen ansetzt, und einem Querbündel, das am zweiten und dritten Fingerknöchel beginnt. Die Muskelbündel vereinen sich am ersten Daumenglied. Der Muskel zieht den Daumen zur Hand hin.

Kurzer Daumenbeuger
Muskel unter dem Daumenabspreizer, der am Sehnenband der Fingerbeuger und an den Handwurzelknochen ansetzt und mit dem ersten Daumenglied verbunden ist. Der Muskel bewegt den Daumen nach vorn und nach innen.

Kurzer Daumenabspreizer
Oberflächlicher Muskel des Daumenballens, der vom Sehnenband der Fingerbeuger zum ersten Mittelhandknochen des Daumens zieht. Wenn sich der Muskel kontrahiert, wird der Daumen abgespreizt und nach außen gezogen, aber auch etwas nach vorn bewegt.

Daumengegensteller
Kleiner dreieckiger Muskel, der am Sehnenband der Fingerbeuger ansetzt und dann zum ersten Mittelhandknochen verläuft. Wenn sich der Muskel kontrahiert, werden die ersten Mittelhandknochen und der Daumen nach vorn und innen bewegt, wobei sie sich nach innen drehen, so dass der Daumen in Gegenstellung zu den vier anderen Fingern gerät.

DIE HAND: OBERFLÄCHLICHE MUSKELN

HANDRÜCKEN

Sehnen des tiefen Fingerstreckers
Die Sehnen dieses Muskels, dessen Masse tief in der Rückseite des Unterarms liegt, verlaufen zu den drei Fingergliedern des zweiten, dritten, vierten und fünften Fingers. Diese Sehnen strecken die Finger und die Hand.

Sehnen des oberflächlichen Fingerstreckers
Die Sehnen dieses Muskels teilen sich in Höhe des ersten Gliedes des zweiten bis fünften Fingers in jeweils zwei Schenkel, zwischen denen die Sehne des tiefen Fingerstreckers hindurchtritt, die dann zu den Fingerendgliedern läuft. Die beiden Sehnenschenkel sind mit den Seitenrändern jedes zweiten Fingerglieds verbunden. Sie strecken die Finger und die Hand.

Dorsale Zwischenknochenmuskeln
Kleine Muskeln im Handrücken, die den Zwischenräumen der Mittelhandknochen entspringen. Sie verlaufen nach unten und verbinden sich mit den entsprechenden Sehnen der Fingerstrecker des zweiten, dritten, vierten und fünften Fingers. Die Muskeln beugen die ersten Fingerglieder und strecken die zweiten und dritten, wobei sich die vier letzten Finger einander zu beugen. Gesteuert werden sie durch Verästelungen des Ellennervs.

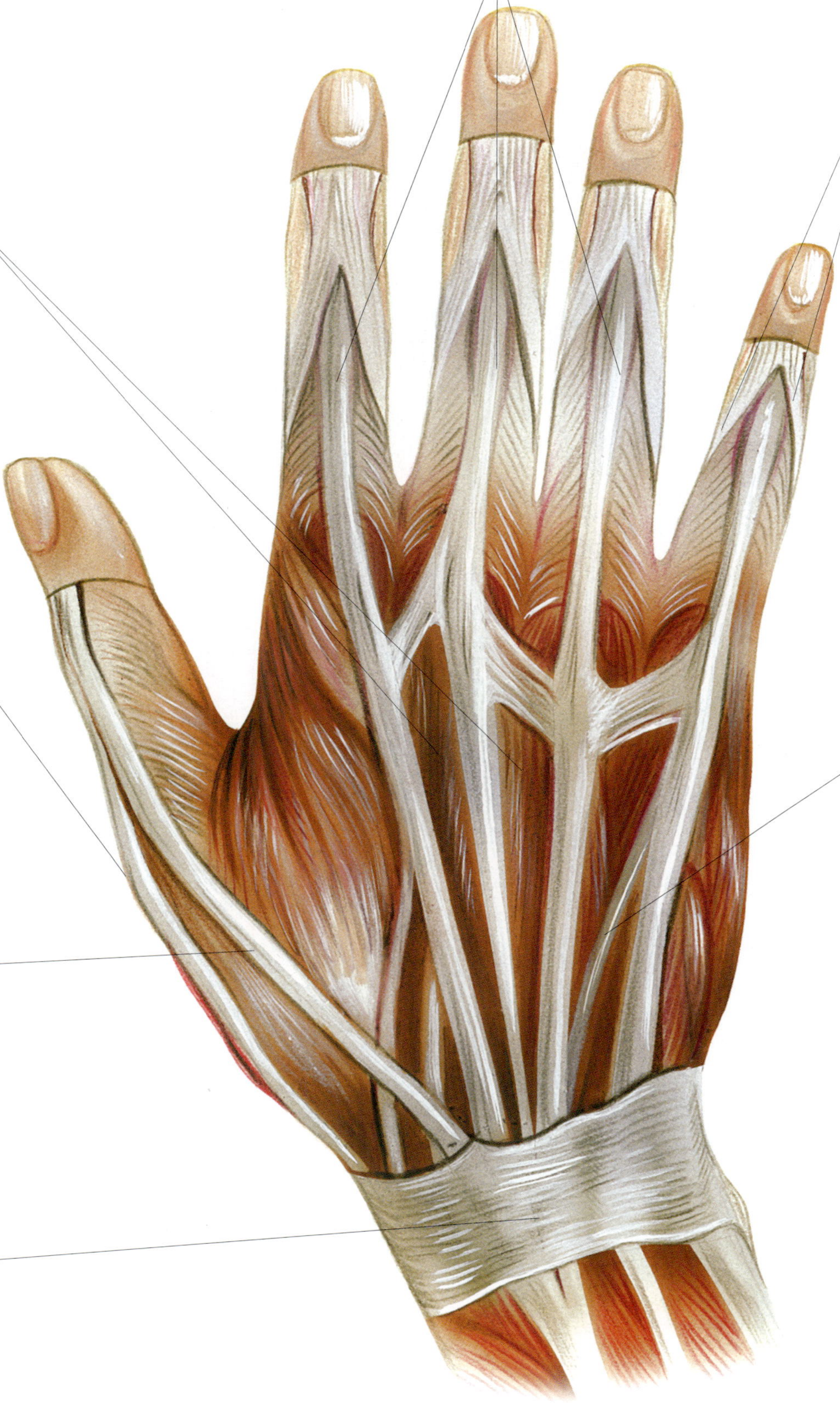

Sehne des kurzen Daumenstreckers
Die Sehne verläuft zum ersten Glied des Daumens und streckt ihn.

Sehne des Kleinfingerstreckers
Der Kleinfingerstrecker vereint sich in einer zum kleinen Finger laufenden Sehne mit dem Fingerstrecker und streckt den kleinen Finger.

Sehne des langen Daumenstreckers
Die Sehne verläuft zum zweiten Glied des Daumens und streckt ihn.

Sehnenband der Fingerstrecker
Faseriges Bindegewebe über der Rückseite des Handgelenks. Unter diesem Band verlaufen die Sehnen der Muskeln der Unterarmrückseite zur Hand.

DER OBERSCHENKEL: OBERFLÄCHLICHE MUSKELN

VORDERANSICHT

Darmbein-Lenden-Muskel
Zweiteiliger Muskel; besteht aus dem großen Lendenmuskel, der an der untersten Rippe und den Lendenwirbeln ansetzt, und dem Darmbeinmuskel, der am Darm- und Kreuzbein beginnt. Beide Teile vereinigen sich und sind mit dem Trochanter major des Oberschenkels verbunden. Er beugt den Oberschenkel im Hüftgelenk, um das Bein vorwärts zu bewegen und beim Stehen für gute Haltung zu sorgen.

Vorderer oberer Darmbeinstachel
Knöcherner Fortsatz, am vordersten Rand des Darmbeinkamms.

Spanner der breiten Oberschenkelfaszie
Flacher Muskel, der am Darmbeinkamm, dem vorderen oberen Darmbeinstachel, und von der Sehnenplatte der Gesäßmuskeln ansetzt. Ein Muskelbündel verläuft seitlich nach unten und vereint sich mit der breiten Oberschenkelfaszie (Fascia lata), während die anderen Bündel an einem seitlichen Fortsatz des Schienbeins enden. Seine Kontraktion dreht den Oberschenkel nach innen und spannt die Fascia lata an. Der Muskel unterstützt die Seitwärtsbeugung des Beckens und sorgt im Stehen für Stabilität.

Schneidermuskel
Langer, dünner Muskel, der vom vorderen oberen Darmbeinstachel schräg über die Vorderseite des Oberschenkels zur Innenseite des Schienbeins verläuft. Dort teilt er eine kräftige Sehne (Pes anserinus) mit dem schlanken und dem halbsehnigen Muskel. Wenn sich der Muskel kontrahiert, wird der Oberschenkelknochen zum Becken gezogen, wobei der Schenkel nach außen gedreht und abgespreizt wird.

Gerader Oberschenkelmuskel
Teil des Quadrizeps in der Mitte des Oberschenkels. Er entspringt am unteren vorderen Darmbeinfortsatz, am Oberrand der Hüftpfanne und an der Kapsel des Hüftgelenks.

Äußerer breiter Oberschenkelstrecker
Äußerer der vier Muskeln, die den Oberschenkelstrecker bilden. Er entspringt am Trochanter major und an der Rückseite des Oberschenkelknochens.

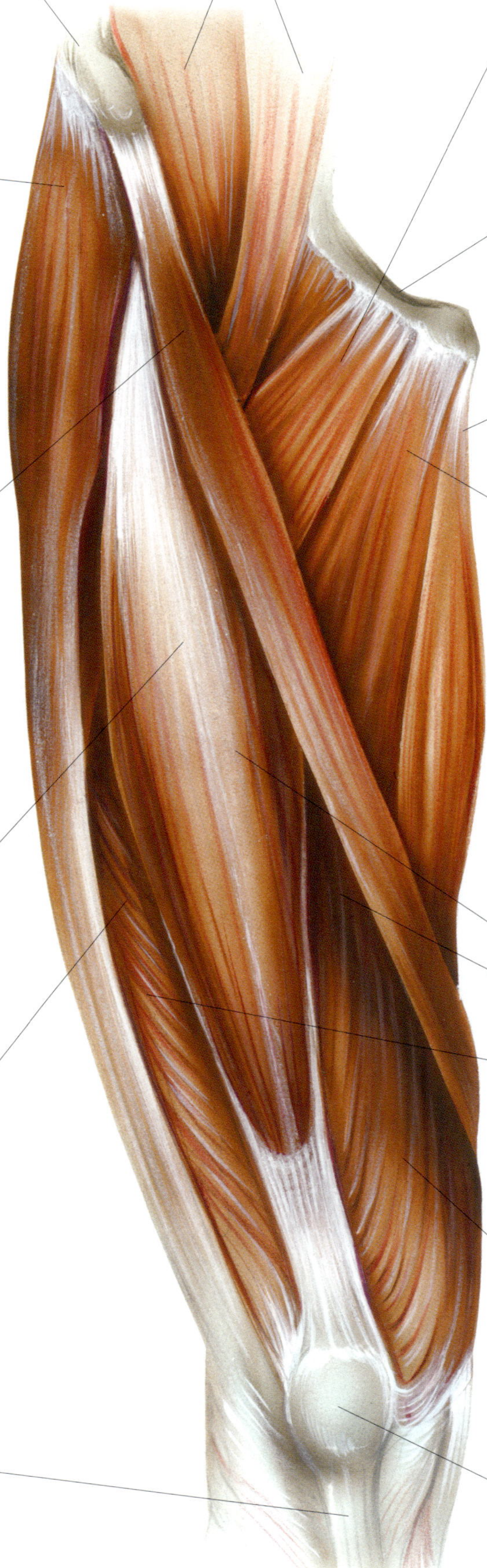

Patellarsehne
Dickes Band, das vom obersten Teil der Kniescheibe zu einem Fortsatz des Schienbeins zieht. Es bildet eine Verlängerung der Sehne, die u. a. aus den vier Quadrizepsmuskeln hervorgeht.

Kammmuskel
Flacher Muskel, der vom Becken zum Oberschenkel verläuft. Er beginnt am Schambein und Leistenband und läuft dann schräg abwärts in eine Sehne aus, die an einer Knochenlinie unterhalb des Trochanter minor befestigt ist. Seine Kontraktion zieht den Oberschenkel in Richtung Längsachse des Körpers und dreht dabei den Schenkel nach außen. Außerdem unterstützt er die Beugung des Schenkels über das Becken.

Schambein
Vorderster der drei Knochen, die das Hüftbein formen. Er bildet in dieser Region einen Kamm, an dem Oberschenkel- und Beckenmuskeln anheften.

Schlanker Muskel
Langer, dünner Muskel, der am Schambein ansetzt und an der Innenseite des Oberschenkels zum oberen Ende des Schienbeins verläuft, wo er durch eine gemeinsame Sehne (Pes anserinus) mit zwei anderen Muskeln, dem halbsehnigen Muskel und dem Schneidermuskel, verbunden ist. Der schlanke Muskel beugt den Unterschenkel zum Oberschenkel und zieht einen Oberschenkel an den anderen heran.

Langer Adduktor
Der lange Adduktor verläuft parallel zum Kammmuskel (M. pectineus) vom Becken zum Oberschenkelknochen. Er entspringt am Schambein und ist mit der Rückseite des Oberschenkels verbunden. Wie die übrigen Adduktoren sorgt er für Schließung und Außendrehung des Oberschenkels.

Oberschenkelstrecker
Dicker Muskel an der Vorderseite des Oberschenkels. Er besteht aus vier Muskeln: dem äußeren breiten, dem inneren breiten, dem geraden Schenkelmuskel und dem mittleren breiten Oberschenkelmuskel. Diese vier Bündel vereinigen sich in einer breiten, Sehnenplatte, die mit der Kniescheibe verbunden ist und sich dann als Kniesehne fortsetzt, die wiederum am oberen Fortsatz des Schienbeins endet. Der Muskel streckt den Unterschenkel, beugt aber auch den Oberschenkel in der Hüfte.

Quadrizepssehne
Sehne des Quadrizepsmuskels.

Innerer breiter Oberschenkelstrecker
Teil des Oberschenkelstreckers, der im oberen Abschnitt der Rückseite des Oberschenkelknochens beginnt.

DER OBERSCHENKEL: OBERFLÄCHLICHE MUSKELN

RÜCKANSICHT

Großer Gesäßmuskel
Dicker Muskel, der dem Gesäß seine Form gibt. Er setzt an Darmbeinkamm, Kreuz- und Steißbein sowie an der Lumbodorsalfaszie an. Dann verläuft er als kräftige, mit dem Darmbein-Schienbein-Strang verbundene Muskelmasse schräg abwärts. Ein Teil vereint sich mit der breiten Oberschenkelfaszie. Der Muskel zieht den Oberschenkel nach hinten und dreht ihn nach außen. Außerdem sorgt er für eine gute Haltung, indem er das Becken über dem Oberschenkel hält.

Großer Oberschenkelheranzieher
Breiter Muskel, der von Schambein und Becken zur Innenseite des Oberschenkels zieht. Er liegt unter dem Schneidermuskel, dem kleinen Anzieher und dem Quadrizeps vor dem Oberschenkel. Der Muskel kann im Hüftgelenk sowohl beugen als auch strecken und zieht den einen Oberschenkel an den anderen heran.

Schlanker Muskel
Langer, dünner Muskel, der am Schambein ansetzt und an der Innenseite des Oberschenkels zum oberen Ende des Schienbeins verläuft, wo er durch eine gemeinsame Sehne (Pes anserinus) mit zwei anderen Muskeln, dem halbsehnigen Muskel und dem Schneidermuskel, verbunden ist. Der schlanke Muskel beugt den Unterschenkel zum Oberschenkel und zieht einen Oberschenkel an den anderen heran.

Halbsehniger Muskel
Am Sitzbein ansetzender Muskel, der längs der Hinterseite des Oberschenkels nach unten verläuft. Unter dem Knie endet er gemeinsam mit dem Schneidermuskel und dem schlanken Muskel in einer Sehne, dem Pes anserinus. Wenn sich der Muskel kontrahiert, wird das Bein im Kniegelenk gebeugt und der Oberschenkel nach innen gedreht.

Sehnenscheide des Brust-Lenden-Raumes
Dicke Faszie über den Rückenmuskeln, die über den Darmbeinkamm ins Becken zieht.

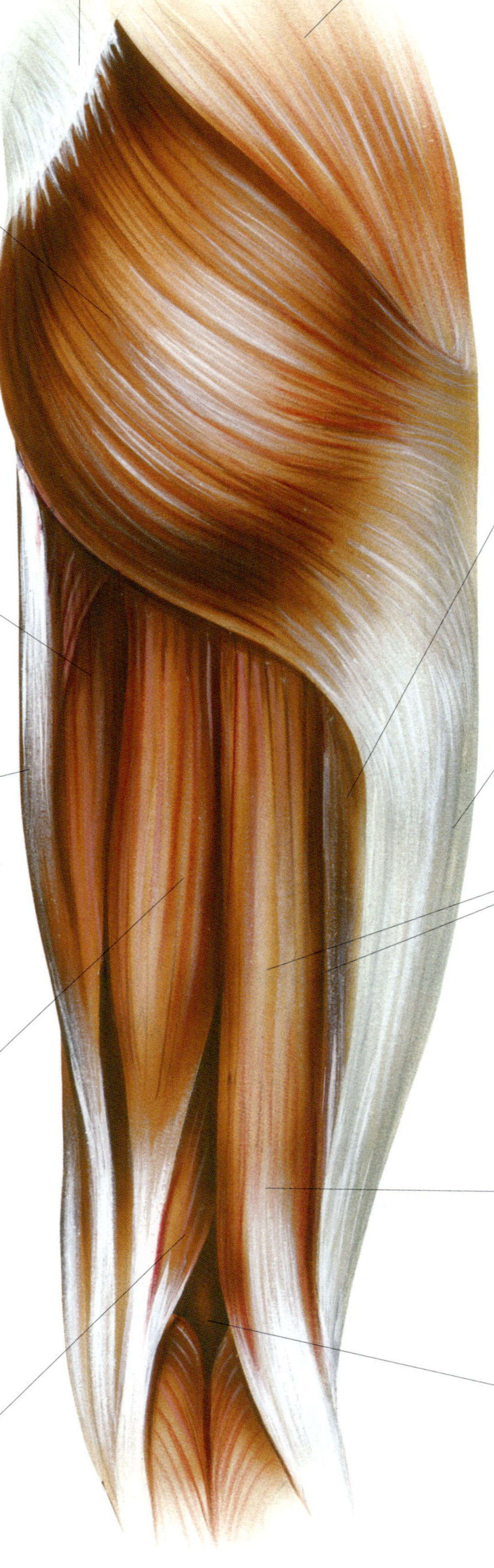

Halbmembranartiger Muskel
Zum Teil vom halbsehnigen Muskel bedeckter Muskel. Er entspringt am Darmbein und ist mit dem obersten Teil des Schienbeins verbunden. Der Muskel erfüllt die gleiche Funktion wie der halbsehnige Muskel.

Sehnenplatte des Gesäßes
Sehr dicke Sehnenhaut, die die Außenseite des Gesäßmuskels bedeckt. Sie beginnt am Darmbeinkamm und zieht zum Oberschenkel, wo sie auf die Oberschenkelfaszie trifft.

Kurzer Kopf des zweiköpfigen Oberschenkelmuskels
Kürzerer der beiden Bestandteile des zweiköpfigen Oberschenkelmuskels. Er entspringt in der Linea aspera an der Rückseite des Oberschenkels.

Darmbein-Schienbein-Strang
Dieser Strang zieht als breiter Verstärkungsstreifen der Oberschenkelfaszie vom Darmbeinkamm über Hüft- und Kniegelenk zum seitlichen Höcker des Schienbeinkopfes.

Zweiköpfiger Oberschenkelmuskel
Dicker Muskel, der hinten über den äußeren Teil des Oberschenkels verläuft. Sein oberer Abschnitt besteht aus zwei Teilen, dem kurzen und langen Kopf, die sich vereinen und in eine lange, mit dem oberen Ende des Wadenbeins (Fibula) verbundene Sehne auslaufen. Der zweiköpfige Oberschenkelmuskel beugt den Unter- gegen den Oberschenkel, wobei sich Letzterer etwas nach außen dreht. Der Muskel unterstützt auch die Streckung des Hüftgelenks.

Langer Kopf des zweiköpfigen Schenkelmuskels
Einer von zwei Teilen, die gemeinsam den zweiköpfigen Schenkelmuskel bilden. Er setzt am Sitzbein an und verläuft an der Oberschenkelrückseite schräg abwärts.

Kniekehle
Rautenförmige Grube an der Rückseite des Knies, die von den Muskeln der Ober- und Unterschenkelrückseite (halbsehniger Muskel, zweiköpfiger Schenkel- und Wadenmuskel) eingefasst wird. Durch die Kniekehle verlaufen Gefäße und Nerven vom Ober- in den Unterschenkel.

DER UNTERSCHENKEL: OBERFLÄCHLICHE MUSKELN

VORDERANSICHT

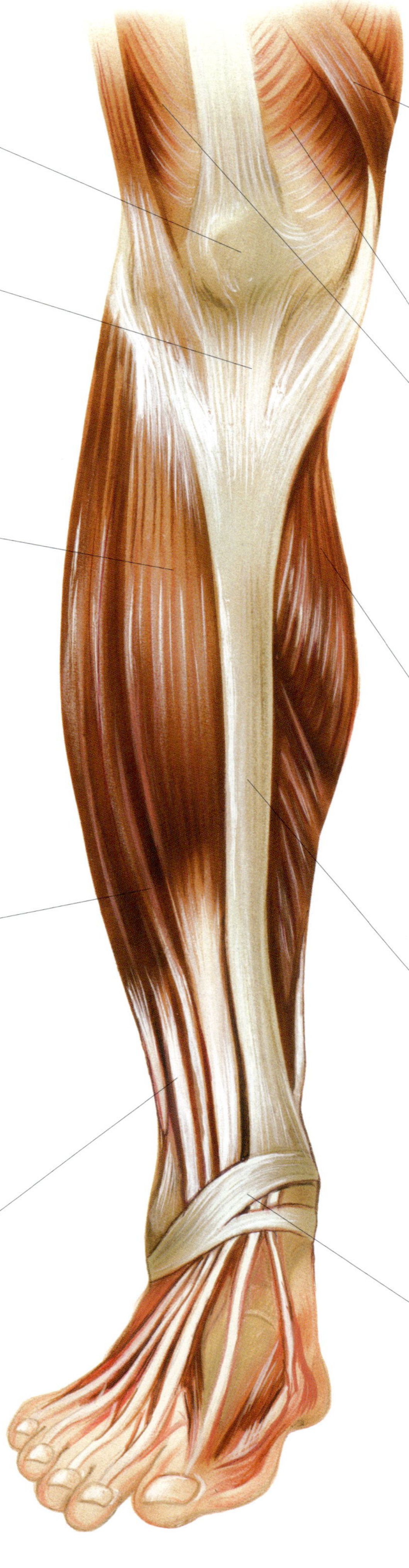

Kniescheibe
Flacher, runder Knochen vor dem Kniegelenk.

Patellarsehne
Dickes Band, das vom obersten Teil der Kniescheibe zu einem Fortsatz des Schienbeins zieht. Es bildet eine Verlängerung der Sehne, die u. a. aus den vier Quadrizepsmuskeln hervorgeht.

Vorderer Schienbeinmuskel
Dicker Muskel, der über die Vorderseite des Unterschenkels zur Innenseite des Fußes zieht. Er entspringt am oberen Ende des Schienbeins, verläuft abwärts und endet in einer kräftigen Sehne, die unter dem Sehnenband des Zehenstreckers verläuft und mit dem ersten Mittelfußknochen und dem Keilbein verbunden ist. Wenn sich der Muskel kontrahiert, wird der Fuß gebeugt und die Fußinnenseite nach oben gedreht. Außerdem kann der Muskel bei fest aufgesetztem Fuß den Unterschenkel gegen den Fußrücken ziehen.

Langer Zehenstrecker
Flacher Muskel, der an der gleichen Stelle ansetzt wie der vordere Schienbeinmuskel und parallel zu ihm zum Fuß läuft. Dort teilt er sich in vier Sehnen, die jeweils eine der vier letzten Zehen ansteuern, wo sie mit dem zweiten und dritten Glied verbunden sind. Der Muskel streckt die vier Zehen über den Fußrücken, wobei der Fuß zum Unterschenkel gezogen und nach außen gedreht wird.

Langer Großzehenstrecker
Teilweise von vorderem Schienbeinmuskel und Zehenstrecker bedeckter Muskel. Er entspringt am Wadenbein und Zwischenknochenband und verläuft zum Sehnenband des Zehenbeugers der Fußwurzel (Tarsus), wo er zu einer Sehne wird. Der Muskel folgt der Innenseite des Fußrückens und ist mit dem ersten und zweiten Glied der Großzehe verbunden, die er in Grund- und Endgelenk streckt. Außerdem unterstützt er das Anziehen des Fußes und dreht den Fuß nach innen.

Schneidermuskel
Langer, dünner Muskel, der vom vorderen oberen Darmbeinstachel schräg über die Vorderseite des Oberschenkels zur Innenseite des Schienbeins verläuft. Dort teilt er eine kräftige Sehne (Pes anserinus) mit dem schlanken und dem halbsehnigen Muskel. Wenn sich der Muskel kontrahiert, wird der Oberschenkelknochen zum Becken gezogen, wobei der Schenkel nach außen gedreht und abgespreizt wird.

Oberschenkelstrecker
Dicker Muskel an der Vorderseite des Oberschenkels. Er besteht aus vier Muskeln: dem äußeren breiten, dem inneren breiten, dem geraden Schenkelmuskel und dem mittleren breiten Oberschenkelmuskel. Diese vier Bündel vereinigen sich in einer breiten, Sehnenplatte, die mit der Kniescheibe verbunden ist und sich dann als Kniesehne fortsetzt, die wiederum am oberen Fortsatz des Schienbeins endet. Der Muskel streckt den Unterschenkel, beugt aber auch den Oberschenkel in der Hüfte.

Zweiköpfiger Wadenmuskel
Dieser Muskel entspringt mit beiden Köpfen am Ende des Oberschenkelknochens. In der Mitte des Unterschenkels geht er in eine breitflächige Sehne über, die wiederum im Bereich der Ferse in die Achillessehne übergeht.

Schienbeinkamm
Vorderkante des Schienbeins. Der Schienbeinkamm ist nicht von Muskeln bedeckt und unter der Haut deutlich zu ertasten.

Sehnenband des Zehenstreckers
Faseriges Bindegewebe über der Vorderseite des Fußgelenks. Die Sehnen der Muskeln an der Vorderseite des Beins verlaufen unter diesem Band zum Fußrücken.

DER UNTERSCHENKEL: OBERFLÄCHLICHE MUSKELN

RÜCKANSICHT

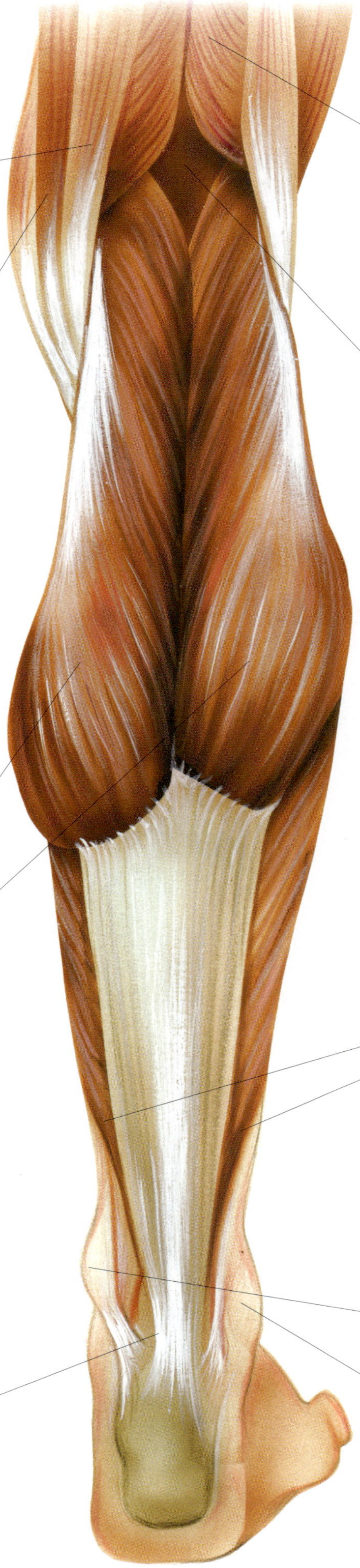

Halbmembranartiger Muskel
Zum Teil vom halbsehnigen Muskel bedeckter Muskel. Er entspringt am Darmbein und ist mit dem obersten Teil des Schienbeins verbunden. Der Muskel erfüllt die gleiche Funktion wie der halbsehnige Muskel.

Halbsehniger Muskel
Am Sitzbein ansetzender Muskel, der längs der Hinterseite des Oberschenkels nach unten verläuft. Unter dem Knie endet er gemeinsam mit dem Schneidermuskel und dem schlanken Muskel in einer Sehne, dem Pes anserinus. Wenn sich der Muskel kontrahiert, wird der Unterschenkel nach hinten gebeugt und der Oberschenkel dreht sich nach innen. Der Muskel unterstützt auch die Streckung des Hüftgelenks.

Zweiköpfiger Wadenmuskel
Dicker Muskel, der die Oberfläche der Rückseite des Unterschenkels einnimmt. Sein Oberteil besteht aus zwei Abschnitten, dem äußeren und inneren Muskelkopf, die an den beiden Gelenkhöckern am unteren Ende des Oberschenkels entspringen. Sie treffen oben am mittleren Drittel des Unterschenkels zusammen und bilden so eine Sehne, die mit der Sehne des Schollenmuskels verbunden ist und am Fersenbein (Calcaneus) die Achillessehne bildet. Wenn sich der Muskel kontrahiert, kann die Ferse vom Boden angehoben und der Fuß ausgestreckt werden. Die Beugewirkung im Kniegelenk ist gering.

Achillessehne
Sehne, in der Waden- und Schollenmuskel enden. Sie entspringt am hinteren Fortsatz des Fersenbeins (Calcaneus) am Fußgelenk. Die Achillessehne ist eine kräftige, unter der Haut deutlich sichtbare Sehne.

Zweiköpfiger Oberschenkelmuskel
Dicker Muskel, der hinten über den äußeren Teil des Oberschenkels verläuft. Sein oberer Abschnitt besteht aus zwei Teilen, dem kurzen und langen Kopf, die sich vereinen und in eine lange, mit dem oberen Ende des Wadenbeins (Fibula) verbundene Sehne auslaufen. Der zweiköpfige Oberschenkelmuskel beugt den Unter- gegen den Oberschenkel, wobei sich Letzterer etwas nach außen dreht. Der Muskel unterstützt auch die Streckung des Hüftgelenks.

Kniekehle
Rautenförmige Grube an der Rückseite des Knies, die von den Muskeln der Ober- und Unterschenkelrückseite (halbsehniger Muskel, zweiköpfiger Schenkel- und Wadenmuskel) eingefasst wird. Durch die Kniekehle verlaufen Gefäße und Nerven vom Ober- in den Unterschenkel.

Schollenmuskel
Breiter, teils vom Zwillingsmuskel bedeckter Muskel. Er setzt an Waden- und Schienbein an, verläuft dann abwärts und mündet zusammen mit den Zwillingsmuskeln in die Achillessehne, die sich mit dem Fersenbein (Calcaneus) verbindet. Der Schollenmuskel hat die gleiche Funktion wie die Zwillingsmuskeln. Er streckt den Fuß und hebt die Ferse an, weshalb er beim Laufen wichtig ist.

Innenknöchel
Erhebung, die den untersten Fortsatz des Schienbeins an der Wadeninnenseite bildet.

Außenknöchel
Erhebung, die den untersten Fortsatz des Wadenbeins an der Wadenaußenseite bildet.

DER UNTERSCHENKEL: OBERFLÄCHLICHE MUSKELN

SEITENANSICHT AUSSEN

Darmbein-Schienbein-Strang
Dieser Strang zieht als breiter Verstärkungsstreifen der Oberschenkelfaszie vom Darmbeinkamm über Hüft- und Kniegelenk zum seitlichen Höcker des Schienbeinkopfes.

Zweiköpfiger Oberschenkelmuskel
Dicker Muskel, der hinten über den äußeren Teil des Oberschenkels verläuft. Sein oberer Abschnitt besteht aus zwei Teilen, dem kurzen und langen Kopf, die sich vereinen und in eine lange, mit dem oberen Ende des Wadenbeins (Fibula) verbundene Sehne auslaufen. Der zweiköpfige Oberschenkelmuskel beugt den Unter- gegen den Oberschenkel, wobei sich Letzterer etwas nach außen dreht. Der Muskel unterstützt auch die Streckung des Hüftgelenks.

Kurzer Kopf des zweiköpfigen Oberschenkelmuskels
Kürzerer der beiden Bestandteile des zweiköpfigen Oberschenkelmuskels. Er entspringt in der Linea aspera an der Rückseite des Oberschenkels.

Zweiköpfiger Wadenmuskel
Dicker Muskel, der die Oberfläche der Rückseite des Unterschenkels einnimmt. Sein Oberteil besteht aus zwei Abschnitten, dem äußeren und inneren Muskelkopf, die an den beiden Gelenkhöckern am unteren Ende des Oberschenkels entspringen. Sie treffen oben am mittleren Drittel des Unterschenkels zusammen und bilden so eine Sehne, die mit der Sehne des Schollenmuskels verbunden ist und am Fersenbein (Calcaneus) die Achillessehne bildet. Wenn sich der Muskel kontrahiert, kann die Ferse vom Boden angehoben und der Fuß ausgestreckt werden. Die Beugewirkung im Kniegelenk ist gering.

Schollenmuskel
Breiter, teils vom Zwillingsmuskel bedeckter Muskel. Er setzt an Waden- und Schienbein an, verläuft dann abwärts und mündet zusammen mit den Zwillingsmuskeln in die Achillessehne, die sich mit dem Fersenbein (Calcaneus) verbindet. Der Schollenmuskel hat die gleiche Funktion wie die Zwillingsmuskeln. Er streckt den Fuß und hebt die Ferse an, weshalb er beim Laufen wichtig ist.

Achillessehne
Sehne, in der Waden- und Schollenmuskel enden. Sie entspringt am hinteren Fortsatz des Fersenbeins (Calcaneus) am Fußgelenk. Die Achillessehne ist eine kräftige, unter der Haut deutlich sichtbare Sehne.

Außenknöchel
Erhebung, die den untersten Fortsatz des Wadenbeins an der Wadenaußenseite bildet.

Sehnenband des Wadenmuskels
Langes Band, das vom Außenknöchel des Wadenbeins zur Außenseite des Fersenbeins verläuft. Unter diesem Band verlaufen die Sehnen des kurzen und langen Wadenmuskels.

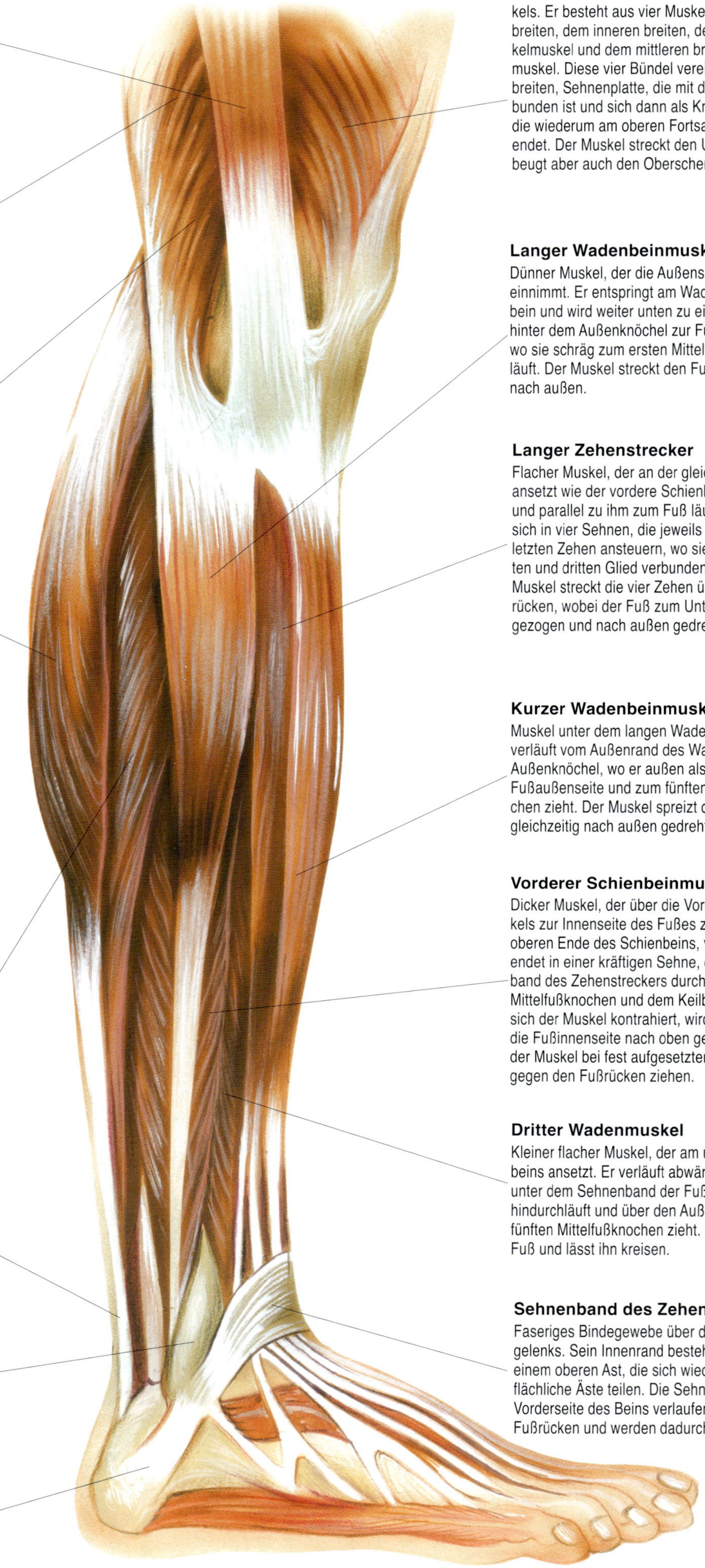

Oberschenkelstrecker
Dicker Muskel an der Vorderseite des Oberschenkels. Er besteht aus vier Muskeln: dem äußeren breiten, dem inneren breiten, dem geraden Schenkelmuskel und dem mittleren breiten Oberschenkelmuskel. Diese vier Bündel vereinigen sich in einer breiten, Sehnenplatte, die mit der Kniescheibe verbunden ist und sich dann als Kniesehne fortsetzt, die wiederum am oberen Fortsatz des Schienbeins endet. Der Muskel streckt den Unterschenkel, beugt aber auch den Oberschenkel in der Hüfte.

Langer Wadenbeinmuskel
Dünner Muskel, der die Außenseite der Wade einnimmt. Er entspringt am Waden- und Schienbein und wird weiter unten zu einer Sehne, die hinter dem Außenknöchel zur Fußsohle zieht, wo sie schräg zum ersten Mittelfußknochen verläuft. Der Muskel streckt den Fuß und dreht ihn nach außen.

Langer Zehenstrecker
Flacher Muskel, der an der gleichen Stelle ansetzt wie der vordere Schienbeinmuskel und parallel zu ihm zum Fuß läuft. Dort teilt er sich in vier Sehnen, die jeweils eine der vier letzten Zehen ansteuern, wo sie mit dem zweiten und dritten Glied verbunden sind. Der Muskel streckt die vier Zehen über den Fußrücken, wobei der Fuß zum Unterschenkel gezogen und nach außen gedreht wird.

Kurzer Wadenbeinmuskel
Muskel unter dem langen Wadenmuskel. Er verläuft vom Außenrand des Wadenbeins zum Außenknöchel, wo er außen als Sehne zur Fußaußenseite und zum fünften Mittelfußknochen zieht. Der Muskel spreizt den Fuß, der gleichzeitig nach außen gedreht wird.

Vorderer Schienbeinmuskel
Dicker Muskel, der über die Vorderseite des Unterschenkels zur Innenseite des Fußes zieht. Er entspringt am oberen Ende des Schienbeins, verläuft abwärts und endet in einer kräftigen Sehne, die unter dem Sehnenband des Zehenstreckers durchläuft und mit dem ersten Mittelfußknochen und dem Keilbein verbunden ist. Wenn sich der Muskel kontrahiert, wird der Fuß gebeugt und die Fußinnenseite nach oben gedreht. Außerdem kann der Muskel bei fest aufgesetztem Fuß den Unterschenkel gegen den Fußrücken ziehen.

Dritter Wadenmuskel
Kleiner flacher Muskel, der am unteren Ende des Wadenbeins ansetzt. Er verläuft abwärts zu einer Sehne, die unter dem Sehnenband der Fußwurzel-Zehenstrecker hindurchläuft und über den Außenrand des Fußes zum fünften Mittelfußknochen zieht. Der Muskel beugt den Fuß und lässt ihn kreisen.

Sehnenband des Zehenstreckers
Faseriges Bindegewebe über der Vorderseite des Fußgelenks. Sein Innenrand besteht aus einem unteren und einem oberen Ast, die sich wiederum in tiefe und oberflächliche Äste teilen. Die Sehnen der Muskeln an der Vorderseite des Beins verlaufen unter diesem Band zum Fußrücken und werden dadurch stabilisiert.

DER UNTERSCHENKEL: OBERFLÄCHLICHE MUSKELN

SEITENANSICHT INNEN

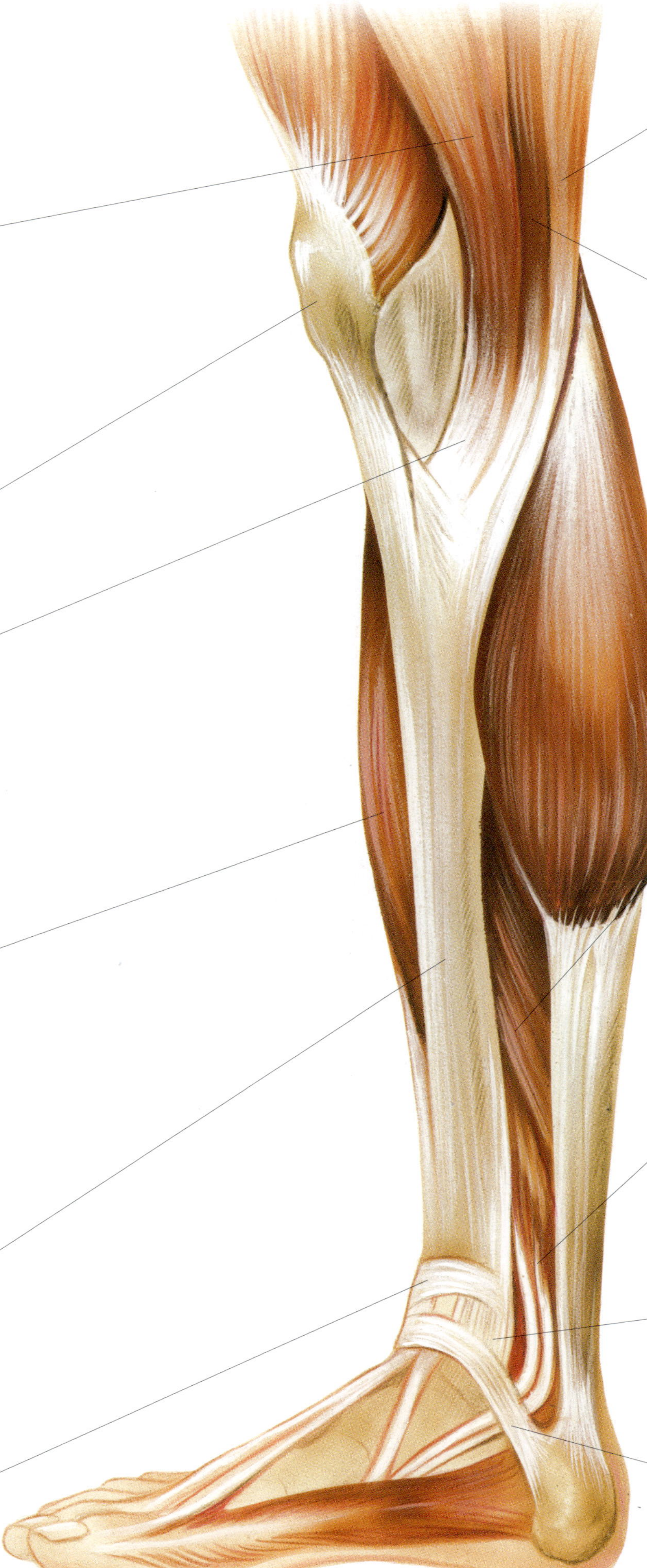

Halbsehniger Muskel
Am Sitzbein ansetzender Muskel, der längs der Hinterseite des Oberschenkels nach unten verläuft. Unter dem Knie endet er gemeinsam mit dem Schneidermuskel und dem schlanken Muskel in einer Sehne, dem Pes anserinus. Wenn sich der Muskel kontrahiert, wird das Bein im Kniegelenk gebeugt und der Oberschenkel nach innen gedreht.

Kniescheibe
Flacher, runder Knochen vor dem Kniegelenk.

Pes anserinus
Dicke Sehne an der Innenseite des obersten Schienbeinabschnitts; sie entspringt an der Stelle, an der drei Muskeln zusammentreffen: Schneidermuskel, halbsehniger und schlanker Muskel. Der lateinische Name bedeutet „Gänsefuß", was durch die Form erklärt wird.

Vorderer Schienbeinmuskel
Dicker Muskel, der über die Vorderseite des Unterschenkels zur Innenseite des Fußes zieht. Er entspringt am oberen Ende des Schienbeins, verläuft abwärts und endet in einer kräftigen Sehne, die unter dem Sehnenband des Zehenstreckers verläuft und mit dem ersten Mittelfußknochen und dem Keilbein verbunden ist. Wenn sich der Muskel kontrahiert, wird der Fuß gebeugt und die Fußinnenseite nach oben gedreht. Außerdem kann der Muskel bei fest aufgesetztem Fuß den Unterschenkel gegen den Fußrücken ziehen.

Schienbeinkamm
Vorderkante des Schienbeins. Der Schienbeinkamm ist nicht von Muskeln bedeckt und unter der Haut deutlich zu ertasten.

Sehnenband des Zehenstreckers
Faseriges Bindegewebe über der Vorderseite des Fußgelenks. Sein Innenrand besteht aus einem unteren und einem oberen Ast, die sich wiederum in tiefe und oberflächliche Äste teilen. Die Sehnen der Muskeln an der Vorderseite des Beins verlaufen unter diesem Band zum Fußrücken und werden dadurch stabilisiert.

Halbmembranartiger Muskel
Zum Teil vom halbsehnigen Muskel bedeckter Muskel. Er entspringt am Darmbein und ist mit dem obersten Teil des Schienbeins verbunden. Der Muskel erfüllt die gleiche Funktion wie der halbsehnige Muskel.

Schlanker Muskel
Langer, dünner Muskel, der am Schambein ansetzt und an der Innenseite des Oberschenkels zum oberen Ende des Schienbeins verläuft, wo er durch eine gemeinsame Sehne (Pes anserinus) mit zwei anderen Muskeln, dem halbsehnigen Muskel und dem Schneidermuskel, verbunden ist. Der schlanke Muskel beugt den Unterschenkel zum Oberschenkel und zieht einen Oberschenkel an den anderen heran.

Langer Zehenbeuger
Muskel, der an der Rückseite des Wadenbeins entspringt und als Sehne hinter dem Innenknöchel zur Fußsohle verläuft, wo er nach Spaltung in vier Teile zu den vier letzten Zehen verläuft. Diese werden gebeugt, wenn sich der Muskel kontrahiert.

Langer Großzehenbeuger
Muskel, der parallel zu den Zehenbeugern verläuft, aber am Wadenbein entspringt. Er zieht als Sehne hinter dem Innenknöchel zur Fußsohle, wo er mit dem zweiten Glied der Großzehe verbunden ist. Der Muskel beugt die Großzehe.

Fächerförmiges Deltaband
Die Gelenkfläche von Schienbein und Fußwurzel wird an der Innenseite durch ein kräftiges Band verstärkt, dessen obere Lage dreieckig ist (daher der Name). Das Band verläuft vom Innenknöchel zu Fersenbein (Calcaneus), Kahnbein und Knöchel.

Sehnenband der Zehenbeuger
Band, das über den Innenknöchel zur Innenseite des Fersenbeins verläuft. Die Sehnen der Beugemuskeln an der Hinterseite des Beines verlaufen unter diesem Band hindurch und werden so stabilisiert.

DER FUSS: OBERFLÄCHLICHE MUSKELN

ANSICHT VON OBEN

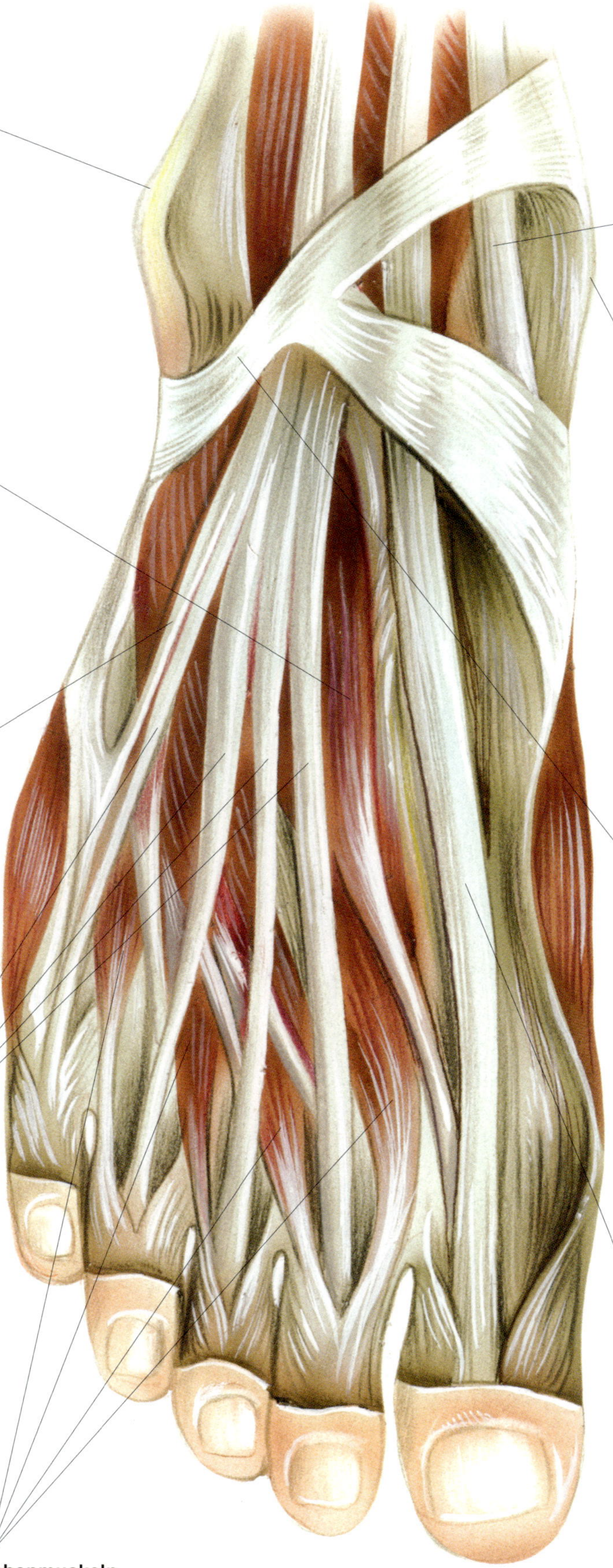

Außenknöchel
Erhebung, die den untersten Fortsatz des Wadenbeins an der Wadenaußenseite bildet.

Kurzer Zehenstrecker
Flacher Muskel, der am Fersenbein entspringt und schräg über den Fuß läuft. Er teilt sich in vier Sehnen, die zur ersten, zweiten, dritten und vierten Zehe verlaufen. An der ersten Zehe ist die Sehne am ersten Glied befestigt, bei den drei übrigen hingegen am Streckmuskel der jeweiligen Zehe. Der Muskel zieht die ersten vier Zehen nach oben und wirkt mit dem langen Zehenstrecker zusammen.

Sehne des vorderen Wadenmuskels
Sehne, deren Muskelmasse sich an der Vorderseite des Beines befindet. Sie kreuzt die Innenseite des Fußes und ist mit dem fünften Mittelfußknochen verbunden. Der Muskel zieht den Fuß bei aufgesetzter Ferse nach oben und kann ihn auch nach außen drehen.

Sehnen des langen Zehenstreckers
Die vier Sehnen dieses Muskels verlaufen zum Fußrücken und jeweils zum zweiten und dritten Glied der vier letzten Zehen. Die Sehnen ziehen den Fuß und die Zehen kopfaufwärts und können den Fuß nach außen drehen.

Sehne des vorderen Schienbeinmuskels
Sehne, die an der Vorderseite des Unterschenkels ansetzt, unter dem Sehnenband des Zehenstreckers verläuft und mit dem ersten Mittelfußknochen und dem Keilbein verbunden ist. Wenn sich der Muskel kontrahiert wird der Fuß kopfwärts und die Fußinnenkante nach oben gezogen.

Innenknöchel
Erhebung, die den untersten Fortsatz des Schienbeins an der Wadeninnenseite bildet.

Sehnenplattenscheide des Zehenstreckers
Faseriges Bindegewebe über der Vorderseite des Fußgelenks. Die Sehnen der Muskeln an der Vorderseite des Beines verlaufen unter diesem Band zum Fußrücken.

Sehne des langen Großzehenstreckers
Sehne, deren Muskelmasse an der Beinvorderseite liegt. Sie verläuft längs der Innenseite des Fußrückens und ist mit dem ersten und zweiten Glied der Großzehe verbunden. Der Großzehenstrecker streckt die Großzehe im Grund- und Endgelenk und unterstützt das Kopfwärtsziehen des Fußes. Bei aufgesetztem Fuß zieht er den Unterschenkel gegen den Fußrücken.

Zwischenknochenmuskeln des Fußrückens
Vier Muskeln, die tief im Fuß zwischen den Mittelfußknochen liegen und am Fußrücken zu erkennen sind. Sie verlaufen zum ersten Glied der zweiten, dritten und vierten Zehe, beugen das erste Glied und strecken die beiden anderen Glieder dieser Zehen.

DER FUSS: OBERFLÄCHLICHE MUSKELN

ANSICHT VON UNTEN

Kurzer Zehenbeuger
Muskel in der Mitte des Fußes. Er entspringt am Fersenbein (Calcaneus) und teilt sich in vier häutige Muskelbündel, die zu Sehnen werden, die durch einen dünnen Strang jeweils mit dem zweiten Glied der vier letzten Zehen verbunden sind. Der Muskel beugt die beiden ersten Glieder dieser Zehen in Richtung Fußsohle.

Plantare Aponeurose
Dicker dreieckiger Muskel, der vom hintersten Teil des Fersenbeins bis zum Ansatz der fünf Zehen die Muskeln der Fußsohle bedeckt. Er endet in faserigen Fortsätzen, die als Scheiden für die Sehnen der Zehenbeuger fungieren.

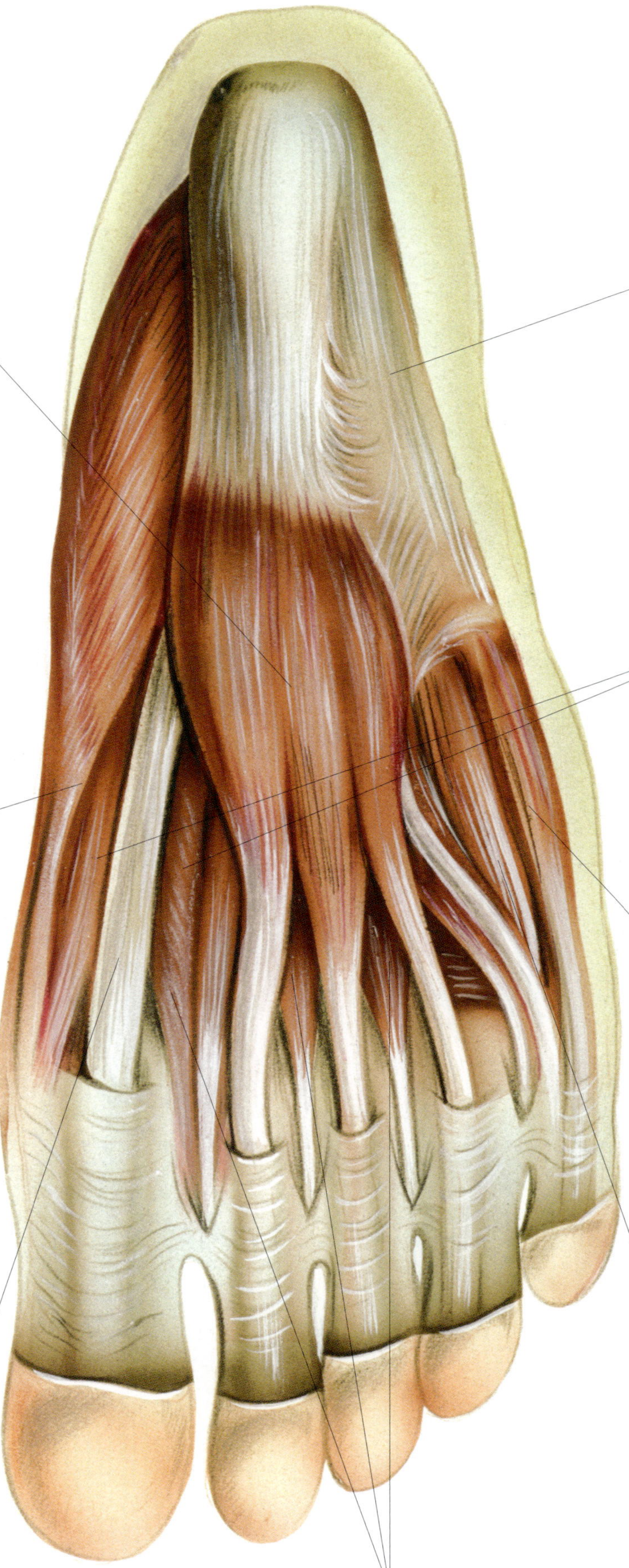

Kurzer Großzehenbeuger
An der Fußwurzel ansetzender Muskel, der sich in zwei Muskelbündel (Faszikel) teilt: Das eine ist mit der Sehne des Großzehenabspreizers verbunden, das andere tief in der Fußsohle mit dem Großzehenabspreizer. Der Muskel beugt das erste Glied der Großzehe zur Fußsohle hin.

Großzehenabspreizer
Muskel an der Innenseite der Fußsohle, der vom Fersenbein zur Basis des ersten Gliedes der Großzehe verläuft, wo er durch seine Sehne mit der Sehne des langen Großzehenbeugers verbunden ist. Er beugt die Großzehe zur Fußsohle; gleichzeitig spreizt er diese und die zweite Zehe ab.

Kleinzehenabspreizer
Muskel, der längs der Innenseite der Fußsohle vom Fersenbein zum ersten Glied der kleinen Zehe und zum fünften Mittelfußknochen verläuft. Seine Kontraktion spreizt die kleine Zehe in Abduktion nach außen.

Sehne des langen Großzehenbeugers
Sehne, die am Wadenbein entspringt und hinter dem Innenknöchel und unter dem Fersenbein zum zweiten Glied der Großzehe verläuft. Der lange Großzehenbeuger senkt die Fußspitze, dreht die Innenkante des Fußes nach innen und oben und ermöglicht beim Gehen das Abwickeln des Fußes über die Großzehe.

Wurmmuskeln
Kleine zylindrische Muskeln, die an den ersten Gliedern der Zehen enden. Sie beugen die ersten Glieder der letzten vier Zehen und strecken die beiden anderen.

Kurzer Kleinzehenbeuger
Muskel, der parallel zur Abzweigung der kleinen Zehe verläuft. Er zieht von der Basis des fünften Mittelfußknochens zum ersten Glied der kleinen Zehe. Zusammen mit dem kurzen Zehenbeuger beugt er die kleine Zehe.

DAS SKELETT

VORDERANSICHT

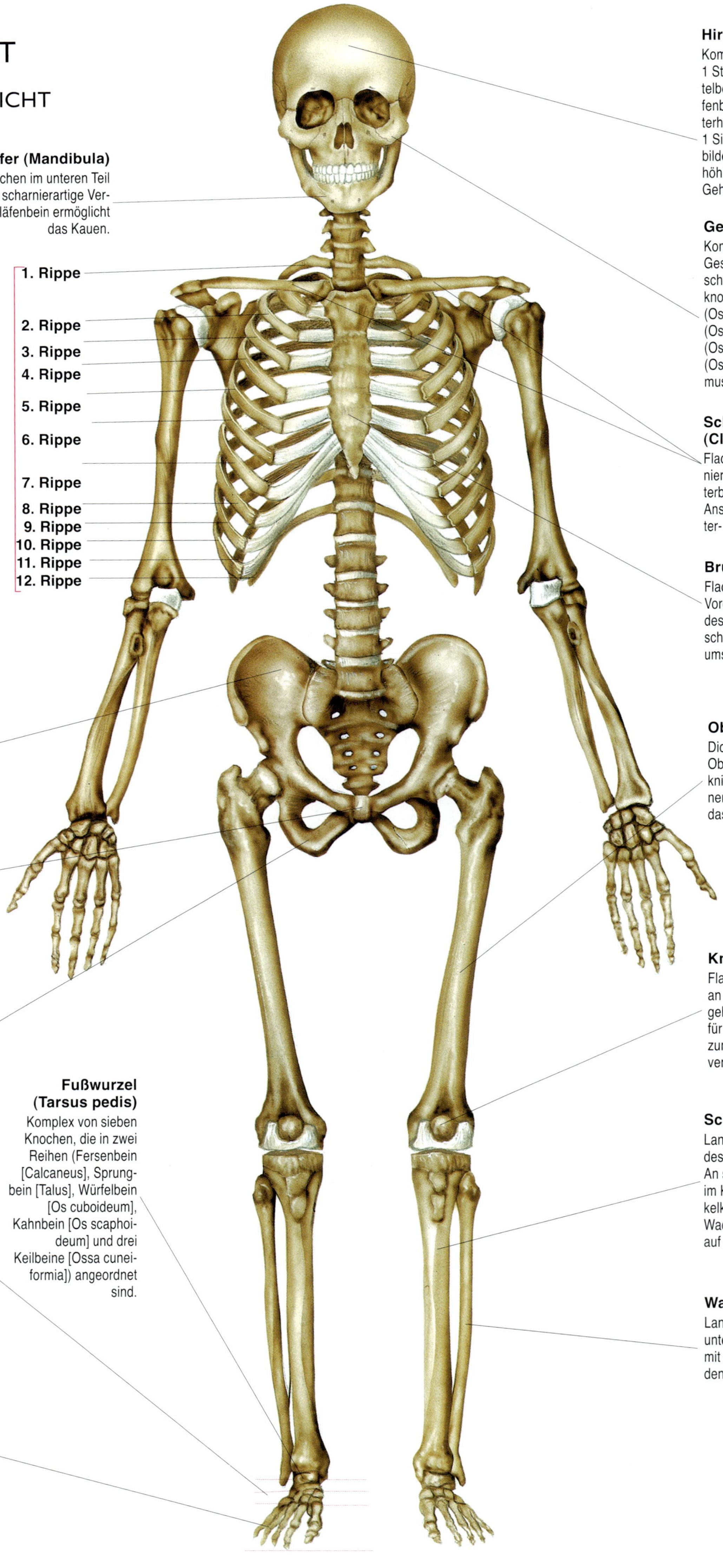

Unterkiefer (Mandibula)
Hufeisenförmiger Knochen im unteren Teil des Gesichts. Seine scharnierartige Verbindung mit dem Schläfenbein ermöglicht das Kauen.

Rippen
Diese gebogenen flachen Knochen umspannen die Brusthöhle von den Seiten des Brustbeins bis zur Wirbelsäule und bilden gemeinsam den Brustkorb. Sieben Rippenpaare sind direkt mit dem Brustbein verbunden. Die achte, neunte und zehnte Rippe steht mit dem Brustbein nur indirekt in Verbindung, die elfte und zwölfte Rippe endet frei in der Muskulatur des Brustkorbs.

Hüftbein
Knochen, aus dem sich das Beckenskelett aufbaut. Er besteht aus drei Teilen: Darmbein, Schambein und Sitzbein.

Darmbein (Os ilium)
Schaufelförmiger Teil des Hüftbeins, das hinten an das Kreuzbein anschließt und der Beckenhöhle seitlichen Schutz bietet.

Schambein (Os pubis)
Teil des Hüftbeins, durch den die Vorderseite der Beckenrings mittels der Schambeinfuge geschlossen wird.

Sitzbein (Os ischii)
Teil des Hüftbeins, der als Verbindung an der Vorder- und Seitenwand des Scham- und Darmbeins dient. Wo Sitz- und Darmbein aneinander anschließen, befindet sich die Pfanne für den kugeligen Oberschenkelkopf.

Fußwurzel (Tarsus pedis)
Komplex von sieben Knochen, die in zwei Reihen (Fersenbein [Calcaneus], Sprungbein [Talus], Würfelbein [Os cuboideum], Kahnbein [Os scaphoideum] und drei Keilbeine [Ossa cuneiformia]) angeordnet sind.

Mittelfuß (Metatarsus)
Komplex aus fünf Röhrenknochen, die die Fußsohlenwölbung überspannen und sich von der zweiten Reihe der Fußwurzelknochen zu den Zehengliedern erstrecken.

Zehenknochen (Phalangen)
Komplex aus kleinen Knochen, die das Zehenskelett bilden. Jede Zehe hat drei Glieder – mit Ausnahme der ersten, die lediglich zwei besitzt.

Hirnschädel (Cranium)
Komplex aus flachen Knochen: 1 Stirnbein (Os frontale), 2 Scheitelbeine (Ossa parietalia), 2 Schläfenbeine (Ossa temporalia), 1 Hinterhauptsbein (Os occipitale) und 1 Siebbein (Os ethmoidale). Sie bilden gemeinsam die Schädelhöhle und umschließen so das Gehirn.

Gesichtsskelett
Komplex von Knochen, die das Gesichtsskelett bilden: 1 Pflugscharbein (Vomer), 2 Oberkieferknochen (Maxillae), 1 Nasenbein (Os nasale), 2 Gaumenbeine (Ossa palatina), 2 Jochbeine (Ossa zygomatica), 2 Tränenbeine (Ossa lacrimalia) und 2 Nasenmuscheln (Conchae nasales).

Schlüsselbeine (Claviculae)
Flache Langknochen, die als Scharnier zwischen Brustbein und Schulterblatt sitzen. Sie dienen auch als Ansatzpunkt für viele Hals-, Schulter- und Brustmuskeln.

Brustbein (Sternum)
Flacher Knochen inmitten der Vorderseite des Brustkorbs, an dessen Seiten die Rippen anschließen, die den Brustkorb umspannen.

Oberschenkel (Femur)
Dicker Langknochen, der das Oberschenkelskelett bildet. Er knickt am oberen Ende nach innen und bildet mit dem Becken das Hüftgelenk.

Kniescheibe (Patella)
Flacher, dreieckiger Knochen an der Vorderseite des Kniegelenks, der als Ansatzpunkt für viele Muskeln dient, die zum Ober- und Unterschenkel verlaufen.

Schienbein (Tibia)
Langknochen, der die Vorderseite des Unterschenkelskeletts dient. An seinem oberen Ende stößt er im Kniegelenk auf den Oberschenkelknochen, am unteren mit dem Wadenbein über das Fußgelenk auf die Fußwurzel.

Wadenbein (Fibula)
Langknochen, der oben und unten über Gelenkflächen mit dem Schienbein verbunden ist.

DAS SKELETT

RÜCKANSICHT

Schulterblatt (Scapula)
Flacher Knochen an der Rückseite des Brustkorbs, der als Verbindung zwischen Brustkorb und Oberarm dient.

Oberarmknochen (Humerus)
Langknochen, der das Oberarmskelett bildet. Sein oberes Ende ist durch ein Gelenk mit dem Schulterblatt verbunden, während das untere auf Elle und Speiche trifft.

Speiche (Radius)
Langknochen an der Außenseite des Unterarmes. Er schließt an das untere Ende des Oberarmknochens an und steht im Ellenbogengelenk und am Handgelenk mit der Elle in Verbindung.

Elle (Ulna)
Langknochen an der Innenseite des Unterarmes. Er spielt eine wichtige Rolle bei den Kreisbewegungen, die man mit Unterarm und Hand ausführen kann.

Handwurzel (Carpus)
Komplex aus kleinen würfelförmigen Knochen (Os hamatum, Os scaphoideum, Os trapezium, Os pisiforme, Os trapezoideum, Os lunatum, Os triquetrum und Os capitatum), die jeweils zu viert in zwei Reihen liegen. Sie schließen über das Handgelenk an Speiche und Elle an, an der Unterseite an die Mittelhandknochen.

Mittelhand (Metacarpus)
Komplex aus fünf länglichen Knochen, die zwischen der Handwurzel und den Fingerknochen liegen und die Handinnenfläche bilden.

Fingerknochen (Phalangen)
Komplex aus Knochen, die das Fingerskelett bilden. Jeder Finger hat drei Glieder – mit Ausnahme des Daumens, der lediglich zwei besitzt.

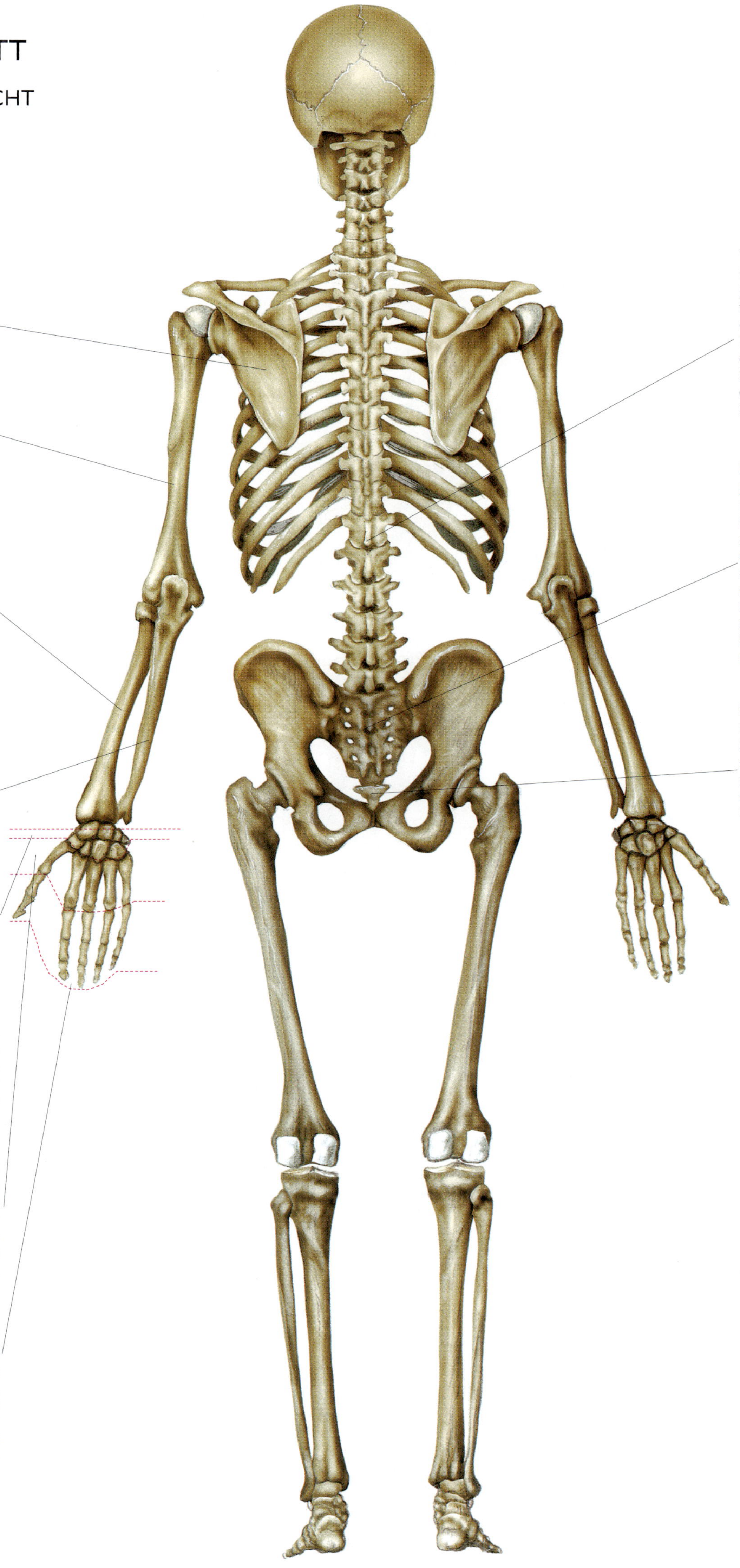

Wirbelsäule (Spina vertebralis)
Komplex aus 24 aufeinander folgenden Knochen. Sie gliedern sich in drei Abschnitte: 7 Halswirbel (Vertebrae cervicales), 12 Brustwirbel (Vertebrae thoracicae) und 5 Lendenwirbel (Vertebrae lumbales).

Kreuzbein (Os sacrum)
Dreieckiger Knochen am unteren Ende der Wirbelsäule. Sein Oberrand ist mit der Wirbelsäule, die seitlichen Ränder sind mit dem Darmbein verbunden. So spielt das Kreuzbein eine wichtige Rolle als Verbindungsstück, das das Beugen und Strecken des Oberkörpers nach vorn und hinten ermöglicht.

Steißbein (Os coccygis)
Kleiner Fortsatz am Ende des Kreuzbeins, der aus einer Reihe sehr kleiner, erheblich verkümmerter Wirbelkörper besteht.

DAS SKELETT

SEITENANSICHT

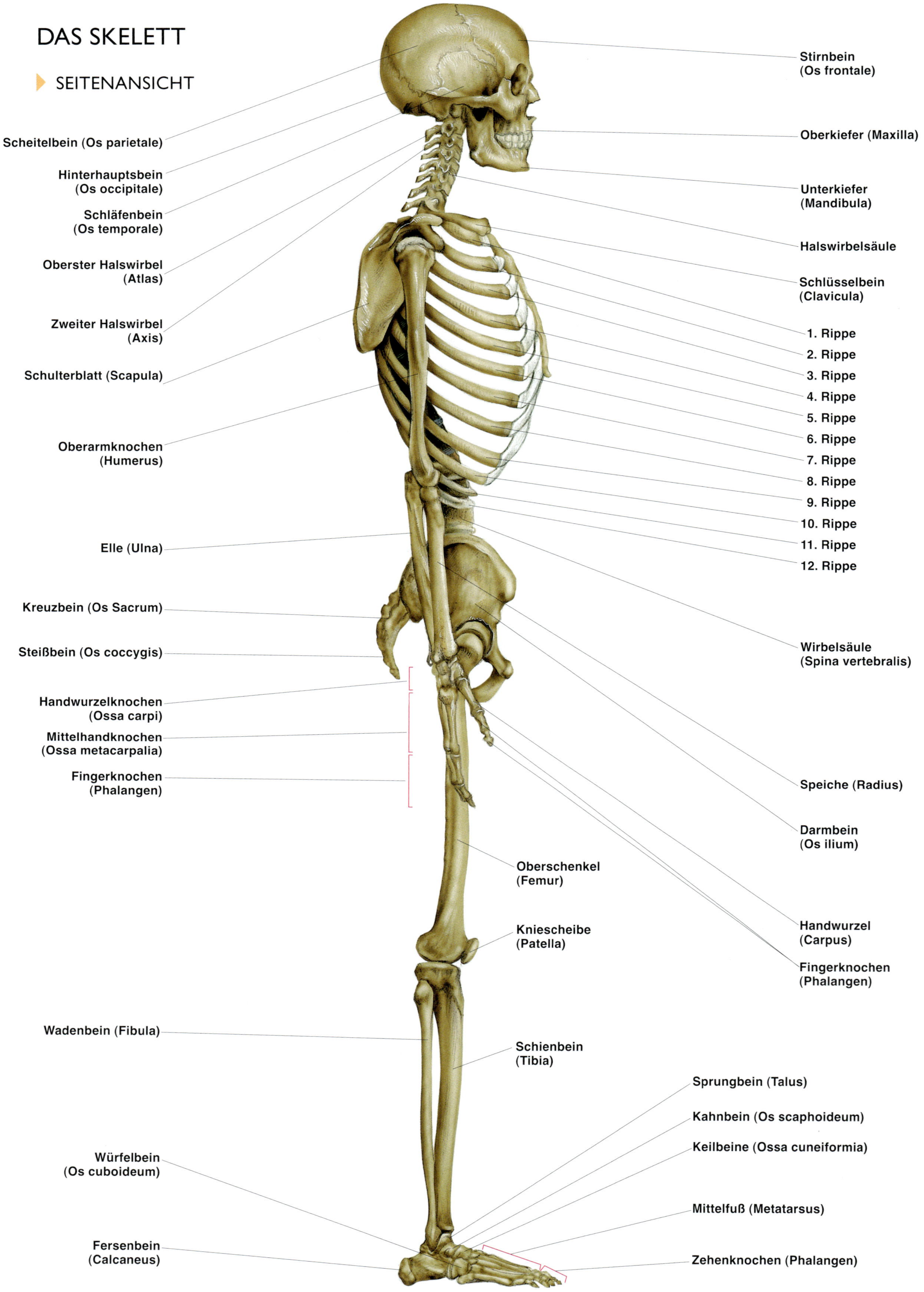

AUFBAU EINES LANGEN RÖHRENKNOCHENS

Gelenkfläche
Teil der Epiphyse, der an andere Knochen anschließt. Er trägt keine Knochenhaut und ist für gewöhnlich mit einer Schicht Gelenkknorpel überzogen.

Substantia spongiosa
Schwammiges Gewebe, das das Innere der Epiphyse langer Röhrenknochen ausfüllt. Seine kleinen Hohlräume enthalten Knochenmark, ein Gewebe, dessen wichtigste Aufgabe in der Blutbildung besteht.

Knochenmark
Gewebe im Inneren der Markhöhle. Das Knochenmark enthält ein Netzwerk von Blutgefäßen und Zellen, die Blutkörperchen produzieren (rotes Knochenmark) oder in Fett umgewandelt werden können (gelbes Knochenmark).

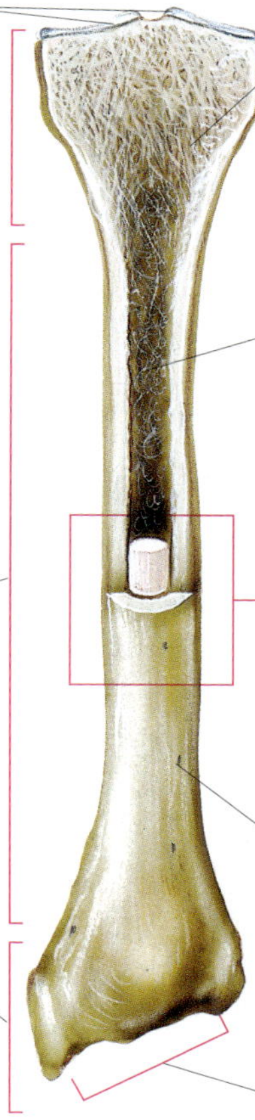

Markhöhle
Hohlraum inmitten der Diaphyse langer Röhrenknochen, der Knochenmark enthält.

Diaphyse
Mittlerer Abschnitt der langen Röhrenknochen.

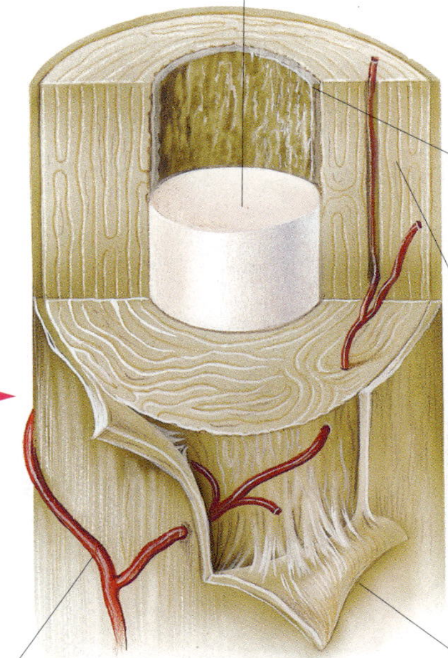

Knochenschichten

Innere Knochenhaut (Endost)
Bindegewebszellschicht, die die Markhöhle auskleidet.

Rindenschicht (Substantia compacta)
Dichtes, geschichtetes Gewebe („Lamellen") aus der Diaphyse eines langen Röhrenknochens.

Knochenhaut (Periost)
Außenschicht, die mit Ausnahme der Gelenkflächen den gesamten Knochen überzieht. Sie ist weißgelb gefärbt und je nach Lage unterschiedlich dick.

Foramen nutricium
Kleine Öffnung in der Knochenoberfläche, die den Kapillaren Zugang zur Markhöhle verschafft.

Nährarterie
Arterienende, das durch das Foramen nutricium in den Knochen eintritt und ihn mit arteriellem Blut versorgt.

Epiphyse

Gelenkfläche

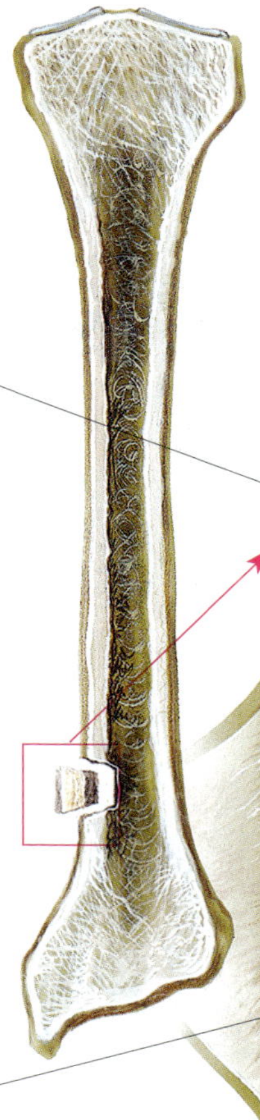

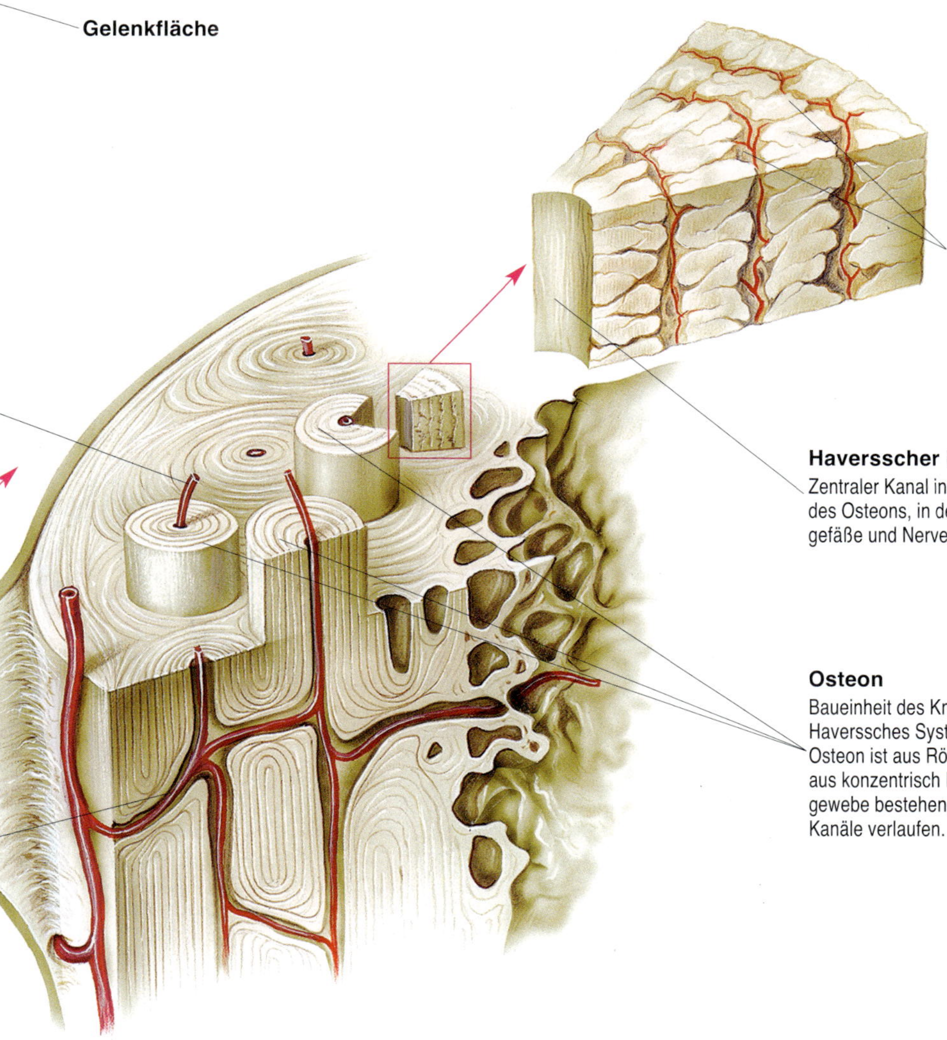

Knochenkapillaren
Kleinste Verästelungen von Blutgefäßen, die durch die Zentralkanälchen ins Osteon laufen und ihm arterielles Blut zuführen.

Canaliculi
Winzige Kanälchen, die durch die Lamellen des Osteons ziehen und Osteozyten enthalten, Zellen, die Knochengewebe bilden.

Haversscher Kanal
Zentraler Kanal innerhalb des Osteons, in dem Blutgefäße und Nerven enden.

Osteon
Baueinheit des Knochengewebes, auch Haverssches System genannt. Jedes Osteon ist aus Röhren aufgebaut, die aus konzentrisch Ringen von Knochengewebe bestehen, in deren Zentren Kanäle verlaufen.

Volkmannscher Kanal
Querkanal, der die Zentralkanälchen des Osteons miteinander verbindet.

DER SCHÄDEL

VORDERANSICHT

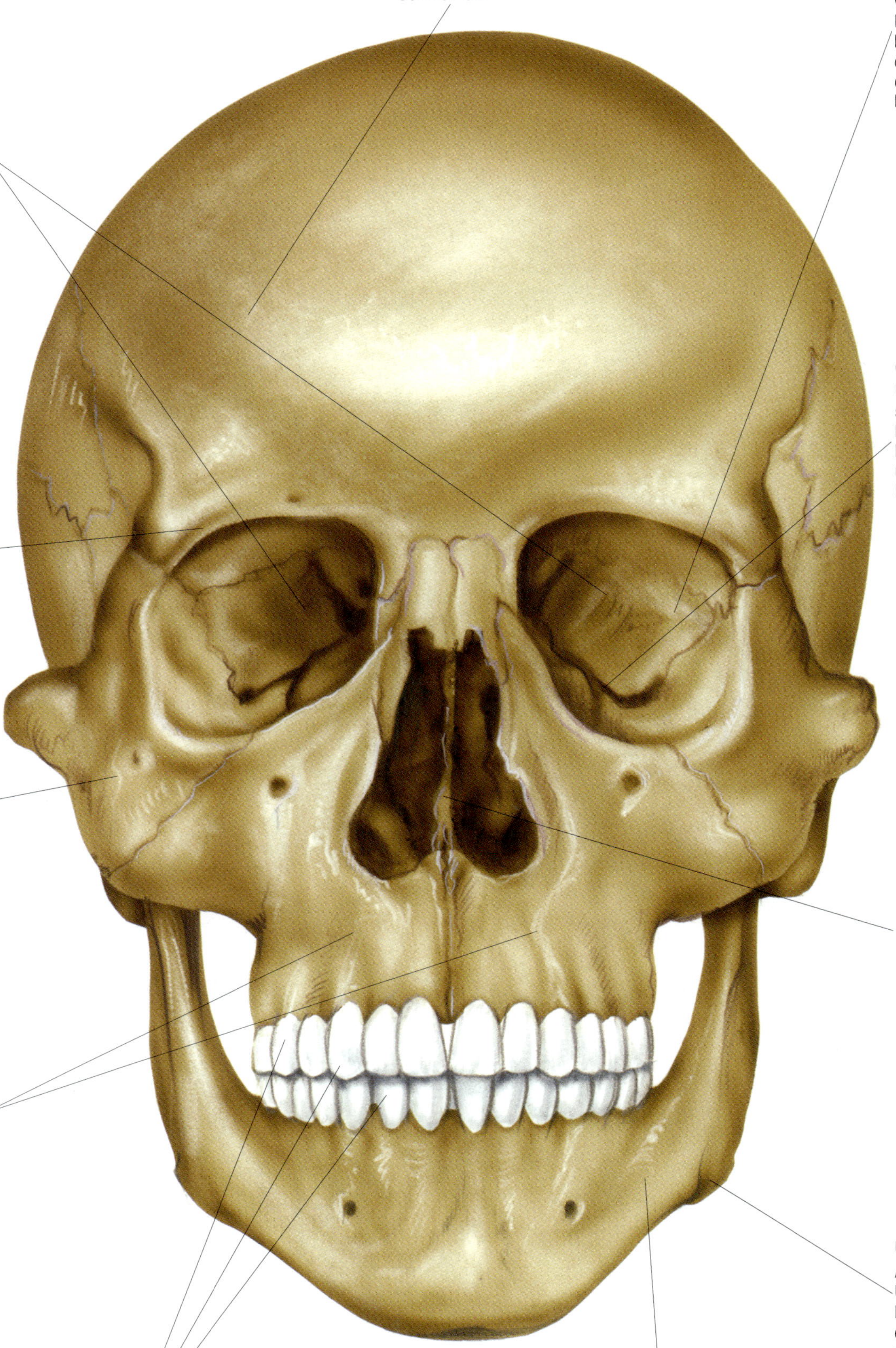

Stirnbein (Os frontale)
Großer Knochen, der die Vorderseite des Hirnschädels bildet; der dahinter liegende Hohlraum bietet den Stirnlappen des Gehirns Platz.

Keilbein (Os cuneiforme)
Knochen der Schädelbasis, der an seiner Vorderseite die untere Wandung der Augenhöhle bildet.

Augenhöhlen (Orbitae)
Zwei Höhlungen im oberen Teil des Gesichtsskeletts, die den Augäpfeln Platz bieten. Sie werden vom Stirn- und Keilbein, den Jochbeinen, dem Oberkiefer und den Tränenbeinen begrenzt.

Orbitalnaht
Unregelmäßige Naht zwischen dem großen und kleinen Flügel des Keilbeins, die den Nerven und Adern des Auges Durchlass bietet.

Augenbrauenbogen (Arcus superciliaris)
Bogen, der den Oberrand der Augenhöhle und den Knochenkern der Augenbraue bildet.

Jochbein (Os zygomaticum)
Einer der beiden Knochen, die das Gesichtsskelett ausmachen. Er bildet die knöcherne Unterlage der Wangen. Seine Außenränder bilden die Unter- und Außenseiten der Augenhöhle.

Nasenscheidewand (Septum nasi)
Knorpelplatte, die die Nasenhöhlen trennt. Sie geht an ihrer Rückseite in das Pflugscharbein über.

Oberkiefer (Maxilla)
Knochen, der aus zwei symmetrischen, an ihrer Innenseite verbundenen Hälften besteht. In seiner Mitte befindet sich eine Öffnung für die Nasenlöcher und an der Oberseite bildet er den Boden der Augenhöhlen. An der Unterseite setzt die obere Zahnreihe an.

Unterkieferecke
An beiden Seiten des Unterkiefers erkennbare Ecke; die an der Stelle entsteht, an der die schräge und die vertikale Kante des Unterkiefers zusammentreffen.

Gebiss
Die Zähne bestehen aus ungewöhnlich hartem Material und sind in zwei Reihen im Ober- und Unterkiefer angeordnet.

Unterkiefer (Mandibula)
Unterster Teil des Schädels, der als einziger beweglich ist. Der Unterkiefer ist mit dem Schläfenbein durch ein Gelenk verbunden, das Kaubewegungen ermöglicht. Der Unterkiefer lässt sich in den vertikalen und den schrägen Abschnitte gliedern.

DER SCHÄDEL

SEITENANSICHT

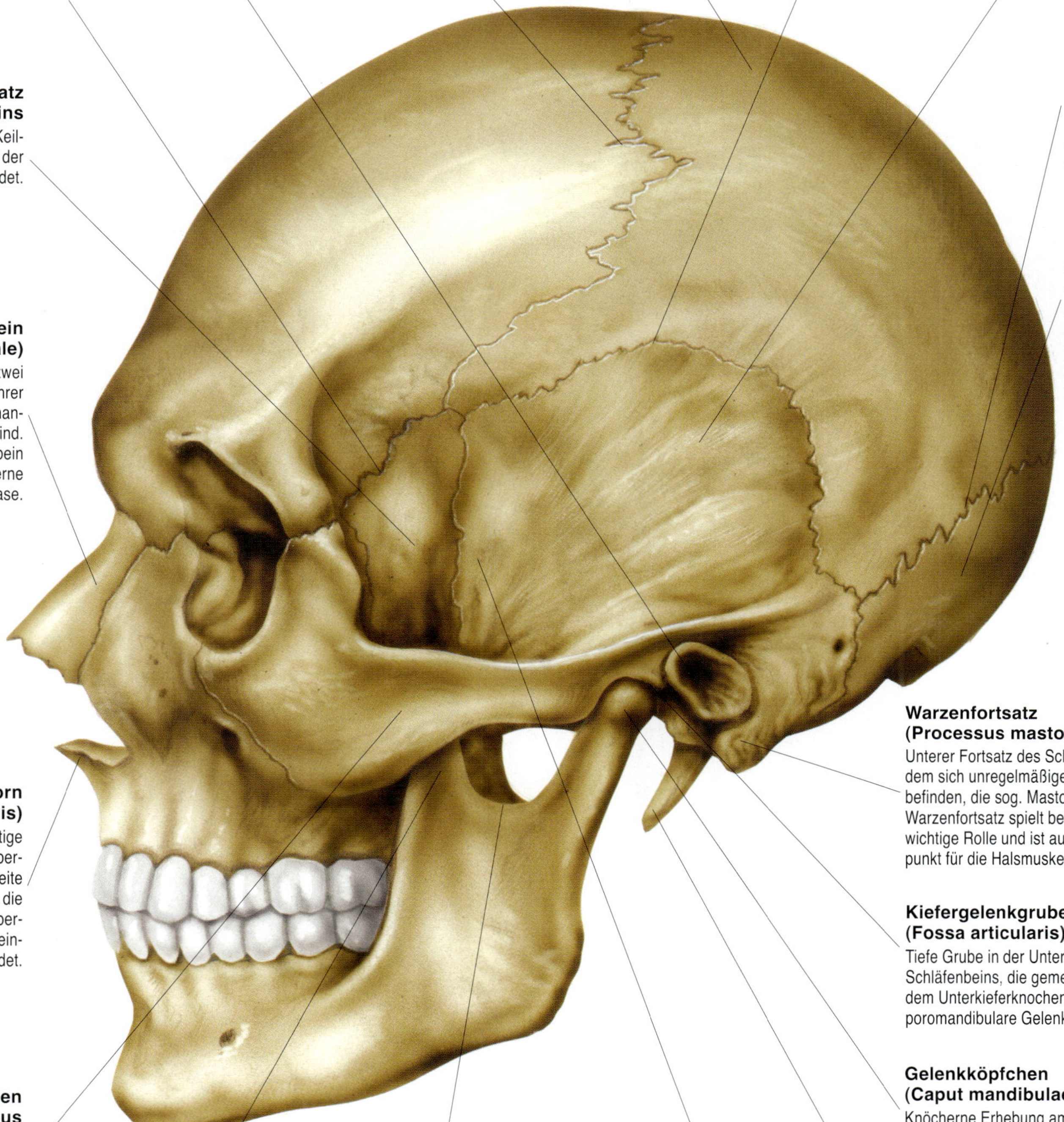

Stirnbein-Keilbein-Naht (Sutura sphenofrontalis)
Naht, die das Stirnbein mit dem Keilbein verbindet.

Äußerer Gehörgang (Meatus acusticus externus)
Knochenkanal, der als Öffnung im Schläfenbein die Verbindung zwischen dem Mittelohr und der Außenwelt herstellt.

Kranznaht (Sutura coronalis)
Verbindungsnaht, die den Hinterrand des Stirnbeins und dem Vorderrand des Scheitelbeins verbindet.

Scheitelbein (Os parietale)
Zwei symmetrische Knochen, einer in jeder Schädelhälfte, die durch die Pfeilnaht (Sutura sagittalis) miteinander verbunden sind.

Schuppennaht (Sutura squamosa)
Naht, die eine feste Verbindung zwischen der „Schuppe" des Schläfenbeins und dem Scheitelbein bildet.

Schläfenbein (Os temporale)
Komplizierter Knochen, der für die Schädelhöhle strukturell wichtig ist. Er enthält die Organe des Gehörsinns und besteht aus drei Teilen: Pars tympanica, Pars petrosa und Pars squamosa.

Flügelfortsatz des Keilbeins
Verlängerung des Keilbeins, die einen Teil der Schläfengrube bildet.

Nasenbein (Os nasale)
Knochen aus zwei Hälften, die an ihrer Innenseite miteinander verbunden sind. Das Nasenbein dient als knöcherne Stütze der Nase.

Nasendorn (Spina nasalis)
Stachel- oder dornartige Verlängerung des Oberkiefers an der Oberseite jener Naht (Sutura), die beide Hälften des Oberkiefers (Maxilla) miteinander verbindet.

Jochbogen (Arcus zygomaticus)
Knochenbogen, der am Jochbein entspringt und sich seitlich und nach hinten bis zur Vereinigung mit dem Schläfenbein erstreckt.

Lambda-Naht (Sutura lambdoidea)
Diese Naht verbindet den hinteren Rand des Scheitelbeins mit dem Hinterhauptsbein.

Hinterhauptsbein (Os occipitale)
Gewölbter Knochen, der den Hinterrand des Schädels bildet. Er bietet den hinteren Hirnlappen und dem Kleinhirn Platz.

Warzenfortsatz (Processus mastoideus)
Unterer Fortsatz des Schläfenbeins, in dem sich unregelmäßige Hohlräume befinden, die sog. Mastoidzellen. Der Warzenfortsatz spielt beim Hören eine wichtige Rolle und ist auch als Ansatzpunkt für die Halsmuskeln bedeutsam.

Kiefergelenkgrube (Fossa articularis)
Tiefe Grube in der Unterseite des Schläfenbeins, die gemeinsam mit dem Unterkieferknochen das temporomandibulare Gelenk bildet.

Gelenkköpfchen (Caput mandibulae)
Knöcherne Erhebung am Ast des Unterkiefers, die den Gelenkkopf des Kiefergelenks bildet.

Griffelfortsatz (Processus styloideus)
Länglicher, dünner Fortsatz des unteren Schläfenbeinteils, der als Ansatzpunkt für Bindegewebsbänder und Muskeln dient.

Kronenfortsatz
Knöcherne Erhebung im vorderen Abschnitt der Oberseite jenes Unterkieferastes, an dem der Schläfenmuskel befestigt ist; der Kronenfortsatz ermöglicht die Bewegung des Unterkiefers.

Sichelkerbe
Große Einbuchtung, die sich vom Kronenfortsatz bis zum Unterkieferknochen erstreckt und Blutgefäßen und Nerven Durchgang verschafft.

Schläfengrube (Fossa temporalis)
Knöcherne Senke in der Schädelseite, die von den Flügeln des Keilbeins und der Muschel des Schläfenbeins gebildet wird.

DIE SCHÄDELHÖHLE

AUSSENANSICHT

Lambda-Naht (Sutura lambdoidea)
Diese Naht verbindet den hinteren Rand des Scheitelbeins mit dem Hinterhauptsbein.

Hinterhauptsbein (Os occipitale)
Gewölbter Knochen, der den Hinterrand des Schädels bildet. Er bietet den hinteren Hirnlappen und dem Kleinhirn Platz.

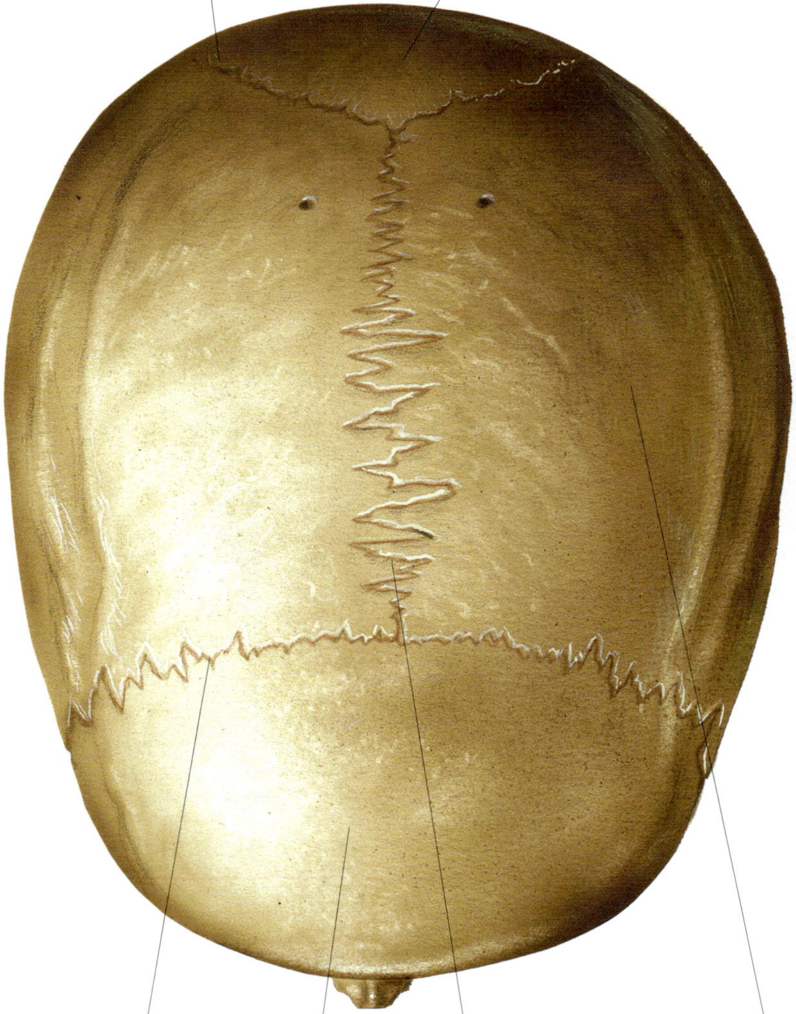

Kranznaht (Sutura coronalis)
Verbindungsnaht, die den Hinterrand des Stirnbeins mit dem Vorderrand des Scheitelbeins verbindet.

Stirnbein (Os frontale)
Großer Knochen, der die Vorderseite des Hirnschädels bildet; der dahinter liegende Hohlraum bietet den Stirnlappen des Gehirns Platz.

Pfeilnaht (Sutura sagittalis)
Verbindungsnaht, die sich vom Stirnbein über das Schädeldach zum Hinterhauptsbein erstreckt und die beiden Scheitelbeine vereinigt.

Scheitelbein (Os parietale)
Zwei symmetrische Knochen, einer in jeder Schädelhälfte, die durch die Pfeilnaht verbunden sind.

INNENANSICHT

Gruben für Blutgefäße
Gruben im Schädeldach, die verschiedenen Blutgefäßen rund um das Gehirn Platz bieten.

Hinterhauptsgrube
Innere Grube im Hinterhauptsbein, in der der oberste Abschnitt des Hinterhaupts- oder Occipitallappens des Gehirns Platz findet.

Scheitelbeingruben
Innere Gruben in den Scheitelbeinen, die den Scheitelbein- oder Parietallappen des Gehirns Platz bieten.

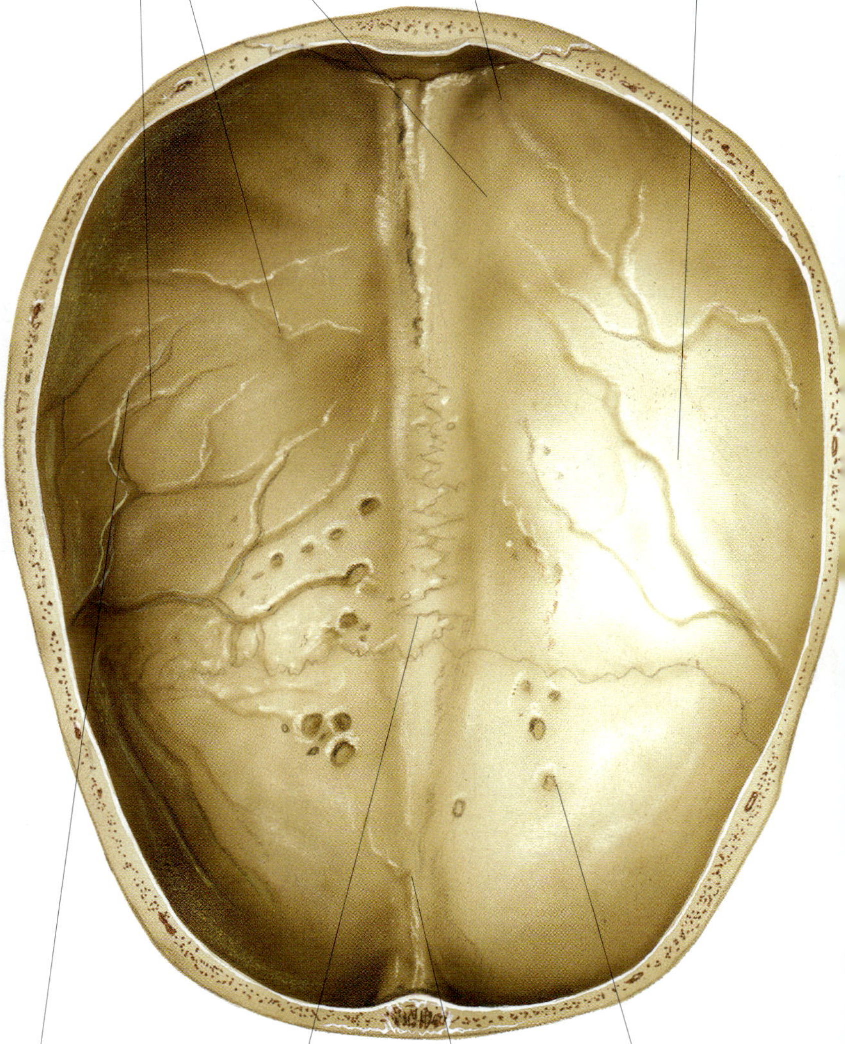

Längsgrube
Tiefe Grube in Verlängerung des Stirnbeinkamms. Sie bietet dem oberen Längssinus Platz, einem wichtigen Ast des Venennetzes im oberen Teil des Hirnschädels.

Stirnbeinkamm
Knöcherne Erhebung in der Mitte der Vorderinnenseite des Stirnbeins. Sie enthält die Hirnsichel (Falx cerebri), die die beiden Hirnhemisphären trennt.

Vordere Schädelgrube (Fossa cranii anterior)
Konkaver Raum im oberen Abschnitt des Stirnbeins, der den Stirnlappen des Großhirns Platz bietet.

DIE SCHÄDELBASIS

ANSICHT VON UNTEN

Hinterhauptshöcker
Erhabene Gelenkflächen an beiden Seiten des Hinterhauptslochs (Foramen magnum), die dort die Verbindung mit dem Atlas herstellen.

Hinterhauptsbein (Os occipitale)
Gewölbter Knochen, der den Hinterrand des Schädels bildet. Er bietet den hinteren Hirnlappen und dem Kleinhirn Platz.

Schläfenbein (Os temporale)
Komplizierter Knochen, der für die Schädelhöhle strukturell wichtig ist. Er enthält die Organe des Gehörsinns und besteht aus drei Teilen: Pars tympanica, Pars petrosa und Pars squamosa.

Äußerer Gehörgang (Meatus acusticus externus)
Knochenkanal, der als Öffnung im Schläfenbein die Verbindung zwischen dem Mittelohr und der Außenwelt herstellt.

Warzenfortsatz (Processus mastoideus)
Unterer Fortsatz des Schläfenbeins, in dem sich unregelmäßige Hohlräume befinden, die Mastoidzellen. Der Warzenfortsatz spielt beim Hören eine wichtige Rolle und ist auch als Ansatzpunkt für die Halsmuskeln bedeutsam.

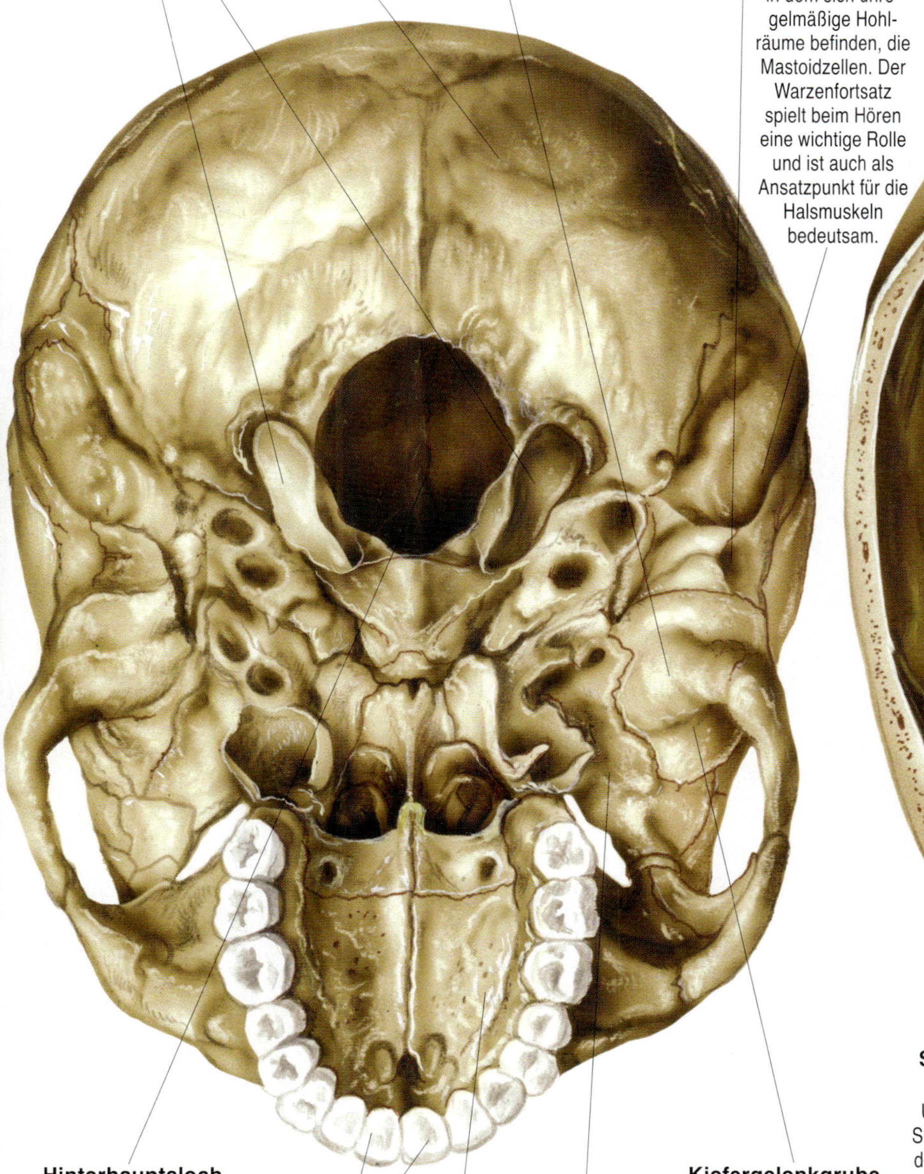

Hinterhauptsloch (Foramen magnum)
Ovale Öffnung im Hinterhauptsbein, das Schädelhöhle und Wirbelsäule verbindet. Hier bildet das verlängerte Rückenmark (Medulla oblongata) die Fortsetzung des Rückenmarks.

Gebiss
Die 16 Oberzähne sitzen in den Zahnfächern (Alveoli) des Oberkiefers.

Keilbein (Os cuneiforme)
Knochen der Schädelbasis, der flügelartige Fortsätze aussendet, die einen Teil der Schläfenbeine bilden.

Kiefergelenkgrube (Fossa articularis)
Tiefe Grube in der Unterseite des Schläfenbeins, die gemeinsam mit dem Unterkieferknochen das temporomandibulare Gelenk bildet.

Gaumenbogen (Arcus palatini)
Zwei Knochen, die die Nasenlöcher abschließen und die Unterseite des harten Gaumenbogens bilden.

ANSICHT VON INNEN

Innerer Gehörgang (Meatus acusticus internus)
Zu Innenseite des Felsenbeins führende Öffnung, die einen Durchlass für die Hörnerven schafft.

Unterseite des Hinterhauptsbeins
Absteigende Furche, die zum Hinterhauptsloch (Foramen magnum) läuft und dem verlängerten Rückenmark (Medulla oblongata) Platz bietet.

Hintere Schädelgrube (Fossa cranii posterior)
Grube an der Innenseite des Hinterhauptsbeins (hinter dem Hinterhauptsloch), die Platz für das Kleinhirn bietet.

Türkensattel (Sella turcica)
Beherbergt in der Grube für die Hypophyse (Fossa hypophysialis) eine wichtige Hormondrüse: die Hirnanhangsdrüse (Hypophyse).

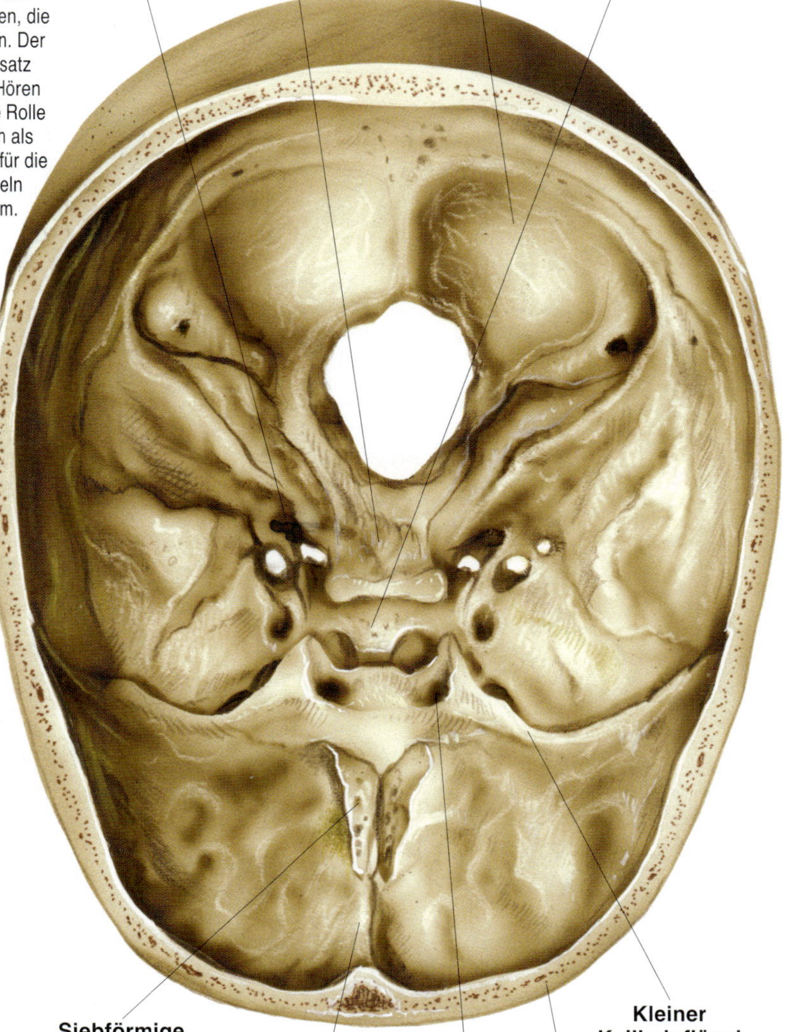

Siebförmige Schicht
Unterer Teil des Siebbeins, der mit der Schädelhöhle verbunden ist und mittels einer kleinen Öffnung den Riechnerven Durchlass verschafft.

Optische Öffnung
Öffnung an der Innenseite des Siebbeins, die den Nerven und Blutgefäßen des Auges Zugang zur Augenhöhle bietet.

Kleiner Keilbeinflügel (Ala minor)
Querfortsatz des Keilbeins, der die Rückwand der Augenhöhle bildet.

Stirnbeinkamm
Knöcherne Erhebung in der Mitte der Vorder-Innenseite des Stirnbeins. Sie enthält die Hirnsichel (Falx cerebri), die die beiden Hirnhemisphären trennt.

Stirnbein (Os frontale)
Großer Knochen, der die Vorderseite des Hirnschädels bildet; der dahinter liegende Hohlraum bietet den Stirnlappen des Gehirns Platz.

DIE WIRBELSÄULE

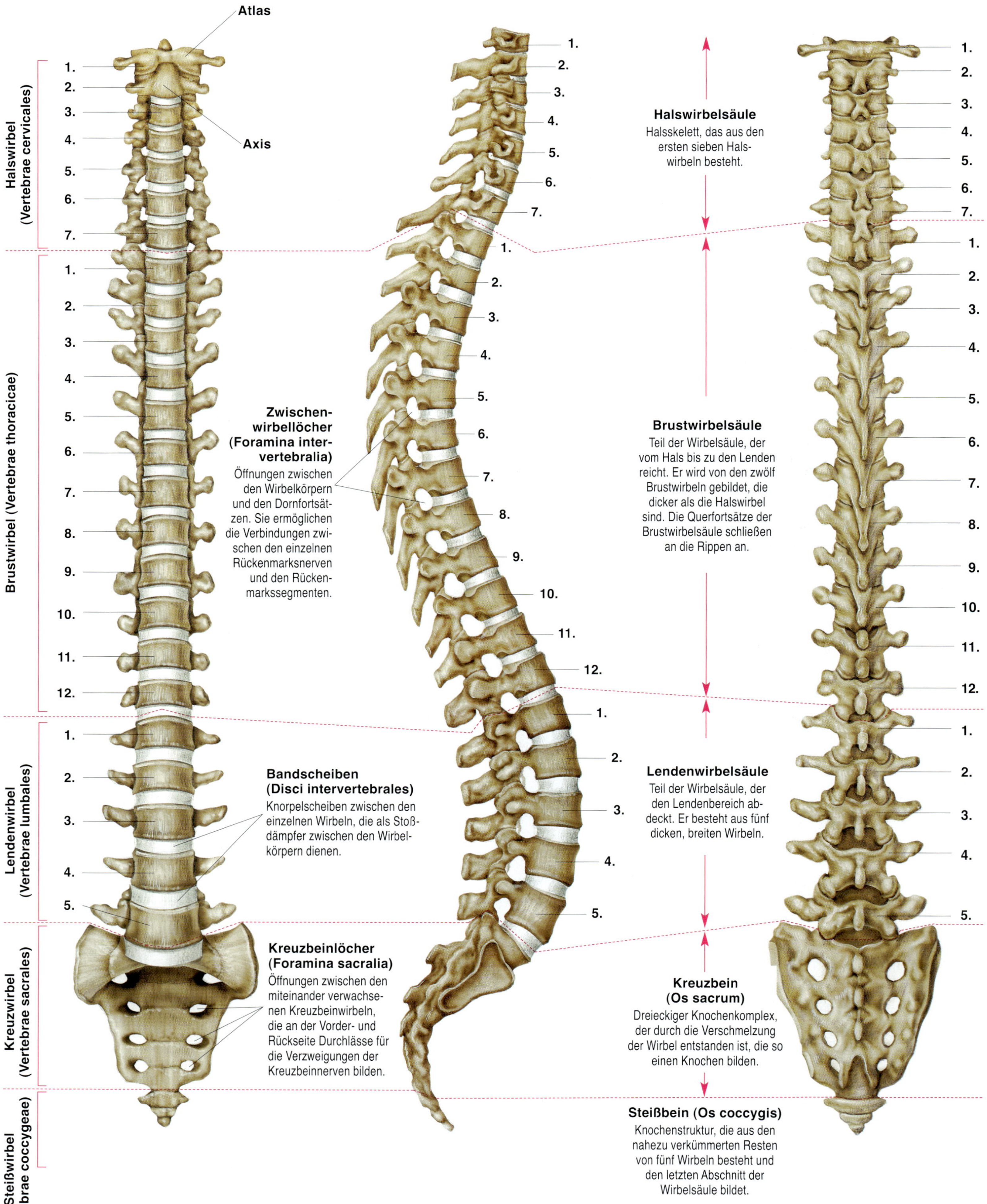

VORDERANSICHT

SEITENANSICHT

RÜCKANSICHT

VERSCHIEDENE WIRBELTYPEN

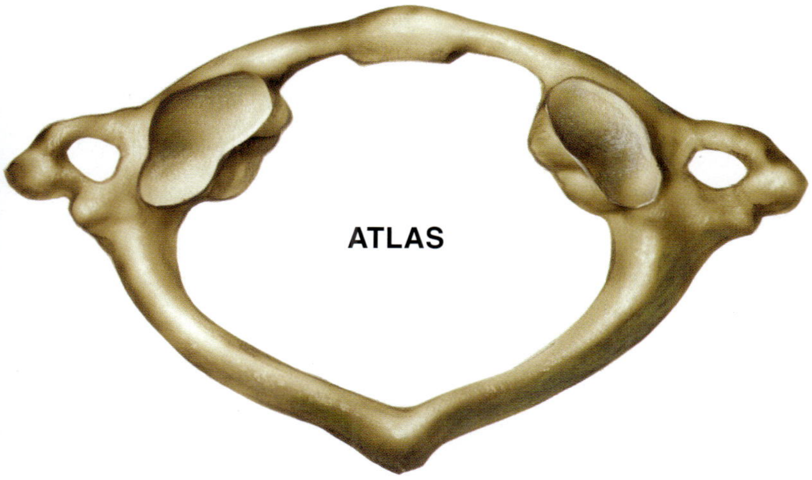

Oberster Wirbel der Wirbelsäule. Im Gegensatz zu den übrigen Wirbeln besteht er aus zwei Seitenteilen, die an ihrer Vorder- und Rückseite jeweils durch Bogen verbunden sind, die flache Vertiefungen bilden, die Verbindungsflächen zu den Hinterhauptshöckern bilden. Die kleine Fläche am vorderen Bogen ist mit dem „Zahn“ der Axis verbunden. Die Löcher (Foramina) an den Seiten bieten Durchlass für die Blutgefäße der Wirbelsäule.

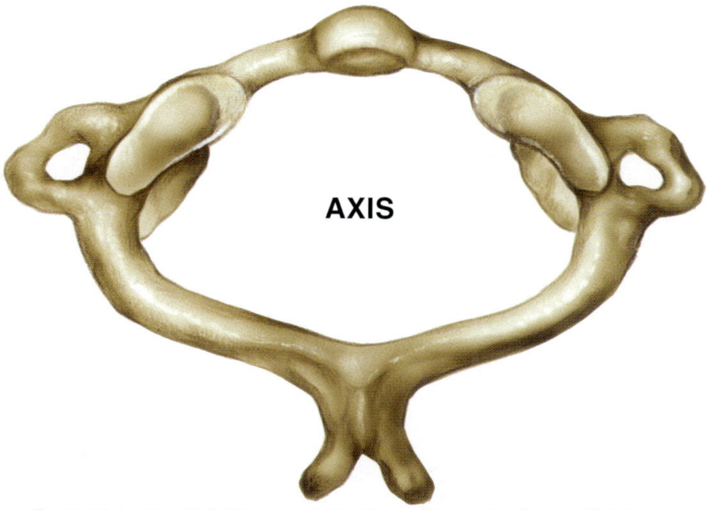

Zweiter Halswirbel. Sein Körper besitzt im Unterschied zu den übrigen Wirbeln einen Fortsatz, den man als Zahn (Dens) der Axis bezeichnet und der vertikal an den Atlas anschließt. Sein Dornfortsatz ist gegabelt. Genau wie beim Atlas weisen die Seiten der Axis Löcher auf, die Blutgefäße hindurchlassen.

Wirbelkörper (Corpus vertebrale)
Der größte Vorderteil eines Wirbels.

Wirbelkanal (Foramen vertebrale)
Öffnung inmitten des Wirbels, durch die das Rückenmark verläuft.

Querfortsatz (Processus transversus)
Zwei Querfortsätze, die als Ansätze für die zwischen den Wirbeln verlaufenden Bindegewebsbänder dienen. Die Fortsätze der Brustwirbel besitzen Flächen für die Gelenke der Rippen.

Dornfortsatz (Processus spinosus)
Hinterer Fortsatz, der als Ansatzpunkt für die zwischen den Dornfortsätzen verlaufenden Bindegewebsbänder dient.

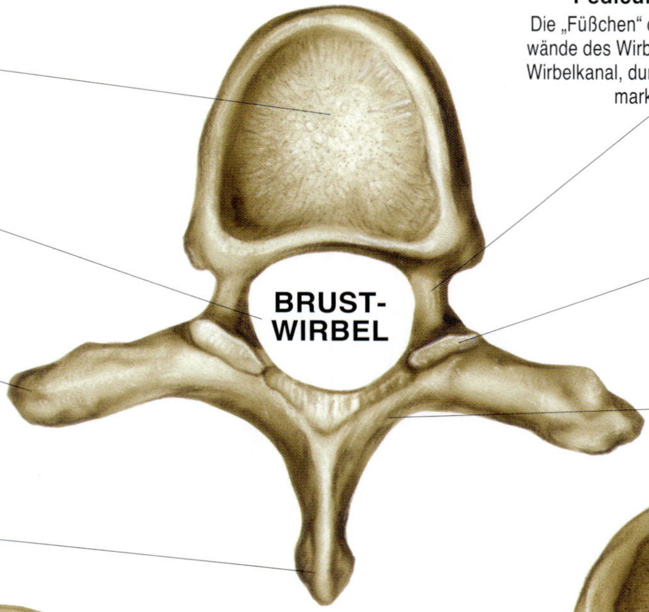

Pediculi vertebrae
Die „Füßchen“ des Wirbels (Seitenwände des Wirbelkanals) bilden den Wirbelkanal, durch den das Rückenmark verläuft.

Gelenkfortsatz (Processus articularis)
Jeder Wirbel besitzt an der Ober- und Unterseite je zwei Gelenkfortsätze, die an die benachbarten Wirbel anschließen.

Wirbelbogen (Arcus vertebralis)
Der Wirbelbogen schließt den Wirbelkanal an der Rückseite und bildet dahinter den Dornfortsatz aus.

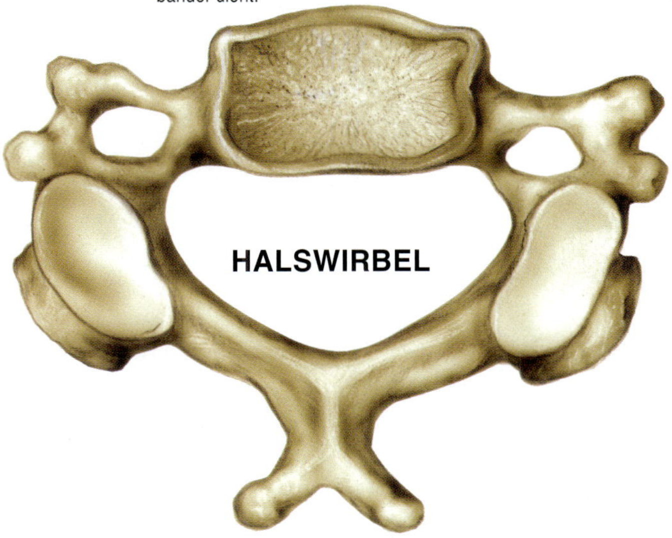

Das kennzeichnende Merkmal der Halswirbel besteht darin, dass ihre Körper vier Seiten haben, wobei die Quer- länger als die Längsseiten sind. Wie der Atlas und die Axis weisen sie an jeder Seite Löcher auf, die den Schlagadern der Wirbelsäule Durchlass bieten; der Dornfortsatz ist hier kurz und gegabelt und die ebenfalls kurzen Querfortsätze setzen an den Seiten des Wirbelkörpers an.

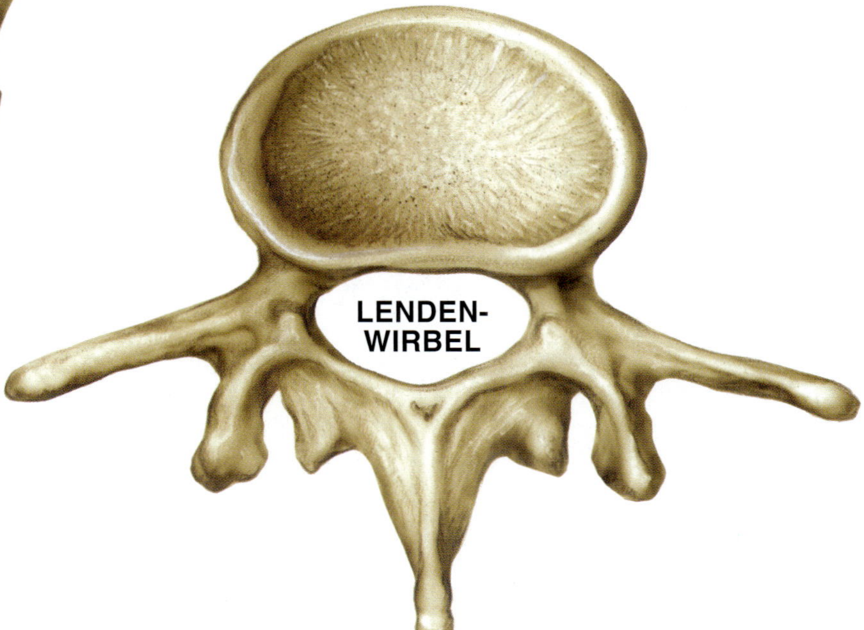

Kennzeichnende Merkmale der Lendenwirbel sind der große hohe Wirbelkörper und der gut entwickelte, schräg nach hinten gerichtete Dornfortsatz. Die Lendenwirbel sind überaus kräftig gebaut, um mehr Gewicht tragen zu können.

DER BRUSTKORB

VORDERANSICHT

RÜCKANSICHT

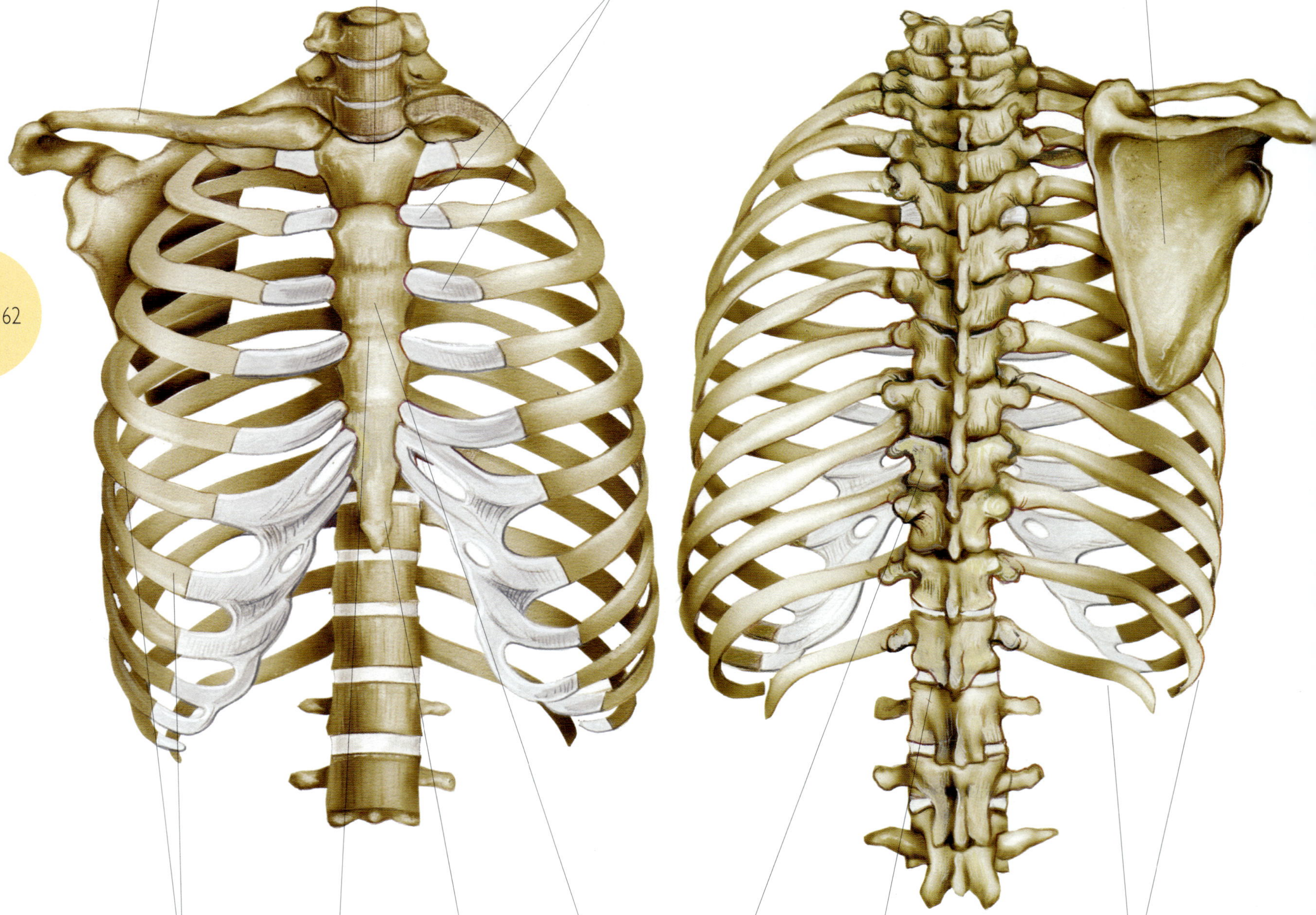

Manubrium des Brustbeins
Das Manubrium ist der obere Teil des Brustbeins (Sternum) und bildet eine Einkerbung, die man gut unter der Haut ertasten kann. Das Manubrium weist an jeder Seite zwei Gelenkflächen auf, an denen die Schlüsselbeine und die Bänder des ersten Rippenpaares anschließen.

Schlüsselbein (Clavicula)
Flacher Langknochen, der die knöcherne Verbindung zwischen oberer Extremität und Brustbein bildet.

Verbindungsknorpel
Knorpelige Verbindungsstücke zwischen dem Brustbein und den Rippen.

Schulterblatt (Scapula)
Das Schulterblatt ist ein flacher, dreieckiger Knochen, der den Oberarm mit der Rückseite des Brustkorbs verbindet.

Rippen (Costae)
Zwölf Paare von flachen Knochen, die zu beiden Seiten des Brustkorbs von der Wirbelsäule zum Brustbein verlaufen. Die direkt mit dem Brustbein verbundenen Rippen bezeichnet man als „echte Rippen“, während die durch einen gemeinsamen Knorpel verbundenen Rippen als „falsche Rippen“ bezeichnet werden.

Brustbein (Sternum)
Flacher Knochen an der Vorderseite des Brustkorbs, der beiderseits zur vorderen Befestigung der Rippen dient. Er besteht aus drei Teilen: dem Handgriff (Manubium), dem Körper (Corpus) und dem Schwertfortsatz (Processus xiphoideus).

Schwertfortsatz (Processus xiphoideus)
Unterer Teil des Brustbeins, der aus Knorpelgewebe besteht.

Brustbeinkörper (Corpus sterni)
Mittelteil des Brustbeins, der an seinen Seiten Gelenkflächen ausbildet, die als Ansatzpunkte für die Rippenknorpel dienen.

Brustwirbelsäule
Knöcherne Struktur, die aus den zwölf Brustwirbeln besteht. Sie dient an der Rückenseite zur Befestigung und als Stütze der beiderseitigen Rippen.

Bandscheiben (Disci intervertebrales)
Knorpelscheiben zwischen den einzelnen Wirbeln, die als Stoßdämpfer zwischen den Wirbelkörpern dienen.

Freie Rippen (Costae fluitantes)
Die beiden untersten Rippenpaare werden als „freie Rippen“ bezeichnet, weil sie mit ihren vorderen Enden nicht am Brustbein festsitzen.

SCHULTER UND OBERARM

VORDERANSICHT

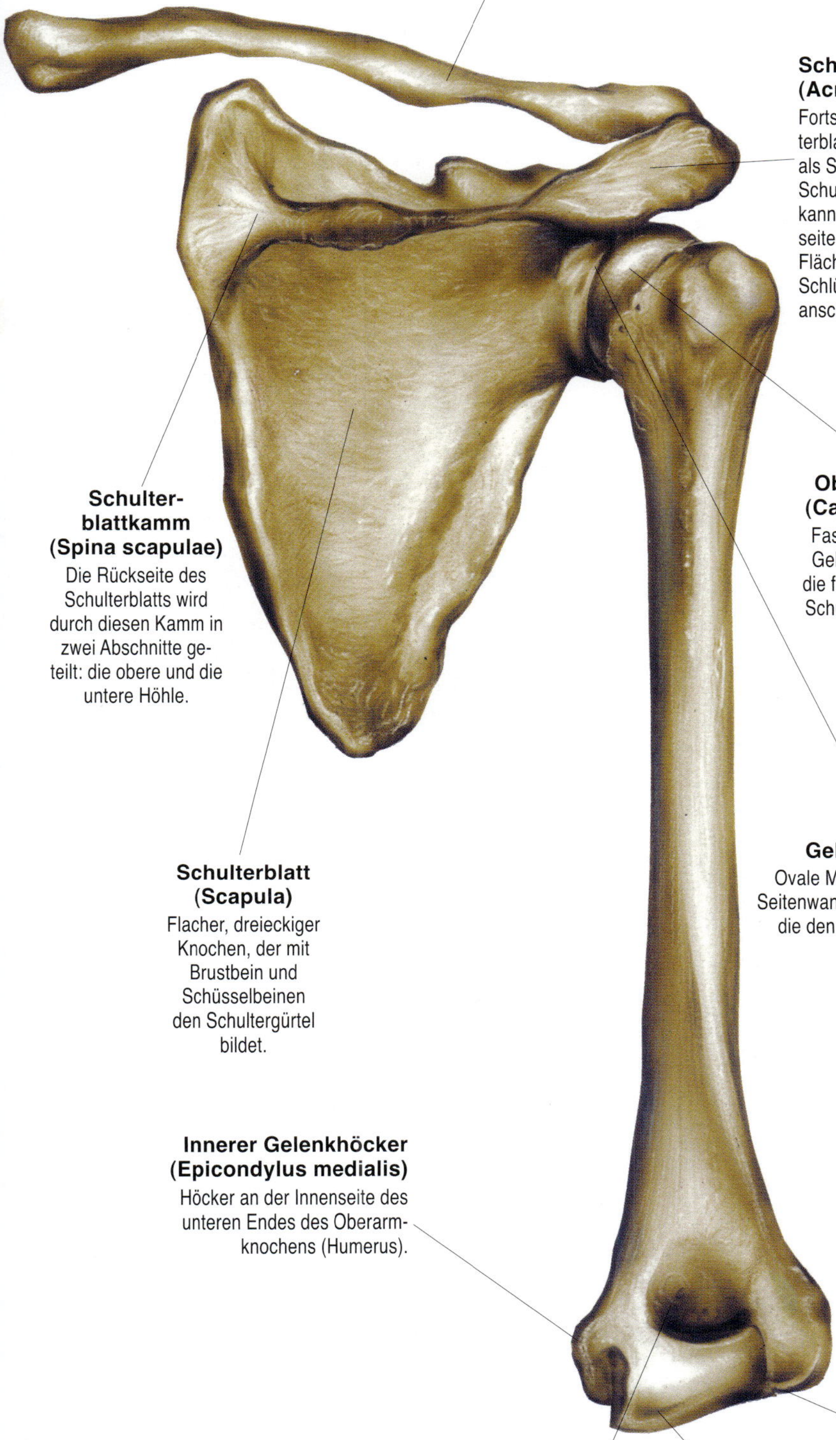

Schlüsselbein (Clavicula)
Flacher Langknochen, der die knöcherne Verbindung zwischen oberer Extremität und Brustbein bildet.

Schulterdach (Acromion)
Fortsatz des Schulterblatts, den man als Spitze unter der Schulter ertasten kann. Seine Vorderseite bildet eine Fläche, an die das Schlüsselbein anschließt.

Schulterblattkamm (Spina scapulae)
Die Rückseite des Schulterblatts wird durch diesen Kamm in zwei Abschnitte geteilt: die obere und die untere Höhle.

Schulterblatt (Scapula)
Flacher, dreieckiger Knochen, der mit Brustbein und Schüsselbeinen den Schultergürtel bildet.

Innerer Gelenkhöcker (Epicondylus medialis)
Höcker an der Innenseite des unteren Endes des Oberarmknochens (Humerus).

Ellenbogengrube
Grube über der Oberarmrolle (Trochlea humeri). Der Ellenbogenhöcker (Olecranon) findet hier bei Streckung des Unterarmes Platz.

RÜCKANSICHT

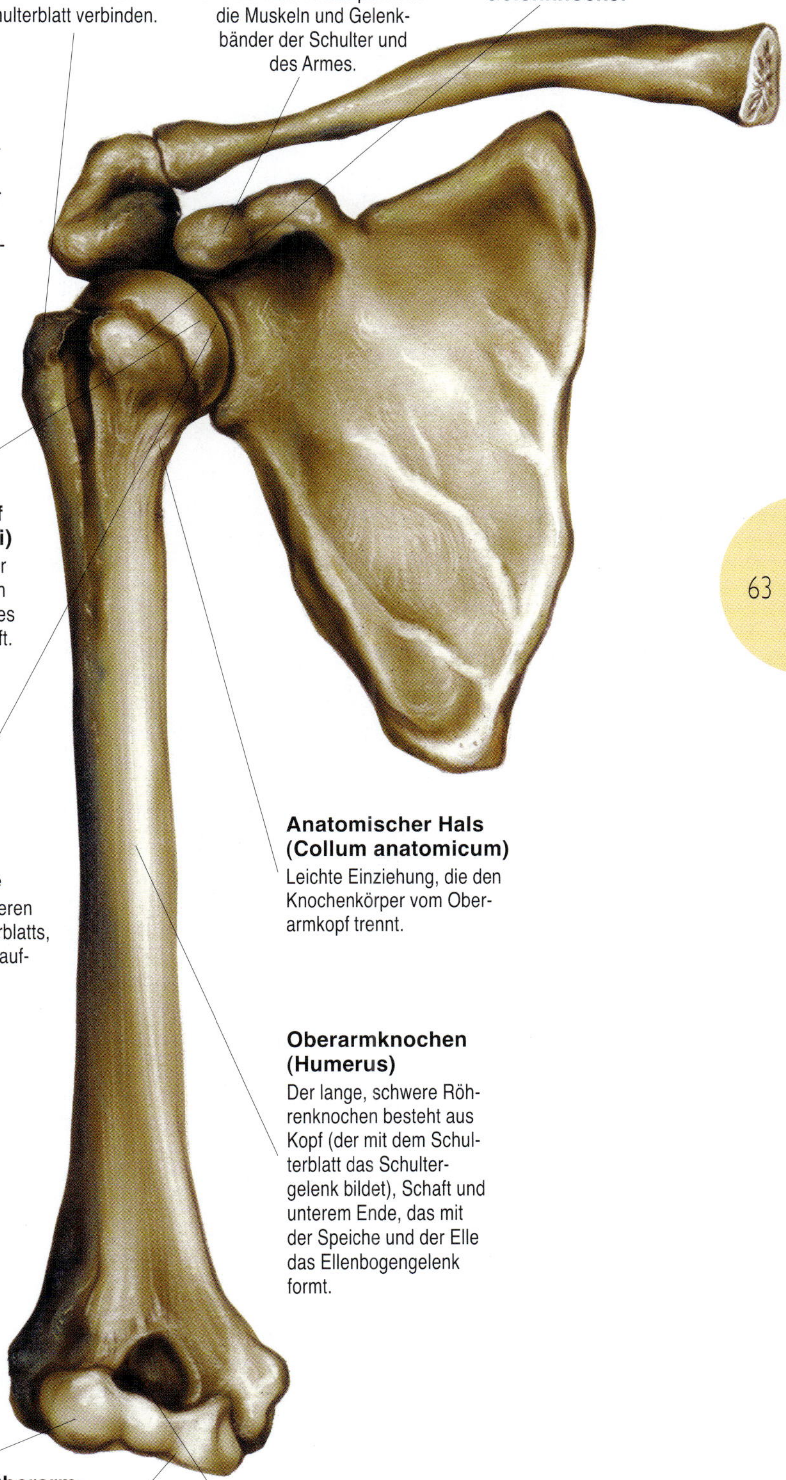

Großer Gelenkhöcker
Kräftige Erhebung am höchsten Teil des Oberarmhalses, der als Ansatzpunkt für die Muskeln dient, die den Knochen mit dem Schulterblatt verbinden.

Rabenschnabelfortsatz (Processus coracoideus)
Kurzer knöcherner Fortsatz des Schulterblatts. Er nimmt eine verkantete Stellung ein und dient als Ansatzpunkt für die Muskeln und Gelenkbänder der Schulter und des Armes.

Kleiner Gelenkhöcker

Oberarmkopf (Caput humeri)
Fast halbkugeliger Gelenkkopf, der in die flache Mulde des Schulterblatts greift.

Gelenkpfanne
Ovale Mulde in der oberen Seitenwand des Schulterblatts, die den Oberarmkopf aufnimmt.

Anatomischer Hals (Collum anatomicum)
Leichte Einziehung, die den Knochenkörper vom Oberarmkopf trennt.

Oberarmknochen (Humerus)
Der lange, schwere Röhrenknochen besteht aus Kopf (der mit dem Schulterblatt das Schultergelenk bildet), Schaft und unterem Ende, das mit der Speiche und der Elle das Ellenbogengelenk formt.

Gelenkkopf des Oberarmknochens (Condylus humeri)
Halbkugeliger Fortsatz an der Außenseite des unteren Endes des Oberarmknochens. Er bildet mit dem Kopf der Speiche ein Gelenk.

Kranzgrube
Grube über der Oberarmrolle, die sich an den Gelenkfortsatz der Elle anschließt, wenn der Unterarm gebeugt wird.

Oberarmrolle (Trochlea humeri)
Gelenkfläche in Form einer „Flaschenzugrolle" am unteren Ende des Oberarmknochens, die mit der Gelenkfläche der Elle ein Gelenk bildet.

DER UNTERARM

VORDERANSICHT

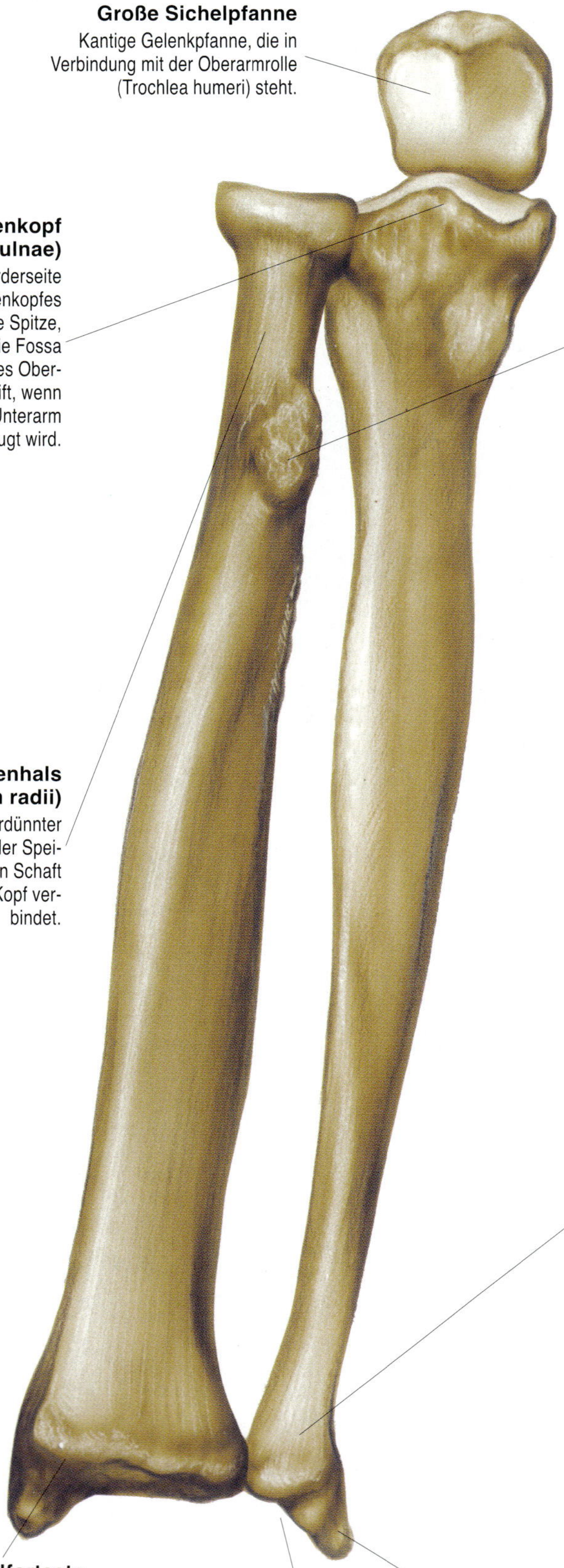

Große Sichelpfanne
Kantige Gelenkpfanne, die in Verbindung mit der Oberarmrolle (Trochlea humeri) steht.

Ellenkopf (Caput ulnae)
Die Vorderseite des Ellenkopfes bildet eine Spitze, die in die Fossa olecrani des Oberarms greift, wenn der Unterarm gebeugt wird.

Anheftungshöcker
Knochenhöcker an der Speiche (unter deren Hals), der als Ansatzpunkt für eine der Sehnen des zweiköpfigen Armbeugers (Bizeps) dient.

Speichenhals (Collum radii)
Deutlich verdünnter Abschnitt der Speiche, der ihren Schaft mit dem Kopf verbindet.

Griffelfortsatz der Speiche (Processus styloideus radii)
Dicker, spitz zulaufender Fortsatz an der Unterseite der Speiche, den man unter der Haut ertasten kann. Dieser Fortsatz dient als Ansatzpunkt für die Gelenkbänder und Muskeln des Handgelenks und des Unterarmes.

RÜCKANSICHT

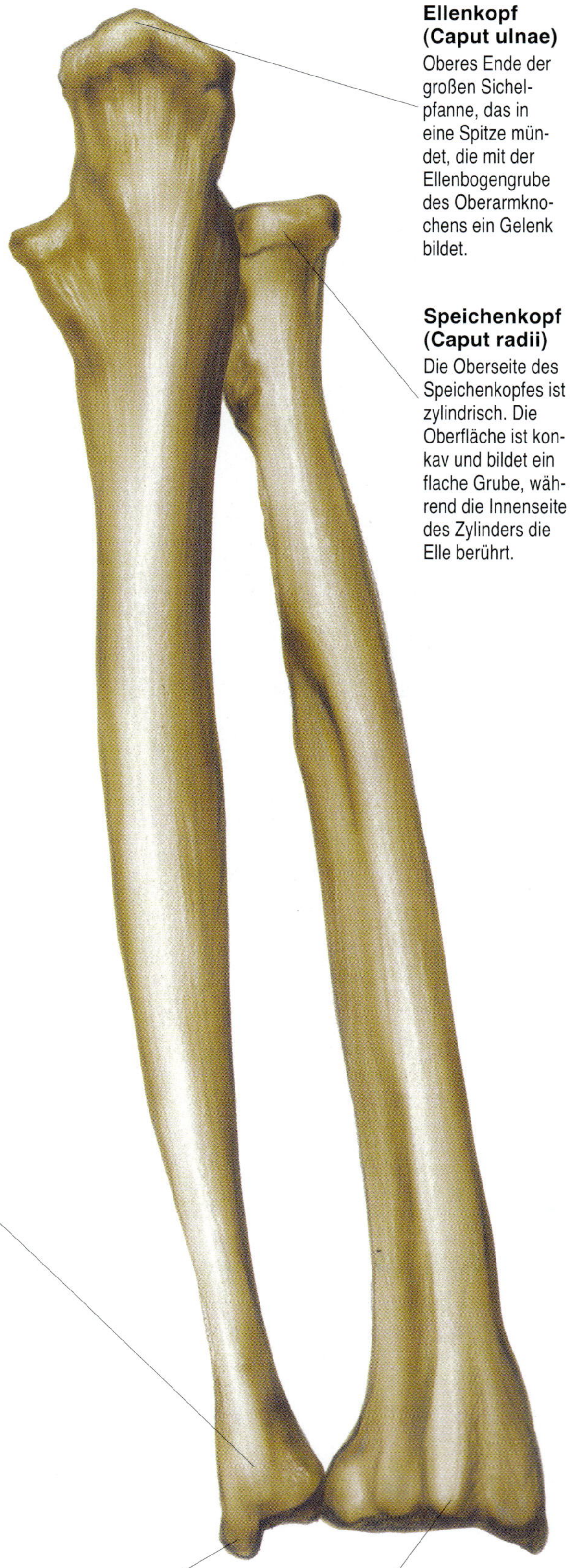

Ellenkopf (Caput ulnae)
Oberes Ende der großen Sichelpfanne, das in eine Spitze mündet, die mit der Ellenbogengrube des Oberarmknochens ein Gelenk bildet.

Speichenkopf (Caput radii)
Die Oberseite des Speichenkopfes ist zylindrisch. Die Oberfläche ist konkav und bildet ein flache Grube, während die Innenseite des Zylinders die Elle berührt.

Unterer Ellenkopf
Dicker, halbkonvexer Teil der Elle, der das untere Ende dieses Knochens bildet. Seine Innenseite berührt die Speiche und sein unterer Teil die Handwurzelknochen (Ossa carpi).

Griffelfortsatz der Elle (Processus styloideus ulnae)
Zylindrische Verlängerung, die sich vertikal von der Innen- bis zur Außenseite der Elle erstreckt und als Ansatzpunkt für einige Bänder des Handgelenks dient.

ELLE (ULNA)

Die Elle nimmt die innere Seit des Unterarms ein und spielt ein wichtige Rolle bei der Drehung und Beugung des Unterarms und der Hand. Der Knochen besteht aus einem Mittelabschnitt (Schaft) und zwei Enden (Köpfe). Der obere Kopf ist sehr dick und bildet einen Teil des Ellenbogengelenks, während der untere Kopf zum Handgelenk gehört.

SPEICHE (RADIUS)

Langer Röhrenknochen, der den äußeren Teil des Unterarmskeletts bildet. Er besteht aus einem Schaft und zwei Köpfen. Der obere Kopf bildet einen Teil des Ellenbogengelenks, während der größere untere Kopf zum Handgelenk gehört.

DIE HAND

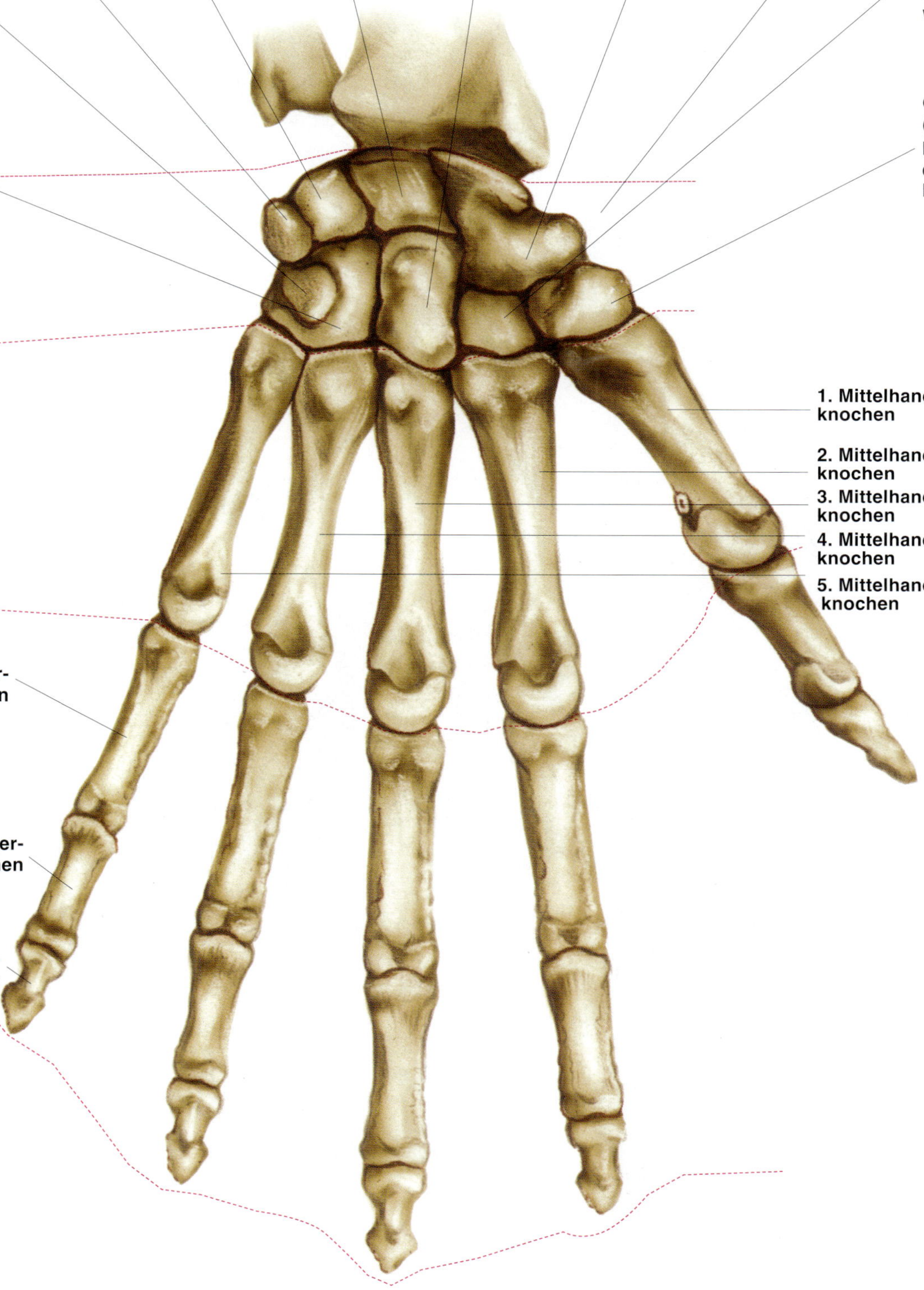
Erbsenbein (Os pisiforme)
Kleiner Knochen, der als Sesambein in die Sehne des äußeren Fingerbeugers eingeschaltet ist.
Dreiecksbein (Os triquetrum)
Pyramidenförmiger Handwurzelknochen in der oberen Reihe.
Mondbein (Os lunatum)
Halbmondförmiger Handwurzelknochen in der oberen Reihe.
Kopfbein (Os capitatum)
Größter Handwurzelknochen in der unteren Reihe.
Kahnbein (Os scaphoideum)
Größter und äußerster Handwurzelknochen in der oberen Reihe.
Handwurzelknochen (Ossa carpi)
Komplex aus acht miteinander verbundenen Knochen, die zwei Reihen bilden. Sie sind am oberen Ende mit Elle und Speiche, am unteren mit den Mittelhandknochen verbunden.
Hamulus ossis hamati
Hakenfortsatz des Hakenbeins (Os hamatum).
Kleines Vieleckbein (Os trapezoideum)
Kleiner Knochen in der unteren Reihe der Handwurzelknochen.
Hakenbein (Os hamatum)
Der innerste der vier Knochen, die die untere Reihe der Handwurzelknochen bilden. Er weist an der Vorderseite einen Hakenfortsatz (Hamulus ossis hamati) auf.
Großes Vieleckbein (Os trapezium)
Knochen am Außenrand der unteren Reihe der Handwurzelknochen.
1. Mittelhandknochen
2. Mittelhandknochen
3. Mittelhandknochen
4. Mittelhandknochen
5. Mittelhandknochen
Mittelhandknochen (Ossa metacarpalia)
Komplex aus fünf Knochen, die das Skelett von Handinnenfläche und Handrücken bilden. Sie sind am oberen Ende mit den Handwurzelknochen verbunden und gehen am unteren Ende in die Finger über. Die Mittelhandknochen sind Röhrenknochen mit Schäften und leicht verdickten Enden, die über Zwischenknochenmuskeln miteinander verbunden sind.
1. Fingerknochen
2. Fingerknochen
3. Fingerknochen
Fingerknochen (Phalangen)
Komplex aus Knochen, die das Fingerskelett bilden. Jeder Finger hat drei Glieder – mit Ausnahme des Daumens, der lediglich zwei besitzt.

DAS BECKEN

RÜCKANSICHT

Hüftbein (Os coxae)
Darmbein (Os ilium), Sitzbein (Os ischii) und Schambein (Os pubis) bilden das Hüftbein. Die beiden symmetrischen Hüftbeine wiederum bilden den Beckengürtel. Sie sind an der Rückseite mit dem Kreuzbein (Os sacrum) und an der Vorderseite mit der Schambeinfuge (Symphysis pubica) verbunden.

Darmbeinkamm (Crista iliaca)
Knochenkamm, der den oberen Rand des Darmbeins bildet und sich vom Kreuz-Darmbein-Gelenk bis zur Spitze des Darmbeins erstreckt.

Äußere Darmbeingrube
Große Fläche an der Rückseite des Darmbeins, an der die Gesäßmuskeln befestigt sind.

Hüftdorn
Erhebung, die als Ansatzpunkt für Muskeln und Gelenkbänder dient.

Kreuzbein (Os sacrum)
Dreieckiges Knochengebilde, das durch die Verschmelzung von fünf Wirbeln entstanden ist, die so einen Knochen bilden. Es schließt unten an die Wirbelsäule an und ist seitlich mit den Darmbeinen verbunden.

Kreuz-Darmbein-Gelenk
Nahezu unbewegliches Gelenk, das das Kreuzbein mit einer ohrähnlichen Fläche an der Innenseite des Darmbeins verbindet.

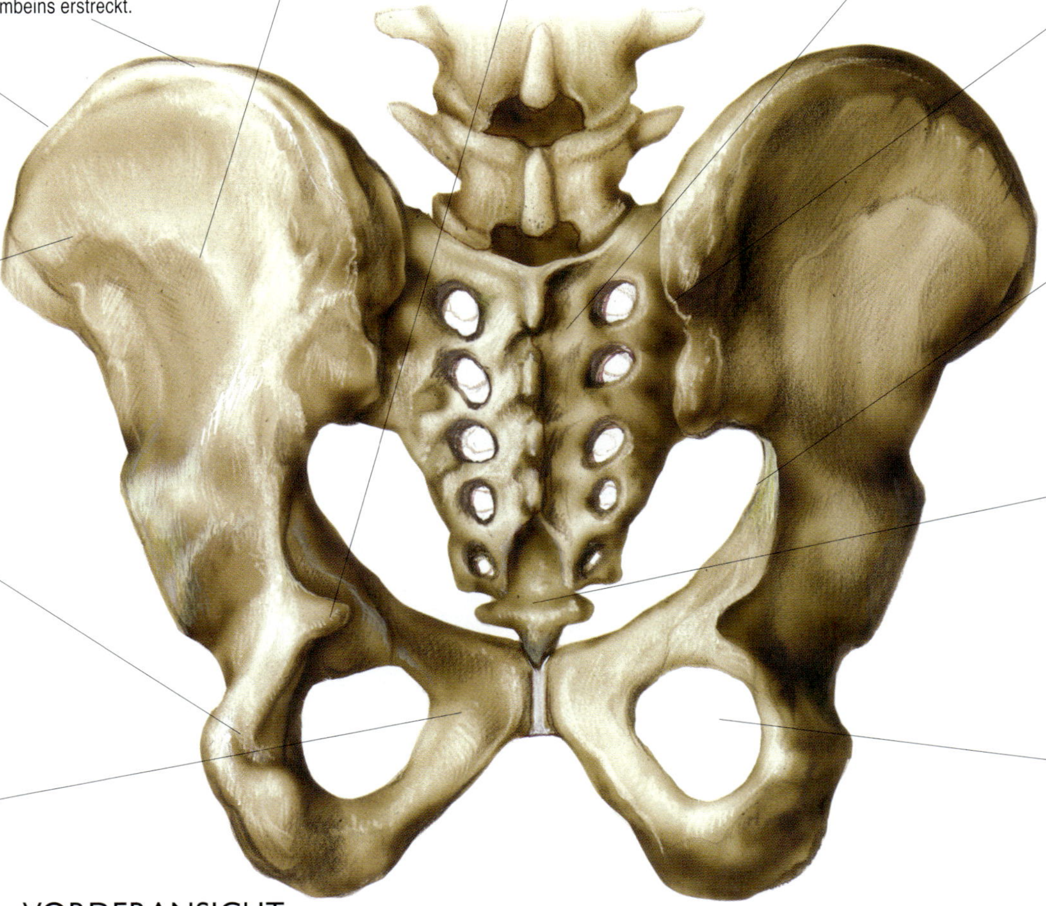

Darmbein (Os ilium)
Schaufelförmige Außenseite des Hüftbeins, die die Seitenwand der Beckenhöhle bildet.

Sitzbein (Os ischii)
Das Sitzbein bildet die Unterseite des Hüftbeins. Es besteht aus einem kräftigen Körper und einem abwärts weisenden Fortsatz, der auf den unteren Ast des Schambeins trifft.

Schambein (Os pubis)
Innenseite des Hüftbeins. Das Schambein besteht aus einem zentralen Körper, einem waagerechten Ast, der in die Oberschenkel-Gelenkpfanne (Acetabulum) zieht und einem abwärts gerichteten Ast. Die beiden Schambeine sind miteinander verbunden.

Rand der Beckenhöhle
Innerer Rand der großen Öffnung des Darmbeins, die zahlreichen Blutgefäßen und Nerven einen Ausgang aus dem Beckengürtel bietet.

Steißbein (Os coccygis)
Rudimentäre Struktur, Rest des früheren Schwanzes. Das Steißbein besteht aus vier oder fünf verkümmerten Wirbeln, die miteinander verwachsen sind.

Verstopftes Loch (Foramen obturatum)
Große Öffnung in der Unterseite des Beckens (unter dem Acetabulum), die von Sitz- und Schambein eingefasst wird und größtenteils von einer Membran bedeckt ist, die als Ansatzpunkt für Muskeln dient.

VORDERANSICHT

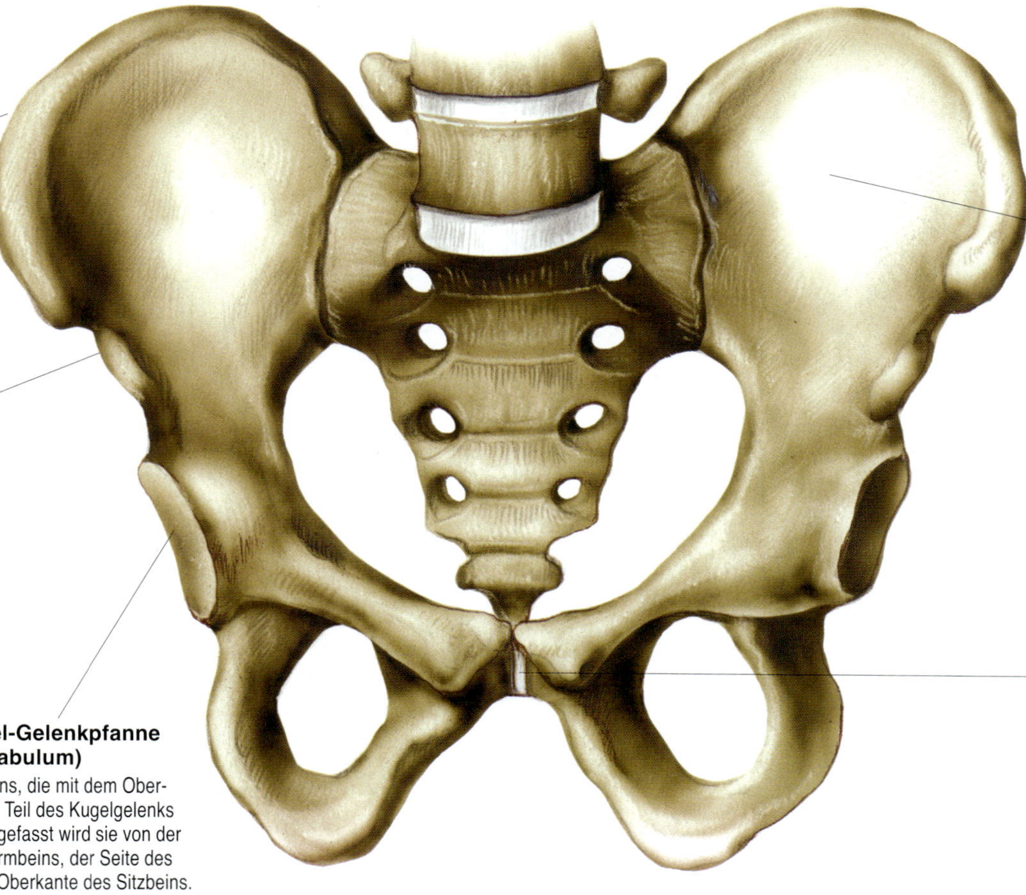

Darmbeinkamm (Crista iliaca)
Knochenkamm, der den oberen Rand des Darmbeins bildet und sich vom Kreuz-Darmbein-Gelenk bis zur Spitze des Darmbeins erstreckt.

Dornfortsatz des Darmbeins
Knochenfortsatz unter dem Darmbeinkamm, der als Ansatzpunkt für eine Muskelsehne dient.

Innere Darmbeingrube
Dreieckige Fläche an der Innenseite des Darmbeins, die als Ansatzpunkt für den Darmmuskel dient.

Schambeinfuge (Symphysis pubica)
Struktur aus Knorpel, die die Verbindung zwischen den beiden Schambeinen bildet und den Vorderrand der Beckenhöhle und des Beckenrings abschließt.

Oberschenkel-Gelenkpfanne (Acetabulum)
Grube des Hüftbeins, die mit dem Oberschenkelkopf einen Teil des Kugelgelenks der Hüfte bildet. Eingefasst wird sie von der Unterkante des Darmbeins, der Seite des Schambeins und der Oberkante des Sitzbeins.

OBERSCHENKEL UND KNIE

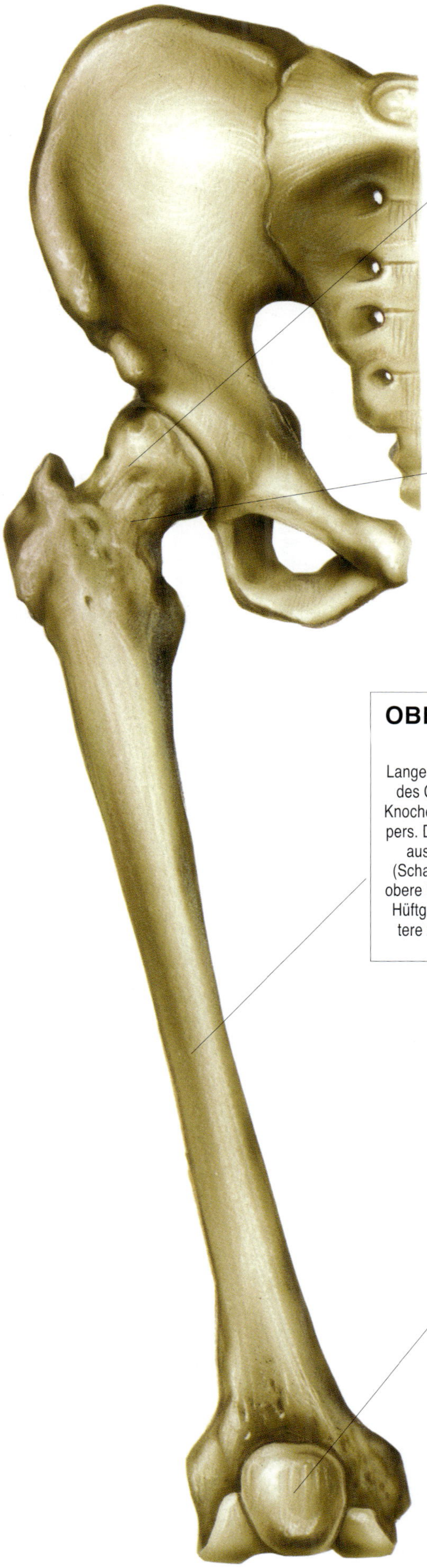

Oberschenkelkopf (Caput femoris)
Glatte, nahezu kugelige Oberfläche, die in der Gelenkpfanne des Hüftbeins steckt und mit ihm das Kugelgelenk des Hüftgelenks bildet.

Oberschenkelhals (Collum femoris)
Dünnerer Abschnitt, der den Oberschenkelkopf mit dem übrigen Knochens verbindet. Er hat die Form eines abgeflachten Zylinders und dient als Ansatzpunkt für die Bänder und die Gelenkkapsel.

OBERSCHENKEL (FEMUR)

Langer Röhrenknochen, Skelett des Oberschenkels, längster Knochen des menschlichen Körpers. Der Oberschenkel besteht aus einem Mittelabschnitt (Schaft) und zwei Enden. Das obere Ende bildet einen Teil des Hüftgelenks, während das untere zum Kniegelenk gehört.

Kniescheibe (Patella)
Kurzer, flacher Knochen vor dem Knie, dessen Vorderseite nach außen gewölbt ist. Die leicht konkave Rückseite weist zwei Gelenkflächen auf, in die die Gelenkhöcker des Oberschenkels greifen. Oben setzt die Sehne des geraden Schenkelmuskels an, unten deren Verlängerung, die Patellarsehne.

▲ VORDERANSICHT

Hüftgelenk
Gelenk, das vom Oberschenkelkopf und der Gelenkpfanne des Hüftbeins gebildet wird.

Trochanter major
Dicke Erhebung an der hinteren Außenseite des Oberschenkelhalses, die als Ansatzpunkt für verschiedene Muskelgruppen dient.

Trochanter minor
Kleine Erhebung an der hinteren Innenseite des Oberschenkelhalses, die als Ansatzpunkt für einige Muskeln dient, die das Becken mit dem Oberschenkel verbinden.

Kniegelenkrolle (Condylus medialis femoris)
Rollenförmige Gelenkfläche mit einer zentralen Kerbe, die sich längs des inneren Endes des Oberschenkels fortsetzt und als Bestandteil des Kniegelenks auf den obersten Teil des Schienbeins trifft.

Medialer Teil des Kniegelenks
Fortsatz an der Innenseite des unteren Endes des Oberschenkels, der mit der inneren Gelenkfläche des Schienbeinkopfes die Innenseite des Kniegelenks bildet. Er weist oben einen Höcker auf, der als Ansatzpunkt für die Kollateralbänder des Knies dient.

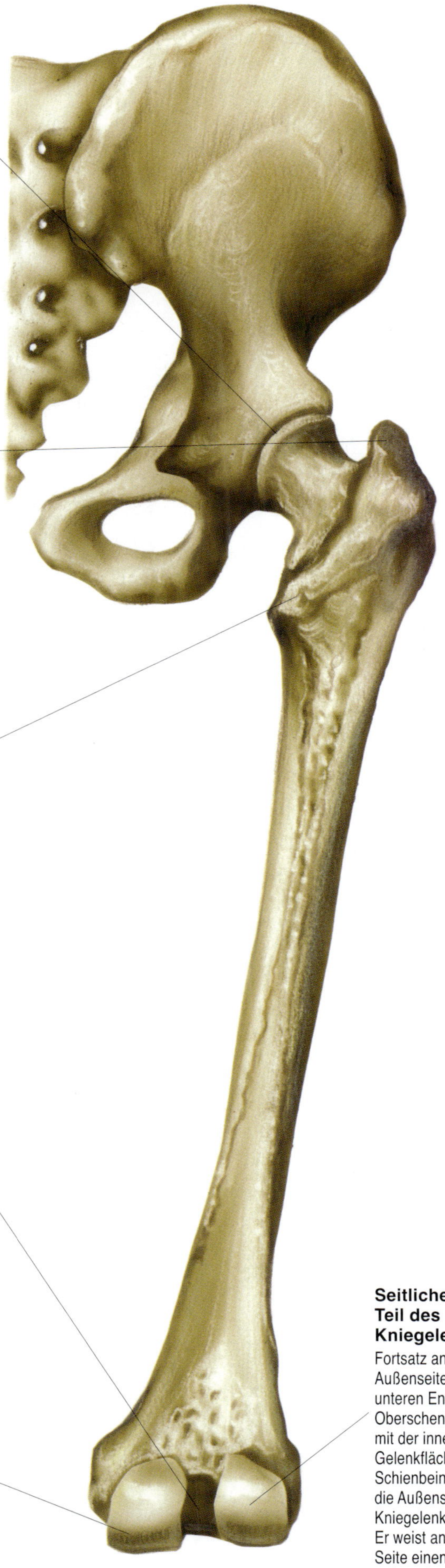

Seitlicher Teil des Kniegelenks
Fortsatz an der Außenseite des unteren Endes des Oberschenkels, der mit der inneren Gelenkfläche des Schienbeinkopfes die Außenseite des Kniegelenks bildet. Er weist an seiner Seite einen Höcker auf, an dem die Gelenkbänder befestigt sind.

▲ RÜCKANSICHT

DER UNTERSCHENKEL

Wadenbeinkopf (Caput fibulae)
Verdicktes Endstück des Wadenbeins, an dessen Innenseite sich eine Gelenkfläche befindet, die den Kontakt mit dem oberen Ende des Schienbeins herstellt.

Schienbeinhöcker (Tuberositas tibiae)
Fortsatz unter dem Kopf an der Vorderseite des Schienbeins, an dem die Bänder der Kniescheibe befestigt sind.

Schienbeinkamm
Vordere Kante des Schienbeins, die vorn über dessen Schaft verläuft. Am Schienbeinkamm setzen keine Muskeln an und man kann ihn unter der Haut ertasten.

WADENBEIN (FIBULA)

Langer Röhrenknochen, der hintere der beiden Knochen des Unterschenkelskeletts. Das Wadenbein besteht aus einem Schaft und zwei Enden (Köpfe), die jeweils in Kontakt mit dem Schienbein stehen und so das Knie- und das obere Sprunggelenk bilden. Der untere Fortsatz hat Kontakt mit dem Sprungbein (Talus).

SCHIENBEIN (TIBIA)

Langer Röhrenknochen, der vordere der beiden Knochen des Unterschenkelskeletts. Das Schienbein hat einen langen Schaft und zwei Enden (Köpfe). Der große obere Kopf gehört zum Kniegelenk, der kleinere zum Sprunggelenk.

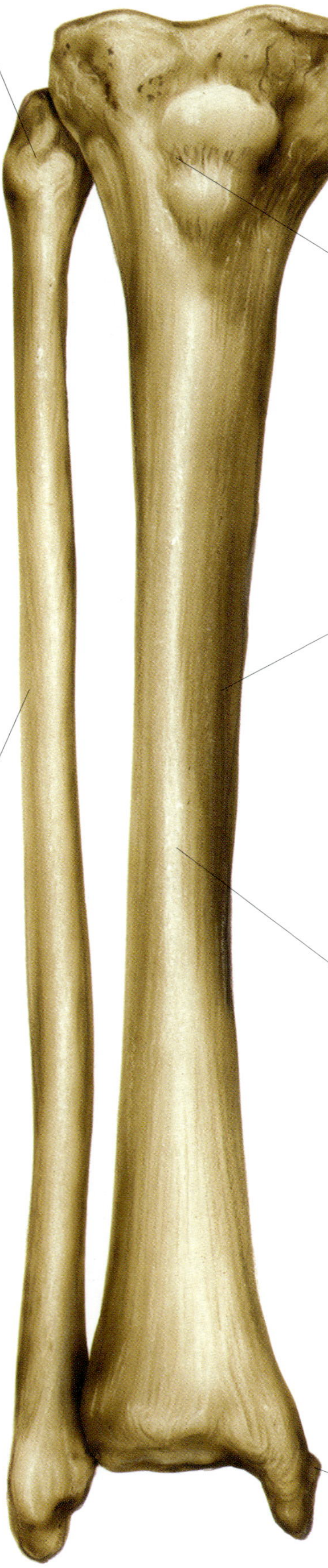

VORDERANSICHT

Höcker auf der Gelenkfläche des Schienbeins
Erhebung, die die Seiten- und Innenflächen des Tibiaplateaus trennt und auf die Gelenkrollen des Oberschenkels trifft.

Gelenkflächen des Schienbeins
Zwei schwach konkave Zonen auf dem Tibiaplateau, eine oben und eine an der Innenseite, die mit den Gelenkrollen des Oberschenkels das Kniegelenk bilden.

Spitzer Fortsatz des Wadenbeins
Spitzer Knochenfortsatz, der vom Kopf des Wadenbeins senkrecht nach oben zeigt. Er dient als Ansatzpunkt für den zweiköpfigen Schenkelmuskel.

Malleolus lateralis
Zum Außenknöchel hin verbreitertes unteres Ende des Wadenbeins das man unter der Haut ertasten kann.

Malleolus medialis
Zum Innenknöchel hin verbreitertes unteres Ende des Wadenbein.

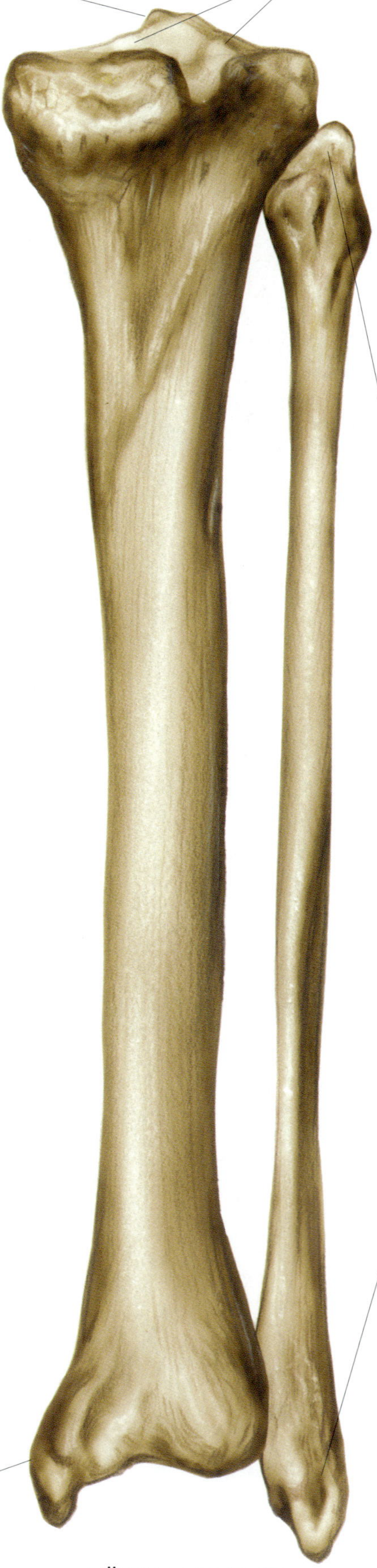

RÜCKANSICHT

DER FUSS

ANSICHT VON OBEN

Fußwurzel (Tarsus pedis)
Die Fußwurzel besteht aus sieben kurzen, nebeneinander liegenden Knochen und ist am oberen Ende mit dem Schien- und Wadenbein, am unteren mit den Mittelfußknochen verbunden. Die Fußwurzel ist wie ein Gewölbe gebaut.

Mittelfuß (Metatarsus)
Komplex aus fünf Röhrenknochen, die am oberen Ende mit der Fußwurzel verbunden sind und am unteren in die Zehen übergehen. Die Knochen bestehen aus dem im Querschnitt dreieckigen und leicht gewölbten Schaft und zwei dickeren Enden.

Zehenknochen (Phalangen)
Die Zehenknochen bilden das Skelett der Zehen. Jede Zehe besteht aus drei Gliedern (die man von oben nach unten als 1., 2. und 3. Phalanx bezeichnet) – bis auf die Großzehe, die lediglich zwei Glieder besitzt. Die Zehenknochen sind Röhrenknochen und etwas kürzer als die Fingerglieder. Sie haben einen langen Schaft und zwei dickere Enden.

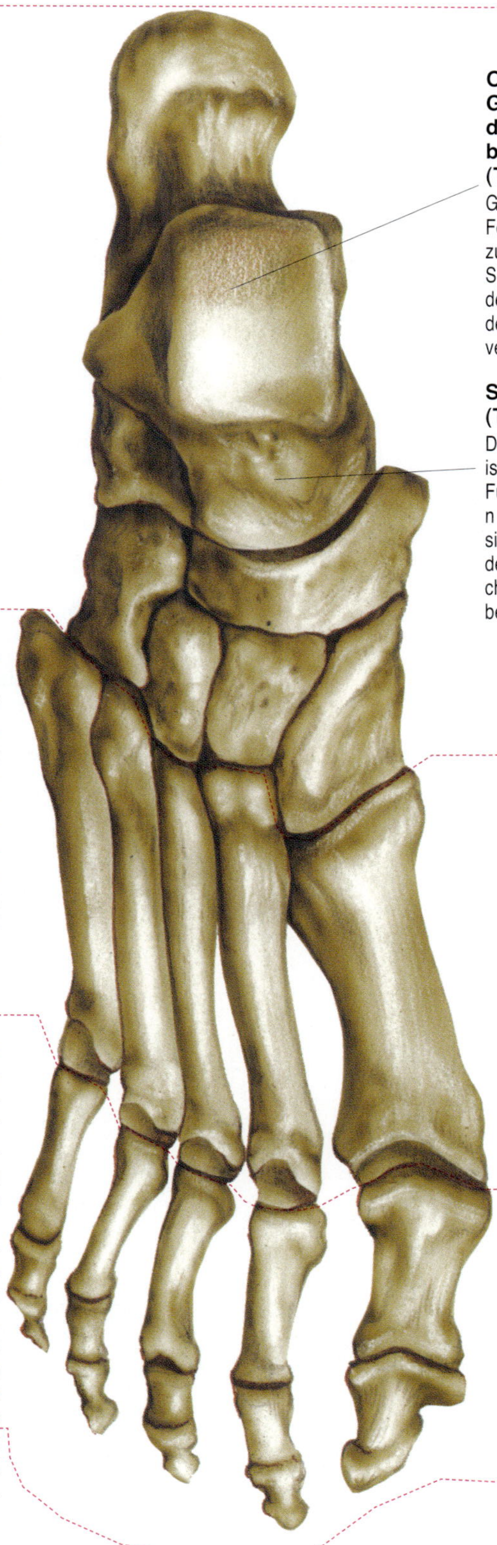

Obere Gelenkfläche des Sprungbeins (Trochlea tali)
Gelenkfläche in Form einer Seilzugrolle, die das Sprungbein mit dem unteren Ende des Schienbeins verbindet.

Sprungbein (Talus)
Das Sprungbein ist der höchste Fußwurzelknochen und befindet sich mitten unter der unteren Fläche des Schienbeins.

ANSICHT VON UNTEN

Kahnbein (Os scaphoideum)
Das Kahnbein besitzt am oberen Ende eine konkave Gelenkfläche für den Taluskopf. Der äußere Rand bildet einen Knochenvorsprung (Tuberositas ossis navicularis), der durch die Haut zu tasten ist.

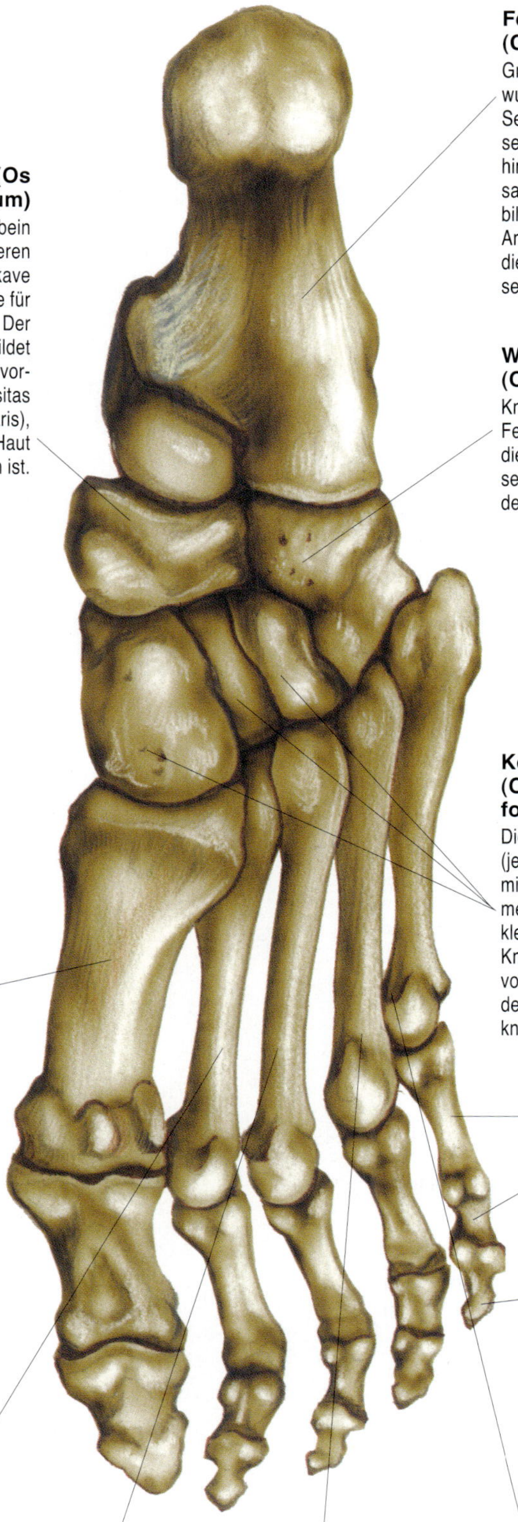

Fersenbein (Calcaneus)
Größter Fußwurzelknochen. Seine Rückseite, die den hintersten Fortsatz der Ferse bildet, dient als Ansatzpunkt für die Achillessehne.

Würfelbein (Os cuboideum)
Knochen vor dem Fersenbein, der mit diesem an der Rückseite ein Gelenk bildet.

Keilbeine (Ossa cuneiformia)
Die Keilbeine (je ein seitliches, mittleres und medianes) sind kleine keilförmige Knochen in der vorderen Reihe der Fußwurzelknochen.

DAS ARTERIENNETZ

VORDERANSICHT

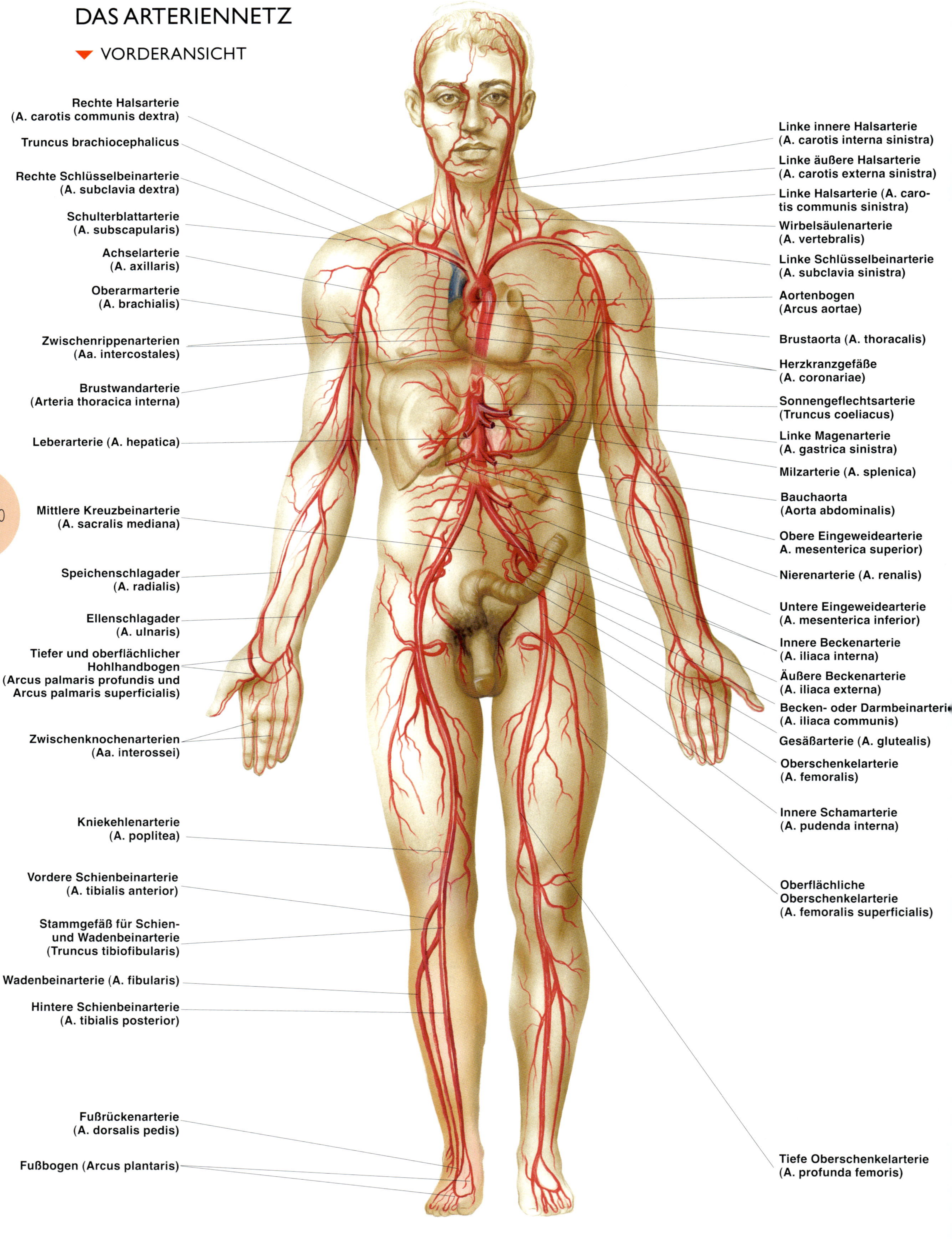

VENENNETZ

VORDERANSICHT

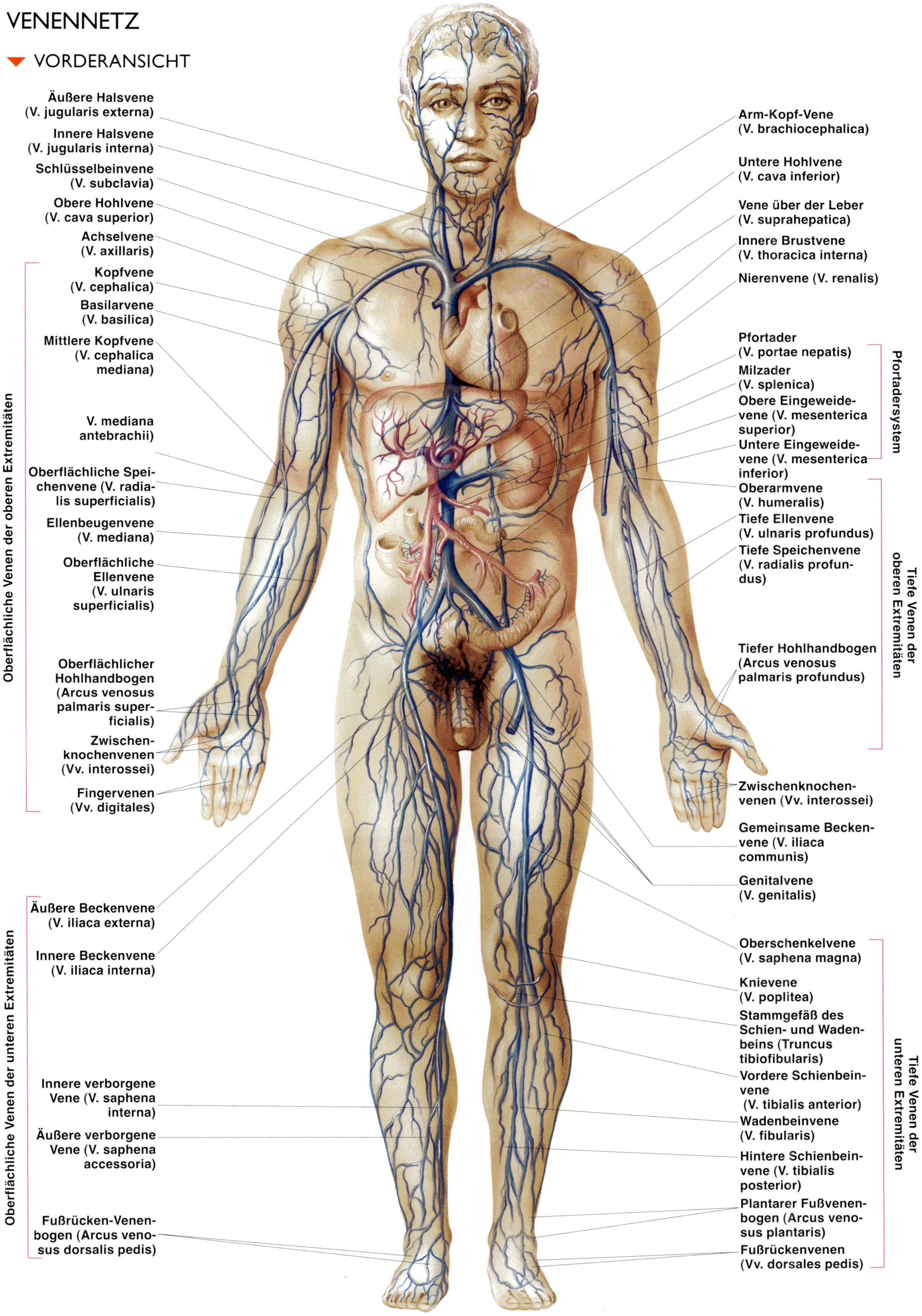

DAS LYMPHSYSTEM

VORDERANSICHT

LYMPHSYSTEM

Das Lymphsystem ist ein Adernetz, das Flüssigkeit und Nährstoffe (v. a. Eiweiße oder Proteine) aus den Geweben abführt. Es dient als Ergänzung des Venensystems und verfügt über ein eigenes Adernetz, das dem Blut die Lymphe zuführt.

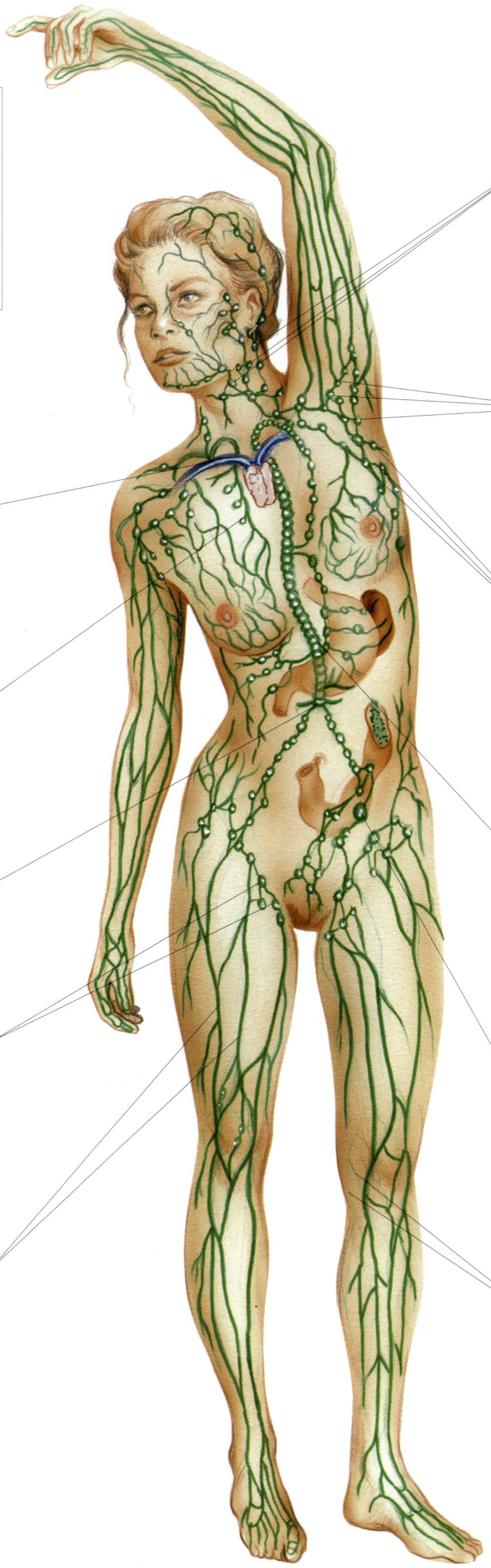

Schlüsselbeinvenen (Vv. subclaviae)
Die linke und rechte Schlüsselbeinvene führen den Armen Blut aus den Achselgefäßen zu. Sie verlaufen unter den Schlüsselbeinen zu den Halsvenen und dann über den Truncus brachiocephalicus zur oberen Hohlvene (Vena cava superior). Der rechte Lymphgang und der Milchbrustgang münden in die Schlüsselbeinvenen.

Rechter Lymphgang (Ductus lymphaticus dexter)
Lymphgang im rechten oberen Brustkorb, in den die Lymphgänge der rechten Kopfseite, der Brust und des rechten Armes münden. Er ist mit der rechten Schlüsselbeinvene verbunden.

Bauchlymphstrombahn (Cisterna chyli)
Kugelige Erweiterung am unteren Ende des Milchbrustgangs (Ductus thoracicus) und hinter der Aorta, die die beiden Lendenlymphbahnen mit dem Eingeweidekanal verbindet.

Lymphknoten der Leistengegend (Nodi lymphatici inguinales)
Die Leiste enthält viele Lymphknoten, die Lymphe aus den Beinen filtern.

Lymphbahnen
Kanäle, die annähernd parallel zum Venensystem den ganzen Körper durchziehen und die Lymphe aus den Lymphhaargefäßen (Kapillaren) sammeln.

Halslymphknoten (Nodi lymphatici cervicales)
Gruppe von Lymphknoten, die Lymphe aus dem Kopf filtern. Sie liegen an den Halsseiten, unter dem Kieferknochen, im Nacken, im Bereich der Ohrspeicheldrüse und in anderen Teilen des Halses.

Achsellymphknoten (Nodi lymphatici axillares)
Große Gruppe von Lymphknoten unter der Achselhaut. Sie filtern die Lymphe aus dem Arm, bevor diese in das venöse Blut gelangt.

Lymphknoten
Verdickungen der Lymphbahnen, die sich im gesamten System finden. Sie filtern die Lymphe und entziehen der Flüssigkeit Fremdkörper. Man findet sie überall im Körper, in bestimmten Regionen kommen sie jedoch häufiger vor, etwa in der Leistengegend, unter den Achseln und am Hals.

Milchbrustgang (Ductus thoracicus)
Dicke Lymphbahn, die parallel zur Aorta durch Brust- und Bauchhöhle senkrecht abwärts verläuft und unweit der Mündung der linken Schlüsselbeinvene in der Halsvene endet. Der Brustmilchgang sammelt die Lymphe aus den Beinen, den Därmen, der linken Brusthälfte, dem linken Arm und der Hälfte der linken Kopfseite.

Peyersche Plaques (Folliculi lymphatici aggregati)
Ansammlung von Lymphgewebe bzw. -knoten in der Dünndarmwand, die als Teil des Lymphsystems Infektionen entgegenwirken.

Lymphkapillaren
Kleine, den Blutkapillaren vergleichbare Gefäße, die in den Höhlen aller Organe und Gewebe beginnen und die dort gesammelte Lymphe den großen Lymphbahnen zuführen.

ARTERIEN UND VENEN: INNERER AUFBAU

ARTERIEN

Blutgefäße, die den Körpergeweben sauerstoffreiches (arterielles) Blut aus den Lungen zuführen. Sie werden immer dünner, je weiter sie ins Gewebe vordringen, und enden als Arteriolen und Kapillargefäße.

Kleine Arterien (Arteriolen)
Kleine Blutgefäße, die als Verlängerung der Arterien das Blut zu den Haargefäßen (Kapillaren) leiten.

Haargefäße (Kapillaren)
Mikroskopisch kleine Blutgefäße, die allen Teilen des Körpers arterielles Blut zuführen und den Austausch von sauerstoffreichem und venösem Blut ermöglichen. Sie sind an ihren Enden mit den Venenkapillaren verbunden, die das sauerstoffarme Blut zu den Venen leiten.

VENEN

Blutgefäße, die sauerstoffarmes (venöses) Blut, das auch Abfallstoffe enthält, von den Geweben zum Herzen und zur Lunge leiten, wo es wieder mit Sauerstoff versorgt wird. Das Venensystem besteht aus den Haargefäßen (Kapillaren), den kleinen Venen (Venolen) und den Venen.

Kleine Venen (Venolen)
Kleine Venen, die zwischen Venenkapillaren und Venen geschaltet sind.

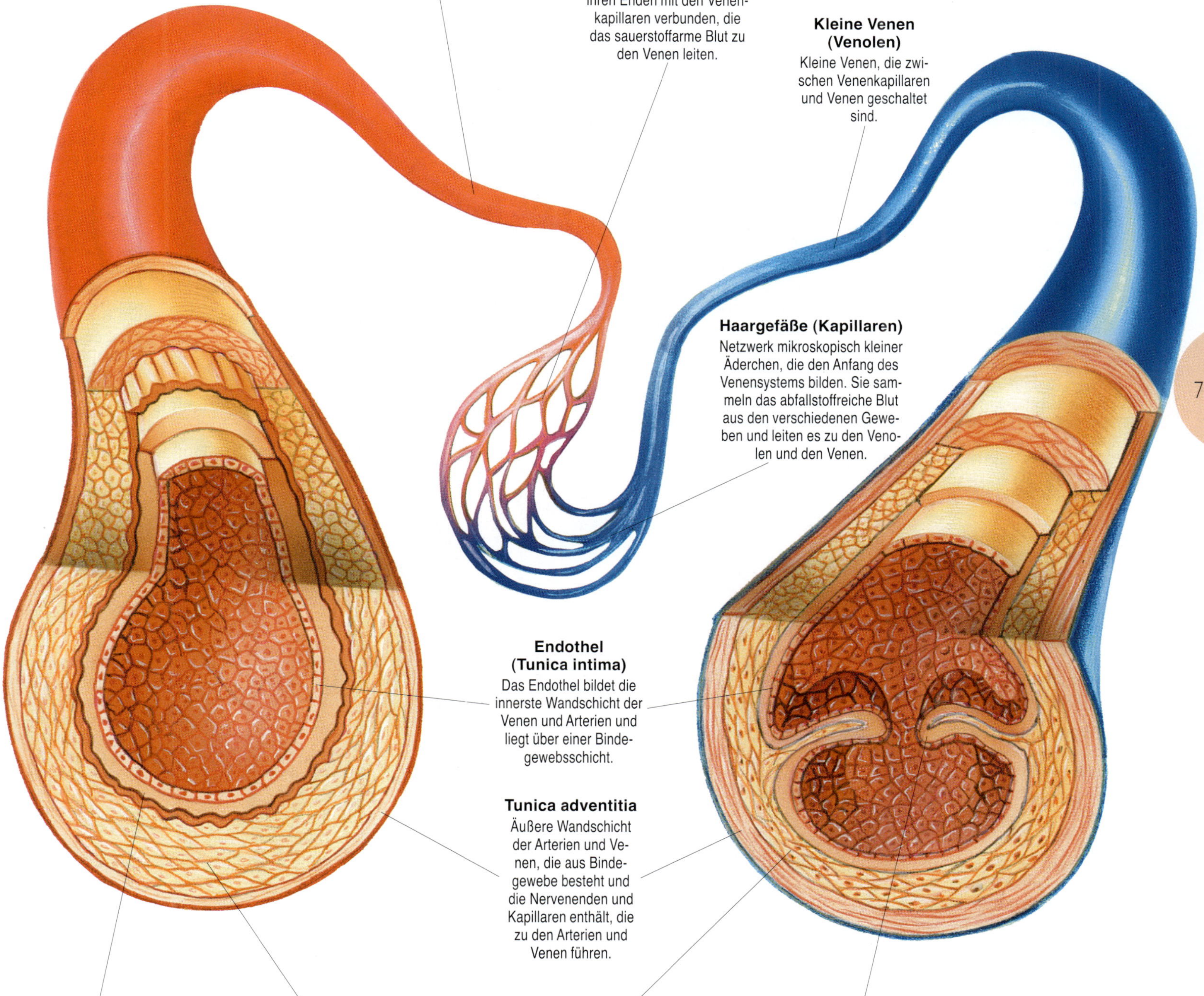

Haargefäße (Kapillaren)
Netzwerk mikroskopisch kleiner Äderchen, die den Anfang des Venensystems bilden. Sie sammeln das abfallstoffreiche Blut aus den verschiedenen Geweben und leiten es zu den Venolen und den Venen.

Endothel (Tunica intima)
Das Endothel bildet die innerste Wandschicht der Venen und Arterien und liegt über einer Bindegewebsschicht.

Tunica adventitia
Äußere Wandschicht der Arterien und Venen, die aus Bindegewebe besteht und die Nervenenden und Kapillaren enthält, die zu den Arterien und Venen führen.

Subendothel
Schicht zwischen Tunica intima und Tunica media, die bei den großen Arterien dicker ist und viele elastische Fasern enthält, so dass sie gefurcht wirkt.

Tunica media
Mittlere der drei Schichten, die die Arterienwand bilden. Sie besteht aus glatten Muskelfasern, die konzentrisch angeordnet sind, und ist vor allem bei den mittelgroßen Arterien dicker. In den großen Arterien enthält sie viele elastische Fasern, die es den Arterien ermöglichen, sich bei Veränderungen des Blutdrucks – infolge der Kontraktion und Entspannung des Herzens – zusammenzuziehen und zu erweitern.

Tunica media
Mittlere der drei Schichten, die die Venenwand bilden; anders als bei den Arterien enthält sie nur wenige Muskeln, aber zahlreiche Kollagenfasern. Nur die Venen im Unterleib besitzen eine gewisse Anzahl von Muskelfasern, um das venöse Blut aufwärts befördern zu können.

Venenklappen
Falten in der Innenwand der Venen, die sich über das gesamte System verteilen. Die Venenklappen sorgen dafür, dass das Blut zum Herzen strömt und nicht zurückfließen kann.

DAS HERZ

VORDERANSICHT (AUSSEN)

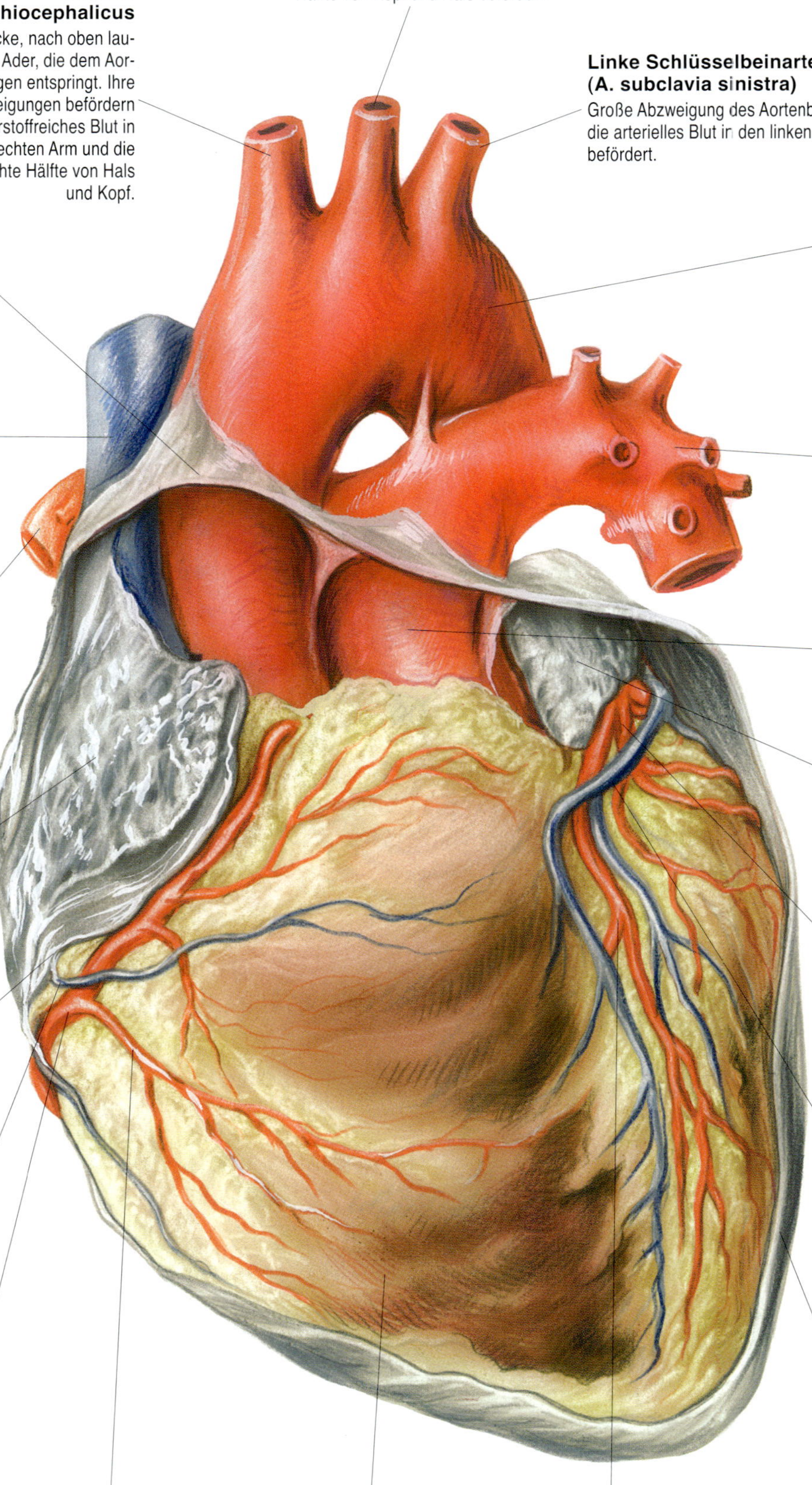

Linke Halsschlagader (A. carotis communis sinistra)
Große Ader, die dem Aortenbogen entspringt und arterielles Blut in die linke Hälfte von Kopf und Hals befördert.

Truncus brachiocephalicus
Dicke, nach oben laufende Ader, die dem Aortenbogen entspringt. Ihre Verzweigungen befördern sauerstoffreiches Blut in den rechten Arm und die rechte Hälfte von Hals und Kopf.

Herzbeutel (Pericardium)
Bindegewebsschicht, die das gesamt Herz umhüllt, einschließlich des Stammgefäßes der Aorta und der übrigen großen Herzadern (obere und untere Hohlvene, Lungenarterie und Lungenvenen).

Obere Hohlvene (Vena cava superior)
Dickes venöses Stammgefäß, in das die Venen der Arme und des Kopfes münden; es leitet das venöse Blut in den rechten Vorhof.

Rechte Lungenarterie (Arteria pulmonalis dextra)
Ast der Lungenschlagader, der der rechten Herzkammer entspringt. Er leitet das sauerstoffarme Blut zum rechten Lungenflügel, wo es mit Sauerstoff versorgt und von Stickstoff befreit wird.

Rechter Vorhof (Atrium dextrum)
Dünnwandige Höhlung, in der sich das venöse Blut aus der oberen und der unteren Hohlvene .

Herzkranzfurche (Sulcus coronarius cordis)
Furche, die die beiden Vorhöfe und Kammern des Herzens voneinander trennt.

Kleine Herzvene (V. cardiaca parva)
Vene, die durch die Kranzfurche verläuft, das Blut aus den venösen Verästelungen der rechten Herzhälfte sammelt und zur Herzkranzbucht transportiert.

Rechte Herzkranzarterie
Verzweigung der Aorta, die an der Vorderseite des Herzens entspringt, durch die Kranzfurche über die rechte Herzseite verläuft und arterielles Blut zur Herzrückseite transportiert. Die Verästelungen der rechten Herzkranzarterie führen zum rechen Rand und zur Hinterseite des Herzens sowie zu einer weiteren Verzweigung zwischen den Ventrikeln.

Linke Schlüsselbeinarterie (A. subclavia sinistra)
Große Abzweigung des Aortenbogens, die arterielles Blut in den linken Arm befördert.

Aorta
Die Aorta ist die größte Schlagader des Körpers. Sie entspringt der linken Herzkammer, zieht erst aufwärts, biegt dann in den Aortenbogen (Arcus aortae) ab und läuft durch das Zwerchfell in die Bauchhöhle. Die Aorta befördert sauerstoffreiches Blut vom Herzen in den Körper.

Linke Lungenarterie (Arteria pulmonalis sinistra)
Ast der Lungenarterie, der der rechten Herzkammer entspringt. Er befördert venöses, sauerstoffarmes Blut zur linken Lunge, wo es mit Sauerstoff angereichert und von Stickstoff befreit wird.

Lungenarterie (Arteria pulmonalis)
Dickes Stammgefäß, das der rechten Herzkammer entspringt und sich in einen linken und rechten Ast teilt, die den Lungenflügeln venöses Blut zuführen.

Linker Vorhof (Atrium sinistrum)
Oberer Hohlraum des Herzens, der über die Lungenvene sauerstoffreiches Blut aus den Lungen empfängt. Seine Wände sind eher dünn.

Linke Herzkranzarterie
Zweig der Aorta, der längs der linken Herzhälfte durch die Kranzfurche zwischen rechter und linker Herzkammer nach unten läuft. Er hat Verzweigungen, die zur interventrikulären Region und zur linken Herzseite laufen.

Große Herzvene (V. cardiaca magna)
Vene auf der Kranzfurche, die venöses Blut aus den Verästelungen auf der linken Körperseite sammelt und zur Herzkranzbucht befördert.

Kranzarterie an der rechten Herzwand
Arterielle Verzweigung, die der rechten Herzkranzarterie entspringt und der rechten Herzhälfte sauerstoffreiches Blut zuführt.

Rechte Herzkammer (Ventriculus cordis dexter)
Unterste Kammer des Herzens, die das venöse Blut aus dem rechten Vorhof aufnimmt und durch die Lungenarterie zu den Lungen leitet. Die Kammer hat dicke, muskulöse Wände.

Interventrikulare Herzkranzarterie
Verzweigung der linken Herzkranzarterie, die längs der Herzvorderseite abwärts in den Bereich der Herzscheidewand zieht.

Linke Herzkammer (Ventriculus cordis sinister)
Großer Hohlraum, der sauerstoffreiches Blut aus dem linken Vorhof empfängt und durch starke Kontraktionen seiner muskulösen Wände über die Aorta zum Rest des Körpers leitet.

DAS HERZ

QUERSCHNITT

Aorta
Große Arterie, die das gesamte arterielle, sauerstoffreiche Blut aus der linken Herzkammer in den übrigen Körper befördert.

Aortenklappe
Klappe zwischen linker Herzkammer und Aorta. Sie öffnet sich systolisch (bei Kontraktion der Kammer), so dass sauerstoffreiches Blut in die Aorta strömen kann, und schließt sich diastolisch (bei Dehnung der Kammer), so dass das Blut nicht zurück in die Kammer fließen kann.

Linke Lungenvene (Vena pulmonalis)
Eine der vier großen Adern (je zwei für den linken und rechten Lungenflügel), die sauerstoffreiches Blut aus den Lungen in den linken Vorhof zurückleiten.

Linker Vorhof (Atrium sinistrum)
Einer der beiden oberen Hohlräume des Herzens; er wird durch dünne Wände gebildet, deren oberer Teil Durchlässe für die vier Lungenvenen enthält. Diese befördern das Blut von den Lungen zum Herzen. Der linke Vorhof ist durch die zweizipflige Segelklappe mit der linken Herzkammer verbunden.

Obere und untere Hohlvene (Vena cava superior und Vena cava inferior)
Die obere und untere Hohlvene sind über den rechten Vorhof verbunden, in den sie venöses Blut aus dem Körper transportieren.

Rechter Vorhof (Atrium dextrum)
Dünnwandiger Hohlraum im oberen Teil des Herzens. Er sammelt das venöse Blut aus der oberen und unteren Hohlvene und steht über die dreizipflige Segelklappe in Verbindung mit der direkt darunter liegenden rechten Herzkammer.

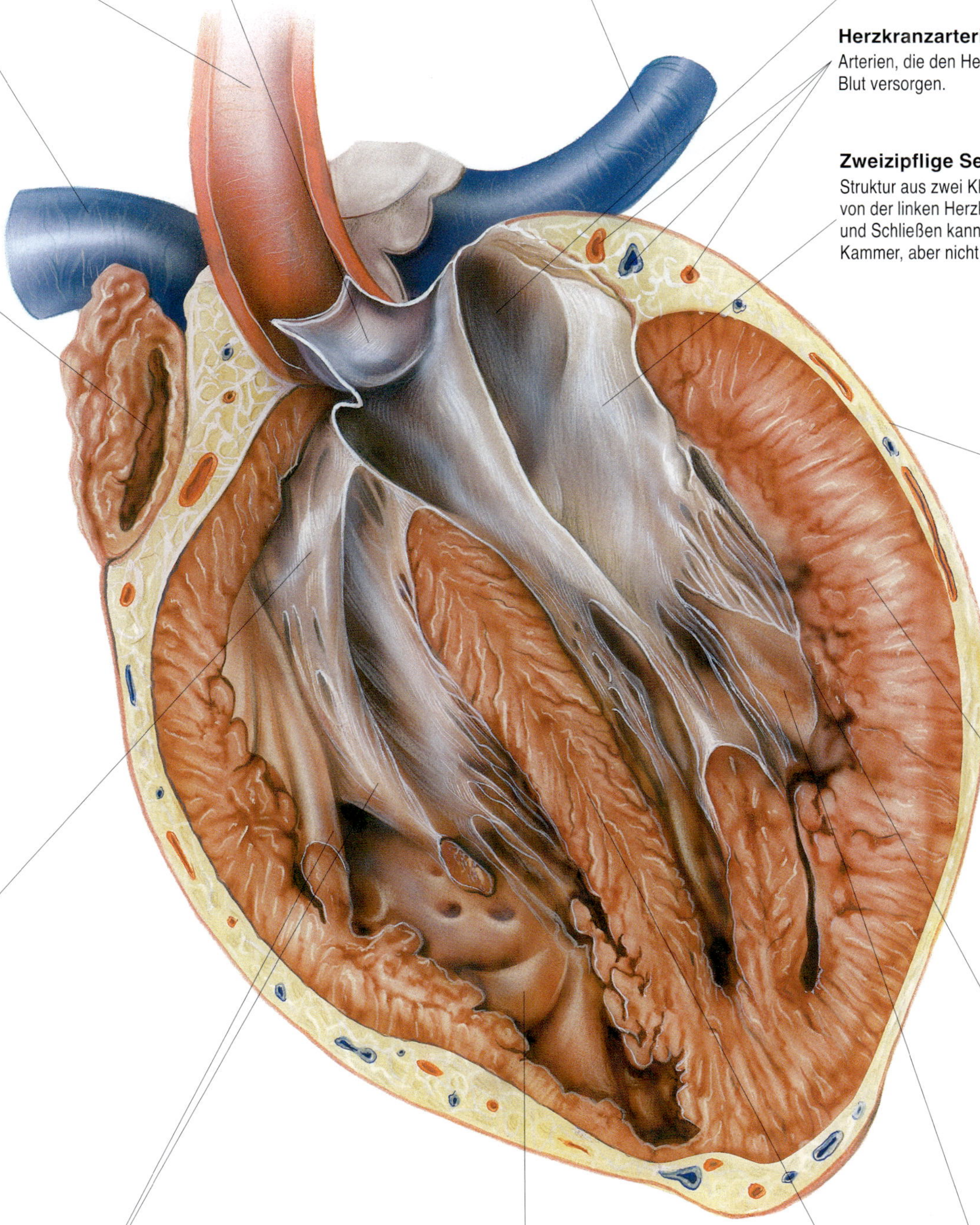

Herzkranzarterien
Arterien, die den Herzmuskel mit Blut versorgen.

Zweizipflige Segelklappe
Struktur aus zwei Klappen, die den linken Vorhof von der linken Herzkammer trennt. Durch Öffnen und Schließen kann Blut aus dem Vorhof in die Kammer, aber nicht zurückströmen.

Herzbeutel (Pericardium)
Das Pericardium ist ein mit Flüssigkeit gefüllter Beutel rund um das Herz, der oben an Aorta, Hohlvene und Lungenarterie endet. Er besteht aus drei Schichten, dem faserigen, viszeralen und parietalen Pericardium.

Herzmuskelgewebe (Myocardium)
Die Herzwände bestehen vornehmlich aus Muskelzellen, die man insgesamt als Myocardium bezeichnet; sie kontrahieren und entspannen das Herz. Das Gewebe ist rund um die Kammern dicker, um die Vorhöfe jedoch dünner. Es enthält Nerven, die den Herzrhythmus steuern.

Dreizipflige Segelklappe
Klappenkomplex, der den rechten Vorhof von der rechten Herzkammer trennt. Die Klappe öffnet sich, um Blut aus dem Vorhof in die Kammer strömen zu lassen, und schließt sich, damit es nicht zurückfließt. Das Öffnen und Schließen der Herzklappen erzeugt ein Klickgeräusch, den Herzschlag, den man mit einem Stethoskop hören kann.

Herzinnenhaut (Endocardium)
Innerste Schicht der Herzwand. Die Herzinnenhaut ist eine dünne Lage aus Bindegewebe, sog. Endothelzellen, die alle Strukturen im Herzen überziehen.

Papillarmuskeln
Muskulöse Verlängerungen der zwei- und dreizipfligen Segelklappe, die mit den Wänden der Kammern verbunden sind. Ihre Kontraktionen ermöglichen die Bewegungen der Klappen.

Rechte Herzkammer (Ventriculus cordis dexter)
Die rechte Herzkammer hat dicke, muskulöse Wände. Sie empfängt venöses Blut aus dem rechten Vorhof und sorgt durch Kontraktionen dafür, dass es zu den Lungen strömt, wo es mit Sauerstoff angereichert und gereinigt wird.

Herzscheidewand
Dicke Wand aus kräftigem Muskelgewebe, die beide Herzkammern trennt. Ihr oberer Abschnitt ist dünner und faseriger.

Linke Herzkammer (Ventriculus cordis sinister)
Dickwandiger Hohlraum, der sauerstoffreiches Blut aus dem linken Vorhof empfängt und durch kräftige Kontraktionen in das Arteriensystem presst, durch das es in den übrigen Körper befördert wird. Da die linke Herzkammer größer ist als die rechte, sind ihre muskulösen Wände entsprechend dicker.

DAS ARTERIENNETZ: AORTA

AORTA

Die größte aller Arterien versorgt den gesamten Körper mit Blut. Sie entspringt der linken Herzkammer, läuft erst aufwärts, vollführt dann im Aortenbogen eine Wendung und zieht schließlich als Brustaorta durch die Brusthöhle abwärts. Die Aorta verläuft weiter durch das Zwerchfell (Diaphragma) und wird anschließend als Bauchaorta bezeichnet, die sich im Becken in die Beckenarterien teilt, die die Beine mit Blut versorgen.

Rechte Schlüsselbeinarterie (A. subclavia dextra)
Waagerechter Abzweig des Truncus brachiocephalicus, dem alle Adern des rechten Armes entspringen.

Rechte Halsschlagader (A. carotis communis dextra)
Aufsteigender Ast des Truncus brachiocephalicus, der sich in die innere und äußere Halsschlagader teilt und die inneren und äußeren Teile der rechten Kopfseite mit Blut versorgt.

Linke Wirbelarterie (A. vertebralis sinistra)
Aufsteigender Ast der linken Schlüsselbeinarterie, der parallel zur Wirbelsäule durch den Hals und das Hinterhauptsloch (Foramen magnum) in den Schädel verläuft, wo ein Netzwerk von Arterien beginnt, das den hinteren Teil des Gehirns und das Kleinhirn (Cerebellum) mit Blut versorgt.

Untere Schilddrüsenarterie (A. thyroidea inferior)
Die untere Schilddrüsenarterie entspringt der Schlüsselbeinarterie und lauft am Hals empor. Sie teilt sich in Richtung Speiseröhre, Luftröhre, Kehlkopf und Schilddrüse.

Truncus brachiocephalicus
Arterienstamm, der dem rechten Teil des Aortenbogens entspringt und sich bald in einen aufsteigenden Ast (die rechte Halsschlagader, die Blut zum Kopf befördert) und einen waagerechten Ast (die Schlüsselbeinarterie) teilt, der Blut in den rechten Arm leitet.

Linke Halsschlagader (A. carotis communis sinistra)
Im Gegensatz zur rechen Körperhälfte besitzt die linke keinen Truncus brachiocephalicus. Die linke Halsschlagader entspringt direkt dem Aortenbogen, läuft am Hals entlang in die linke Hälfte des Kopfes und teilt sich dort in die innere und äußere Halsschlagader.

Nierenarterien (Aa. renales)
Zwei Arterien, die waagerecht von der Aorta zu den Nieren verlaufen.

Leberarterie (A. hepatica)
Die Leberarterie ist ein Ast der Sonnengeflechtsarterie und läuft zur Leber, die sie mit Blut versorgt.

Genitalarterien (Aa. genitales)
Zwei Arterien, die beim Mann zu den Hoden (Testes) verlaufen (Testikelarterien), bei der Frau zu den Eierstöcken (Ovararterien).

Lendenarterien (Aa. lumbales)
Fünf Arterienpaare, die senkrecht von der Bauchaorta abzweigen und Muskeln und andere Strukturen der Bauchwand mit Blut versorgen.

Bauchaorta (Aorta abdominalis)
Jener Teil der Aorta, der das Zwerchfell kreuzt und in die Bauchhöhle eintritt. Die ersten Verzweigungen ziehen zum Zwerchfell, spätere sind z. B. die Sonnengeflechtsarterie, die Nierenarterien und die obere und untere Eingeweidearterie. Die Bauchaorta teilt sich wiederum in die Beckenarterien.

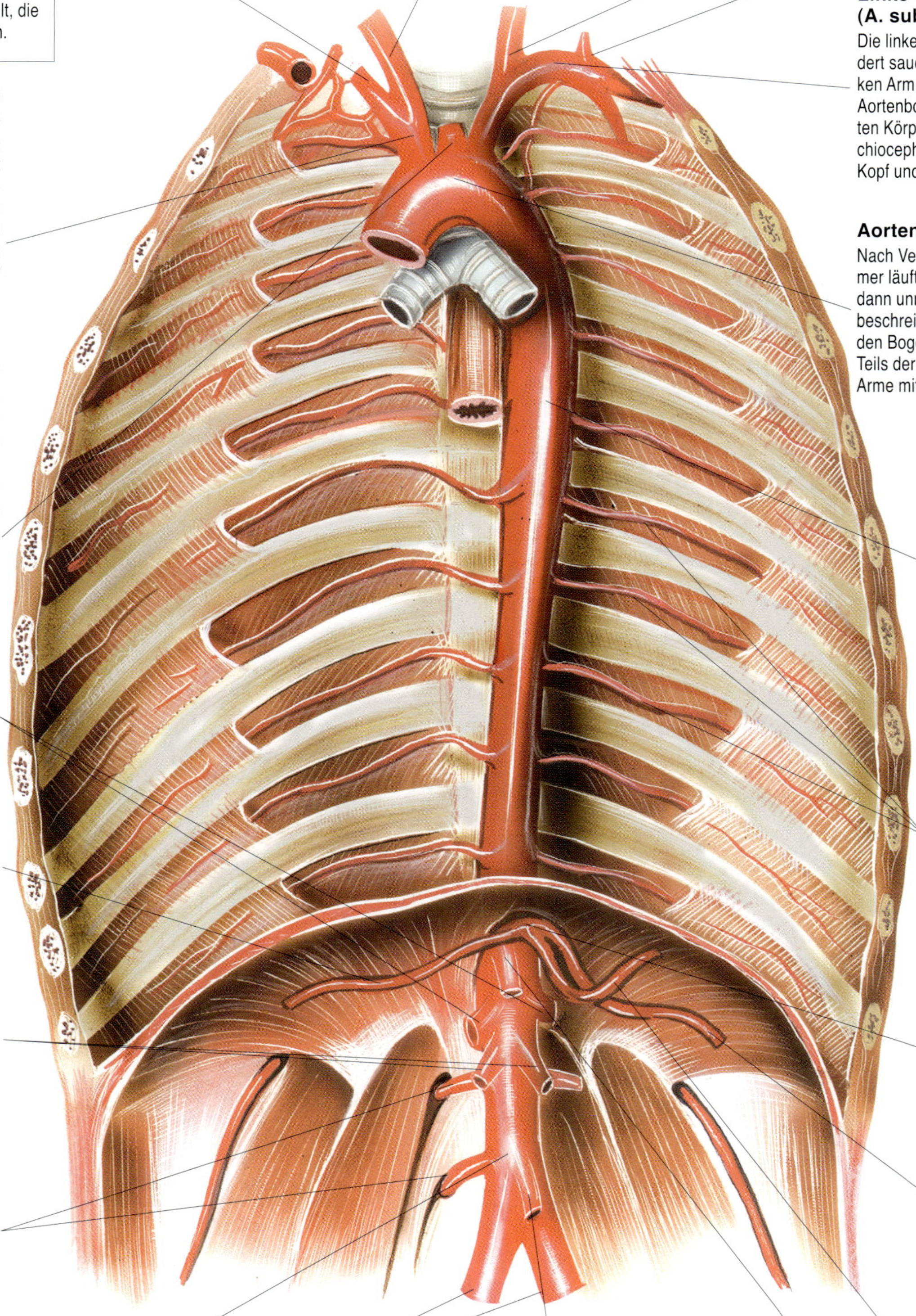

Linke Schlüsselbeinarterie (A. subclavia sinistra)
Die linke Schlüsselbeinarterie befördert sauerstoffreiches Blut in den linken Arm. Sie entspringt direkt dem Aortenbogen im Gegensatz zur rechten Körperhälfte, wo der Truncus brachiocephalicus für die Blutzufuhr zum Kopf und rechten Arm sorgt.

Aortenbogen
Nach Verlassen der linken Herzkammer läuft die Aorta aufwärts, biegt dann unmittelbar nach links ab und beschreibt einen abwärts verlaufenden Bogen. Die Abzweigungen dieses Teils der Aorta versehen Kopf und Arme mit sauerstoffreichem Blut.

Brustaorta (Aorta thoracica)
Der Teil der Aorta, der vom Aortenbogen zum Zwerchfell senkrecht durch die Brusthöhle verläuft. Die Abzweigungen der Brustaorta erreichen die Speiseröhre, die Bronchien, das Mediastinum und die Zwischenrippenräume.

Zwischenrippenarterien (Aa. intercostales)
Waagerecht von der Brustaorta abzweigende Adern, die zwischen den Rippen zur Seite ziehen. Es gibt in der Regel neun Paare von Zwischenrippenarterien, die jeweils mit einer Vene und einem Nerv am unteren Rand der Rippen entlangziehen.

Sonnengeflechtsarterie (Truncus coeliacus)
Arterie, die dem vorderen Teil der Bauchaorta entspringt. Sie versorgt Leber, Magen und Milz über die zugehörigen Arterien mit sauerstoffreichem Blut.

Milzarterie (A. splenica)
Linker Abzweig der Sonnengeflechtsarterie, die die Milz mit Blut versorgt

Magenkranzarterie
Abzweig der Sonnengeflechtsarterie, die die Innenwand des Magens mit Blut versorgt.

Beckenarterien (Aa. iliacae)
Die Beckenarterien entstehen durch die Verzweigung der Bauchaorta und verlaufen schräg abwärts zu den Beinen. Sie teilen sich in Höhe des Kreuz-Hüft-Bogens in die inneren und äußeren Beckenarterien. Andere Verzweigungen laufen zu den Beckenmuskeln in der Bauchhöhle.

Untere Eingeweidearterie (A. mesenterica inferior)
Ader, die den linken Teil des Dickdarms über mehrere Verzweigungen vom mittleren Teil über den Querdarm bis zum Enddarm mit Blut versorgt.

Obere Eingeweidearterie (A. mesenterica superior)
Ader an der Vorderseite der Bauchaorta, die unterhalb der Sonnengeflechtsarterie entspringt. Sie versorgt den Dünndarm, einen Teil der Bauchspeicheldrüse und den rechten Teil des Dickdarms mit Blut.

DAS ARTERIENNETZ: BAUCHHÖHLE

Bauchspeicheldrüsen-Zwölffingerdarm-Arterie (A. pancreaticoduodenalis)
Ader, die der oberen Eingeweidearterie entspringt und zum Zwölffingerdarm (Duodenum) und zur linken Seite der Bauspeicheldrüse (Pankreas) zieht.

Mittlere Grimmdarmarterie (A. colica media)
Diese Ader entspringt der oberen Eingeweidearterie und versorgt den Querdarm mit Blut. Sie bildet mit Verzweigungen der unteren Eingeweidearterie ein Netzwerk.

Obere Eingeweidearterie (A. mesenterica superior)
Ader an der Vorderseite der Bauchaorta, die unterhalb der Sonnengeflechtsarterie beginnt. Sie versorgt den Dünndarm, einen Teil der Bauchspeicheldrüse sowie den rechten Teil des Dickdarms mit Blut.

Untere Bauchspeicheldrüsenarterie (A. pancreatica inferior)
Ast der oberen Eingeweidearterie, der den unteren Teil der Bauchspeicheldrüse mit Blut versorgt.

Bauchaorta (Aorta abdominalis)
Jener Teil der Aorta, der das Zwerchfell kreuzt und in die Bauchhöhle eintritt. Die ersten Verzweigungen ziehen zum Zwerchfell, spätere sind z. B. die Sonnengeflechtsarterie, die Nierenarterien und die obere und untere Eingeweidearterie. Die Bauchaorta teilt sich wiederum in die Beckenarterien.

Rechte Grimmdarmarterie (A. colica dextra)
Die A. colica dextra entspringt der rechten Seite der oberen Eingeweidearterie und teilt sich in Äste, die zum aufsteigenden Teil des Grimmdarms laufen.

Krummdarm-Grimmdarm-Arterie (A. ileocolica)
Abzweig der oberen Eingeweidearterie, der – genau wie die Grimmdarmarterie – rechts zum aufsteigenden Teil des Grimmdarms zieht, aber auch zum Endteil des Krummdarms abzweigt.

Leerdarm- und Krummdarm-Arterien (Aa. jejunales und Aa. ileales)
Gruppe von Nebenadern, die zu Leer- und Krummdarm ziehen.

Gemeinsame Beckenarterie (A. iliaca communis)
Die gemeinsame Beckenarterie entspringt der letzten Verzweigung der Bauchaorta und läuft schräg abwärts zu den Beinen. Die Beckenarterien teilen sich in Höhe des Kreuz-Lenden-Bogens in innere und äußere Beckenarterien. Andere Äste laufen zu den Beckenmuskeln.

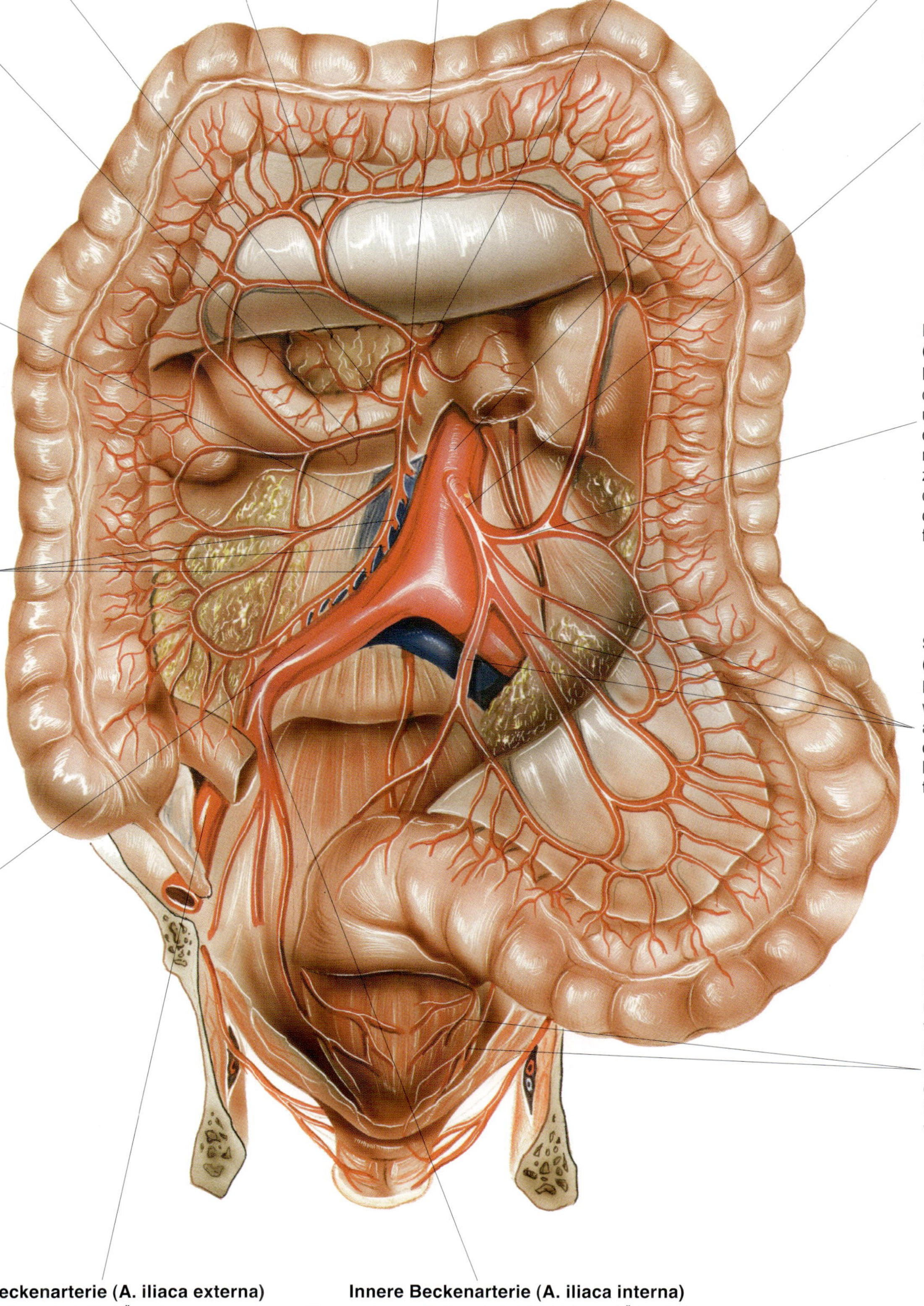

Untere Eingeweidearterie (A. mesenterica inferior)
Ader, die den linken Teil des Dickdarms über mehrere Verzweigungen vom mittleren Teil über den Querdarm bis zum Enddarm mit Blut versorgt.

Linke Grimmdarmarterie (A. colica sinistra)
Die A. colica sinistra entspringt der unteren Eingeweidearterie und zieht zum aufsteigenden Teil des Grimmdarms. Sie bildet mehrere Verzweigungen, die zum Querdarm verlaufen und dort auf die Verzweigungen der oberen Eingeweidearterie treffen.

Sigma- oder Sichelarterien (Aa. sigmoideae)
Die Sichelarterien bilden ein Netzwerk, das der unteren Eingeweidearterie entspringt und zum Ende des Dickdarms zieht: Sigmoid (Colon sigmoideum), Enddarm (Rektum) und After (Anus).

Hämorrhoidalarterien
Diese Arterien entspringen der unteren Eingeweidearterie und verlaufen zum Ende des Afters (Anus), wo sie den Plexus haemorrhoidalis bilden. Ein Teil dieser Region wird durch die innere Beckenarterie mit Blut versorgt.

Äußere Beckenarterie (A. iliaca externa)
Äußere Verzweigung der beiden Äste der gemeinsamen Beckenarterie, die schräg durch die Beckenhöhle zur Leiste zieht und den Ausgangspunkt der Beinarterien bildet. Die äußere Beckenarterie bildet Abzweigungen zu Harnröhre und Bauch und einen Ast, der längs der vorderen Bauchwand emporläuft, die epigastrische Arterie.

Innere Beckenarterie (A. iliaca interna)
Die gemeinsame Beckenarterie teilt sich in zwei Äste, die innere und äußere Beckenarterie. Die innere, auch hypogastrische Arterie genannt, bildet die intrapelvischen Äste, die zu den inneren Organen des Beckens (z. B. Harnblase und Gebärmutter) ziehen, sowie die extrapelvischen Äste, die bis zu den äußeren Genitalien und zum inneren Oberschenkel reichen.

DAS ARTERIENNETZ: KOPF UND HALS

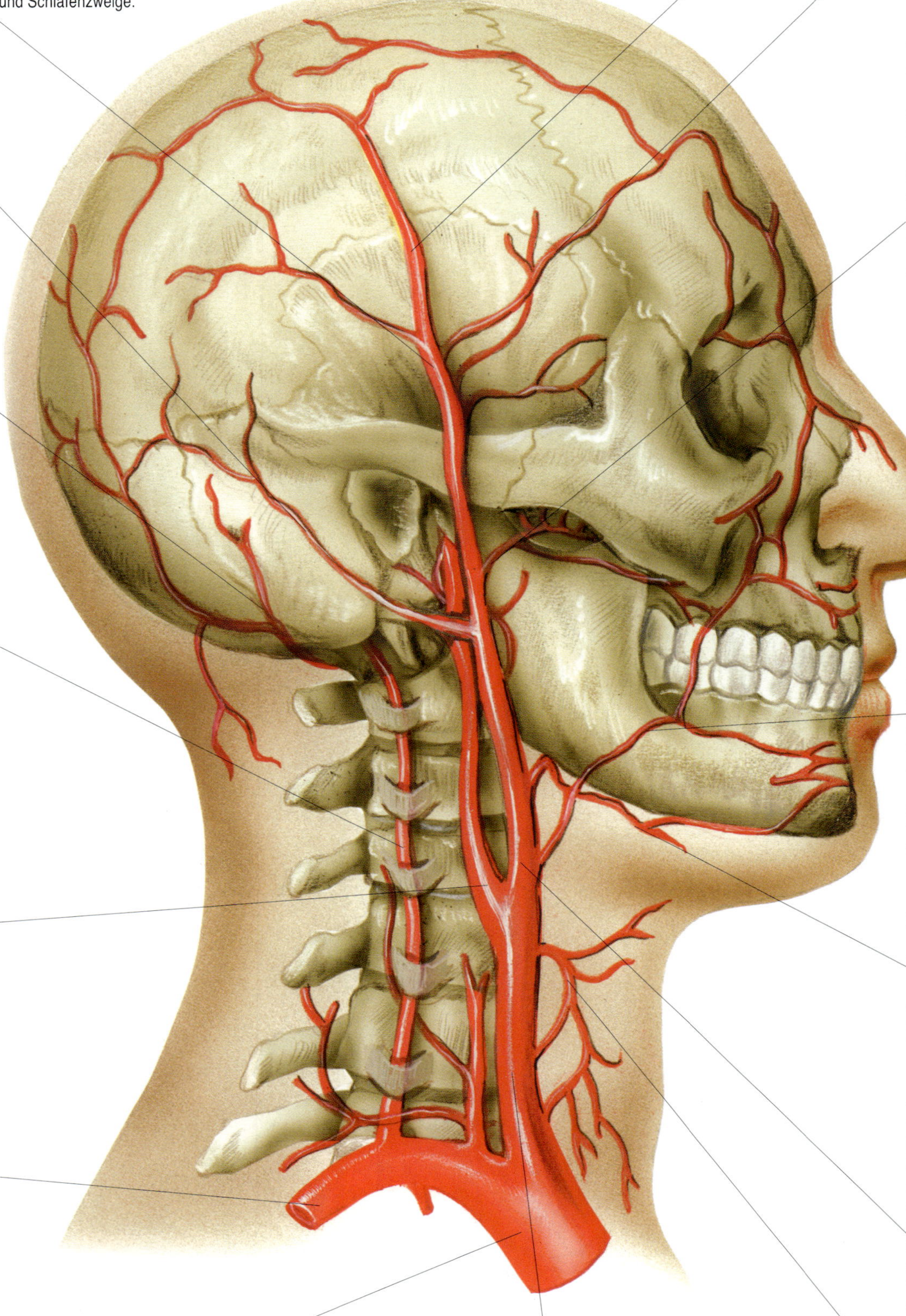

Oberflächliche Schläfenarterie (A. temporalis superficialis)
Einer der Nebenäste der äußeren Halsarterie, der in Höhe des Kiefergelenks abzweigt. Er verläuft längs des Schläfenbeins nach oben, bildet Verzweigungen zu Gesicht, Kiefergelenk und Augenhöhlen und teilt sich in Stirn- und Schläfenzweige.

Hintere Ohrmuschelarterie (A. auricularis posterior)
An der Rückseite der äußeren Halsarterie entspringende Ader, die sich in Richtung Ohrspeicheldrüse verzweigt. Sie endet in einer Gabelung, deren Äste zum Schläfenbein bzw. Ohr verlaufen.

Hinterhauptsarterie (A. occipitalis)
Diese Ader entspringt an (der Hinterwand) der äußeren Halsarterie und zieht durch die Halsmuskulatur zum Hinterhaupt.

Wirbelarterie (A. vertebralis)
Ast der Schlüsselbeinarterie, der an der Halshinterseite aufwärts zieht und die Muskeln der Halswirbel mit Blut versorgt. Er tritt durch das Hinterhauptsloch (Foramen magnum) in den Schädel ein und verzweigt sich in Richtung Hirnhaut, verlängertes Rückenmark (Medulla oblongata) und Kleinhirn (Cerebellum).

Innere Halsschlagader (A. carotis interna)
Innerer Ast der großen Halsschlagader, der durch die Schlagaderöffnung aufwärts in den Schädel zieht. Die innere Halsschlagader hat mehrere Äste, die das Gehirn, die Augäpfel und andere Gehirnstrukturen mit Blut versorgen.

Schlüsselbeinarterie (A. subclavia)
Äußerer Ast des Truncus brachiocephalicus. Er zieht zu den Armen und bildet den Ausgangspunkt aller Armarterien.

Truncus brachiocephalicus
Arterienstamm, der dem rechten Teil des Aortenbogens entspringt und sich bald in einen aufsteigenden Ast (die rechte Halsschlagader, die Blut zum Kopf befördert) und einen waagerechten Ast (die Schlüsselbeinarterie) teilt, der Blut in den rechten Arm leitet.

Scheitelarterie (A. parietalis)
Hinterer Ast der oberflächlichen Schläfenader. Die Arterie bildet mehrere Verzweigungen, die an der Seite des Schädels liegen.

Stirnarterie (A. frontalis)
Vorderer Ast der oberflächlichen Schläfenader, der zur Stirn verläuft, wo er sich gabelt.

Innere Kieferarterie (A. maxillaris interna)
Die innere Kieferarterie entspringt der letzten Gabelung der äußeren Halsschlagader, läuft unter dem Jochbogen in den Schädel und zieht dann zur Nasenscheidewand und zu den Ohrmuscheln. Sie bildet viele Verzweigungen in Richtung Trommelfell, Schläfenbein, Gebiss, Kaumuskeln, Gaumen und Kehlkopf. Im Schädel befinden sich auch Abzweigungen zur Hirnhaut.

Gesichtsarterie (A. facialis)
Ast der äußeren Halsschlagader, der längs des Unterkiefers dicht am Mundwinkel vorbei zum Gesicht läuft und am Innenrand des Auges endet. Er bildet Verzweigungen, die unter dem Kinn verlaufen, und weitere im Gesicht, die zum äußeren Kaumuskel, zur Ober- und Unterlippe sowie zu den Nasenflügeln ziehen.

Zungenarterie (A. lingualis)
Vorderer Ast der äußeren Halsschlagader, der unter dem Kieferknochen verläuft und die Zungenmuskeln mit Blut versorgt.

Äußere Halsschlagader (A. carotis externa)
Die äußere Halsschlagader entspringt an der Gabelung der großen Halsschlagader und zieht zum Kiefergelenk, wo sie zwei Endzweige bildet, die zum Kieferknochen, zur Schläfe und zum Ohr laufen. Außerdem bildet sie Verzweigungen in Richtung Schilddrüse, Kehlkopf, Zunge usw.

Gemeinsame Halsschlagader (A. carotis communis)
Ast des Truncus brachiocephalicus, der entlang der Halsseite nach oben läuft und eine Kopfhälfte mit Blut versorgt. Er teilt sich in die innere und die äußere Halsschlagader.

Obere Schilddrüsenarterie (A. thyroidea superior)
Diese Arterie entspringt an der Stelle, an der die äußere Halsschlagader aus der großen Halsschlagader hervorgeht. Sie verläuft abwärts zur Schilddrüse und versorgt sie mit Blut. Die obere Schilddrüsenarterie verzweigt sich in Richtung des Kehlkopfes, der vorderen Halsmuskeln und der Muskeln an der Unterseite des Zungenbeins.

DAS ARTERIENNETZ: HIRNSTAMM

Vordere Hirnarterie (A. cerebri anterior)
Die vordere Hirnarterie ist ein Ast der inneren Halsschlagader, der über die vordere Verbindungsarterie mit der vorderen Hirnarterie der Gegenseite verbunden ist. Die Arterie versorgt den vorderen Gehirnteil mit Blut.

Mittlere Hirnarterie (A. cerebri media)
Die mittlere Hirnarterie entspringt der inneren Halsschlagader und verläuft längs der Außenseite des Gehirns. Sie versorgt einen Teil des vorderen Hirnlappens, des Schläfenlappens und des Scheitellappens des Gehirns oberflächlich und in der Tiefe mit Blut.

Hintere Hirnarterie (A. cerebri posterior)
Die hintere Hirnarterie entspringt im vorderen Abschnitt des Hirnstamms und verläuft nach Passieren des Hirnstamms rückwärts zur Unterseite des Hinterhaupts- und Schläfenlappens. Dabei entsendet sie Äste in die innersten Teile dieser Regionen.

Hirnbasisschlagader (A. basilaris)
Diese Ader entspringt dem Punkt, an dem die beiden Wirbelarterien zusammentreffen. Sie teilt sich an der Vorderseite in die beiden hinteren Hirnarterien.

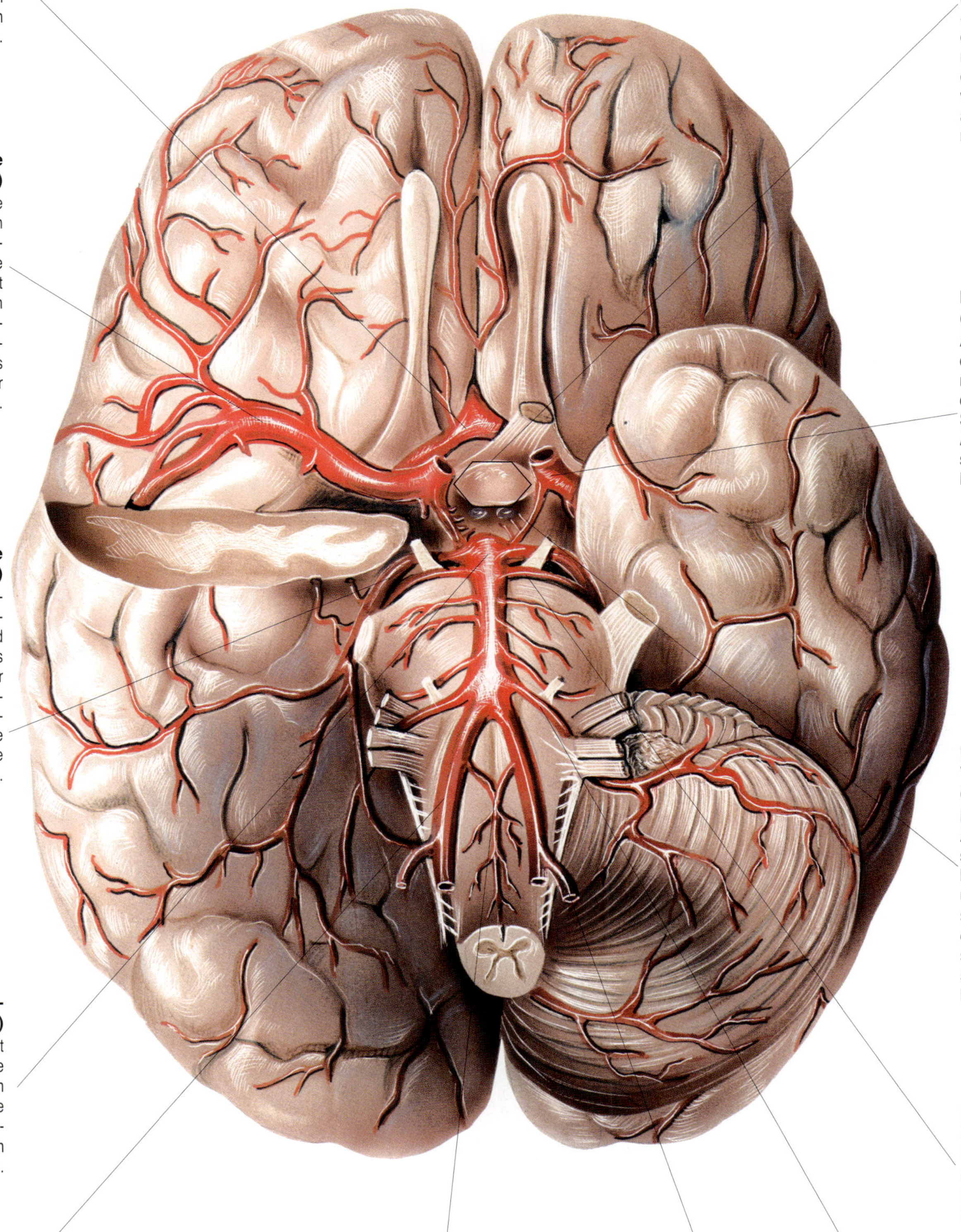

Circulus arteriosus cerebri
Sechseckiges Gebilde, das durch Gefäßverbindungen zwischen der inneren Halsschlagader und der Hirnbasisschlagader entsteht. Somit sind die Hauptarterien der beiden Gehirnhälften miteinander verbunden und ein Übertritt von Blut ist sowohl von einer Hirnseite zur anderen als auch von vorn nach hinten gewährleistet.

Innere Halsschlagader (A. carotis interna)
Arterie, die einen großen Teil des Blutkreislaufs im Gehirn regelt. Sie tritt vom Hals durch die Schlagaderöffnung in den Schädel ein. Ihre wichtigsten Äste sind die Augenarterie sowie die vordere und mittlere Hirnarterie.

Hintere Verbindungsarterie (A. communicans posterior)
Ast der inneren Halsschlagader, der in der hinteren Hirnarterie endet und die beiden Arteriensysteme verbindet, die das Gehirn mit Blut versorgen: die inneren Halsschlagadern und die Wirbelarterien.

Obere Kleinhirnarterie
Die Arterie entspringt der Hirnbasisschlagader und läuft zur Oberseite des Kleinhirns.

Wirbelarterie (A. vertebralis)
Diese Arterie leitet Blut in den hintersten Abschnitt des Gehirns. Sie entspringt der Schlüsselbeinarterie, läuft durch den Hals aufwärts, tritt durch das Hinterhauptsloch (Foramen magnum) in den Schädel ein und zieht zur Zentralregion, wo die beiden Wirbelarterien die Hirnbasisschlagader bilden, die sich wiederum in die hintere Hirnarterie und die vordere Wirbelarterie verzweigt.

Vordere Wirbelarterie (A. spinalis anterior)
Diese Arterie gehört zu den großen Rückenmarksadern und wird von den Ästen der Wirbelarterien gebildet, die in der Mittelspalte des Rückenmarks zusammentreffen. Die vordere Wirbelarterie verläuft entlang dem Rückenmark abwärts.

Hintere untere Kleinhirnarterie
Die Arterie entspringt der Hirnbasisschlagader nahe der Stelle, an der diese mit der Wirbelsäule zusammentrifft. Anschließend verläuft die Arterie zum hinteren und unteren Teil des Kleinhirns.

Vordere untere Kleinhhirnarterie
Die Arterie entspringt der Hirnbasisschlagader nahe der Stelle, an der diese mit den Wirbelarterien zusammentrifft. Anschließend verläuft die Arterie zum vorderen und unteren Teil des Kleinhirns.

DAS ARTERIENNETZ: SCHULTER UND OBERARM

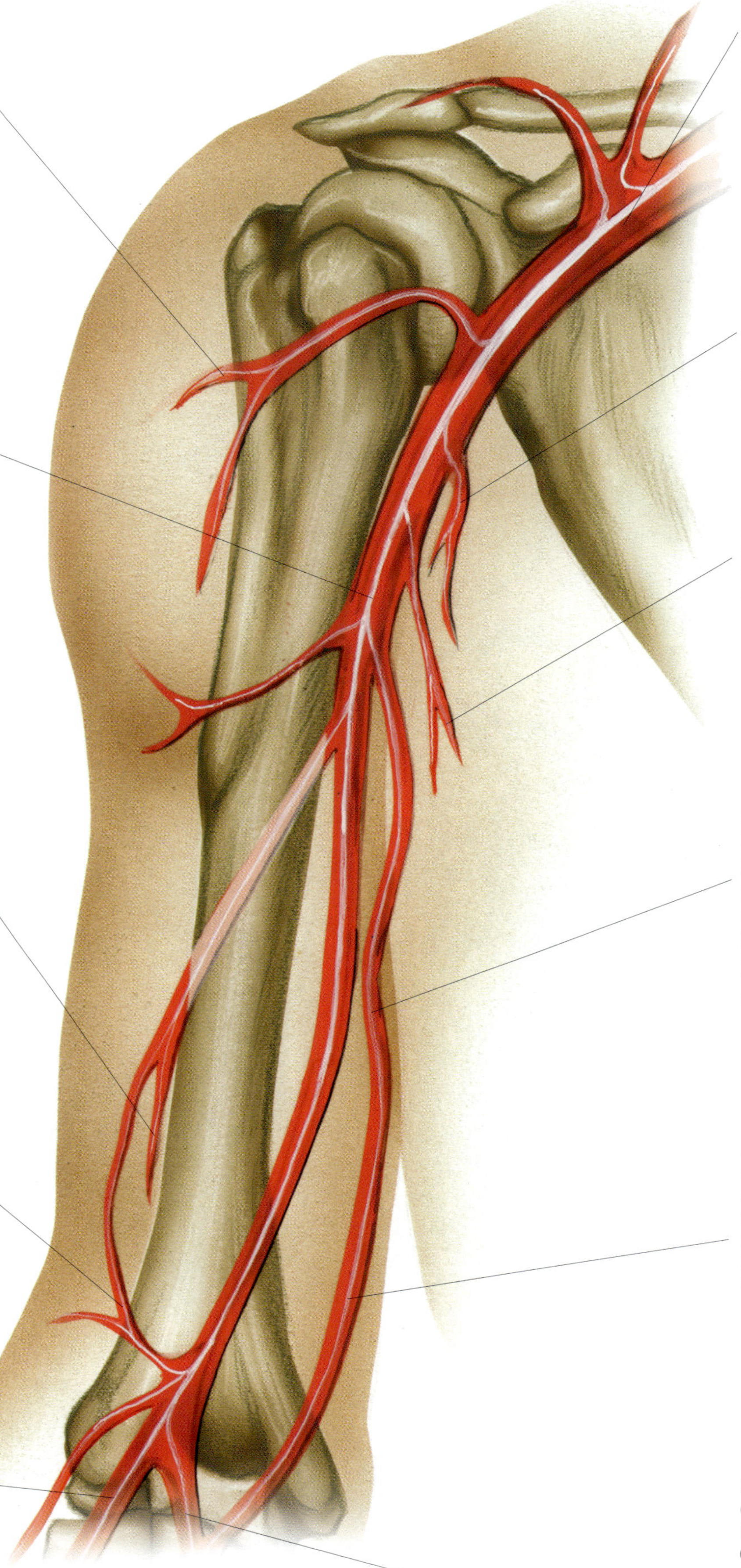

A. circumflexa anterior humeri
Dünner Ast, der der Achselarterie entspringt und vor dem Oberarmknochen verläuft. Die Arterie versorgt das Schultergelenk, den Deltamuskel, den Bizeps und andere Muskeln mit Blut.

Oberarmarterie (A. brachialis)
Die Oberarmarterie ist eine Fortsetzung der Achselarterie, die von der Achsel zum Ellenbogen läuft, wo sie sich in einen äußeren (radialen) und einen inneren (ulnaren) Ast teilt. Ferner bildet sie Verzweigungen zu den Armmuskeln und Oberarmknochen sowie einige Seitenäste.

A. collateralis radialis
Große Ader, die der tiefen Oberarmarterie entspringt. Sie läuft hinter dem Oberarmknochen nach unten über den Ellenbogen und trifft dort auf die vordere Speichenschlagader. Die Arterie bildet verschiedene Abzweigungen in Richtung Trizeps.

A. recurrens radialis
Ader, die von der Speichenschlagader abzweigt. Sie versorgt die Muskeln an der Außenseite von Ellenbogen und Unterarm mit Blut.

Speichenschlagader (A. radialis)
Ader, die der Gabelung der Oberarmarterie im Ellenbogen entspringt. Sie verläuft entlang dem Außenrand des Unterarms zur Handwurzel (Carpus) und bildet Verzweigungen, die zum vorderen Teil des Unterarms und zum Handgelenk führen.

Achselarterie (A. axillaris)
Sobald die Schlüsselbeinader das Schulterblatt passiert, nennt man sie Achselarterie. Diese verläuft längs der Achsel zum Arm und bildet Verzweigungen, die im Brust- und Schulterbereich verlaufen.

A. circumflexa posterior humeri
Ast der Achselarterie, der hinter dem Oberarmknochen verläuft und den Trizeps, einige Schultermuskeln und den Deltamuskel mit Blut versorgt.

A. collateralis ulnaris superior
Ader, die der Oberarmarterie entspringt und längs der Innenseite des Armes zum Ellenbogen läuft, wo sie sich mit der A. collateralis ulnaris inferior vereint.

A. collateralis ulnaris inferior
Dünne Ader, die der Oberarmarterie entspringt und zum Ellenbogen läuft, wo sie sich in einen vorderen und einen hinteren Ast gabelt. Die Ader versorgt die Muskeln an der Innenseite des Ellenbogens und des Unterarms mit Blut.

A. recurrens ulnaris anterior
Ader, die von der Ellenschlagader abzweigt und in aufsteigender Richtung dem vorderen Ast der A. collateralis ulnaris inferior folgt.

Ellenschlagader (A. ulnaris)
Innerer Ast der Gabelung der Oberarmarterie, der entlang dem Innenrand des Unterarms zur Handinnenfläche verläuft. Die Ellenschlagader versorgt die Rückseite des Unterarms mit Blut und läuft dann in die Gegend zwischen den Mittelhandknochen.

DAS ARTERIENNETZ: UNTERARM UND HAND

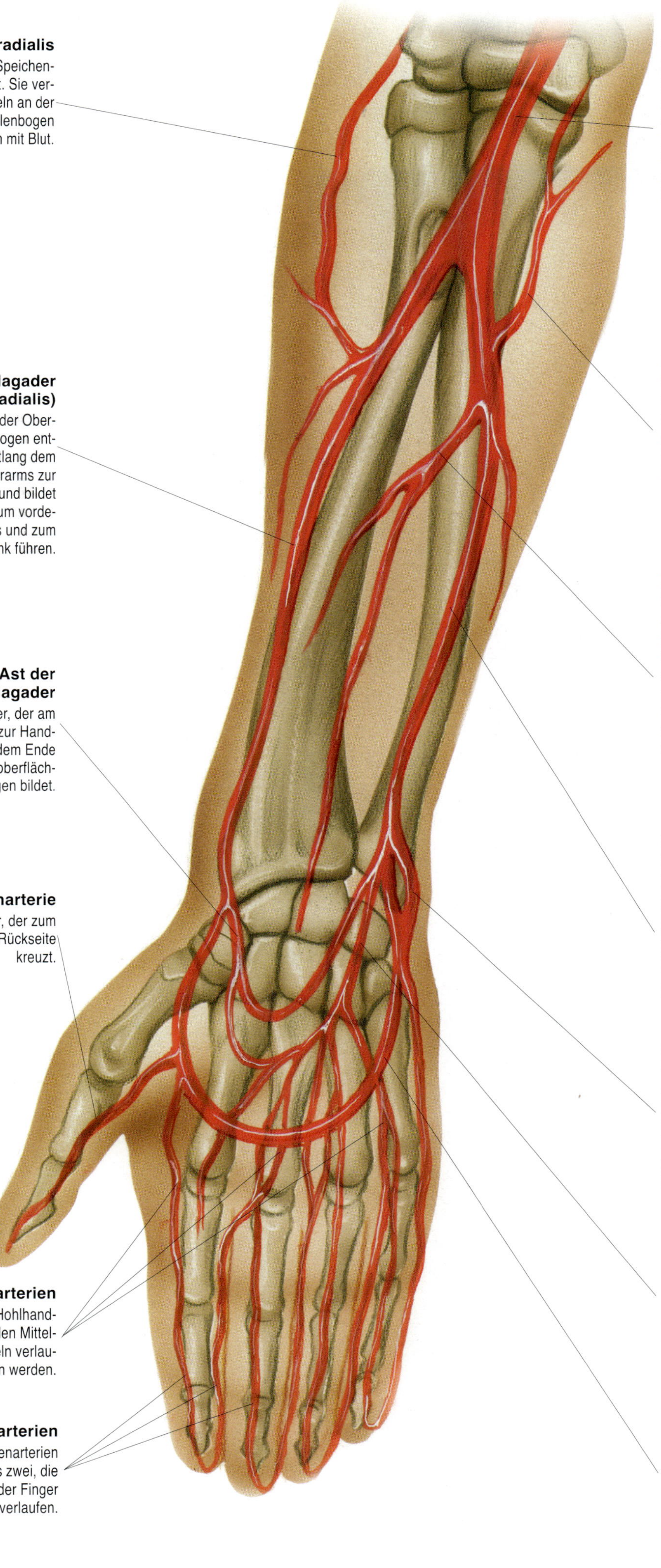

A. recurrens radialis
Ader, die von der Speichenschlagader abzweigt. Sie versorgt die Muskeln an der Außenseite von Ellenbogen und Unterarm mit Blut.

Speichenschlagader (A. radialis)
Ader, die der Gabelung der Oberarmarterie im Ellenbogen entspringt. Sie verläuft entlang dem Außenrand des Unterarms zur Handwurzel (Carpus) und bildet Verzweigungen, die zum vorderen Teil des Unterarms und zum Handgelenk führen.

Palmarer Ast der Speichenschlagader
Ast der Speichenschlagader, der am Handgelenk entspringt und zur Handinnenfläche läuft, wo er mit dem Ende der Ellenschlagader den oberflächlichen Hohlhandbogen bildet.

Daumenarterie
Ast der Speichenschlagader, der zum Daumen läuft und dessen Rückseite kreuzt.

Mittelhandknochenarterien
Arterien, die vom oberflächlichen Hohlhandbogen abzweigen und parallel zu den Mittelhandknochen zu den Fingerwurzeln verlaufen, wo sie zu Fingerarterien werden.

Fingerarterien
Arterien, die den Mittelhandknochenarterien entspringen. Davon gibt es jeweils zwei, die an der Innen- und Außenseite der Finger verlaufen.

Oberarmarterie (A. brachialis)
Die Oberarmarterie ist eine Fortsetzung der Achselarterie, die von der Achsel zum Ellenbogen läuft, wo sie sich in einen äußeren (radialen) und einen inneren (ulnaren) Ast teilt. Ferner bildet sie Verzweigungen zu den Armmuskeln und Oberarmknochen sowie einige Seitenäste.

A. recurrens ulnaris anterior
Ader, die von der Ellenschlagader abzweigt und in aufsteigender Richtung dem vorderen Ast der A. collateralis ulnaris inferior folgt.

Zwischenknochenarterien (Aa. interossei)
Ast der Ellenschlagader, der in die Gegend zwischen Elle und Speiche läuft. Er gabelt sich in einen vorderen Zweig, der längs der Vorderseite des Unterarms verläuft, und einen hinteren, der über das die Knochen verbindende Band zur Vorderseite zieht. Die beiden Zweige versorgen die meisten Unterarmmuskeln mit Blut.

Ellenschlagader (A. ulnaris)
Innerer Ast der Gabelung der Oberarmarterie, der entlang dem Innenrand des Unterarms zur Handinnenfläche verläuft. Die Ellenschlagader versorgt die Rückseite des Unterarms mit Blut und läuft dann in die Gegend zwischen den Mittelhandknochen.

Palmarer Ast der Ellenschlagader
Ast der Ellenschlagader, der zur Handinnenfläche läuft, wo er mit dem Ende der Speichenschlagader den tiefen Hohlhandbogen bildet. Seine kleinen Verzweigungen führen zu den Muskeln des Daumenballens.

Oberflächlicher Hohlhandbogen
Entsteht durch die Vereinigung des palmaren Astes der Speichenschlagader mit dem Ende der Ellenschlagader. Diesem Bogen entspringen die Fingerarterien, die die Finger mit Blut versorgen.

Tiefer Hohlhandbogen
Punkt, an dem sich die palmare Ellenschlagader, ein Ast der Ellenschlagader, mit dem Ende der Speichenschlagader vereint. Der tiefe Hohlhandbogen bildet die Zwischenhandarterien, die sich mit den Fingerarterien vereinen.

DAS ARTERIENNETZ: OBERSCHENKEL

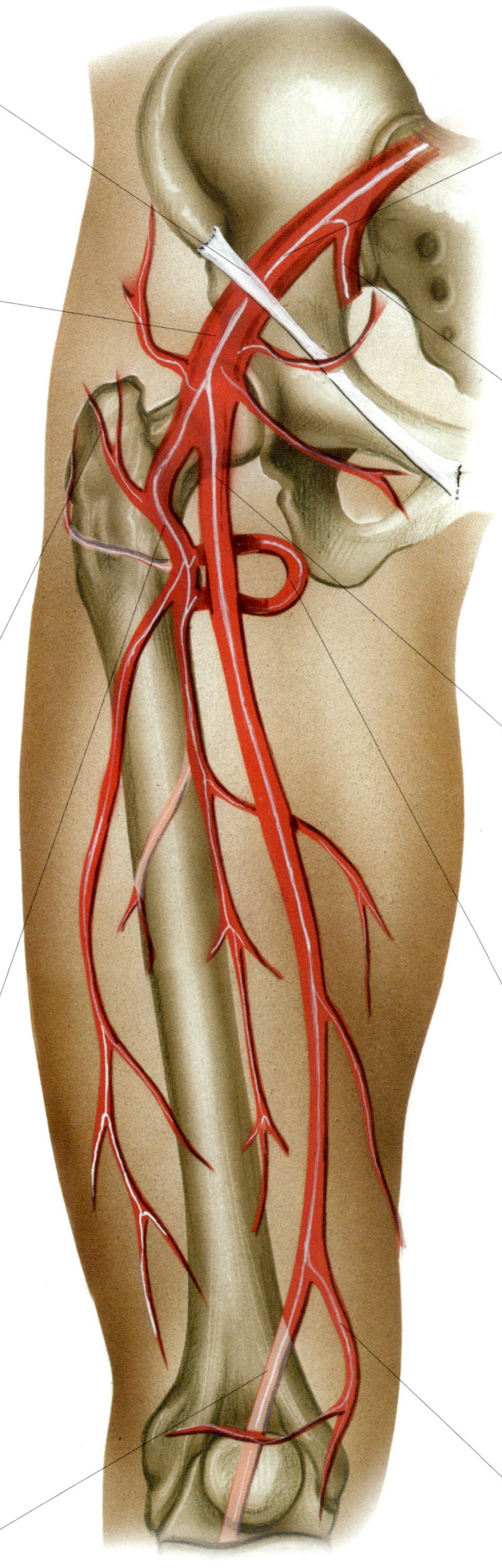

Leistenband (Ligamentum inguinale)

Faseriges Band, das vom oberen Darmbeinstachel zum Schambein zieht. Arterien, Venen und Nerven der Beine verlaufen unter ihm zum Oberschenkel.

Gemeinsame Oberschenkelarterie (A. femoralis communis)

Verlängerung der oberen Beckenarterie, die aus der Leiste zum Oberschenkel verläuft, wo sie sich in einen oberflächlichen und einen tiefen Ast gabelt. Die Schambeinverzweigungen führen in den Genitalbereich, andere Verzweigungen führen zur Bauchwand.

Äußere umschlingende Arterie

Ast der tiefen Oberschenkelarterie, der zur Außenseite zieht und die dortigen Hüftgelenkmuskeln mit Blut versorgt.

Tiefe Oberschenkelarterie

Ast der gemeinsamen Oberschenkelarterie, der unter dem Knochen verläuft und dort zur hinteren Oberschenkelarterie wird. Er besitzt Ausläufer zum Oberschenkelkopf, Quadrizeps, Anzieher und Beuger.

Kniekehlenarterie

Verlängerung der Oberschenkelarterie, die am Oberrand der Kniekehle beginnt, die sie vertikal kreuzt. Verzweigungen ziehen zum Kniegelenk und zum Wadenmuskel, während sich die Ader selbst in die vordere Wadenarterie und ein Stammgefäß für das Schien- und Wadenbein gabelt.

Äußere Beckenarterie (A. iliaca externa)

Äußerer der beiden Äste der gemeinsamen Beckenarterie. Er verläuft schräg durch die Beckenhöhle zur Leiste und bildet den Anfang der Beinarterien. Die Arterie besitzt Verzweigungen zur Harnröhre und zum Bauch sowie einen Abzweig (epigastrische Arterie), der längs der vorderen Bauchwand nach oben verläuft.

Innere Beckenarterie (A. iliaca interna)

Die innere Beckenarterie führt zu den Beckenorganen wie Blase und Gebärmutter (intrapelvische Äste) sowie zu den äußeren Genitalien und zum inneren Oberschenkel (extrapelvische Äste).

Innere umschlingende Arterie

Diese Ader entspringt an der Rückseite der tiefen Oberschenkelarterie und verläuft hinter dem Oberschenkel zur Gesäßinnenseite.

Oberflächliche Oberschenkelarterie

Die oberflächliche Oberschenkelarterie verläuft von ihrem Beginn an der Gabelung der gemeinsamen Oberschenkelarterie längs der Innenseite des Oberschenkels zur Kniekehle, wo sie sich nach hinten wendet und zur Kniekehlenarterie wird. Abzweigungen führen zum Quadrizepsmuskel.

Kniearterie

Arterie, die der oberflächlichen Oberschenkelarterie entspringt und längs der Innenseite des Oberschenkels abwärts bis zu dem Punkt läuft, an dem sie sich in den oberflächlichen Ast und den tiefen Ast teilt.

DAS ARTERIENNETZ: UNTERSCHENKEL UND FUSS

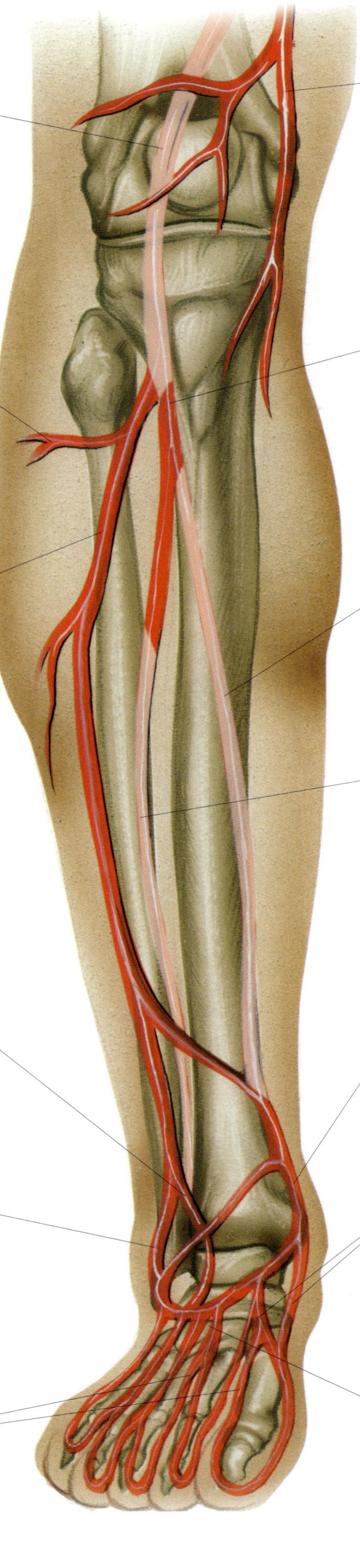

Kniekehlenarterie
Verlängerung der Oberschenkelarterie, die am Oberrand der Kniekehle beginnt, die sie vertikal kreuzt. Verzweigungen ziehen zum Kniegelenk und zum Wadenmuskel, während sich die Ader selbst in die vordere Wadenarterie und ein Stammgefäß für das Schien- und Wadenbein gabelt.

A. recurrens tibialis anterior
Ast der vorderen Schienbeinarterie, der das Knie mit Blut versorgt.

Vordere Schienbeinarterie (A. tibialis anterior)
Ast der Kniekehlenarterie, der vordere Schienbeinarterie genannt wird, nachdem er den Raum zwischen Schien- und Wadenbein gekreuzt hat. Er verläuft an der Außenseite des Beines über das Fersengelenk zum Fußrücken und bildet Verzweigungen zu den Wadenmuskeln und zum Innen- und Außenknöcheln.

Fußrückenarterie (A. dorsalis pedis)
Verlängerung der vorderen Schienbeinarterie, die an der Fußaußenseite beginnt. Sie versorgt Fußwurzel und Mittelfußknochen mit Blut und besitzt Verzweigungen, die mit den plantaren Arterien den Fußbogen bilden.

Äußere Fußknöchelarterie (A. malleolaris lateralis)
Ast der vorderen Schienbeinarterie, der die Gegend des Außenknöchels mit Blut versorgt.

Mittelfußarterien (Aa. metatarsales)
Arterien, die dem Fußbogen entspringen und – mit Abzweigungen zu den Zehen – in den Raum zwischen den Knochen der vier letzten Mittelfußknochen führen.

Kniearterie
Arterie, die der oberflächlichen Oberschenkelarterie entspringt und längs der Innenseite des Oberschenkels abwärts bis zu dem Punkt läuft, an dem sie sich in den oberflächlichen (marginalen) Ast und den tiefen Ast teilt.

Stammgefäß für das Schien- und Wadenbein
Kurzer Abschnitt der Ader, die der Gabelung der Kniekehlenarterie entspringt, dann zur Rückseite des Beines läuft und sich dort in die hintere Schienbein- und die Wadenbeinarterie gabelt.

Hintere Schienbeinarterie (A. tibialis posterior)
Ast der inneren Abzweigung des Stammgefäßes für das Schien- und Wadenbein. Er verläuft längs der hinteren/inneren Seite des Beines und bildet Abzweigungen, die zu den lokalen Muskeln und zum Fersenbein führen. Die hintere Schienbeinarterie kreuzt das Fußgelenk und ist Ausgangspunkt der plantaren Fußarterien.

Wadenbeinarterie
Diese Ader entspringt dem tibiofibularen Stammgefäß und läuft zum hinteren/äußeren Teil des Beines, wo sie die Muskeln und das Wadenbein bis zur Ferse mit Blut versorgt.

Innere Fußknöchelarterie (A. malleolaris medialis)
Ast der vorderen Schienbeinarterie, der den Raum um den Innenknöchel mit Blut versorgt.

Innere und äußere plantare Arterien (A. plantaris medialis und A. plantaris lateralis)
Endzweige der hinteren Schienbeinarterie, die längs des Innen- und Außenrands des Fußes verlaufen und den Fußbogen bilden.

Fußbogen
Bogen, der über der Fußsohle verläuft und durch die Vereinigung der palmaren Arterien der hinteren Schienbeinarterie mit den Endzweigen der Fußrückenarterien entsteht. Dieser Bogen bildet den Ausgangspunkt der Zwischenknochenarterien und der Adern, die den Zehen Blut zuführen.

DAS VENENNETZ: BEIN UND FUSS (OBERFLÄCHLICHE VENEN)

VENENNETZ DER BEINE

Arme und Beine enthalten zwei Venensysteme, ein tiefes und ein oberflächliches. Das tiefe Venennetz verläuft parallel zum arteriellen Netz, doch gibt es zwei Venen pro Arterie. Namen und Wege sind identischen, deshalb werden diese Venen hier nicht gezeigt. Das oberflächliche Venennetz besitzt hingegen abweichende Wege und Namen. Es liegt dicht unter der Haut, ist jedoch stets mit dem tiefen Venennetz verbunden.

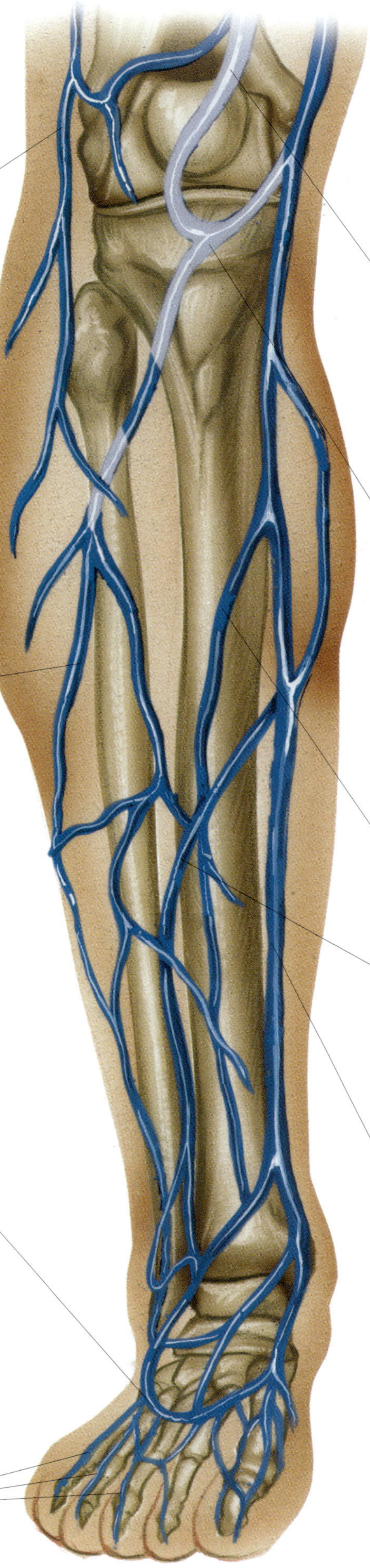

Subkutanvenen der Vorderseite des Knies
Dichtes Netz von Venen, die direkt unter der Haut verlaufen und venöses Blut aus diesem Raum zur inneren verborgenen Vene befördern.

Äußere verborgene Vene (V. saphena accessoria)
Vene, die dem äußeren Teil des Fußrücken-Venenbogens entspringt und hinter dem Außenknöchel längs der Rückseite des Beines aufwärts zum Oberschenkel läuft, wo sie sich mit der Kniekehlenvene des tiefen Venennetzes vereint.

Fußrückenvenenbogen (Arcus venosus dorsalis pedis)
Netzwerk aus Venen unter der Haut des Fußes, das aus den Zehen- und einigen plantaren Venen besteht. Der Bogen verläuft an der Innenseite aufwärts zur inneren verborgenen Vene und an der Außenseite zur äußeren verborgenen Vene.

Zehenvenen
Kleine Venen, die in den Zehenspitzen entspringen und das venöse Blut in den dorsalen Venenbogen befördern.

Mündung der äußeren verborgenen Vene in die Kniekehlenvene
Wenn die äußere verborgene Vene in die Kniekehle eintritt, mündet sie in die Kniekehlenvene des tiefen Venennetzes des Unterschenkels.

Verbindung zwischen äußerer und innerer verborgener Vene
Wo die äußere verborgene Vene hinter dem Knie verläuft, mündet sie in die Kniekehlenvene des tiefen Venennetzes, doch besitzt sie auch einen Verbindungsast zur inneren verborgenen Vene.

Subkutanvenen der Vorderseite des Beines
Dicht unter der Haut über dem Knie und des Beines gelegenes Venennetz, das venöses Blut aus dieser Gegend zur inneren verborgenen Vene befördert.

Innere verborgene Vene (V. saphena interna)
Vene, die dem inneren Teil des Fußrücken-Venenbogens entspringt und vor dem Innenknöchel vorbei am Bein nach oben läuft, um das venöse Blut aus dem subkutanen Venennetz an der Vorder- und Rückseite des Beines zu sammeln. Sie kreuzt über dem Knie oberflächlich die Innenseite des Beines, um schließlich in die Oberschenkelvene zu münden.

DAS VENENNETZ: OBERSCHENKEL (OBERFLÄCHLICHE VENEN)

VENENNETZ DER BEINE

Arme und Beine enthalten zwei Venensysteme, ein tiefes und ein oberflächliches. Das tiefe Venennetz verläuft parallel zum arteriellen Netz, doch gibt es zwei Venen pro Arterie. Namen und Wege sind identischen, deshalb werden diese Venen hier nicht gezeigt. Das oberflächliche Venennetz besitzt hingegen abweichende Wege und Namen. Es liegt dicht unter der Haut, ist jedoch stets mit dem tiefen Venennetz verbunden.

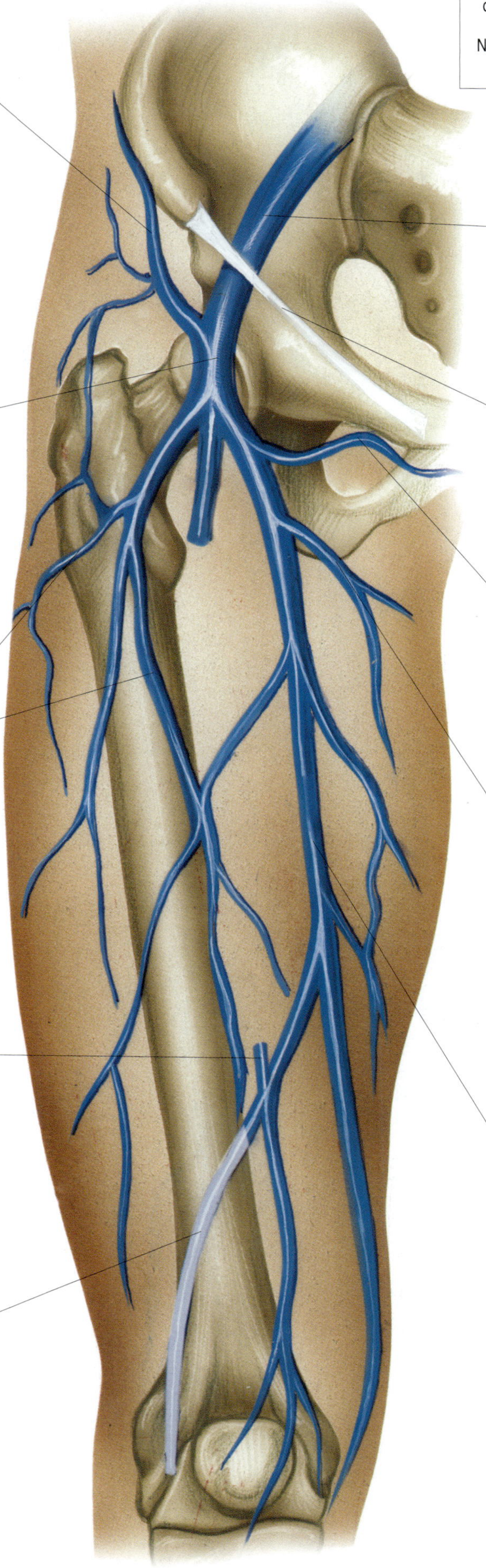

Umschlingende Beckenvene
Vene, die parallel zur umschlingenden Beckenarterie verläuft und das venöse Blut aus den oberflächennahen Teilen der seitlichen Bauchwand sammelt. Sie mündet in die Oberschenkelvene.

Oberschenkelvene (V. saphena magna)
Oberflächliches und tiefes Venennetz von Bein und Oberschenkel treffen in der Oberschenkelvene zusammen, die aufwärts zur Leiste läuft, wo die innere verborgene Vene in sie mündet. Nach Kreuzung des Leistenbandes setzt sich die Vene als äußere Beckenvene fort.

Subkutanvenen der Vorderseite des Oberschenkels
Dichtes Venennetz, das unter der Haut von Knie und Bein verläuft und das venöse Blut aus dieser Gegend zur inneren verborgenen Vene befördert.

Anastomose der äußeren und inneren verborgenen Vene
Wo die äußere verborgene Vene hinter dem Knie verläuft, mündet sie in die Kniekehlenvene des tiefen Venennetzes, doch besitzt sie auch einen Verbindungsast zur inneren verborgenen Vene.

Äußere verborgene Vene (V. saphena accessoria)
Vene, die dem äußeren Teil des Fußrücken-Venenbogens entspringt und hinter dem Außenknöchel längs der Rückseite des Beines aufwärts zum Oberschenkel läuft, wo sie sich mit der Kniekehlenvene des tiefen Venennetzes vereint. Es gibt auch einen Ast, der in die innere verborgene Vene mündet.

Äußere Beckenvene (V. iliaca externa)
Dicke Vene, die als Fortsetzung der Oberschenkelvene das venöse Blut aus dem Bein zur unteren Hohlvene befördert. In der Bauchhöhle bildet sie mit der inneren Beckenvene die gemeinsame Beckenvene.

Leistenband (Ligamentum inguinale)
Faseriges Band, das vom oberen Darmbeinstachel zum Schambein zieht. Arterien, Venen und Nerven der Beine verlaufen unter ihm zum Oberschenkel.

Schamvenen (Vv. pudendae)
Venen, die das venöse Blut aus einem Teil der Genitalien sammeln und dicht beim Eintritt der inneren verborgenen Vene in die Oberschenkelvene enden.

Akzessorische verborgene Vene
Die akzessorische verborgene Vene sammelt das venöse Blut an der Rückseite des Oberschenkels. Sie endet am oberen Ende der inneren verborgenen Vene.

Innere verborgene Vene (V. saphena interna)
Vene, die dem inneren Teil des Fußrücken-Venenbogens entspringt und vor dem Innenknöchel vorbei am Bein nach oben läuft, um das venöse Blut aus dem subkutanen Venennetz an der Vorder- und Rückseite des Beines zu sammeln. Sie kreuzt über dem Knie oberflächlich die Innenseite des Beines, um schließlich in die Oberschenkelvene zu münden.

DAS VENENNETZ: UNTERARM UND HAND (OBERFLÄCHLICHE VENEN)

VENENNETZ DER ARME

Arme und Beine enthalten zwei Venensysteme, ein tiefes und ein oberflächliches. Das tiefe Venennetz verläuft parallel zum arteriellen Netz, doch gibt es zwei Venen pro Arterie. Namen und Wege sind identischen, deshalb werden diese Venen hier nicht gezeigt. Das oberflächliche Venennetz besitzt hingegen abweichende Wege und Namen. Es liegt dicht unter der Haut, ist jedoch stets mit dem tiefen Venennetz verbunden.

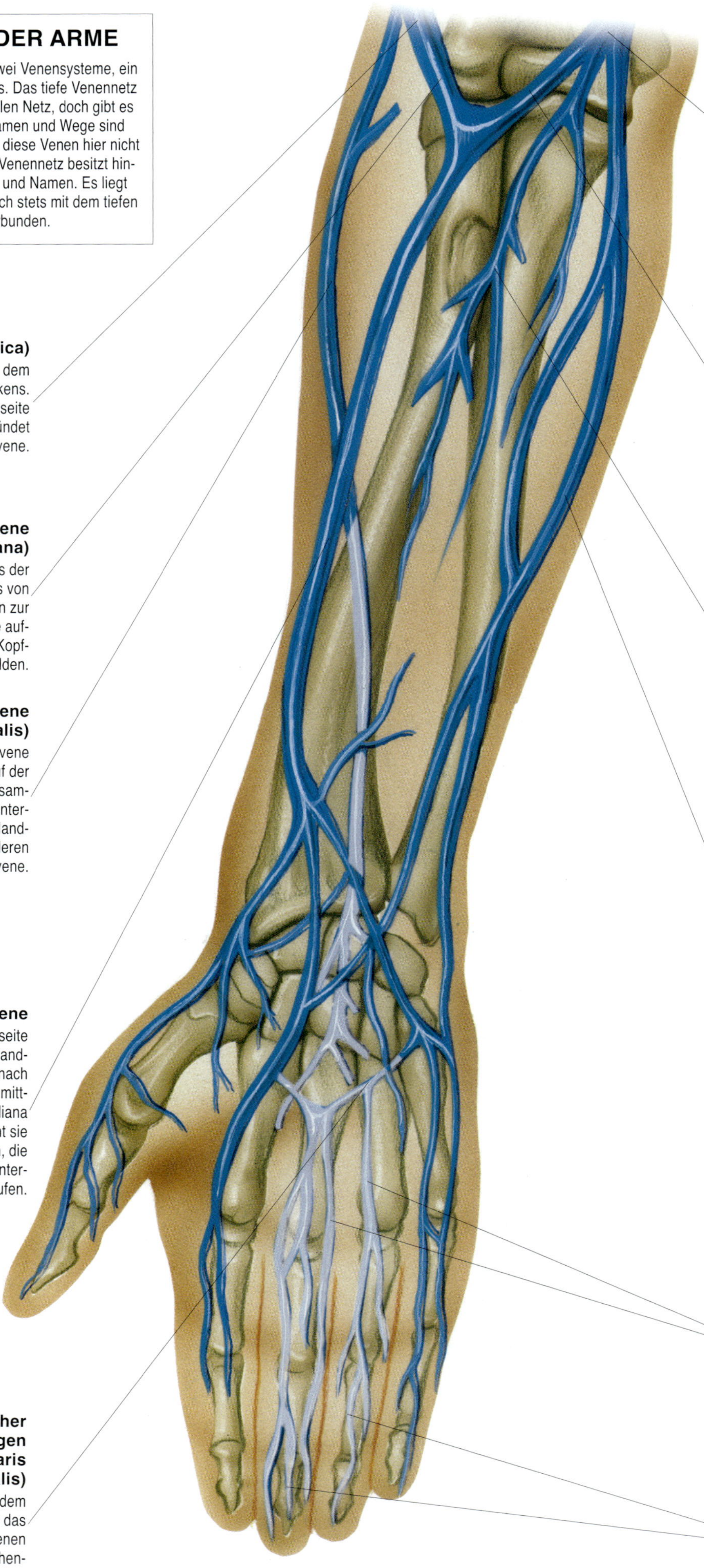

Kopfvene (V. cephalica)
Die Kopfvene entsteht aus dem Venengeflecht des Handrückens. Sie verläuft längs der Außenseite des Armes aufwärts und mündet in die Achselvene.

Mittlere Kopfvene (V. cephalica mediana)
Eine der Venen, die längs der Vorderseite des Ellenbogens von der Gabelung der Mittelvenen zur oberflächlichen Speichenvene aufwärts laufen und dann die Kopfvene bilden.

Oberflächliche Speichenvene (V. radialis superficialis)
Die oberflächliche Speichenvene kreuzt den Unterarm, erst auf der Rückseite und dann seitlich. Sie sammelt das venöse Blut aus dem Unterarm und aus dem äußeren Handrückenrand und bildet mit der mittleren Kopfvene die Kopfvene.

Medianvene
Vene, die längs der Vorderseite des Unterarms (von der Handinnenfläche zum Ellenbogen) nach oben läuft, wo sie sich in die mittlere Kopfvene und die V. mediana antebrachii gabelt. Dort vereint sie sich mit verschiedenen Venen, die längs der Vorderseite des Unterarms verlaufen.

Oberflächlicher Hohlhandbogen (Arcus venosus palmaris superficialis)
Der Hohlhandbogen bildet auf dem Handrücken ein Venennetz, das das Blut aus den Zwischenknochenvenen sammelt und zurück zur Speichen- und Ellenvene befördert.

Basilarvene (V. basilica)
Diese Vene entsteht durch das Zusammentreffen der V. mediana antebrachii und der oberflächlichen Ellenvene in der Ellenbogenbeuge. Die Vene läuft an der Innenseite des Armes entlang aufwärts zum Ende der Oberarmvenen des tiefen Venennetzes, wo jene in die Achselvene münden.

Mittlere Basilarvene (V. basilica mediana)
Ast der Medianvene, der zum inneren Teil der Ellenbogenbeuge zieht und mit der Ellenvene in die Basilarvene mündet.

Venenverbindung zwischen oberflächlichem und tiefem Venennetz
Vom oberflächlichen Venennetz ziehen Verbindungszweige (Anastomosen) zum tiefen Venennetz, so dass das venöse Blut geordnet zurückströmen kann.

Oberflächliche Ellenvene (V. ulnaris superficialis)
Vene, die Blut aus dem inneren dorsalen Teil der Hand sammelt. Sie verläuft längs der Innenseite des Unterarms nach oben und mündet in die V. mediana antebrachii.

Zwischenknochenvenen (Vv. interossei)
Fortsätze der Fingervenen, die dem Hohlhandbogen entspringen.

Fingervenen (Vv. digitales)
Diese dorsalen Venen entspringen den Fingerspitzen und befördern venöses Blut zu den Zwischenknochenvenen.

DAS VENENNETZ: SCHULTER UND ARM (OBERFLÄCHLICHE VENEN)

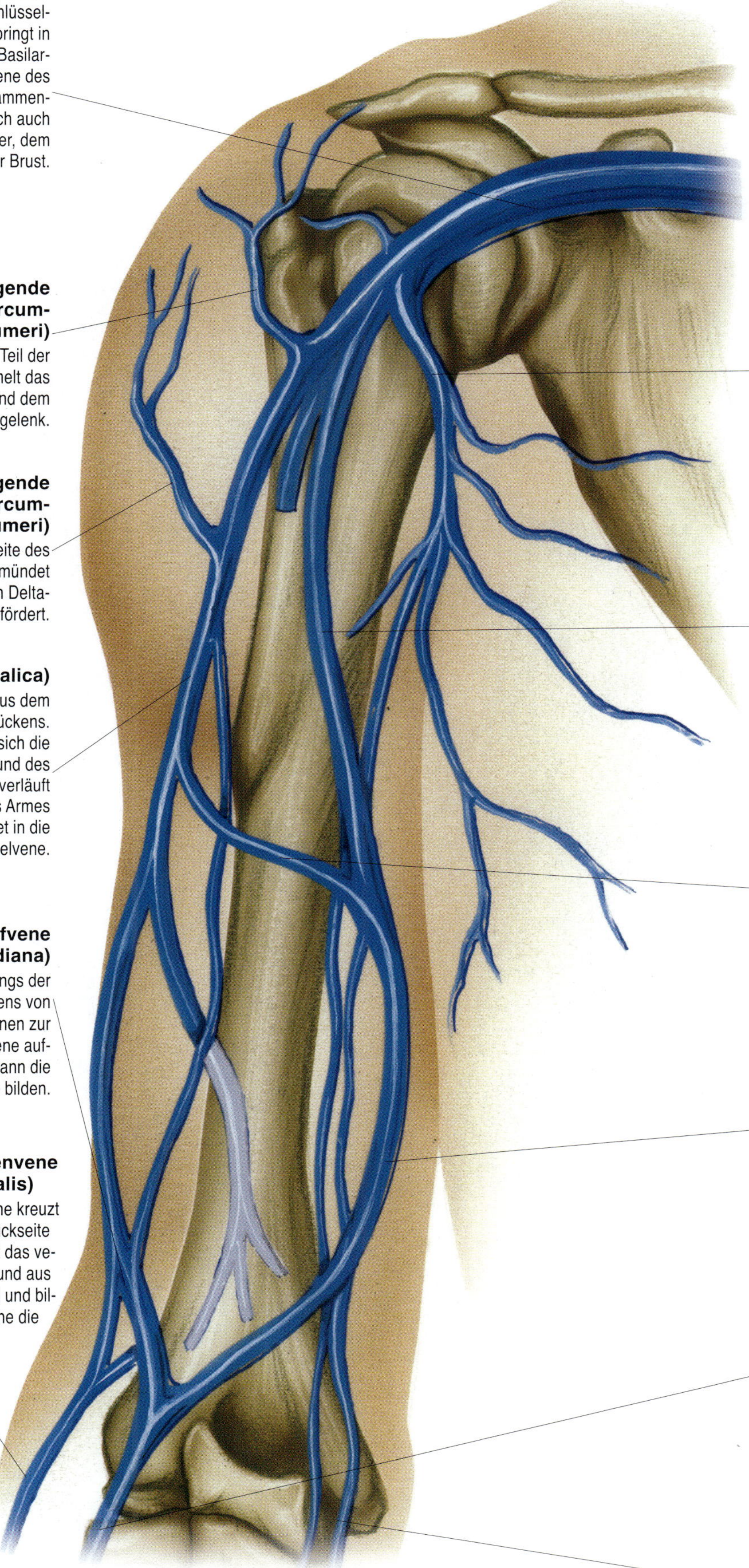

Achselvene (V. axillaris)
Vene, durch die das gesamte Blut aus den oberflächlichen und tiefen Oberarmvenen zur Schlüsselbeinvene strömt. Sie entspringt in der Achsel, wo Kopf- und Basilarvene mit der Oberarmvene des tiefen Venennetzes zusammentreffen. Hier sammelt sich auch das Blut aus der Schulter, dem Schulterblatt und der Brust.

Hintere umschlingende Oberarmvene (V. circumflexa posterior humeri)
Venenast, der in den oberen Teil der Kopfvene mündet. Er sammelt das Blut aus den Deltamuskeln und dem Schultergelenk.

Vordere umschlingende Oberarmvene (V. circumflexa anterior humeri)
Venenast an der Außenseite des Armes, der in die Kopfvene mündet und das venöse Blut aus dem Deltamuskel herausbefördert.

Kopfvene (V. cephalica)
Die Kopfvene entsteht aus dem Venengeflecht des Handrückens. Diese Vene, in der sich die Venenäste des Unterarms und des Ellenbogens vereinen, verläuft längs der Außenseite des Armes aufwärts und mündet in die Achselvene.

Mittlere Kopfvene (V. cephalica mediana)
Eine der Venen, die längs der Vorderseite des Ellenbogens von der Gabelung der Mittelvenen zur oberflächlichen Speichenvene aufwärts laufen und dann die Kopfvene bilden.

Oberflächliche Speichenvene (V. radialis superficialis)
Die oberflächliche Speichenvene kreuzt den Unterarm, erst auf der Rückseite und dann seitlich. Sie sammelt das venöse Blut aus dem Unterarm und aus dem äußeren Handrückenrand und bildet mit der mittleren Kopfvene die Kopfvene.

VENENNETZ DER ARME

Arme und Beine enthalten zwei Venensysteme, ein tiefes und ein oberflächliches. Das tiefe Venennetz verläuft parallel zum arteriellen Netz, doch gibt es zwei Venen pro Arterie. Namen und Wege sind identischen, deshalb werden diese Venen hier nicht gezeigt. Das oberflächliche Venennetz besitzt hingegen abweichende Wege und Namen. Es liegt dicht unter der Haut, ist jedoch stets mit dem tiefen Venennetz verbunden.

Brustvenen (Vv. thoracicae)
Gruppe von Venen, die aus dem seitlichen Brustraum zur Achselvene emporlaufen.

Basilarvene (V. basilica)
Diese Vene entsteht durch das Zusammentreffen der V. mediana antebrachii und der oberflächlichen Ellenvene in der Ellenbogenbeuge. Die Vene läuft an der Innenseite des Armes entlang aufwärts zum Ende der Oberarmvenen des tiefen Venennetzes, wo jene in die Achselvene münden.

Anastomosen der Kopf- und Basilarvenen
Basilar- und Kopfvene sind miteinander durch eine Verbindungsvene (Anastomose verbunden, die den Austausch des venösen Blutes ermöglicht und dessen Rückstrom regelt.

Mittlere Basilarvene (V. basilica mediana)
Ast der Medianvene, der zum inneren Teil der Ellenbogenbeuge zieht und mit der Ellenvene in die Basilarvene mündet.

Medianvene
Vene, die längs der Vorderseite des Unterarms (von der Handinnenfläche zum Ellenbogen) nach oben läuft, wo sie sich in die mittlere Kopfvene und die V. mediana antebrachii gabelt. Dort vereint sie sich mit verschiedenen Venen, die längs der Vorderseite des Unterarms verlaufen.

Oberflächliche Ellenvene (V. ulnaris superficialis)
Vene, die Blut aus dem inneren dorsalen Teil der Hand sammelt. Sie verläuft längs der Innenseite des Unterarms nach oben und mündet in die V. mediana antebrachii.

DAS VENENNETZ: SINUS DES SCHÄDELS

SINUS DES SCHÄDELS

Diese venösen Blutgefäße verlaufen über die harte Hirnhaut (Dura mater). Sie sammeln das venöse Blut aus dem Gehirn und anderen Organen des Schädels und befördern es zur inneren Halsvene.

Sinus sagittalis superior
Gefäß, das längs der Schädelinnenseite in einem Schädelkanälchen von vorn nach hinten verläuft. Es sammelt das venöse Blut aus dem Orbitalbereich und der Innenseite der Hirnhemisphären und mündet in den Sinus transversus.

Sinus transversus
Der Sinus transversus entspringt an der Stelle, an der der Sinus sagittalis superior und der Sinus rectus zusammentreffen, verläuft längs der Seite des Hinterhauptsbeins und mündet in die innere Halsvene.

Innere Halsvene (V. jugularis interna)
Das venöse Blut der diversen Abflussgefäße des Schädels wird durch die innere Halsvene zum Nacken befördert.

Sinus petrosus inferior
Diese Abflussgefäße entspringen dem Sinus cavernosus und laufen zur inneren Halsvene. Sie kreuzen dabei den unteren Teil des Felsenbeins.

Sinus petrosus superior
Diese Abflussgefäße bilden eine Verbindung zwischen dem Sinus cavernosus und dem sinus transversus. Sie verlaufen längs der Oberkante des Felsenbeins und sammeln das venöse Blut aus dem Hirnstamm.

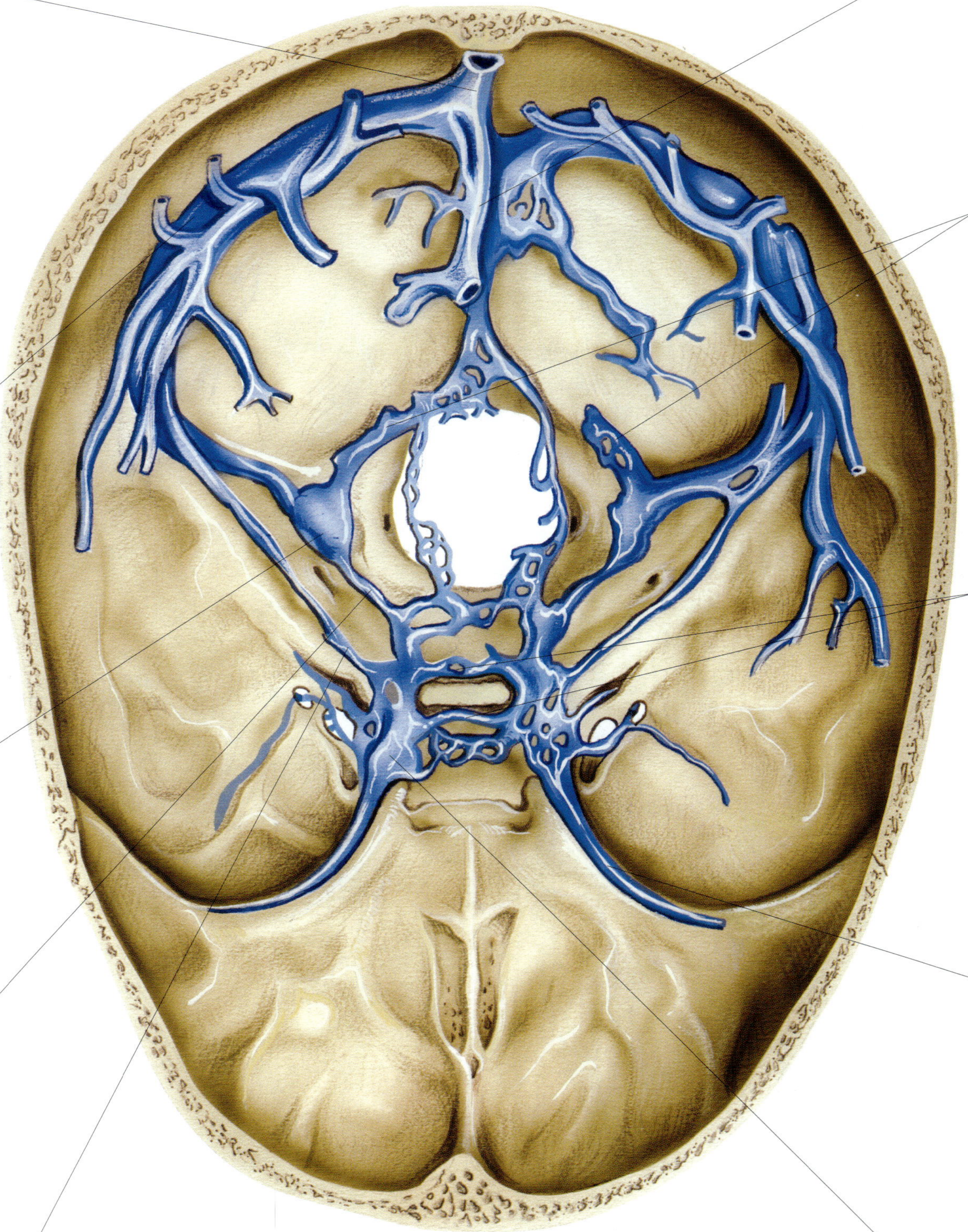

Sinus rectus
Dieses Abflussgefäß sammelt das venöse Blut aus dem Hirnstamm und einem Teil des Kleinhirns. Er mündet am Vereinigungspunkt des Sinus sagittalis superior mit dem Sinus transversus.

Sinus occipitalis
Abflussgefäße, die über den Rand der Hinterhauptsöffnung zum Ende des Sinus transversus in der inneren Halsvene laufen. Sie sammeln das venöse Blut aus dem hinteren Teil des Gehirns.

Sinus intercavernosus
Elliptischer Sinus, der auf dem Türkensattel und rund um die Hypophyse liegt.

Sinus sphenoparietalis
Diese Abflussgefäße verlaufen über das Felsenbein längs der Hinterseite der Augenhöhle und enden im Sinus cavernosus. Sie sammeln das venöse Blut aus dem vorderen Teil des Gehirns.

Sinus cavernosus
Diese Abflussgefäße liegen an der Außenseite des Türkensattels (Sella turcica), wo sich die Hypophyse befindet. Sie verlaufen durch den Sinus petrosus und sammeln das Blut aus der Augenvene, dem Sinus intercavernosus und dem Sinus sphenoparietalis.

DAS VENENNETZ: KOPF UND HALS

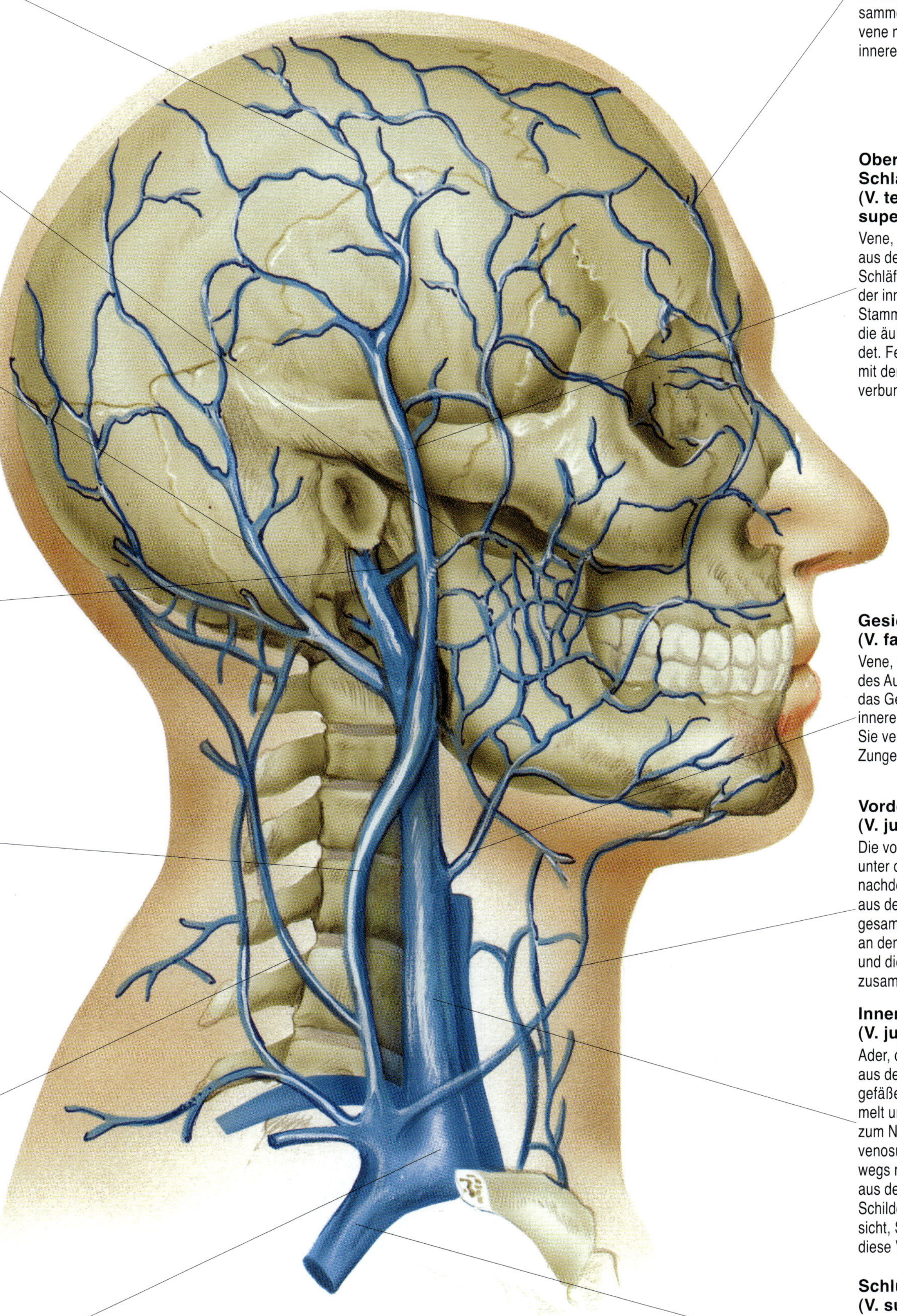

Parietale Venen
Netzwerk aus kleinen Blutgefäßen, die das venöse Blut aus der Region rund um die Schläfe zur oberflächlichen Schläfenvene befördern.

Oberkiefervene (V. maxillaris)
Die Oberkiefervene sammelt das venöse Blut aus dem Kieferbereich und vereint sich mit der oberflächlichen Schläfenvene, mit der sie ein Gefäß bildet, das in der äußeren Halsvene endet, die wiederum mit der inneren verbunden ist. Dadurch können die beiden Venensysteme miteinander kommunizieren.

Ohr- und Hinterhauptsvene (V. auricularis und V. occipitalis)
Diese Venen sammeln das Blut aus der Gegend um das Ohr bzw. um das Hinterhaupt und befördern es zur inneren Halsvene.

Anastomose zwischen den inneren und äußeren Halsvenen
Die beiden Venennetze sind über eine kleine Verbindungsvene miteinander verknüpft.

Äußere Halsvene (V. jugularis externa)
Vene, die im Hals dicht unter der Haut abwärts läuft und an dem Punkt mündet, an dem Schlüsselbein- und innere Halsvene zusammentreffen.

Wirbelvene (V. vertebralis)
Vene, die längs des Halses parallel zur Wirbelsäule abwärts läuft und venöses Blut aus dieser Region sammelt. Sie mündet mit der äußeren Halsvene in die Schlüsselbeinvene.

Arcus venosus jugularis
Bogen, an dem die Venen beider Kopfhälften und beider Arme zusammentreffen. Er mündet in die obere Hohlvene, die das Blut aus beiden Regionen zum rechten Vorhof des Herzens befördert.

Stirnvene (V. frontalis)
Die Stirnvene entsteht aus einer Gruppe kleiner Blutgefäße, die venöses Blut aus der Region rund um die Stirn sammeln und in die Gesichtsvene münden, die das Blut zur inneren Halsvene befördert.

Oberflächliche Schläfenvene (V. temporalis superficialis)
Vene, die venöses Blut aus den Regionen um die Schläfe sammelt und mit der inneren Kiefervene ein Stammgefäß bildet, das in die äußere Halsvene mündet. Ferner ist die Vene mit der inneren Halsvene verbunden.

Gesichtsvene (V. facialis)
Vene, die an der Innenseite des Auges entspringt, über das Gesicht läuft und in die innere Halsvene mündet. Sie verzweigt sich zur Zunge und zur Schilddrüse.

Vordere Halsvene (V. jugularis anterior)
Die vordere Halsvene mündet unter dem Kinn und läuft, nachdem sie das venöse Blut aus dem vorderen Halsbereich gesammelt hat, zu dem Punkt, an dem die äußere Halsvene und die Schlüsselbeinvene zusammentreffen.

Innere Halsvene (V. jugularis interna)
Ader, die das venöse Blut aus den diversen Abflussgefäßen im Schädel sammelt und ableitet. Sie läuft zum Nacken und zum Arcus venosus jugularis. Unterwegs münden die Venen aus den Regionen von Schilddrüse, Zunge, Gesicht, Schläfe und Kiefer in diese Vene.

Schlüsselbeinvene (V. subclavia)
Vene, die vom Arm zum Arcus venosus jugularis führt. Hier münden die Verzweigungen aus den Regionen um Schulterblatt, Schilddrüse und Rippen.

DAS VENENNETZ: BAUCHHÖHLE UND PFORTADER

Pfortader (V. portae nepatis)
Vene, die Blut aus den unpaaren Bauchorganen zur Leber befördert. Sie entsteht aus dem Zusammenschluss der Milzvene und der oberen und unteren Eingeweidevene. Anschließend läuft sie zur Leberpforte und verzweigt sich im Lebergewebe.

Untere Hohlvene (V. cava inferior)
Dicke Ader, die venöses Blut aus der unteren Hälfte des Körpers sammelt. Sie entspringt im Unterbauch an der Stelle, an der die beiden gemeinsamen Beckenvenen (innere und äußere) zusammentreffen, die das Blut aus den Beckenorganen und den Beinen sammeln.

Magenkranzvenen
Venen, die im Bereich des Magens im Oberbauch verlaufen und direkt in die Pfortader münden, kurz bevor jene durch den Hilus in die Leber eintritt.

Milzvene (V. splenica)
Die Milzvene entspringt am Milzhilus und zieht in fast waagerechter Bahn zur unteren und oberen Eingeweideader, mit denen sie die Pfortader bildet.

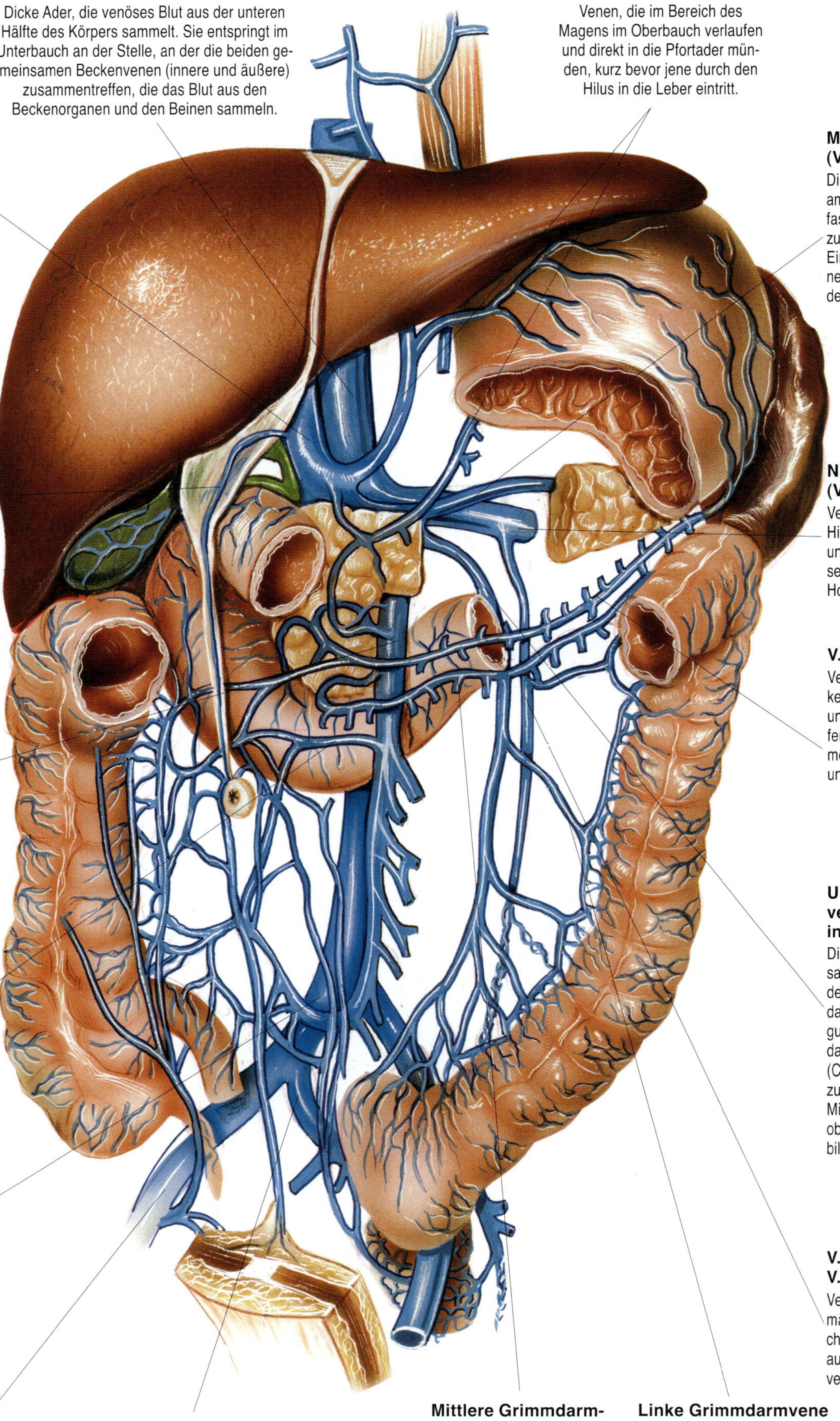

Ligamentum teres hepatis
Überrest des Nabelvene, die den Fötus mit Nährstoffen versorgt. Sie wird nach der Geburt funktionslos und verkümmert.

Obere Eingeweidevene (V. mesenterica superior)
Vene, die venöses Blut aus dem Dünndarm und der rechten Hälfte des Dickdarms ableitet. Ab dem Punkt, an dem sie sich mit der unteren Eingeweidevene und der Milzvene vereint, wird sie als Pfortader bezeichnet. Sie erhält Zuflüsse aus Leer-, Krumm- und Grimmdarm sowie aus der Bauchspeicheldrüse.

Rechte Grimmdarmvene (V. colica dextra)
Diese Vene sammelt das Blut aus dem aufsteigenden Teil des Darmes und mündet in die obere Eingeweidevene.

Gemeinsame Beckenvene
Vene, die dort entsteht, wo innere und äußere Beckenvene zusammentreffen. Die gemeinsamen Beckenvenen beider Seiten bilden zusammen die untere Hohlvene.

Äußere Beckenvene (V. iliaca externa)
Dicke Vene, die als Fortsetzung der Oberschenkelvene das venöse Blut aus dem Bein zur unteren Hohlvene befördert. In der Bauchhöhle bildet sie mit der inneren Beckenvene die gemeinsame Beckenvene.

Nierenvene (V. renalis)
Verzweigung, die dem Hilus der Niere entspringt und venöses Blut aus diesem Organ zur unteren Hohlvene befördert.

V. gastroepiploica
Vene, die Blut aus der linken Hälfte des Magens und der den Darm versteifenden Darmhaut sammelt. Sie mündet in die untere Eingeweidevene.

Untere Eingeweidevene (V. mesenterica inferior)
Die untere Eingeweidevene sammelt venöses Blut aus der linken Hälfte des Dickdarms. Sie besitzt Verzweigungen zu den Hämorrhoidalvenen, zum Sigmoid (Colon sigmoideum) sowie zum End- und Grimmdarm. Mit der Milzvene und der oberen Eingeweidevene bildet sie die Pfortader.

V. testicularis/ V. ovarica
Venenast, der von den männlichen oder weiblichen Geschlechtsteilen aufwärts zur Nierenvene verläuft.

Innere Beckenvene (V. iliaca interna)
Vene, die das venöse Blut aus den Venen im Beckenbereich (Blase, Gebärmutter, Enddarm, After usw.) und in den äußeren Genitalien sammelt. Sie bildet mit der äußeren Beckenvene die gemeinsame Beckenvene.

Mittlere Grimmdarmvene (V. colica media)
Vene, die längs des Querdarms verläuft, venöses Blut aufnimmt und zur oberen Eingeweidevene befördert.

Linke Grimmdarmvene
Verzweigung, die in die untere Eingeweidevene mündet, nachdem sie venöses Blut aus dem abwärts laufenden Teil des Dickdarms aufgenommen hat.

DAS VENENNETZ: BRUSTHÖHLE UND HOHLVENEN

Innere Halsvene (V. jugularis interna)
Vene, die das Blut aus den verschiedenen Venen im Schädel zum Hals befördert. Sie verläuft durch den Hals zur oberen Hohlvene. In diese Venen münden Verzweigungen aus Schilddrüse, Zunge, Gesicht, Schläfe und Kiefer.

Arcus venosus jugularis
Zwei dicke Astvenen, die das Herzstück der oberen Hohlvene bilden. Der rechte Ast empfängt das venöse Blut aus dem rechten Arm und der rechten Kopf- und Halshälfte, der linke erfüllt diese Aufgabe für die linke Körperhälfte.

Wirbelvene (V. vertebralis)
Vene, die parallel zur Wirbelsäule am Hals entlang nach unten verläuft und venöses Blut aus dieser Gegend sammelt. Sie mündet mit der äußeren Halsvene in die Schlüsselbeinvene.

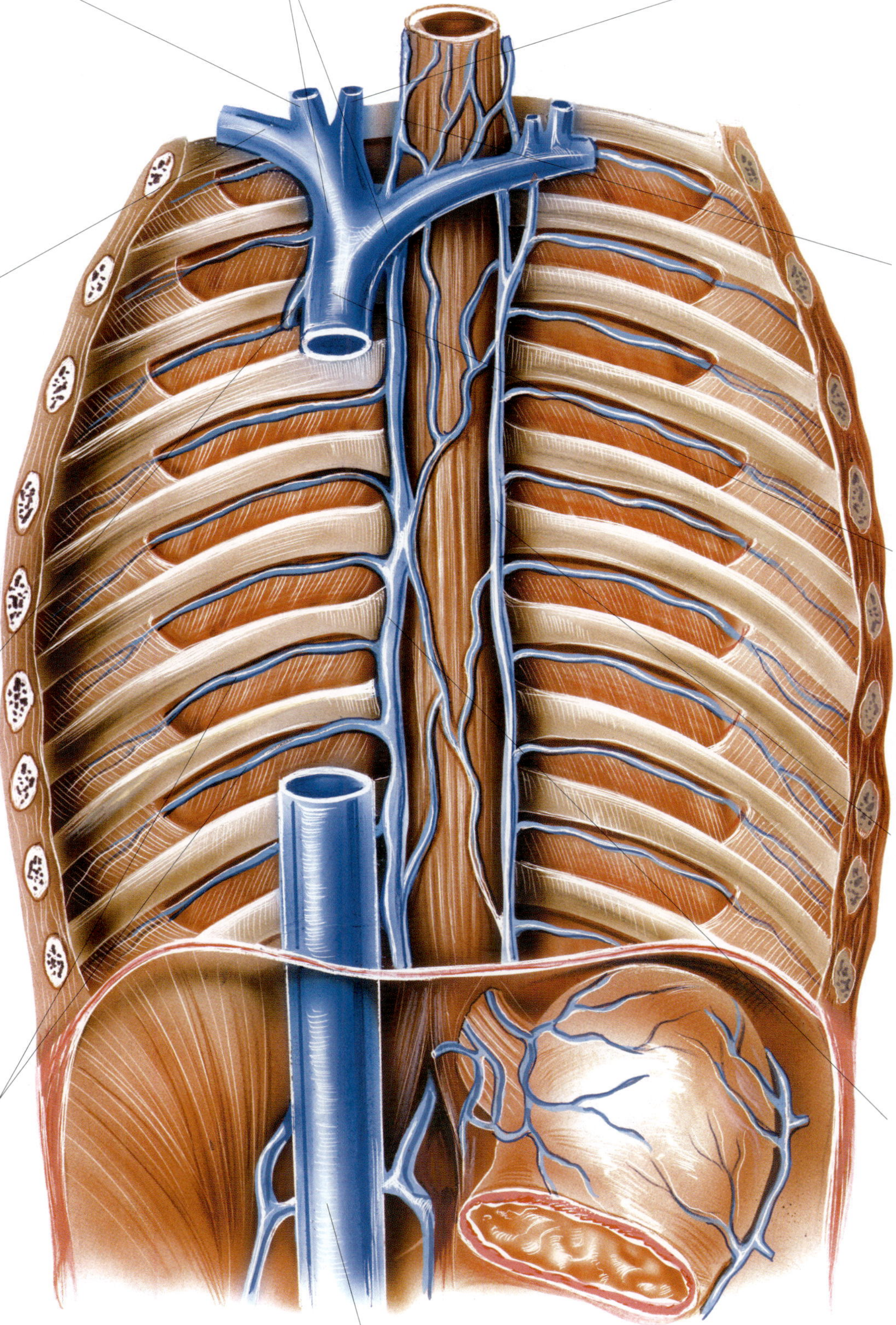

Schlüsselbeinvene (V. subclavia)
Verlängerung der Achselvene, die das Blut aus dem oberflächlichen und tiefen Venennetz der Arme sammelt und mit der inneren Halsvene in die obere Hohlvene mündet.

Innere Brustvene (V. thoracica interna)
Vene, die längs der Brustwand aufwärts läuft und in die obere Hohlvene mündet. Sie sammelt Blut aus Bauch, Zwerchfell und Rippenvorderseite.

Zwischenrippenvenen (Vv. intercostales)
Venen, die waagerecht zur paarigen Vene verlaufen und Blut aus den Rippenzwischenräumen sammeln.

Untere Schilddrüsenvenen (Vv. thyroideae inferiores)
Venen, die das venöse Blut aus dem unteren Teil der Schilddrüse sammeln und zur oberen Hohlvene befördern.

Obere Hohlvene (V. cava superior)
Dickes venöses Stammgefäß, in das die Venen von Armen und Kopf münden. Die obere Hohlvene befördert das venöse Blut zum rechten Vorhof.

V. hemiazygos
Vene, die parallel zur paarigen Vene an der linken Seite der Wirbelsäule emporläuft und das venöse Blut aus mehreren Zwischenrippenvenen sammelt. Sie mündet in Höhe des achten oder neunten Brustwirbels in die Vena azygos.

V. azygos
Vene, die genau wie die Vena hemiazygos unterhalb des Zwerchfells aus den Lumbalvenen entsteht und ein Ergänzungssystem für die Hohlvene bildet. Sie verläuft an der rechten Seite der Wirbelsäule nach oben und mündet in die obere Hohlvene. Die Vene sammelt das sauerstoffarme Blut aus dem mittleren Brustraum, dem Zwerchfell und dem Gebiet zwischen Rippen und Lungen.

Untere Hohlvene (Vena cava inferior)
Dicke Ader, die venöses Blut aus der unteren Hälfte des Körpers (einschließlich Bauch, Becken und Beine) sammelt. Sie verläuft durch das Zwerchfell und die Brusthöhle zum rechten Vorhof des Herzens, wo auch die obere Hohlvene mündet.

DER VERDAUUNGSAPPARAT

ÜBERSICHT

Speicheldrüsen (Glandulae salivariae)
Drüsengruppen, die in Wände des Mundes eingebettet sind. Sie sondern durch Kanälchen Speichel in die Mundhöhle ab, der benötigt wird, um Nahrung zu kauen und zu Speisebrei zu verdünnen.

Mundhöhle (Cavitas oris)
Der Mund ist für die erste Etappe der Verdauung der Nahrung zuständig u. a. durch Speichelbildung, Kauen und Schlucken. Die Mundhöhle ist mit einer dünnen Schleimhaut ausgekleidet, die sich im Rachen fortsetzt.

Gebiss
Das Gebiss besteht aus Zähnen, die in der Mundhöhle in zwei Reihen im Zahnfleisch des Ober- und Unterkiefers wurzeln. Es dient dazu, Nahrung abzubeißen und zu kauen, um sie schlucken zu können.

Speiseröhre (Oesophagus)
Zylindrische Röhre, die sich vom Rachenraum zum Magen zieht. Sie verläuft durch Brusthöhle und Zwerchfell abwärts und noch ein kurzes Stück in der Bauchhöhle. Ihre Wand besteht aus Muskeln, deren Kontraktionen die Nahrung nach unten pressen.

Bauchspeicheldrüse (Pankreas)
Drüsenartiges Organ hinter dem Magen. Es leitet eine enzymhaltige Flüssigkeit durch einen kleinen Kanal, den Pankreasgang (Ductus wirsungianus), in den Zwölffingerdarm, wo sie eine wichtige Rolle bei der Verdauung spielt.

Leber (Hepar)
Großes Organ in der rechten oberen Bauchhöhle, einer Gegend, die man als rechtes Hypochondrium bezeichnet. Seine wichtigste Aufgabe im Rahmen der Verdauung ist die Produktion von Gallenflüssigkeit, die durch die Gallengänge in den Zwölffingerdarm gelangt und für die Verdauung von Fetten extrem wichtig ist.

Pförtner (Pylorus)
Der Pförtner ist ein kleine runde Öffnung zwischen Magen und Zwölffingerdarm. Das angrenzende Gebiet bezeichnet man auch als Pförtnerregion.

Gallenblase (Vesica fellea)
Sackartige Blase, die die Gallenflüssigkeit speichert, die von der Leber produziert und von hier aus zum Zwölffingerdarm weitergeleitet wird.

Dünndarm (Intestinum tenue)
Langer Schlauch, der am Magen beginnt und sich in vielen Kurven und Schlingen durch die Bauchhöhle zieht. Er ist für die Verdauung, Resorption und Weiterleitung der Nahrung zuständig. Zur Vergrößerung der Resorptionsfläche ist seine Innenwand mit Millionen winziger Zotten (Villi) bedeckt. Der Dünndarm gliedert sich in drei Teile: Zwölffingerdarm, Leerdarm und Krummdarm.

Zwölffingerdarm (Duodenum)
Erster Abschnitt des Dünndarms, der die Sekrete der Leber und der Bauchspeicheldrüse empfängt.

Leerdarm (Jejunum)
Zweiter Abschnitt des Dünndarms.

Krummdarm (Ileum)
Dritter und letzter Abschnitt des Dünndarms.

Bauhin-Klappe (Valva ileocaecalis)
Klappe, die den letzten Abschnitt des Dünndarms mit dem ersten des Dickdarms, dem Blinddarm, verbindet.

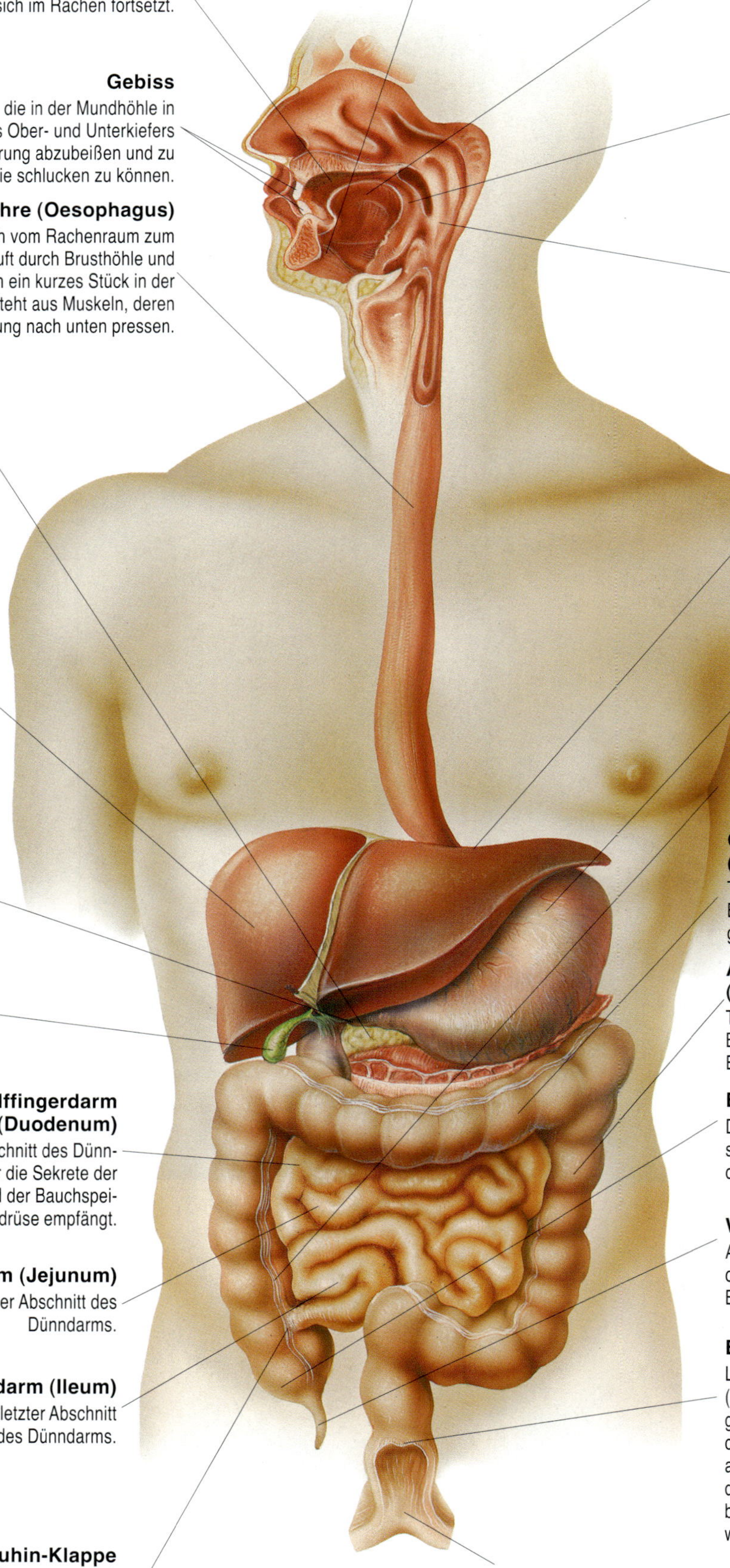

Zunge (Lingua)
Flacher Muskel in der Mundhöhle. Die Zungenspitze endet frei, während ihre Wurzel mit dem Rachenraum verbunden ist. Die Zunge besteht aus mehreren zusammenarbeitenden Muskeln, die unterschiedliche Bewegungen ermöglichen, die man zum Kauen, Schlucken und Erzeugen von Lauten benötigt.

Schlundenge (Isthmus faucium)
Enger Durchlass von der Mundhöhle zum Rachenraum. Die Schlundenge wird von vorderem und hinterem Gaumenbogen gebildet.

Rachen (Pharynx)
Röhre aus Muskeln und Membranen, die in der Nasenhöhle beginnt, durch den Hals abwärts verläuft und in die Speiseröhre mündet. Der Rachen unterstützt das Atmen und die Nahrungsaufnahme.

Magenmund (Cardia)
Öffnung, die Magen und Speiseröhre verbindet.

Magen (Gaster)
Der Magen ist ein großes sackartiges Organ, das Nahrung aus der Speiseröhre empfängt. Die Magenwände enthalten Drüsen, die Magensäfte ausscheiden, die bei der Verdauung behilflich sind. Durch die Kontraktionen der Magenwand wird die Nahrung durchgeknetet, was der Verdauung förderlich ist.

Aufsteigender Dickdarm (Colon ascendens)
Teil des Dickdarms, der in der rechten Bauchhöhle vom Blinddarm zur Lebergegend emporläuft.

Querdarm (Colon transversum)
Teil des Dickdarms, der quer durch die Bauchhöhle von der Leber- zur Milzgegend läuft.

Absteigender Dickdarm (Colon descendens)
Teil des Dickdarms, der in der linken Bauchhöhle abwärts läuft und in den Enddarm mündet.

Blinddarm (Caecum)
Der Blinddarm besteht aus einem sackartigen Gebilde und entspricht dem ersten Abschnitt des Dickdarms.

Wurmfortsatz (Appendix)
Am Blinddarm ansetzendes Lymphorgan. Seine Entzündung führt zur Blinddarmentzündung (Appendizitis).

Enddarm (Rektum)
Letzter Abschnitt des Dickdarms (eigentlich Fortsetzung des absteigenden Teils), wo jener in die Beckenhöhle eintritt. In diesem Endabschnitt gibt es eine Erweiterung, die Ampulla recti, in der der Stuhl bis zur Ausscheidung gespeichert wird.

Dickdarm (Colon)
Der Dickdarm ist die Fortsetzung des Dünndarms und hat einen größeren Durchmesser. Er absorbiert Wasser und lässt die unverdauten Reste der Nahrung unterwegs immer fester und am Ende zu Stuhl werden. Der Dickdarm besteht aus mehreren Abschnitten und umschließt den Dünndarm.

After (Anus)
Aus Ringmuskeln zusammengesetztes Gebilde, das das Ende des Verdauungstraktes bildet. Dank eines Muskelkomplexes aus zwei Ringmuskeln (innerer und äußerer), die sich willkürlich öffnen und schließen lassen, kann der Stuhl ausgeschieden werden.

DIE MUNDHÖHLE

SEITENANSICHT

Mundvorhof (Vestibulum oris)
Raum zwischen Ober- bzw. Unterlippe und Zahnfleisch

Oberkiefer (Maxilla)
Knochen, der Nasen- und Mundhöhle trennt und einen Teil des harten Gaumens bildet.

Mundschleimhaut
Mehrschichtiges (unverhorntes) Plattenepithel und Schleimhautbindegewebe, das die gesamte Mundhöhle (Wangen, Zahnfleisch, Mundboden und Innenseite der Lippen) überzieht. Auf der Zunge nennt man dieses Plattenepithel auch Zungenschleimhaut.

Harter Gaumen (Palatum durum)
Vorderster Teil des „Daches“ der Mundhöhle, der vom Oberkiefer gebildet wird.

Weicher Gaumen (Palatum molle)
Hinterer Teil des Gaumens. Er besteht aus Muskeln und Membranen ohne stützende Knochen.

Nasenrachen (Nasopharynx)
Oberster Teil des Rachens, der mit den Nasenhöhlen in Verbindung steht.

Zungenmandel (Tonsilla lingualis)
Lymphorgan, das am Zungengrund liegt.

Gaumenmandeln (Tonsillae palatinae)
Zwei rundliche Organe, die zwischen vorderem und hinterem Gaumenbogen liegen. Diese Lymphorgane gehören zum Abwehrsystem des Körpers.

Mundrachen (Oropharynx)
Der mittlere Teil des Rachens ist eine Röhre aus Muskeln und Membranen, die von den Nasenhöhlen in den Hals verläuft. Sie unterstützt sowohl das Atmen als auch die Verdauung.

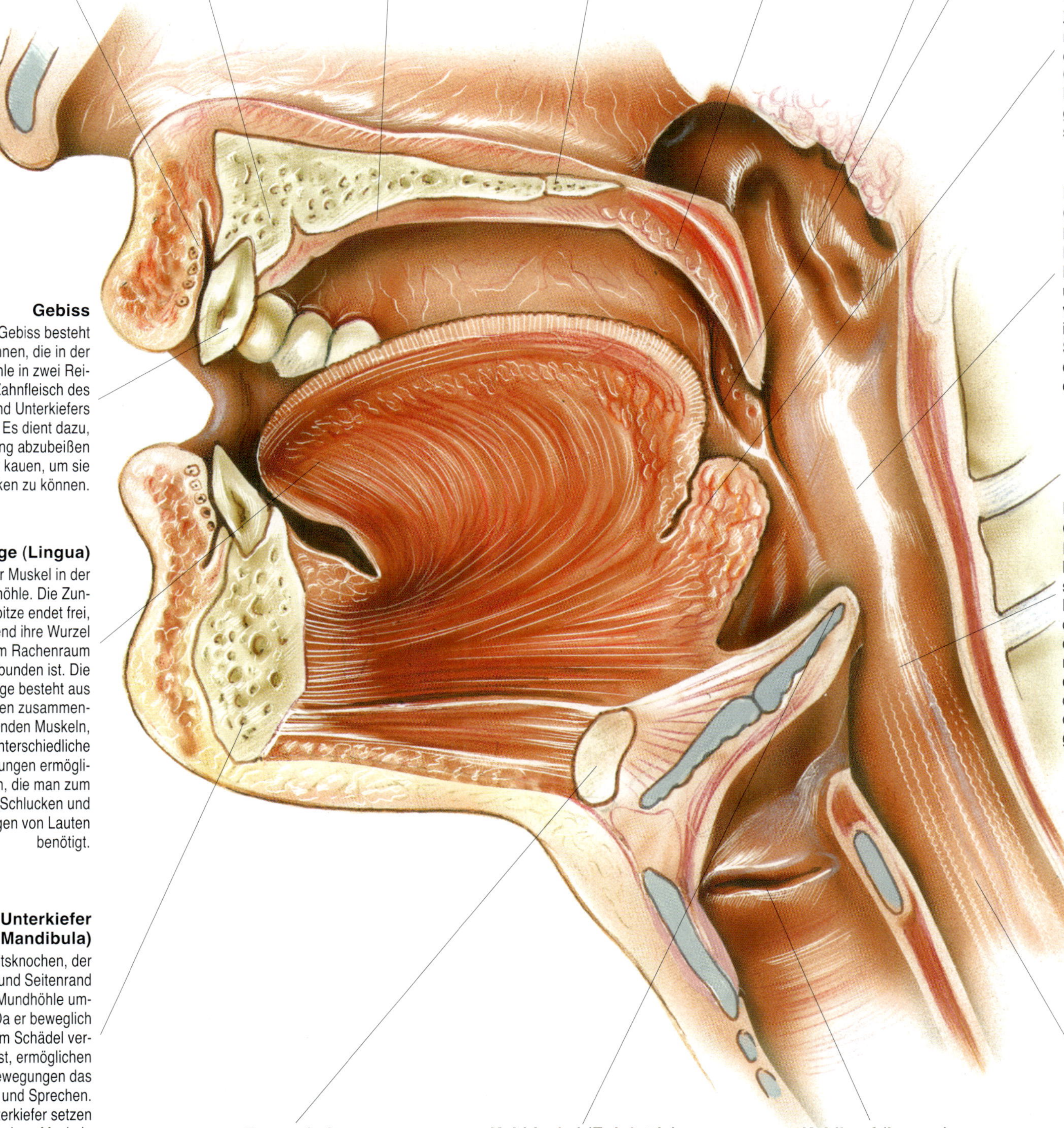

Gebiss
Das Gebiss besteht aus Zähnen, die in der Mundhöhle in zwei Reihen im Zahnfleisch des Ober- und Unterkiefers wurzeln. Es dient dazu, Nahrung abzubeißen und zu kauen, um sie schlucken zu können.

Zunge (Lingua)
Flacher Muskel in der Mundhöhle. Die Zungenspitze endet frei, während ihre Wurzel mit dem Rachenraum verbunden ist. Die Zunge besteht aus mehreren zusammenarbeitenden Muskeln, die unterschiedliche Bewegungen ermöglichen, die man zum Kauen, Schlucken und Erzeugen von Lauten benötigt.

Kehlkopfrachen (Laryngopharynx)
Innere Fortsetzung des Mundrachens mit derselben Doppelfunktion. Der Kehlkopfrachen bildet den letzten Abschnitt des Rachens, der in einen Doppelkanal mündet: Hinten schließt sich die Speiseröhre an, an der Vorderseite hingegen der Kehlkopf.

Unterkiefer (Mandibula)
Gesichtsknochen, der Vorder- und Seitenrand der Mundhöhle umspannt. Da er beweglich mit dem Schädel verbunden ist, ermöglichen seine Bewegungen das Kauen und Sprechen. Am Unterkiefer setzen verschiedene Muskeln an.

Zungenbein (Os hyoideum)
U-förmiger Knochen, an dem die Muskeln von Zunge, Rachen und Kehlkopf befestigt sind.

Kehldeckel (Epiglottis)
In etwa löffelförmige Knorpelplatte, die hinter der Zunge liegt und zum Schließen der Luftröhre dient. Der Kehldeckel öffnet sich, um Luft hindurchzulassen, und schließt sich, wenn Nahrung geschluckt werden soll.

Kehlkopf (Larynx)
Schlauchartiges, aus Knorpeln zusammengesetztes Gebilde, das zahlreiche Hautfalten enthält, die die Stimmbänder bilden und die es ermöglichen, durch Schwingungen der Luft Stimmlaute zu erzeugen.

Speiseröhre (Oesophagus)
Zylindrische Röhre, die vom Rachen zum Magen führt. Ihre Wand besteht aus Muskeln, deren Kontraktionen die Nahrung nach unten drücken.

AUFBAU EINES ZAHNES

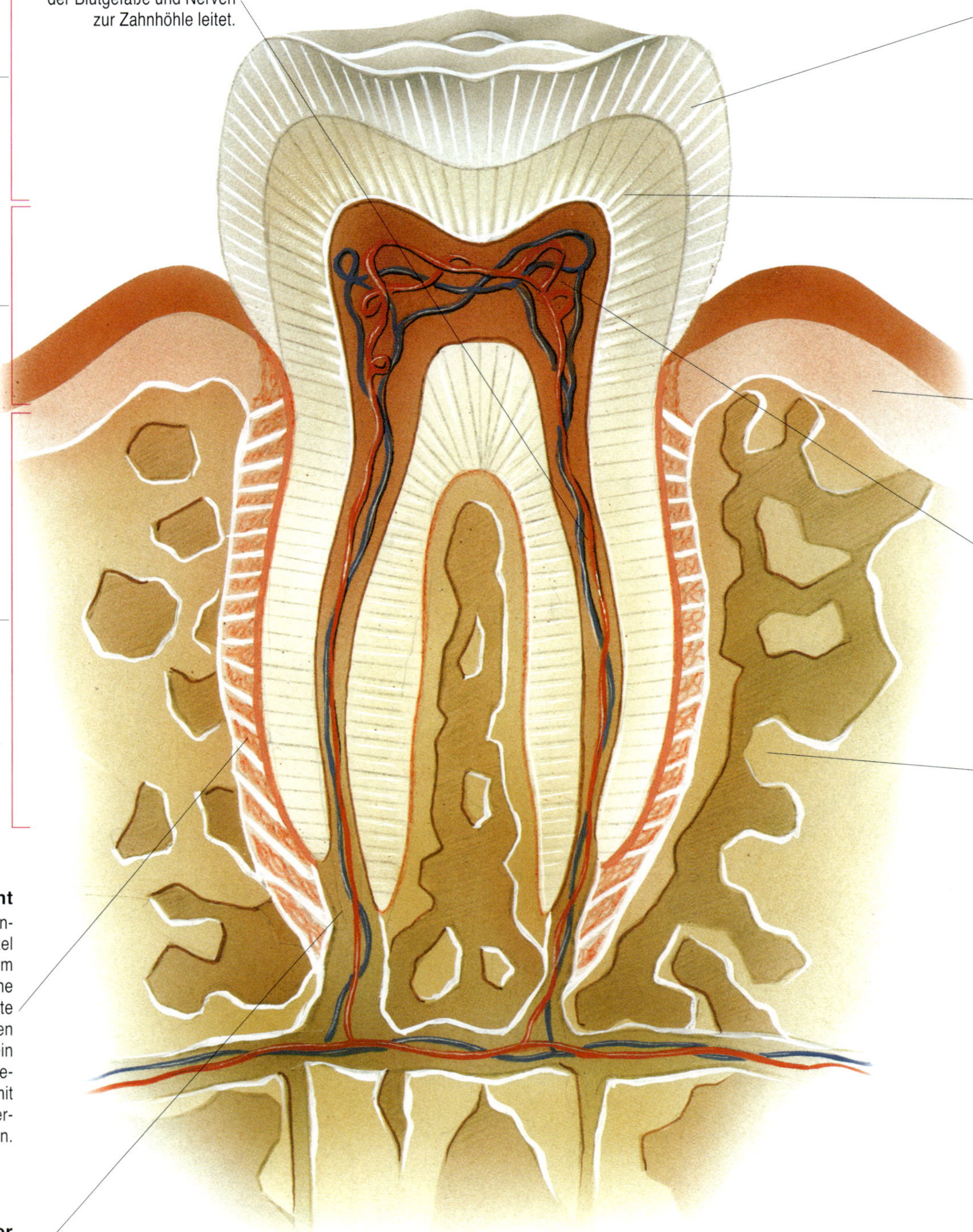

Zahnkrone
Äußerer sichtbarer Teil des Zahnes, der aus dem Zahnfleisch ragt.

Zahnhals
Mittlerer Teil des Zahnes zwischen Zahnkrone und Zahnwurzel.

Zahnwurzel
Teil des Zahnes, der im Zahnfleisch in eine Höhle, das Zahnfach (Alveolus dentis), eingebettet ist.

Wurzelkanal
Kanal in der Zahnwurzel, der Blutgefäße und Nerven zur Zahnhöhle leitet.

Zahnzement
Schicht, die die Außenseite der Zahnwurzel überzieht und dem Schmelz der Zahnkrone ähnelt. Die Außenseite der harten, gelblichen Substanz ist durch ein bindegewebiges Geflecht im Zahnfach mit dem Kieferknochen verbunden.

Zahnfächer
Höhlen in Ober- und Unterkiefer, in die die Zähne eingebettet sind.

Zahnschmelz
Äußerste Schicht der Zahnkrone. Die weißliche Substanz ist die härteste des menschlichen Körpers.

Zahnbein
Schicht zwischen Zahnschmelz und Zahnhöhle, die sehr hart ist.

Zahnfleisch
Teil der Mundschleimhaut, der jene Teile des Ober- und Unterkiefers überzieht, in die die Zähne eingebettet sind.

Zahnhöhle
Innerster Teil des Zahnes. Die Zahnhöhle besteht aus lockerem Bindegewebe, in dem Blutgefäße und Nervenenden verlaufen.

Unterkiefer
Knochen, in dem das Untergebiss eingebettet ist.

ZAHNTYPEN

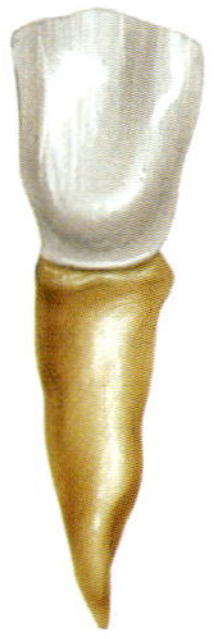

Schneidezähne
Die am vorderen Zahnfleisch befindlichen Schneidezähne haben nur eine Wurzel und eine flache Krone. Es gibt je vier obere und untere Schneidezähne, deren Aufgabe das Abbeißen und Zerreißen der Nahrung ist.

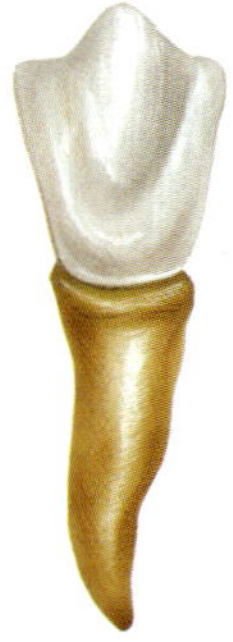

Eckzähne
Die Eckzähne sitzen neben den Schneidezähnen. Sie haben nur eine Wurzel und eine spitze, kegelförmige Krone. Es gibt je zwei obere und untere Eckzähne, deren Aufgabe das Abbeißen und Zerreißen der Nahrung ist.

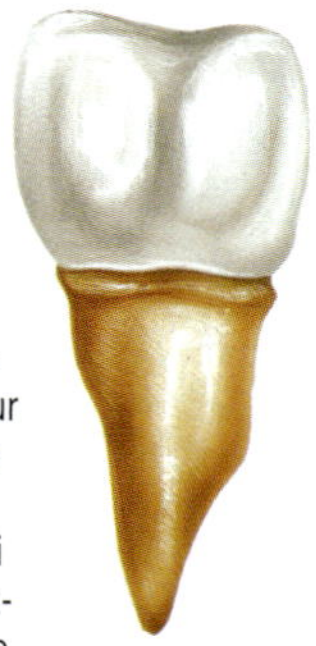

Backenzähne
Die hinter den Eckzähnen liegenden Backenzähne haben nur eine Wurzel und eine würfelförmige Krone. Es gibt je vier obere und untere Backenzähne, deren Aufgabe das Zertrümmern und Zermahlen der Nahrung ist.

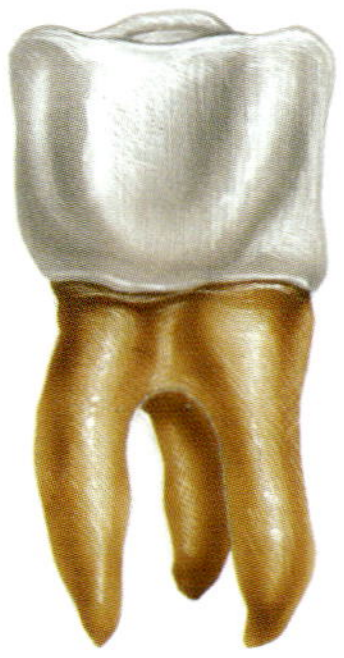

Mahlzähne
Die Mahlzähne sitzen hinter den Backenzähnen. Sie haben mehrere Wurzeln und unregelmäßig geformte Kronen. Der Mensch besitzt oben und unten jeweils bis zu sechs Mahlzähne, doch gelegentlich fehlen beiderseits die letzten oberen und unteren, die sog. Weisheitszähne. Aufgabe der Mahlzähne ist das Zertrümmern und Zermahlen der Nahrung.

ZAHNBILDUNG

MILCHGEBISS

Babys sind bei der Geburt in der Regel zahnlos; die ersten Zähne brechen nach etwa sechs Monaten durch. Wenn das Kind größer wird, fallen die Zähne des Milchgebisses spontan aus und werden durch die bleibenden Zähne ersetzt. Das Milchgebiss besteht normalerweise aus 20 Zähnen.

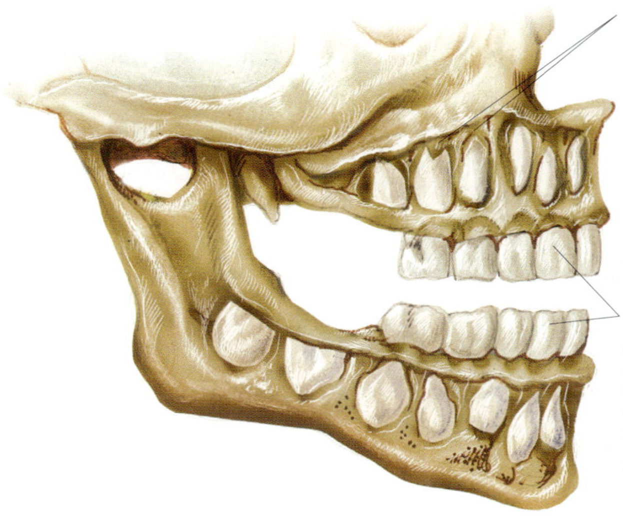

Zahnfächer
Höhlen im Ober- und Unterkiefer, in denen sich die bleibenden Zähne bis zu ihrem Durchbruch (Dentition) befinden.

Durchbruch des Milchgebisses
Die ersten Zähne des Milchgebisses brechen nach etwa sechs Monaten durch. Mit etwa 24 Monaten ist das Milchgebiss komplett. Die ersten Milchzähne fallen aus, wenn das Kind etwa sechs Jahre alt ist.

DURCHBRUCH DES MILCHGEBISSES (RICHTWERTE)

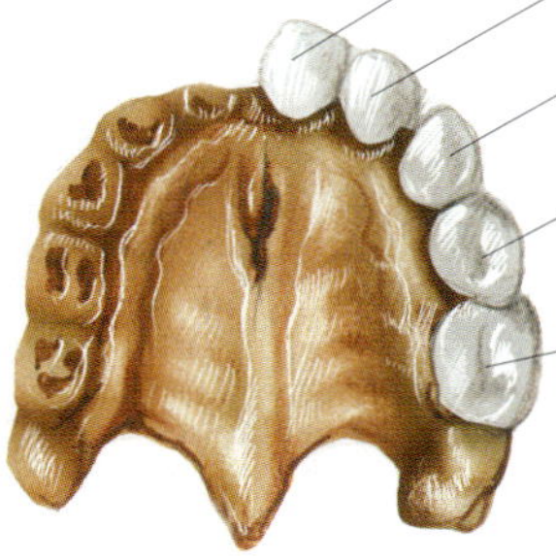

Mittlere obere Schneidezähne: 8–10 Monate
Seitliche obere Schneidezähne: 9–12 Monate
Obere Eckzähne: 18–24 Monate
Erster oberer Backenzahn: 13–15 Monate
Zweiter oberer Backenzahn: 24–30 Monate

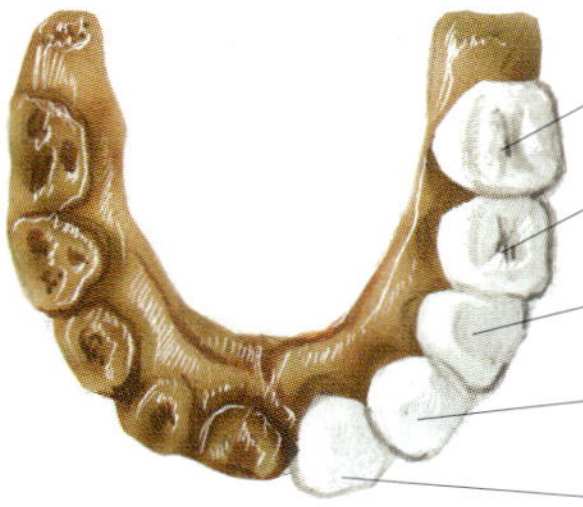

Zweiter unterer Backenzahn: 24–30 Monate
Erster unterer Backenzahn: 13–15 Monate
Untere Eckzähne: 18–24 Monate
Seitliche untere Schneidezähne: 9–12 Monate
Mittlere untere Schneidezähne: 6–9 Monate

DURCHBRUCH DER BLEIBENDEN ZÄHNE (RICHTWERTE)

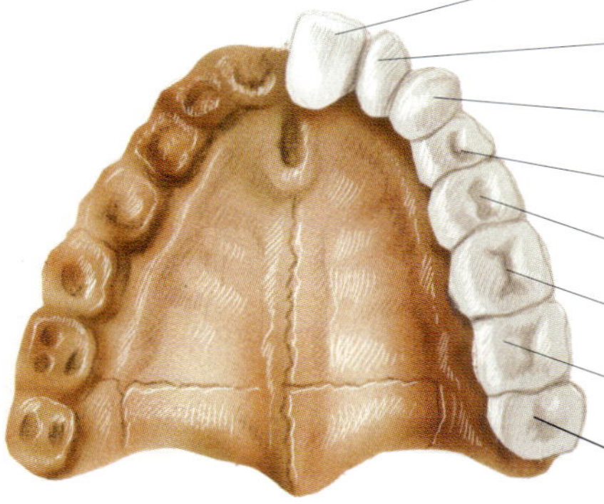

Mittlere obere Schneidezähne: 6–8 Jahre
Seitliche obere Schneidezähne: 6–8 Jahre
Obere Eckzähne: 11–12 Jahre
Erster oberer Backenzahn: 10–11 Jahre
Zweiter oberer Backenzahn: 12–13 Jahre
Erster oberer Mahlzahn: 6–7 Jahre
Zweiter oberer Mahlzahn: 12–14 Jahre
Dritter oberer Mahlzahn: 18–30 Jahre
(bricht bei manchen Menschen nicht durch)

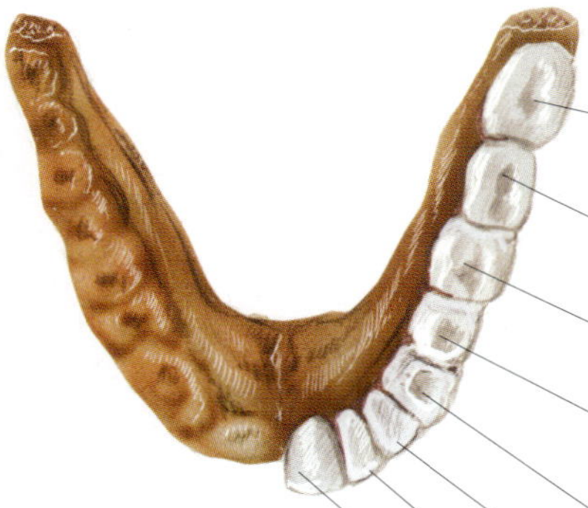

Dritter unterer Mahlzahn: 18–30 Jahre
(bricht bei manchen Menschen nicht durch)
Zweiter unterer Mahlzahn: 12–14 Jahre
Erster unterer Mahlzahn: 6–7 Jahre
Zweiter unterer Backenzahn: 10–11 Jahre
Erster unterer Backenzahn: 12–13 Jahre
Untere Eckzähne: 11–12 Jahre
Seitliche untere Schneidezähne: 8–9 Jahre
Mittlere untere Schneidezähne: 8–9 Jahre

BLEIBENDE ZÄHNE

Der Durchbruch der bleibenden Zähne beginnt etwa im sechsten Lebensjahr, wenn die Milchzähne ausfallen, doch sind sie häufig erst im Erwachsenenalter komplett. Erwachsene besitzen insgesamt normalerweise 32 bleibende Zähne.

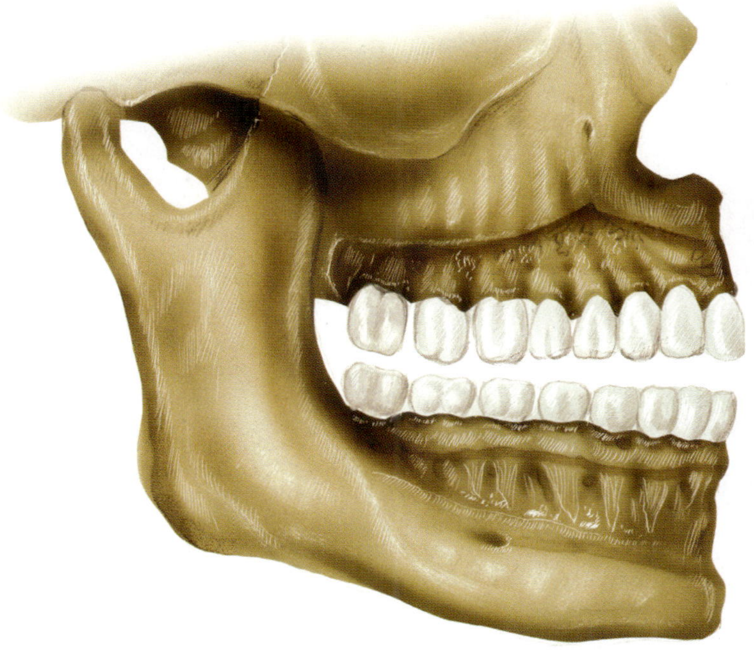

Schneidezähne **Eckzahn** **Backenzähne** **Mahlzähne**

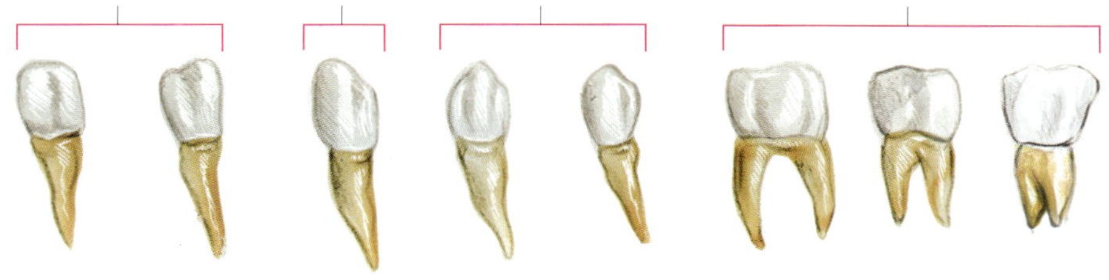

DIE SPEISERÖHRE

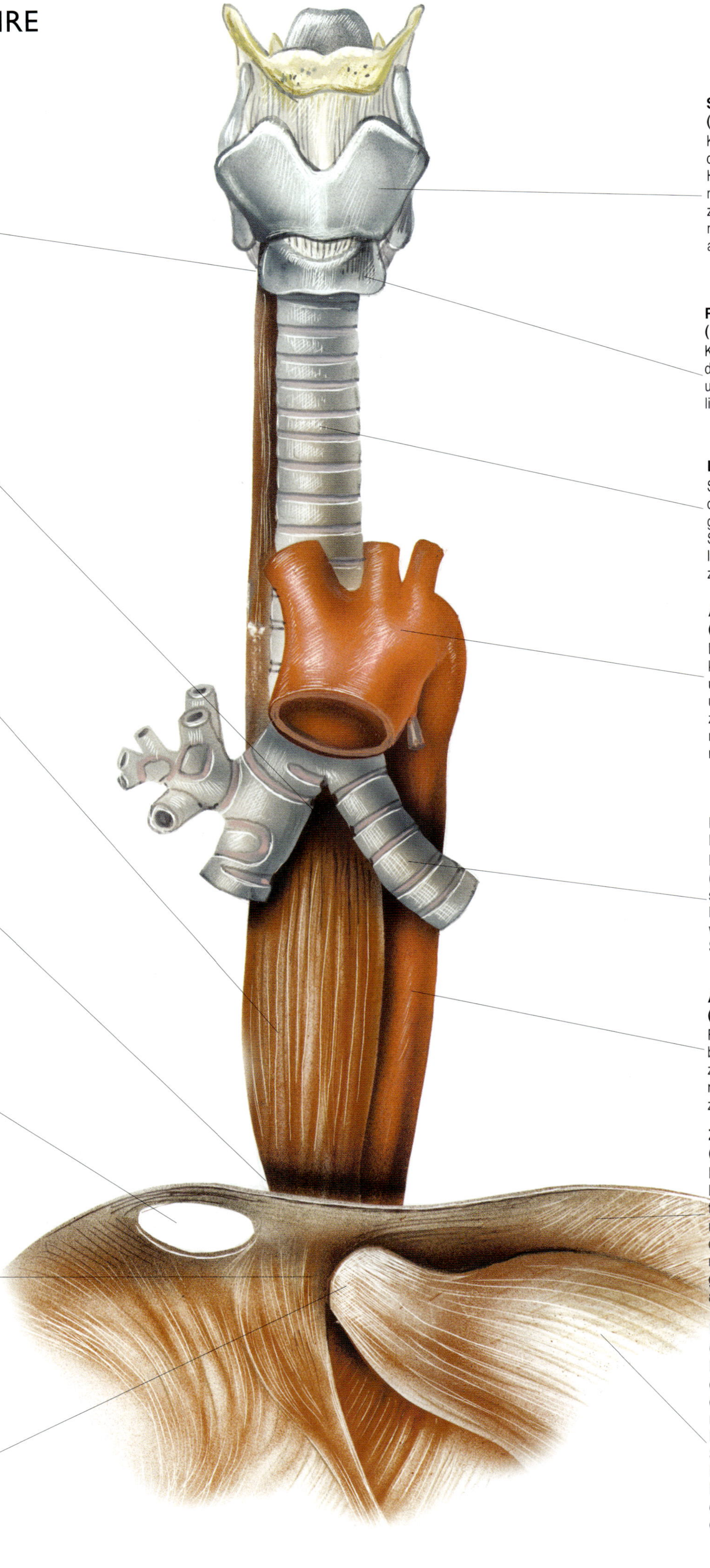

Ringknorpelenge
Die Speiseröhre ist ein unregelmäßig verlaufender Schlauch mit mehreren Verengungen (Konstriktionen). In ihrem oberen Teil liegt an der Stelle, an der sie an den Ringknorpel der Luftröhre stößt, die Verengung zwischen Kehlkopf und Speiseröhre.

Aortenenge
Verengung in der linken Wand der Speiseröhre in Höhe des mittleren Drittels.

Speiseröhre (Oesophagus)
Zylindrische Röhre, die sich vom Rachenraum zum Magen zieht. Sie verläuft durch Brusthöhle und Zwerchfell abwärts und noch ein kurzes Stück in der Bauchhöhle. Ihre Wand besteht aus Muskeln, deren Kontraktionen die Nahrung nach unten pressen. Diesen Vorgang bezeichnet man als Peristaltik.

Zwerchfellenge
Verengung der Speiseröhre in Höhe des Zwerchfells (Diaphragma). Hier tritt die Speiseröhre durch eine schlitzförmige Öffnung des Zwerchfells hindurch.

Schlitz für die untere Hohlvene
Öffnung (Hiatus) im Zwerchfell unweit des Schlitzes für die Speiseröhre, die der unteren Hohlvene (Vena cava inferior) den Zugang von der Bauch- zur Brusthöhle gestattet, wo diese in den rechten Vorhof des Herzens mündet.

Schlitz für die Speiseröhre
Öffnung im Zentrum des Zwerchfells, die der Speiseröhre den Durchgang von der Brust- zur Bauchhöhle gestattet.

Magenmund (Cardia)
Öffnung zwischen Speiseröhre und Magen, die wie ein Ringmuskel arbeitet, der sich öffnet, um Nahrung einzulassen und schließt, um den Rückfluss (Reflux) zu verhindern.

Schildknorpel (Cartilago thyroidea)
Knorpel an der Vorderseite des Kehlkopfs, der für eine Halsverdickung sorgt, die man als Adamsapfel bezeichnet; dieser ist bei Männern deutlicher ausgeprägt als bei Frauen.

Ringknorpel (Cartilago cricoidea)
Knorpelring, der die Basis des Kehlkopfs bildet und unterhalb des Schildknorpels liegt.

Luftröhre (Trachea)
Schlauchartiges Gebilde, das zum Atmungssystem gehört und parallel vor der Speiseröhre abwärts verläuft, um den Lungen Luft zuzuführen.

Aortenbogen (Arcus aortae)
Die Aorta zieht von der linken Herzkammer aufwärts und biegt dann nach links unten ab, um den Bogen zu bilden, der vor dem mittleren Teil der Speiseröhre endet.

Linker Hauptbronchus
Einer der beiden Äste (Hauptbronchien), in die sich die Luftröhre gabelt. Der linke Hauptbronchus wird vom mittleren Teil der Speiseröhre gestützt.

Absteigende Aorta (Aorta descendens)
Fortsetzung des Aortenbogens, die sich parallel zu bzw. hinter der Speiseröhre durchs Zwerchfell zieht.

Zwerchfell (Diaphragma)
Flacher Muskel, der die Brust- von der Bauchhöhle trennt. Das Zwerchfell hat mehrere Öffnungen (Hiati), die Organen wie Speiseröhre und Aorta den Übergang von einer Höhle in die andere ermöglichen.

Magen (Gaster)
Großes sackartiges Organ. Die Speiseröhre passiert das Zwerchfell, durchquert die Bauchhöhle und deponiert ihren Inhalt im Magen. Dort werden die verzehrten Speisen gesammelt. Mit der Einwirkung der von den Magenwänden ausgeschiedenen Magensäfte setzt dann die Verdauung ein.

DER MAGEN

MAGEN

Großes sackartiges Organ, das über die Speiseröhre mit Nahrung versorgt wird und diese zunächst sammelt. Die Magenwand enthält Drüsen, die Magensäfte ausscheiden, um die Nahrung aufzuschlüsseln. Die Kontraktionen der Magenwand sorgen für das Durchkneten der Nahrung und sind zugleich ihrer Verdauung förderlich.

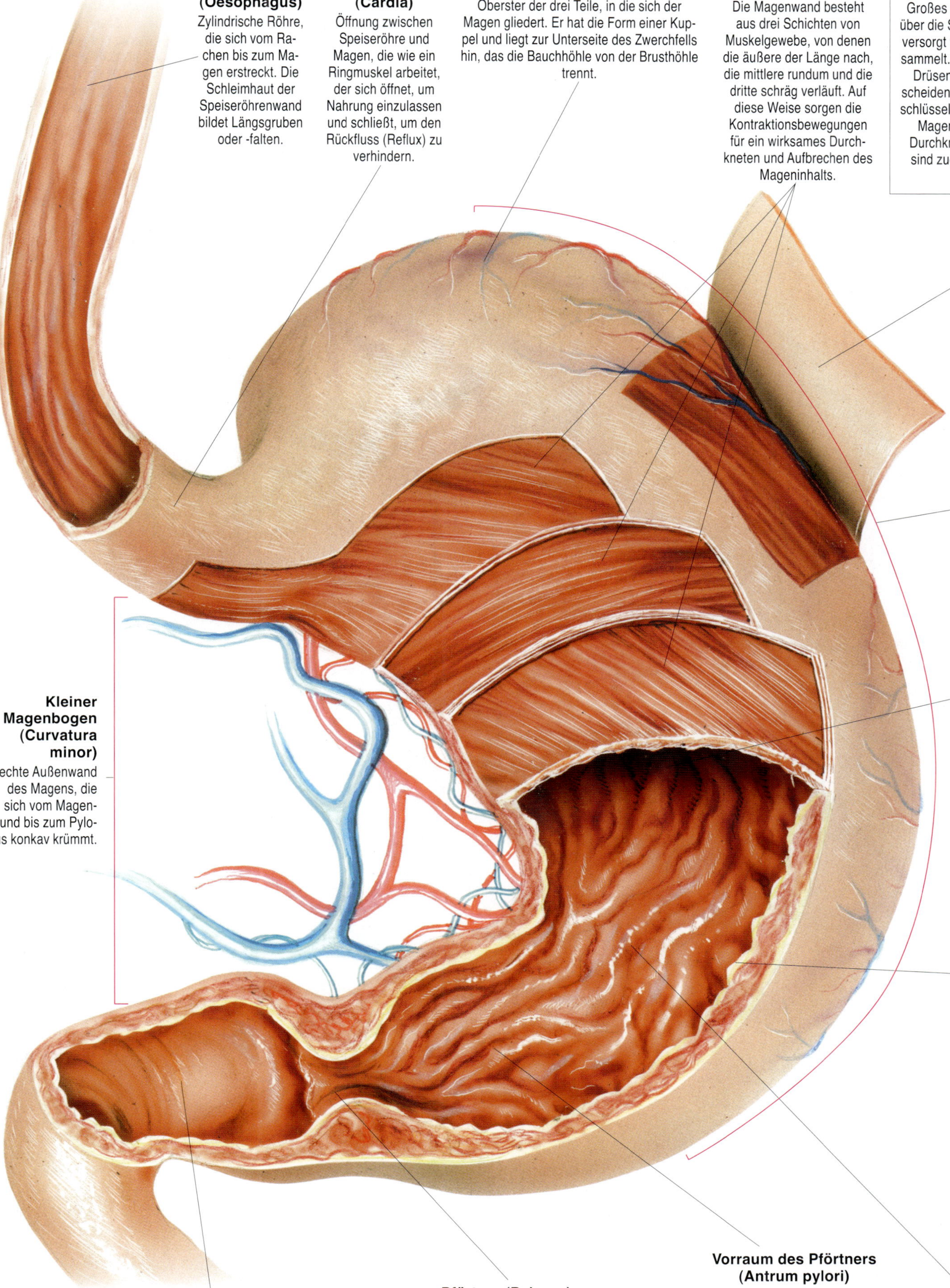

Speiseröhre (Oesophagus)
Zylindrische Röhre, die sich vom Rachen bis zum Magen erstreckt. Die Schleimhaut der Speiseröhrenwand bildet Längsgruben oder -falten.

Magenmund (Cardia)
Öffnung zwischen Speiseröhre und Magen, die wie ein Ringmuskel arbeitet, der sich öffnet, um Nahrung einzulassen und schließt, um den Rückfluss (Reflux) zu verhindern.

Magenkuppel (Fundus ventriculi)
Oberster der drei Teile, in die sich der Magen gliedert. Er hat die Form einer Kuppel und liegt zur Unterseite des Zwerchfells hin, das die Bauchhöhle von der Brusthöhle trennt.

Muskelschichten
Die Magenwand besteht aus drei Schichten von Muskelgewebe, von denen die äußere der Länge nach, die mittlere rundum und die dritte schräg verläuft. Auf diese Weise sorgen die Kontraktionsbewegungen für ein wirksames Durchkneten und Aufbrechen des Mageninhalts.

Seröse Haut (Tunica serosa)
Die äußere Schicht des Magens ist eine Bindegewebsschicht, die Blut- und Lungengefäße enthält.

Großer Magenbogen (Curvatura major)
Gesamte linke Magenaußenwand, die einen großen Bogen beschreibt.

Kleiner Magenbogen (Curvatura minor)
Rechte Außenwand des Magens, die sich vom Magenmund bis zum Pylorus konkav krümmt.

Magenkörper
Mittlerer Teil des Magens zwischen Magenkuppel und Antrum pylori.

Magenschleimhaut (Mucosa ventriculi)
Innerste der drei Schichten, die die Magenwand bilden. Sie ist eine zarte, rosa gefärbte Membran, die den gesamten Magen auskleidet und direkten Kontakt mit dessen Inhalt hat. Von der Muskelschicht wird sie durch eine Membran getrennt, die man als Submucosa bezeichnet.

Zwölffingerdarmballon (Bulbus duodeni)
Erweiterung am Beginn des Zwölffingerdarms, in die der Mageninhalt gelangt, nachdem er den Pylorus passiert hat.

Pförtner (Pylorus)
Öffnung, die Magen und Zwölffingerdarm verbindet. Sie ist von einer kräftigen Muskelschicht umringt, die sich entspannt, um den Mageninhalt passieren zu lassen, und sich dann zusammenzieht, um seinen Rückfluss (Reflux) zu verhindern.

Vorraum des Pförtners (Antrum pylori)
Unterster der drei Teile des Magens. Der Vorraum des Pförtners führt als Tunnel nach außen, wobei seine Oberseite eine Fortsetzung des Magenkörpers bildet und die Unterseite über den Pylorus die Verbindung mit dem Zwölffingerdarm herstellt.

Schleimhautfalten
In der Magenschleimhaut finden sich zahlreiche Falten, die bei leerem Magen ausgeprägter sind. Wenn der Magen mit Nahrung gefüllt ist, ist das Faltenrelief durch die Dehnung weniger stark ausgeprägt.

DÜNNDARM UND DICKDARM

DÜNNDARM

Weicher, je nach Kontraktionszustand drei bis fünf Meter langer Schlauch, der vielfach gewunden in der Bauchhöhle liegt. Er setzt den im Magen begonnenen Verdauungsprozess fort und gliedert sich in drei Abschnitte: Zwölffingerdarm, Leerdarm und Krummdarm.

Flexura hepatis

Biegung, die der Grimmdarm in Höhe der Leber vollzieht; sie markiert die Grenze zwischen dem ansteigenden Teil des Dickdarms und dem Querdarm.

Querdarm (Colon transversum)

Teil des Dickdarms, der von der Flexura hepatis bis zur Flexura lienalis quer durch die Bauchhöhle verläuft und sich in den absteigenden Teil des Grimmdarms fortsetzt.

Flexura lienalis

Biegung, die der Grimmdarm in Höhe der Milz vollzieht; sie markiert die Grenze zwischen dem Quercarm und dessen absteigendem Teil.

DICKDARM

Der Dickdarm bildet die Fortsetzung des Dünndarms und umzieht diesen wie ein Rahmen. Er resorbiert Wasser und befördert die unverdauten Bestandteile der Nahrung weiter, damit sie zu Stuhl werden. Der Dickdarm besteht aus mehreren Teilen: Blinddarm, ansteigender Teil, Querdarm, absteigender Teil, Sigmoid und Enddarm.

Zwölffingerdarm (Duodenum)

Der erste Abschnitt des Dünndarms beschreibt ein großes C, das den Kopf der Bauchspeicheldrüse umkreist. Er besteht aus drei Teilen: Der erste verläuft schräg und beginnt im Pylorus, der zweite steigt abwärts und der dritte wieder an, um im Bereich des Treitzschen Bandes (Muskelbündel) zu enden, wo sich der Leerdarm anschließt. Der Zwölffingerdarm empfängt von Leber und Bauchspeicheldrüse Sekrete, die den Verdauungsprozess fördern.

Leerdarm (Jejunum)

Zweiter oder mittlerer Teil des Dünndarms. Die Grenze zwischen Leerdarm und Krummdarm ist nicht genau zu definieren, da sich beide kaum unterscheiden. Im Leerdarm finden die meisten Resorptionsprozesse statt.

Krummdarm (Ileum)

Dritter und letzter Teil des Dünndarms. Er schließt mittels eines Ringmuskels, den man als Bauhin-Klappe bezeichnet. Sie sorgt dafür dass der Inhalt des Dünndarms in den Dickdarm einströmen, aber nicht zurückfließen kann. Der Krummdarm resorbiert noch viele wertvolle Nährstoffe, die der Zwölffinger- und der Leerdarm durchgelassen haben.

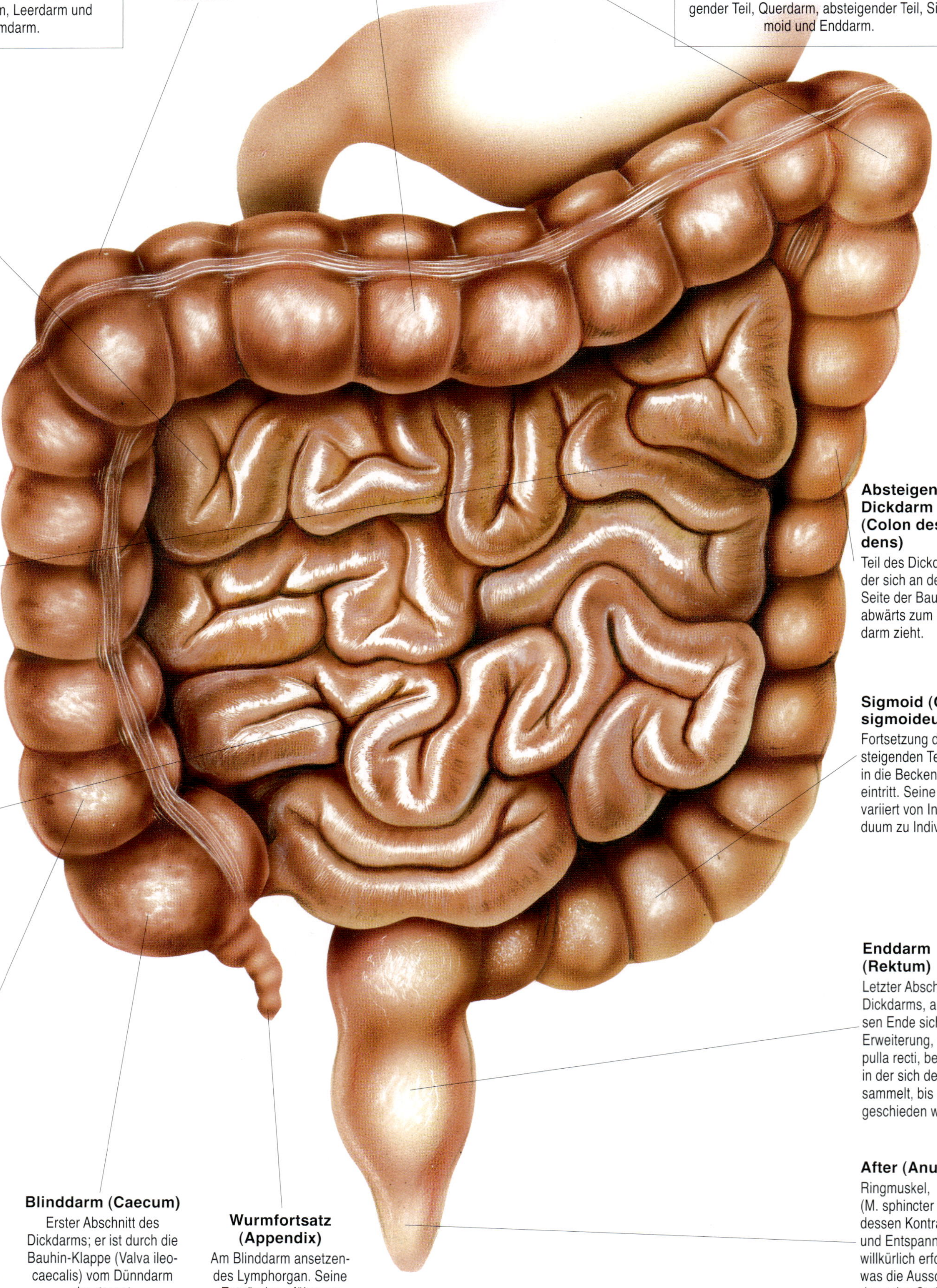

Absteigender Dickdarm (Colon descendens)

Teil des Dickdarms, der sich an der linken Seite der Bauchhöhle abwärts zum Enddarm zieht.

Sigmoid (Colon sigmoideum)

Fortsetzung des absteigenden Teils, der in die Beckenhöhle eintritt. Seine S-Form variiert von Individuum zu Individuum.

Enddarm (Rektum)

Letzter Abschnitt des Dickdarms, an dessen Ende sich eine Erweiterung, die Ampulla recti, befindet, in der sich der Stuhl sammelt, bis er ausgeschieden wird.

After (Anus)

Ringmuskel, (M. sphincter ani) dessen Kontraktion und Entspannung willkürlich erfolgen, was die Ausscheidung des Stuhls (Faeces) ermöglicht.

Aufsteigender Dickdarm (Colon ascendens)

An der rechten Seite der Bauchhöhle aufsteigender Kanal zwischen Blinddarm und Leberregion, der eine Biegung beschreibt und sich als Querdarm fortsetzt.

Blinddarm (Caecum)

Erster Abschnitt des Dickdarms; er ist durch die Bauhin-Klappe (Valva ileocaecalis) vom Dünndarm abgetrennt.

Wurmfortsatz (Appendix)

Am Blinddarm ansetzendes Lymphorgan. Seine Entzündung führt zur Blinddarmentzündung (Appendizitis).

DICKDARM UND ANALBEREICH

Taeniae coli
Der Dickdarm besitzt an seiner äußeren Oberfläche drei Längsmuskelstreifen (Taeniae coli), durch die er am Bauchfell befestigt ist.

Haustra coli
Sackartige Ausstülpungen, durch die die Einschnürungen der Wand des Dickdarms entstehen.

Krummdarm (Ileum)
Dritter und letzter Teil des Dünndarms. Er mündet über die Bauhin-Klappe (Valva ileocaecalis) in den Dickdarm. Diese Klappe lässt den Darminhalt passieren und verhindert dessen Rückfluss (Reflux).

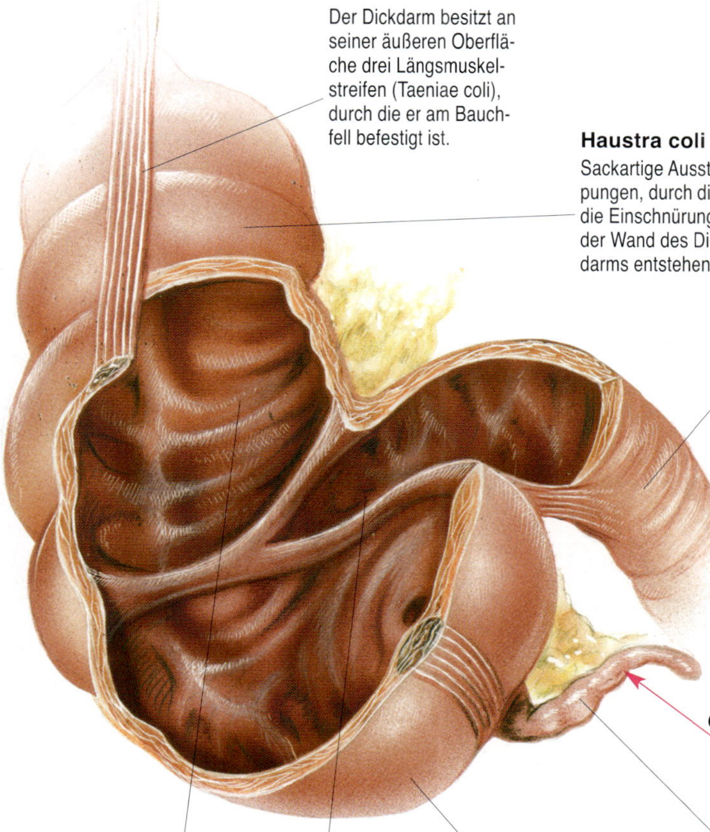

Halbmondfalten
Quereinschnürungen an der Innenseite des Dickdarms. An der Außenseite bilden sie die Haustra coli.

Blinddarm (Caecum)
Erster Abschnitt des Dickdarms; er liegt rechts im Unterbauch, in der rechten Schaufel des Darmbeins, hat die Form eines Sackes und empfängt den Inhalt des Krummdarms.

Wurmfortsatz (Appendix)
Lymphorgan, das als kleiner Schlauch am Blinddarm hängt und durch eine kleine Öffnung mit ihm verbunden ist. Die Wand des Wurmfortsatzes ist üppig mit Schleimdrüsen und Lymphgewebe versehen.

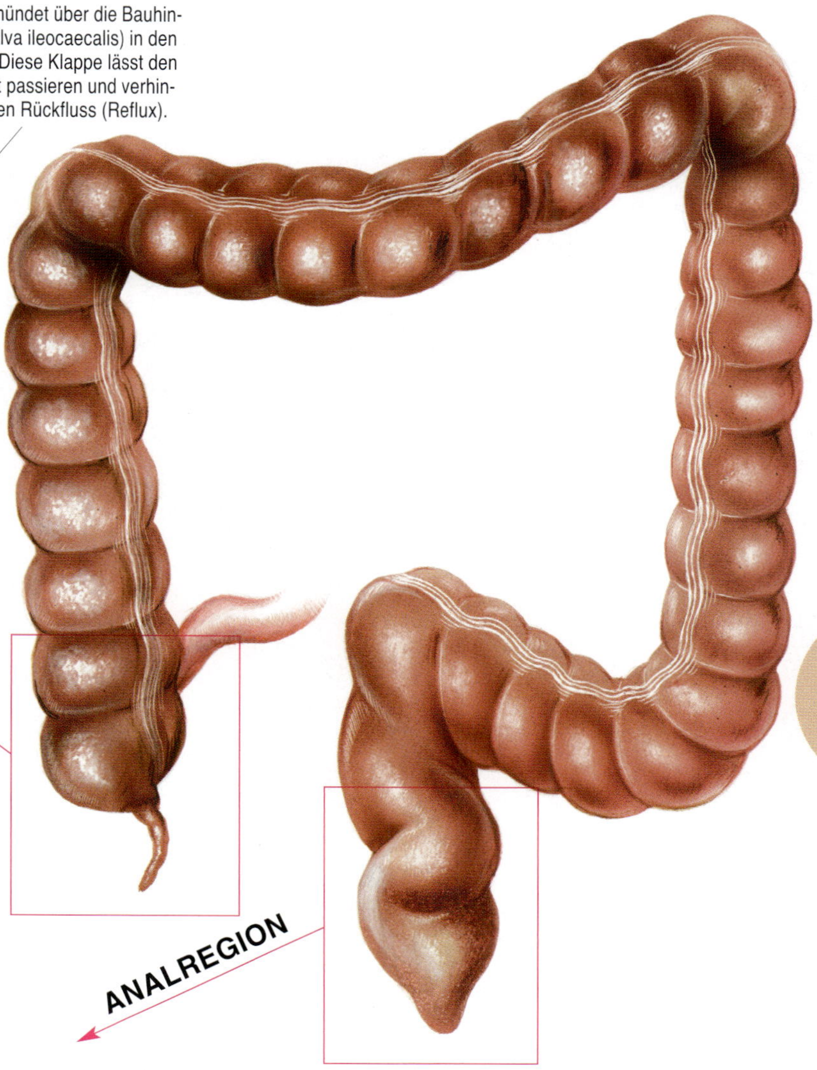

Bauhin-Klappe (Valva ileocaecalis)
Ovale Öffnung, die den Übergang zwischen dem Dünndarm und dem Dickdarm bildet.

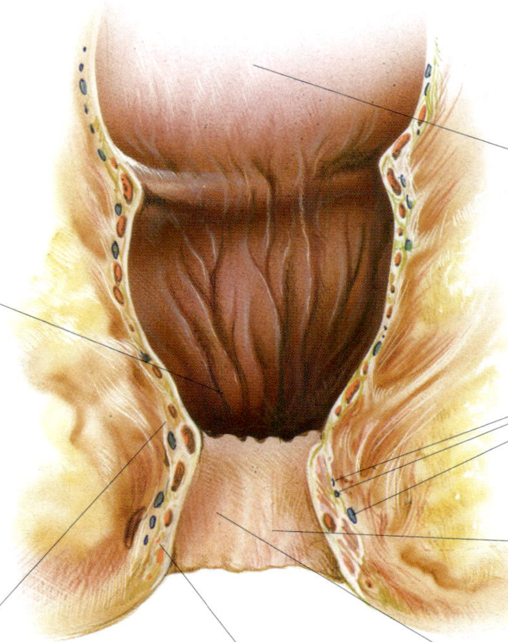

Enddarm (Rektum)
Letzter Abschnitt des Dickdarms, an dessen Ende sich eine Erweiterung, die Ampulla recti, befindet, in der sich der Stuhl sammelt, bis er ausgeschieden wird.

Analkrypten (Sinus anales)
Taschenförmige Einsenkungen, die durch längs eingestellte Schleimhautfalten (Columnae anales) entstehen.

Hämorrhoidalvenen
Ausgedehntes Netzwerk von Adern, das sich rund um den Afterkanal verzweigt. Wenn sie längere Zeit Druck ausgesetzt sind, schwellen sie durch Blutstauung an und können zu Hämorrhoiden werden.

Analfalten
Radial verlaufende Falten rund um den Endteil des Afterkanals. Solange der After zusammengezogen ist, sind sie sehr gut ausgeprägt, wenn er sich jedoch beim Stuhlgang entspannt, können sie nahezu unsichtbar sein.

Innerer Schließmuskel (M. sphincter ani internus)
Ring aus glattem Muskelgewebe an der Innenseite der Afteröffnung. Er öffnet und schließt sich unwillkürlich, je nachdem, wie viel Stuhl sich im Enddarm befindet. Ist jener gefüllt, öffnet sich der Schließmuskel, so dass man den Drang zum Stuhlgang verspürt.

Äußerer Schließmuskel (M. sphincter ani externus)
Ring aus quer gestreiftem Muskelgewebe an der Außenseite der Afteröffnung. Er kann sich willkürlich öffnen und schließen, wenn der Mensch den Drang zum Stuhlgang verspürt, und ermöglicht es, die Defäkation zu beherrschen.

After (Anus)
Schlauchartiges Gebilde, das den Verdauungstrakt mit der Außenwelt verbindet und die Ausscheidung fester Fäkalien ermöglicht.

AUFBAU DER MAGEN- UND DARMWÄNDE

Magenschleimhaut (Mucosa ventriculi)
Der Magen ist mit Schleimhaut ausgekleidet und weist viele Erhebungen und Falten, die Magenfalten, auf. Sie enthalten Drüsen, die verdauungsfördernde Enzyme (Salzsäure, Bikarbonate, Wasser und Schleim) absondern.

Submucosa
Unter der Schleimhaut liegt eine sehr dünne Schicht, die viele Nerven- und Blutgefäße enthält.

Muskelschichten
Komplex aus drei Lagen von Muskelgewebe, die längs, zirkulär und quer verlaufen. Ihre Kontraktionen führen zu Bewegungen des Magens, wodurch der Mageninhalt durchgeknetet wird.

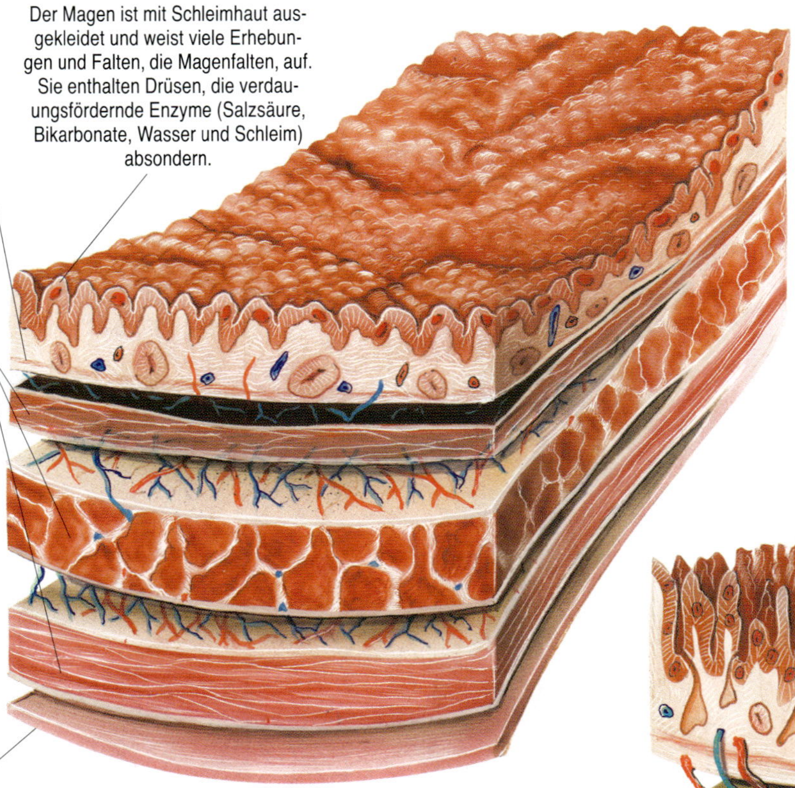

Adventitia
Äußerste Bindegewebsschicht, die den Magen umhüllt und Teil des Bauchfells ist.

MAGEN

Schleimhaut (Mucosa)
Die Schleimhaut bildet die Auskleidung der inneren Oberfläche des Dünndarms. Sie ist mit Ausstülpungen übersät, den Darmzotten (Villi), die viele Drüsen enthalten, die Verdauungsenzyme produzieren, aber auch schleimige Substanzen, die die Schleimhaut vor der Salzsäure aus dem Magen schützen.

DÜNNDARM

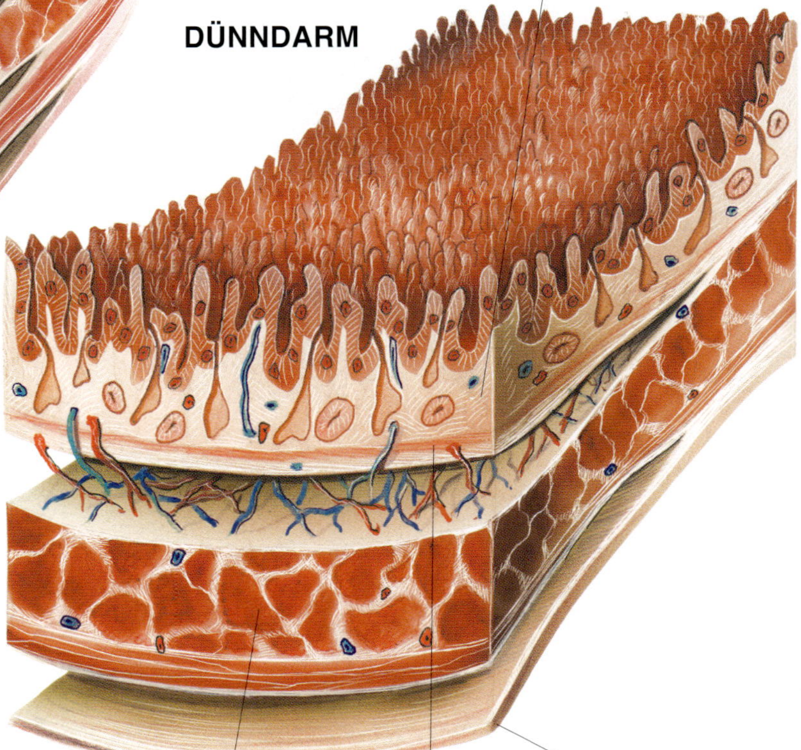

Muskelschicht
Schicht aus flachen Muskeln, die längs und zirkulär verlaufen.

Submucosa
Sehr dünne Schicht, in der sich viele Nerven und Blutgefäße befinden.

Außenschicht (Serosa)
Bindegewebsschicht, die den Dünndarm umhüllt und Blutgefäße enthält.

DICKDARM

Muskelschichten
Schichten aus flachen Muskeln, die der Länge nach und zirkulär verlaufen. Das Längsmuskelgewebe umhüllt den Dickdarm nicht, sondern ist für sich gruppiert und bildet so die Längsmuskelstreifen (Taeniae coli), eine dünne Befestigungsschicht.

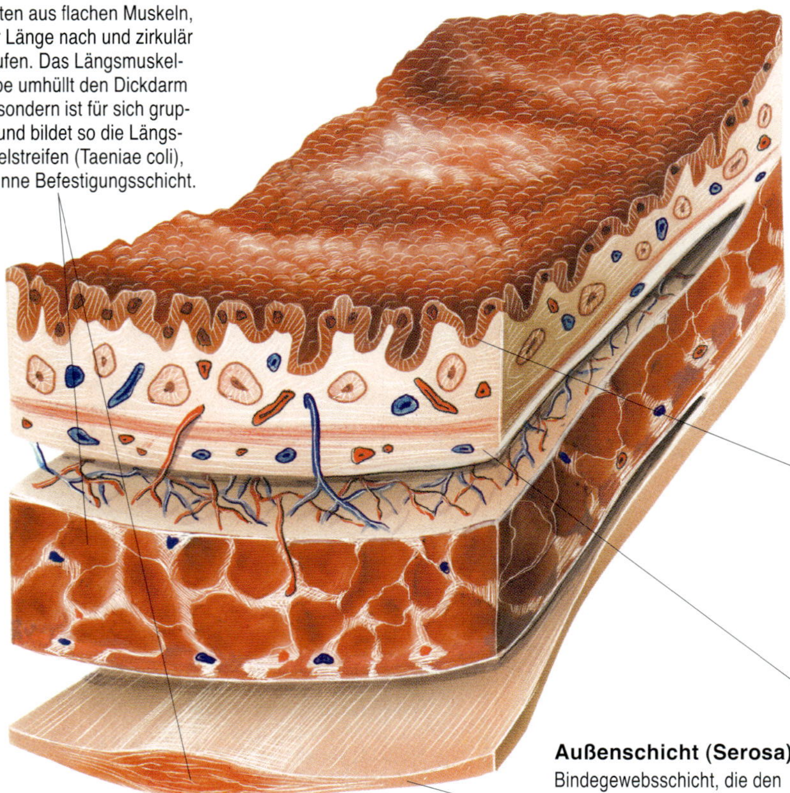

Schleimhaut (Mucosa)
Die Schleimhaut bildet die Auskleidung der inneren Oberfläche des Dickdarms. Sie ist viel dünner als die entsprechende Schicht im Dünndarm und besteht aus flacheren Erhebungen, in denen sich zahlreiche Drüsen befinden, die schleimige Substanzen absondern.

Submucosa
Sehr dünne Schicht, die viele Nerven und Blutgefäße enthält.

Außenschicht (Serosa)
Bindegewebsschicht, die den Dickdarm umhüllt und Blutgefäße enthält.

DAS BAUCHFELL

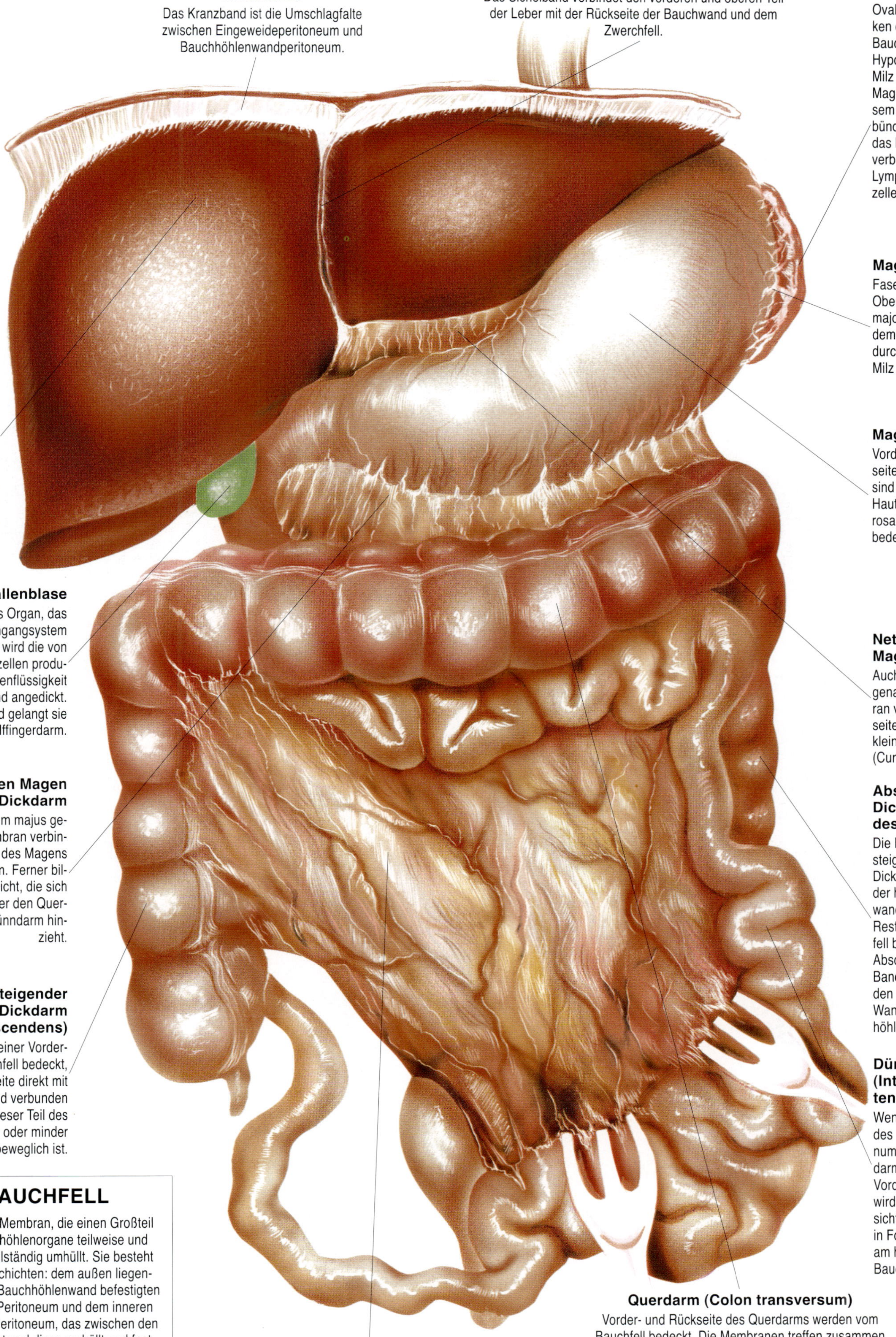

Kranzband
Das Kranzband ist die Umschlagfalte zwischen Eingeweideperitoneum und Bauchhöhlenwandperitoneum.

Falzförmiges Band (Ligamentum falciforme)
Das Sichelband verbindet den vorderen und oberen Teil der Leber mit der Rückseite der Bauchwand und dem Zwerchfell.

Milz (Lien)
Ovales Organ in der linken oberen Ecke der Bauchhöhle, dem linken Hypochondrium. Die Milz liegt hinter dem Magen und ist mit diesem durch ein Faserbündel des Bauchfells, das Magen-Milz-Band, verbunden. Sie ist ein Lymphorgan, das Blutzellen speichert.

Magen-Milz-Band
Faserbündel, die die Oberseite der Curvatura major des Magens mit dem Milzhilus verbindet, durch den die Gefäße der Milz hindurchtreten.

Leber (Hepar)
Die Leber ist mit dem Omentum minus verbunden, Bauchfellmembranen, die an der Oberseite zusammentreffen und dort einige Bindegewebsbänder bilden, die die Leber am Zwerchfell befestigen.

Magen (Gaster)
Vorder- und Rückseite des Magens sind mit der serösen Haut (Membrana serosa) des Bauchfells bedeckt.

Gallenblase
Sackartiges Organ, das zum Gallengangsystem gehört. Hier wird die von den Leberzellen produzierte Gallenflüssigkeit gespeichert und angedickt. Anschließend gelangt sie in den Zwölffingerdarm.

Netz zwischen Magen und Leber
Auch Omentum minus genannt. Diese Membran verbindet die Unterseite der Leber mit dem kleinen Magenbogen (Curvatura minor).

Netz zwischen Magen und Dickdarm
Auch Omentum majus genannt. Diese Membran verbindet die Unterseite des Magens mit dem Querdarm. Ferner bildet sie eine Schicht, die sich als „Schürze" über den Querdarm und den Dünndarm hinzieht.

Absteigender Dickdarm (Colon descendens)
Die Rückseite des absteigenden Teils des Dickdarms ist direkt an der hinteren Bauchwand befestigt, der Rest wird vom Bauchfell bedeckt. Im letzten Abschnitt verbindet ein Band den absteigenden Dickdarm mit der Wand der Beckenhöhle.

Aufsteigender Dickdarm (Colon ascendens)
Er wird nur an seiner Vorderseite vom Bauchfell bedeckt, weil die Rückseite direkt mit der Bauchwand verbunden ist, so dass dieser Teil des Dickdarms mehr oder minder beweglich ist.

Dünndarm (Intestinum tenue)
Wenn man die Falten des Leerdarms (Jejunum) und des Krummdarms (Ileum) an der Vorderseite ablöst, wird das Mesenterium sichtbar, das die Falten in Form hält und sie am hinteren Teil der Bauchwand befestigt.

BAUCHFELL

Sackartige Membran, die einen Großteil der Bauchhöhlenorgane teilweise und manche vollständig umhüllt. Sie besteht aus zwei Schichten: dem außen liegenden, an der Bauchhöhlenwand befestigten parietalen Peritoneum und dem inneren viszeralen Peritoneum, das zwischen den Därmen liegt und diese umhüllt und festhält. Intraperitoneale Organe sind der Magen, die Milz, der Dünndarm und Teile des Dickdarms.

Dünndarmgekröse (Mesenterium)
Teil des Bauchfells, der die Falten des Dünndarms in Form hält und sie an der hinteren Bauchwand befestigt. Das Mesenterium enthält viele Blutgefäße und Nerven.

Querdarm (Colon transversum)
Vorder- und Rückseite des Querdarms werden vom Bauchfell bedeckt. Die Membranen treffen zusammen und bilden in ihrem obersten Teil das Omentum majus. Die Rückseite enthält einen häutigen Teil, das Mesenterium des Grimmdarms, das diesen an der hinteren Bauchwand befestigt.

DIE LEBER

LEBER

Großes Organ in der rechten oberen Ecke der Bauchhöhle, die auch als rechtes Hypochondrium bezeichnet wird. Ihre wichtigste Aufgabe in Rahmen des Verdauungsprozesses besteht darin, Gallenflüssigkeit zu produzieren, eine Flüssigkeit, die über die Gallengänge in den Zwölffingerdarm gelangt und für die Verwertung von Fetten überaus wichtig ist. Auch bei der Erzeugung von Energie für den Körper hat die Leber entscheidende Bedeutung, weil sie einen Großteil der Glukose und anderer Nährstoffe in nutzbare Energie umsetzt.

Lebergang (Ductus hepaticus)
Kanal, der Gallenflüssigkeit aus der Leber abführt. Er vereint sich kurz nach Verlassen der Leber mit dem Gallenblasengang (Ductus cysticus) und bildet so den Gallengang (Ductus choledochus).

Kranzband
Membran, die an der Oberseite der Leber am Zwerchfell anheftet.

Leberfurche
Tiefe Furche, die die Leber außen und innen in zwei Teile (Lappen) gliedert.

Untere Hohlvene (Vena cava inferior)
Dicke Hohlvene, die das Blut aus den unteren Extremitäten aufnimmt und zum rechten Vorhof des Herzens befördert. Die Venen, die das Blut aus der Leber abführen, münden hinter dem Organ in die untere Hohlvene.

Gallenkapillaren
Das Innere der Leber ist von Kanälchen durchzogen, die im Hilus hepaticus zusammentreffen und anschließend den Lebergang bilden. Ihre Aufgabe ist das Sammeln und Weiterleiten der Gallensekrete.

Leberkapsel
Äußere Schicht aus faserigem Gewebe, die die ganze Leber umhüllt. Sie ist rotbraun gefärbt.

Rechter Leberlappen
Die Leber gliedert sich in zwei Lappen, wobei der rechte (äußere) der größere ist.

Linker Leberlappen
Die Leber gliedert sich in zwei Lappen, wobei der linke (innere) der kleinere ist.

Milz
Ovales Organ in der linken oberen Ecke der Bauchhöhle, dem linken Hypochondrium.

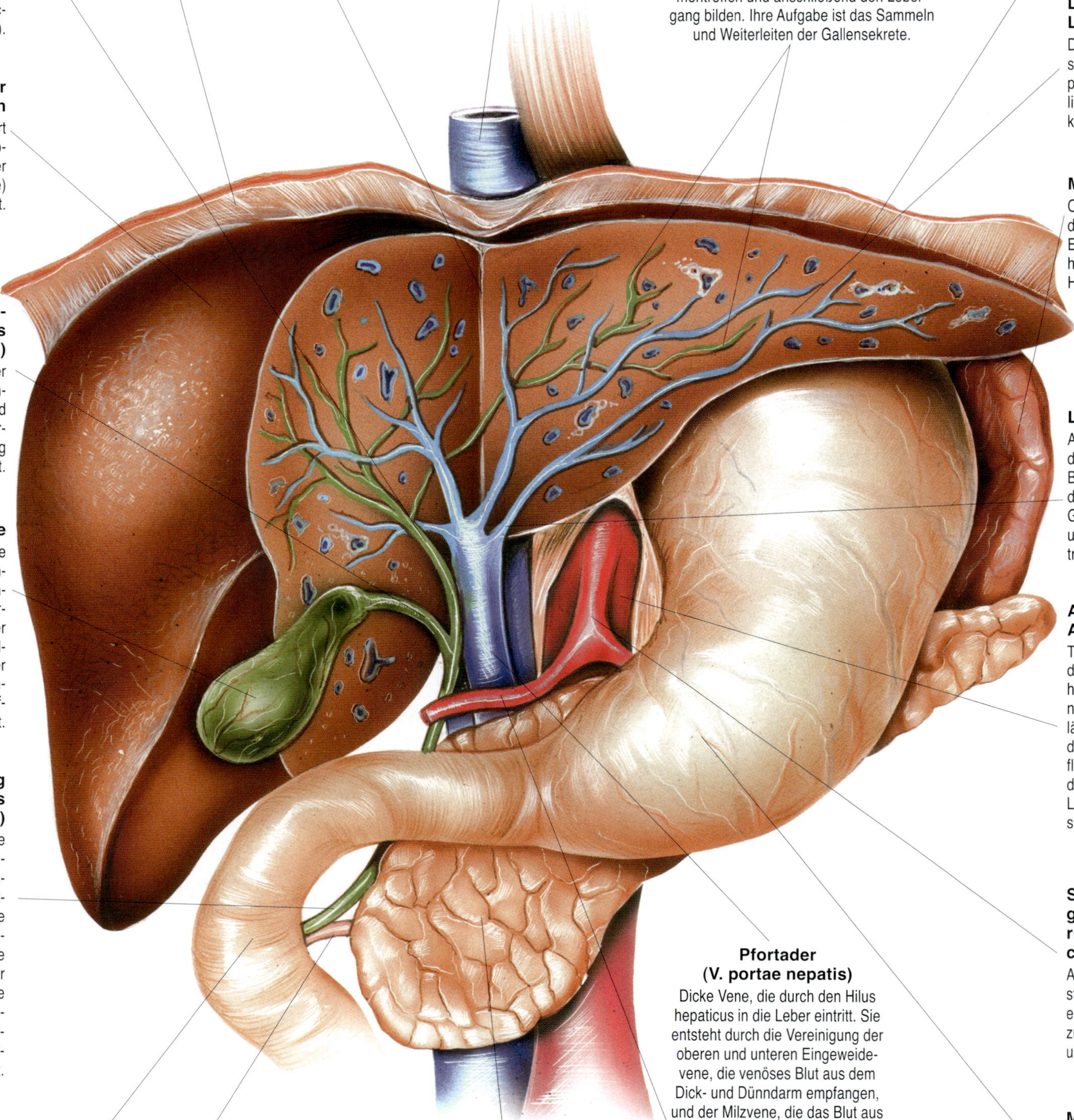

Gallenblasengang (Ductus cysticus)
Kleiner Kanal, der aus der Gallenblase kommt und sich mit dem Lebergang zum Gallengang vereint.

Gallenblase
Die Gallenblase gehört zum Gallengangsystem und fungiert als Speicherorgan für die in der Leber gebildete Gallenflüssigkeit. Von hier aus wird die Gallenflüssigkeit zum Zwölffingerdarm geleitet.

Gallengang (Ductus choledochus)
Kanal, der durch die Vereinigung von Ductus cysticus und Ductus hepaticus entsteht. Hier wird die Gallenflüssigkeit gesammelt, bevor sie mit den Sekreten der Bauchspeicheldrüse durch die Vater-Papille (Papilla duodeni) in den Zwölffingerdarm gelangt.

Zwölffingerdarm (Duodenum)
Erster Abschnitt des Dünndarms, der vom Magen zum Leerdarm verläuft. Hier gelangen die Sekrete von Gallenblase und Bauchspeicheldrüse über die Vater-Papille in den Zwölffingerdarm.

Leberpforte
An der Unterseite der Leber liegender Bereich, durch den die Blutgefäße und Gallengänge in die und aus der Leber treten.

Absteigende Aorta
Teil der Aorta, der durch die Bauchhöhle senkrecht nach unten verläuft. Dort zweigt die Sonnengeflechtsarterie ab, der wiederum die Leberarterie entspringt.

Sonnengeflechtsarterie (Truncus coeliacus)
Arterie, die der absteigenden Aorta entspringt und sich zu Magen, Leber und Milz verzweigt.

Pfortader (V. portae nepatis)
Dicke Vene, die durch den Hilus hepaticus in die Leber eintritt. Sie entsteht durch die Vereinigung der oberen und unteren Eingeweidevene, die venöses Blut aus dem Dick- und Dünndarm empfangen, und der Milzvene, die das Blut aus der Milz aufnimmt.

Magen
Großes sackartiges Organ im oberen Teil der Bauchhöhle (epigastrische Region) und hinter bzw. unter der Leber.

Pankreasgang (Ductus wirsungianus)
Dieser Kanal befördert die in der Bauchspeicheldrüse gebildeten Verdauungssäfte in den Zwölffingerdarm. Das Ende des Gangs mündet in die Vater-Papille.

Bauchspeicheldrüse (Pankreas)
Drüse, die unter der Leber und hinter dem Magen liegt. Sie produziert die Pankreassäfte, die in den Zwölffingerdarm gelangen und die Verdauung der Nahrung fördern. Außerdem erzeugt sie das Hormon Insulin, das in das Blut gelangt, wo es eine Schlüsselrolle beim Zuckerstoffwechsel spielt.

Leberarterie (Arteria hepatica)
Ast des Truncus coeliacus, der durch die Leberpforte eintritt und sich im Organ verzweigt. Er versorgt die Leber mit arteriellem Blut. (Auf der Abbildung wurde diese Ader nach unten verschoben, um Pfortader und Lebergang zeigen zu können.)

AUFBAU DER LEBER

LEBER-LÄPPCHEN

Die Leber besteht aus kleinen sechseckigen Gebilden, die durchschnittlich weniger als 1 mm Durchmesser haben. Diese Leberläppchen (Lobuli hepatis) bestehen aus Leberzellen (Hepatozyten), die sich um ein zentrales Gefäß gruppieren. In den Leberläppchen wird das Blut aus der Pfortader gefiltert und die Gallenflüssigkeit produziert.

Zentralvene des Leberläppchens
Vene inmitten des Leberläppchens, in die das Blut gelangt, nachdem es von den Hepatozyten gefiltert worden ist.

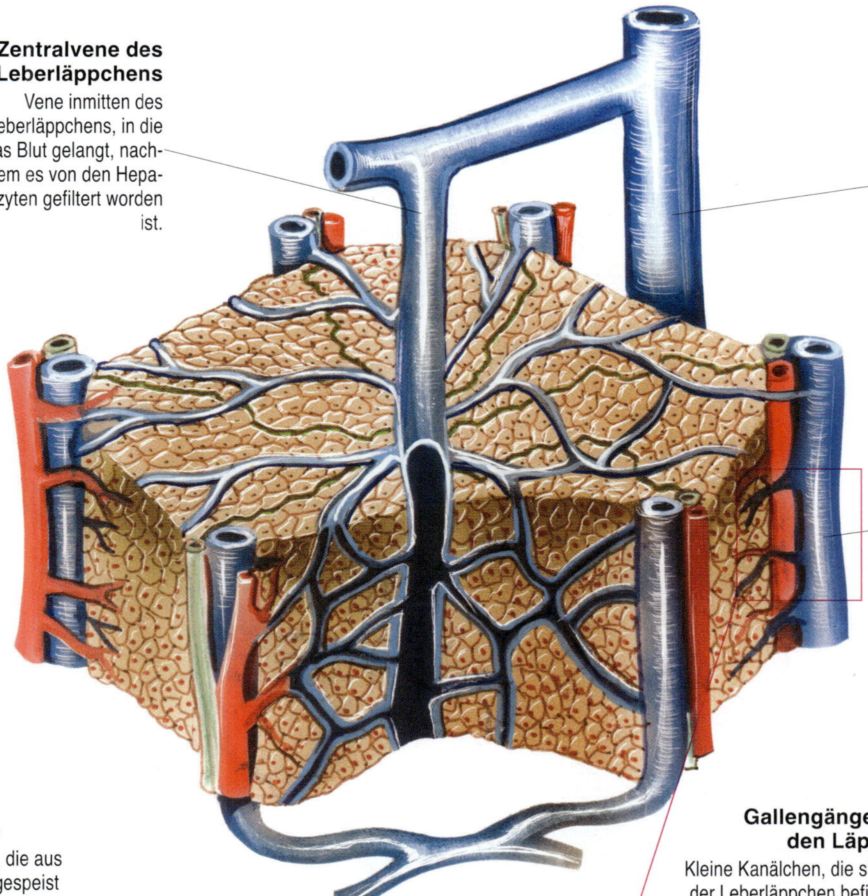

Venen zwischen den Leberläppchen
Diese Venen sammeln das Blut aus den Läppchen-Mittelvenen und münden in die aus der Leber abfließenden Venen, die das Blut dann zur unteren Hohlvene leiten.

Läppchen-Zwischenräume (Glissonsches Dreieck)
Die Zwischenräume der Läppchen dienen als Durchlass für die Verzweigungen der Pfortader, der Leberarterie und des Gallengangs. Jedes Dreieck ist von Bindegewebe ausgefüllt und umhüllt.

Ast der Pfortader
Die Pfortader befördert das venöse Blut zur Leber. Dort verzweigt sie sich in kleinere Blutgefäße, die um die Leberläppchen laufen. Hier wird das venöse Blut aus den unpaaren Bandorganen gefiltert

Gallengänge zwischen den Läppchen
Kleine Kanälchen, die sich an der Außenseite der Leberläppchen befinden und die Gallenflüssigkeit aus den Gallenkapillaren sammeln. Die Gallengänge zwischen den Läppchen vereinigen sich, um größere Gallengänge zu bilden, die in den großen rechten und linken Ductus hepaticus münden, die die Gallenflüssigkeit aus der Leber ableiten.

Sinusoide
Erweiterte Kapillaren, die aus Ästen der Pfortader gespeist werden. Außerdem erhalten sie sauerstoffreiches Blut aus Ästen der Leberarterie. Die Sinusoide befördern ihr Blut zu den Zentralvenen der Leberläppchen.

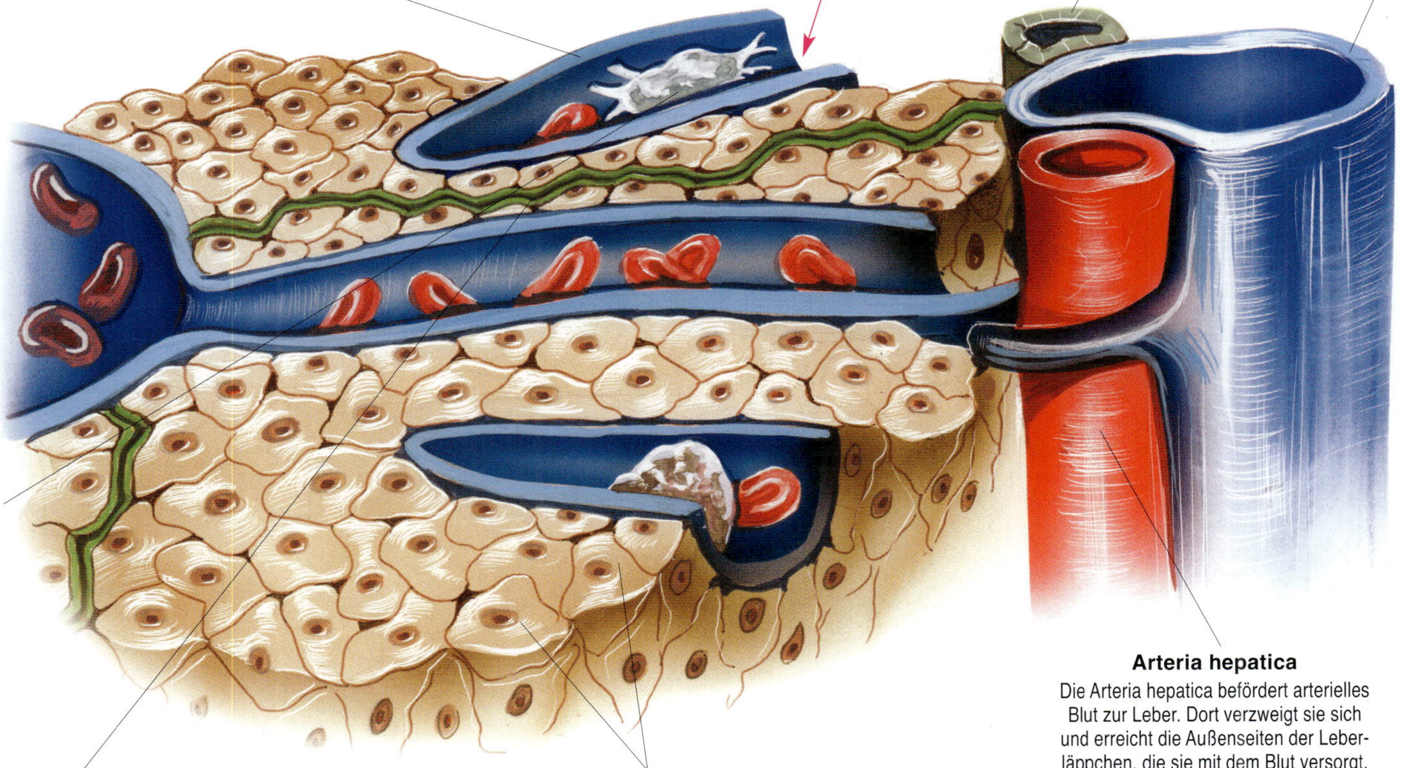

Kupffer-Zellen
Die Kupffer-Zellen sitzen in den Sinusoiden, wo sie z. B. die Aufgabe haben, feste Bestandteile aus dem vorbeifließenden Blut aufzunehmen und zu verwerten oder zu eliminieren.

Arteria hepatica
Die Arteria hepatica befördert arterielles Blut zur Leber. Dort verzweigt sie sich und erreicht die Außenseiten der Leberläppchen, die sie mit dem Blut versorgt, das für die Arbeit der Hepatozyten benötigt wird. Dieses Blut wird anschließend zu den Sinusoiden ausgeschieden, wo es sich mit venösem Blut vermischt.

Gallenkapillaren
Kleines Kanälchen zwischen den Hepatozyten, das die von jenen abgesonderte Gallenflüssigkeit sammelt, die dann den größeren Gallengängen zugeführt wird.

Leberzellen (Hepatozyten)
Diese Zellen bilden das Lebergewebe. Sie erfüllen die zahlreichen komplexen Aufgaben der Leber, z.B. das Speichern von Glykogen zur Regelung des Blutzuckerspiegels, die Produktion von Eiweißen, das Filtern des Blutes und die Erzeugung von Gallenflüssigkeit.

DIE GALLENBLASE

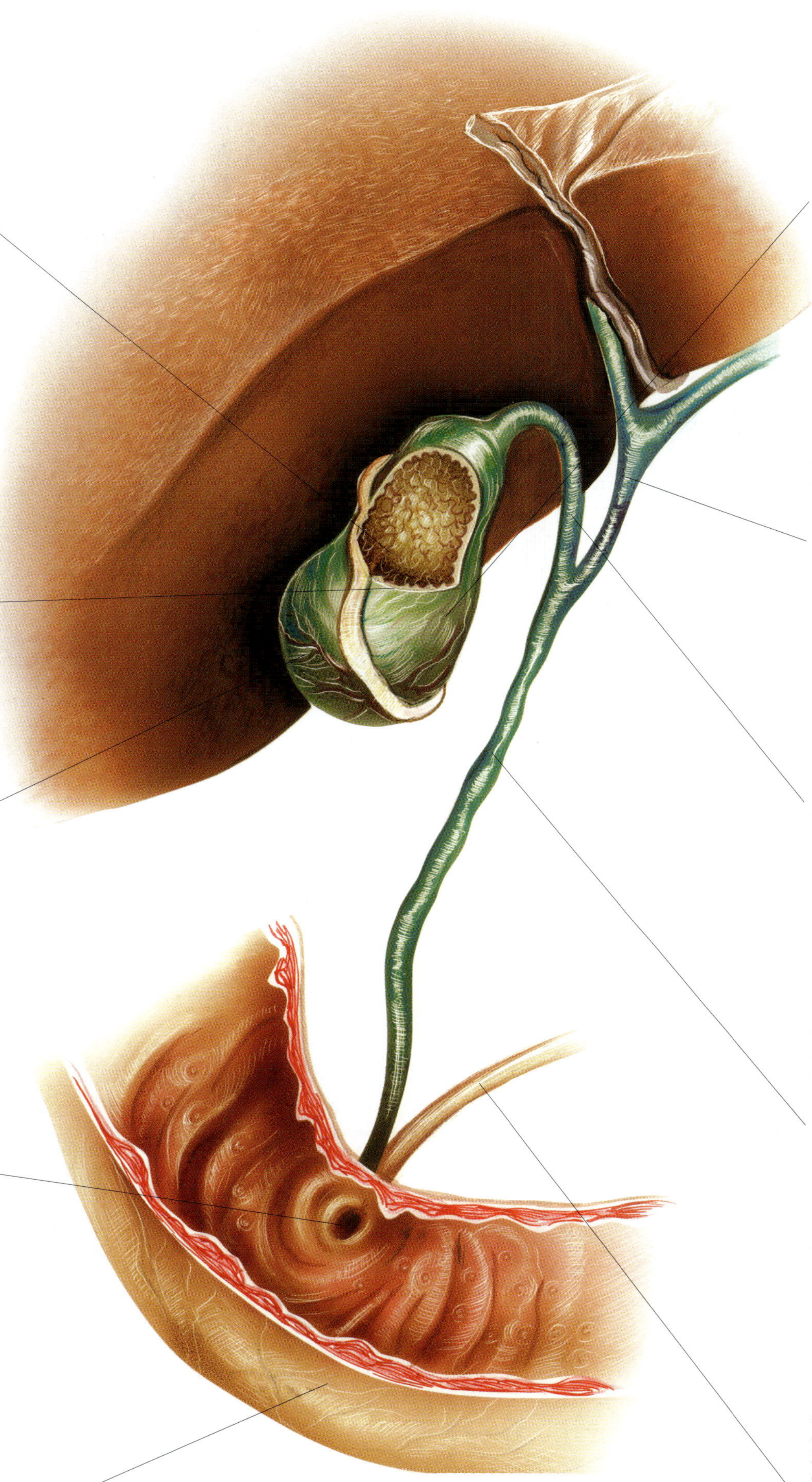

Schleimhautschicht
Innerste der drei Schichten der Gallenblasenwand. Sie bedeckt die Innenwand der Gallenblase, bildet viele Falten und enthält Drüsen, die schleimige Substanzen erzeugen.

Muskelschicht
Mittlere der drei Schichten der Gallenblasenwand. Sie besteht aus Muskelgewebe, dessen Kontraktionen dafür sorgen, dass die in der Blase angesammelte Gallenflüssigkeit durch den Gallengang (Ductus cysticus) ausgetrieben wird.

Serosa
Äußere der drei Schichten der Gallenblasenwand. Sie besteht aus einer Fortsetzung der peritonealen Bindegewebshülle, die die Leber umgibt.

Vater-Papille (Papilla duodeni)
Öffnung, in die der Gallengang (als Zusammenschluss aus Lebergallengang und Gallenblasengang) mit dem Bauchspeicheldrüsengang mündet. Sie ermöglicht den Sekreten dieser Organe den Zugang zum Zwölffingerdarm.

Zwölffingerdarm (Duodenum)
Erster Abschnitt des Dünndarms, der sich vom Magen zum Leerdarm erstreckt. Hier gelangen die Sekrete von Leber und Bauchspeicheldrüse über die Vater-Papille (Papilla duodeni) in den Darm.

Gallenblase (Vesica fellea)
In der Gallenblase wird die von der Leber erzeugte Gallenflüssigkeit gespeichert, bis sie in den Zwölffingerdarm gelangt. Das Organ sitzt fest an der Unterseite der Leber und besteht aus dem Gallenblasenhals, dem Gallenblasenkörper und dem Gallenblasenboden.

Lebergang (Ductus hepaticus)
Aus der Vereinigung der Gallengänge des linken und rechten Leberlappens entstandener Kanal. Er befördert die Gallenflüssigkeit durch den Hilus der Leber nach außen und vereint sich nach einer kurzen Strecke mit dem Gallenblasengang (Ductus cysticus); so entsteht der Gallengang (Ductus choledochus).

Gallenblasengang (Ductus cysticus)
Kleiner Kanal, der aus der Gallenblase kommt und sich mit dem Lebergang (Ductus hepaticus) zum Gallengang (Ductus choledochus) vereint. Die Gallenflüssigkeit wird durch jenen zur Gallenblase befördert und dort bis zur Ausscheidung gesammelt und angedickt.

Gallengang (Ductus choledochus)
Aus der Vereinigung des Gallenblasengangs mit dem Lebergang entstandener Kanal. Die Gallenflüssigkeit gelangt mit den Sekreten der Bauchspeicheldrüse (Pankreas) über die Vater-Papille in den Zwölffingerdarm. Am Kanalende befindet sich neben dem Pankreasgang (Ductus wirsungianus) ein kleiner Schließmuskel, der sich nur bei Bedarf öffnet.

Pankreasgang (Ductus wirsungianus)
Dieser Kanal befördert die in der Bauchspeicheldrüse gebildeten Verdauungssäfte in den Zwölffingerdarm. Das Ende des Gangs mündet in die Vater-Papille. Hier sorgt ein Muskelgeflecht dafür, dass sich die Papille nur öffnet, wenn die Verdauungssäfte benötigt werden.

DIE BAUCHSPEICHELDRÜSE

BAUCHSPEICHEL-DRÜSE

Drüse mit mehreren Funktionen. Sie produziert die Pankreassäfte, die in den Zwölffingerdarm gelangen und dort die Verdauung anregen. Außerdem erzeugt sie das Hormon Insulin, das in das Blut gelangt, wo es eine Schlüsselrolle beim Zuckerstoffwechsel spielt. Die Aufgabe der Drüse im Verdauungsprozess erledigen zahlreiche bläschenartige Strukturen (Acini), die Pankreassaft erzeugen. Die Bauchspeicheldrüse gliedert sich Kopf, Körper und Schwanz.

Gallenblase (Vesica fellea)
Sackartige Blase, die einen Teil der Gallengänge bildet und die Gallenflüssigkeit speichert, die von der Leber produziert und von der Gallenblase zum Zwölffingerdarm weitergeleitet wird.

Gallenblasengang (Ductus cysticus)
Kleiner Kanal, der aus der Gallenblase kommt und sich mit dem Lebergang zum Gallengang vereint.

Gallengang (Ductus choledochus)
Kanälchen, das durch die Vereinigung von Gallenblasen- und Lebergang entsteht. Die Gallenflüssigkeit gelangt mit den Sekreten der Bauchspeicheldrüse über die Vater-Papille in den Zwölffingerdarm.

Lebergang (Ductus hepaticus)
Kanal, der Gallenflüssigkeit aus der Leber abführt. Er vereint sich kurz nach Verlassen der Leber mit dem Gallenblasengang (Ductus cysticus) und bildet so den Gallengang (Ductus choledochus).

Pankreasgang (Ductus wirsungianus)
Dieser Kanal befördert die in der Bauchspeicheldrüse gebildeten Verdauungssäfte in den Zwölffingerdarm. Das Ende des Gangs mündet in die Vater-Papille.

Sonnengeflechtsarterie (Truncus coeliacus)
Arterie, die der absteigenden Aorta entspringt und sich zu Magen, Leber und Milz verzweigt.

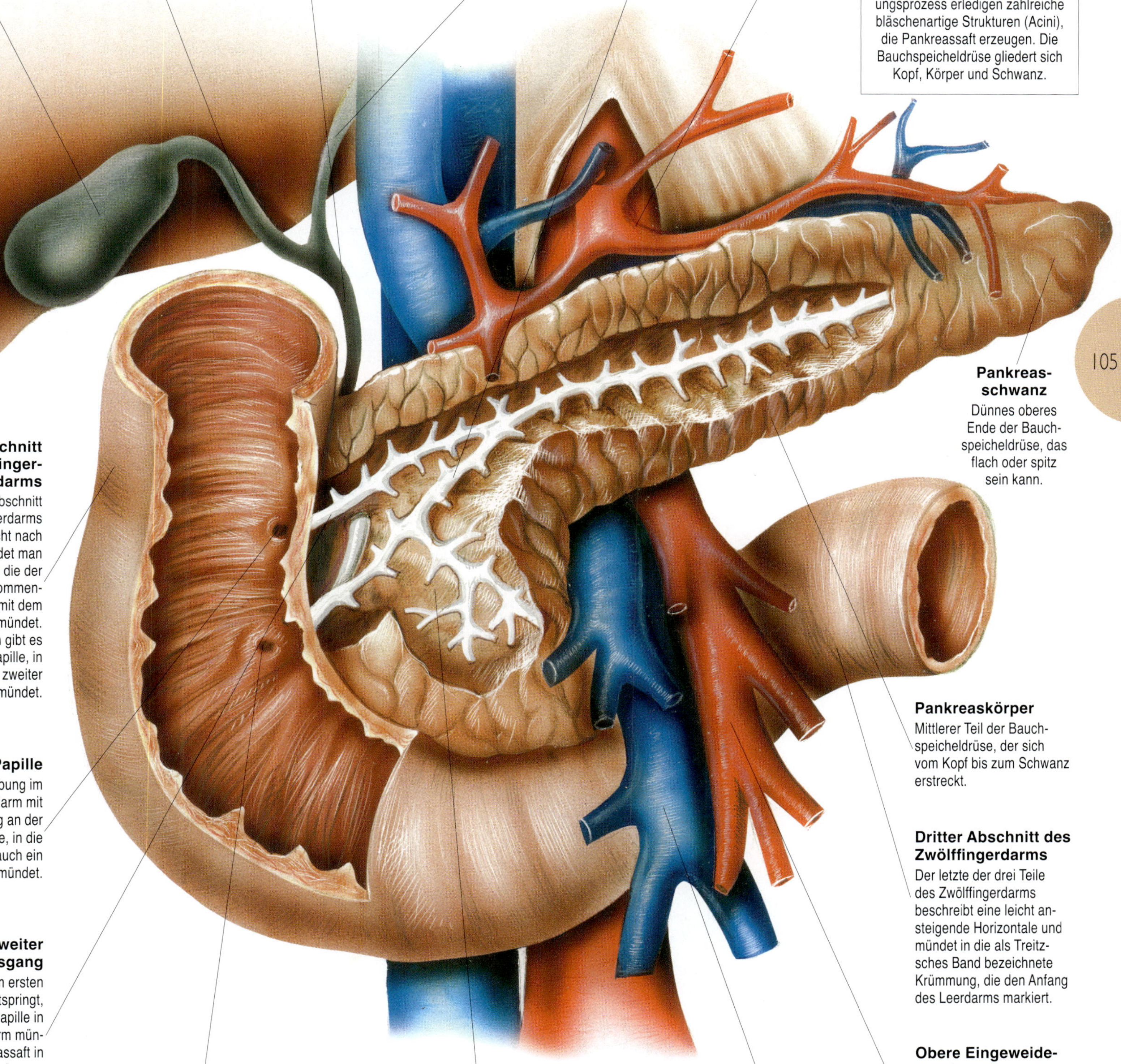

Zweiter Abschnitt des Zwölffingerdarms
Der zweite Abschnitt des Zwölffingerdarms verläuft senkrecht nach unten. Hier findet man die Papillen, in die der aus der Leber kommende Gallengang mit dem Pankreasgang mündet. Gelegentlich gibt es eine zweite Papille, in die dann ein zweiter Pankreasgang mündet.

Santorini-Papille
Kleine Erhebung im Zwölffingerdarm mit einer Öffnung an der Oberseite, in die manchmal auch ein Pankreasgang mündet.

Zweiter Pankreasgang
Kanälchen, das am ersten Pankreasgang entspringt, über eine kleine Papille in den Zwölffingerdarm mündet und Pankreassaft in den Dünndarm gelangen lässt.

Pankreasschwanz
Dünnes oberes Ende der Bauchspeicheldrüse, das flach oder spitz sein kann.

Pankreaskörper
Mittlerer Teil der Bauchspeicheldrüse, der sich vom Kopf bis zum Schwanz erstreckt.

Dritter Abschnitt des Zwölffingerdarms
Der letzte der drei Teile des Zwölffingerdarms beschreibt eine leicht ansteigende Horizontale und mündet in die als Treitzsches Band bezeichnete Krümmung, die den Anfang des Leerdarms markiert.

Obere Eingeweidearterie
Ast der Aorta, der hinter der Bauchspeicheldrüse verläuft. Ihre Verzweigungen versorgen einen Teil der Bauchspeicheldrüse, den Dünndarm und einen Teil des Dickdarms mit Blut.

Vater-Papille (Papilla duodeni)
Öffnung, in die der Gallengang (als Zusammenschluss aus Lebergallengang und Gallenblasengang) mit dem Bauchspeicheldrüsengang mündet. Sie ermöglicht den Sekreten dieser Organe den Zugang zum Zwölffingerdarm.

Pankreaskopf
Größter Teil der Bauchspeicheldrüse, der zwischen den drei Abschnitten des Zwölffingerdarms liegt. In diesem Abschnitt verlaufen zwei Kanälchen, die in den Zwölffingerdarm münden.

Obere Darmvene
Dicke Vene, die das venöse Blut aus dem Dünn- und einem Teil des Dickdarms sowie aus der Bauchspeicheldrüse sammelt, hinter der sie verläuft.

DER ATMUNGSAPPARAT

GESAMTANSICHT

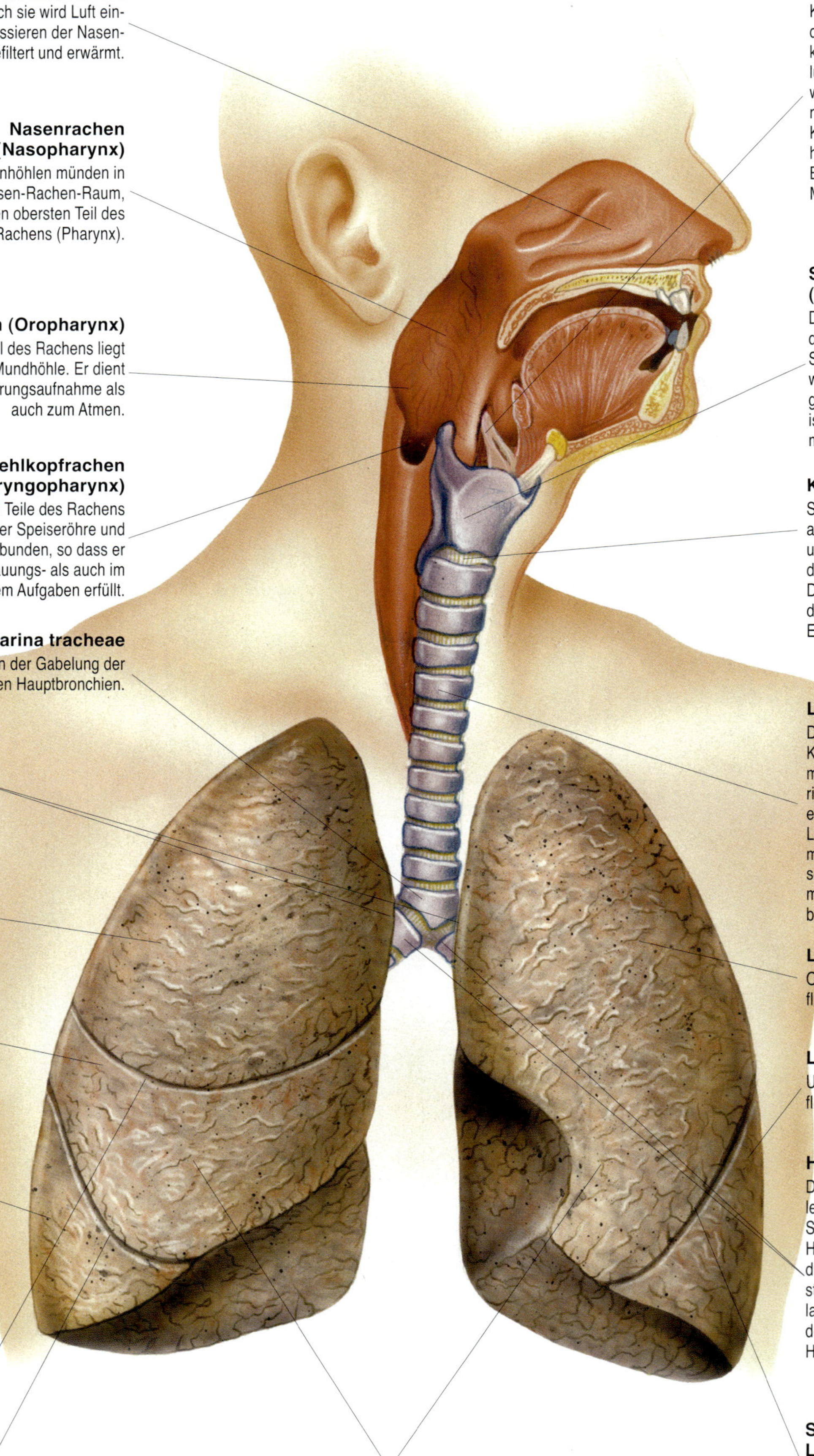

Nasenhöhlen (Cavitas nasi)
Diese Höhlen bilden den ersten Teil des Atmungsapparats; durch sie wird Luft ein- und ausgeatmet. Beim Passieren der Nasenhöhlen wird die Luft gefiltert und erwärmt.

Nasenrachen (Nasopharynx)
Die Nasenhöhlen münden in den Nasen-Rachen-Raum, den obersten Teil des Rachens (Pharynx).

Mundrachen (Oropharynx)
Der mittlere Teil des Rachens liegt direkt hinter der Mundhöhle. Er dient sowohl zur Nahrungsaufnahme als auch zum Atmen.

Kehlkopfrachen (Laryngopharynx)
Der unterste der drei Teile des Rachens ist unmittelbar mit der Speiseröhre und dem Kehlkopf verbunden, so dass er sowohl im Verdauungs- als auch im Atmungssystem Aufgaben erfüllt.

Carina tracheae
Knorpelsporn an der Gabelung der Luftröhre in die beiden Hauptbronchien.

Lungenhilus
Die Lungen besitzen jeweils einen Bereich, durch den die Hauptbronchien und großen Lungengefäße ein- und austreten können.

Rechter Oberlappen
Dieser Lungenlappen nimmt die obere Hälfte des rechten Lungenflügels ein.

Rechter Mittellappen
Dieser Lungenlappen nimmt die Mitte und einen Großteil der vorderen Innenseite des rechten Lungenflügels ein.

Rechter Unterlappen
Dieser Lungenlappen nimmt den unteren Teil des rechten Lungenflügels und ein Stück seiner Außenseite ein.

Horizontalfurche des rechten Lungenflügels
Tiefe Furche, die den Oberlappen vom Mittellappen trennt.

Schrägfurche des rechten Lungenflügel
Tiefe Furche, die den rechten Mittellappen vom Unterlappen trennt.

Kehlkopfdeckel (Epiglottis)
Knorpelgebilde, das als Verschluss des Kehlkopfs dient. Ist der Kehlkopfdeckel geöffnet, kann die Atemluft passieren. Ist er geschlossen wird damit verhindert, dass Nahrung in die Atemwege gelangt. Der Kehlkopfdeckel befindet sich an der hinteren Zungenwurzel; für seine Bewegungen sorgen kräftige Muskeln.

Stimmritze (Rima glottidis)
Die beiden vorderen Drittel der Stimmritze werden von den Stimmfalten, das hintere Drittel wird von zwei Stellknorpeln begrenzt. Die Form der Stimmritze ist abhängig von der Art der Atmung bzw. der Stimmbildung

Kehlkopf (Larynx)
Schlauchförmiger Kanal, der aus Knorpelgebilden besteht und Schleimhautfalten aufweist, die die Stimmbänder bergen. Deren Schwingungen im Strom der Atemluft ermöglichen das Erzeugen von Lauten.

Luftröhre (Trachea)
Die untere Fortsetzung des Kehlkopfs hat eine röhrenförmige Struktur, die aus Knorpelringen besteht. Ihre Aufgabe ist es, die ein- und ausgeatmete Luft passieren zu lassen und mittels einer Schleimhautschicht zu filtern, die mit Flimmerhärchen und Schleimdrüsen besetzt ist.

Linker Oberlappen
Oberer vorderer Teil des linken Lungenflügels.

Linker Unterlappen
Unterer linker Teil des linken Lungenflügels.

Hauptbronchien
Die Luftröhre teilt sich in ihrem letzten Abschnitt, so dass zwei Seitenäste entstehen, die man Hauptbronchien nennt. Sie haben die gleiche knorpelige Röhrenstruktur wie die Luftröhre und verlaufen ein kurzes Stück außerhalb der Lungen, in die sie durch einen Hilus eintreten.

Schrägfurche des linken Lungenflügels
Tiefe Furche, die den linken Oberlappen vom Unterlappen trennt.

Lungen
Zwei Organe aus schwammartigem Bindegewebe, die jeweils eine Hälfte der Brusthöhle einnehmen und vom Zwerchfell gestützt werden. Zu ihnen gehören die Bronchien, Bronchiolen, Alveolen und Blutgefäße, die der Atmung dienen. Die Lungen sind von einer serösen Haut, der Pleura, umhüllt.

DIE OBEREN ATEMWEGE

SEITENANSICHT

Nasenmuscheln (Conchae nasales)
Von der Nasenschleimhaut bedeckte Knochenfortsätze in den Seitenwänden der Nasenhöhlen. Sie sorgen dafür, dass der eingeatmete Luftstrom durch Turbulenzen erwärmt und angefeuchtet wird, bevor er den Rachen erreicht.

Nasennebenhöhlen (Sinus paranasales)
Höhlen im Stirn, Keil- und Siebbein, die durch kleine Öffnungen mit der Nasenhöhle in Verbindung stehen. Ihre Aufgabe ist es, die Luft zu erwärmen, bevor sie in die unteren Atemwege gelangt.

Hintere Nasenöffnungen (Choanae)
Zwei große Öffnungen, die die hintere Grenze der Nasenhöhlen bilden. Begrenzt werden sie durch die Nasenscheidewand, den harten Gaumen und die Seitenwände der Nasenhöhlen. Sie sind direkt mit dem Mund-Rachen-Raum verbunden.

Mündungen der eustachischen Röhren
Zwei Öffnungen im oberen Rachen bzw. Nasen-Rachen-Raum, die durch einen Kanal mit den Mittelohrhöhlen verbunden sind und Luft durchlassen können.

Nasenvorhof (Vestibulum nasi)
Erweiterung, die den ersten Teil der beiden Nasenhöhlen bildet. Diesen Zugang überzieht ebenso wie die übrigen Teile der oberen Atemwege eine Schleimhaut, die mit Flimmerhärchen besetzt ist, die die eingeatmete Luft filtern.

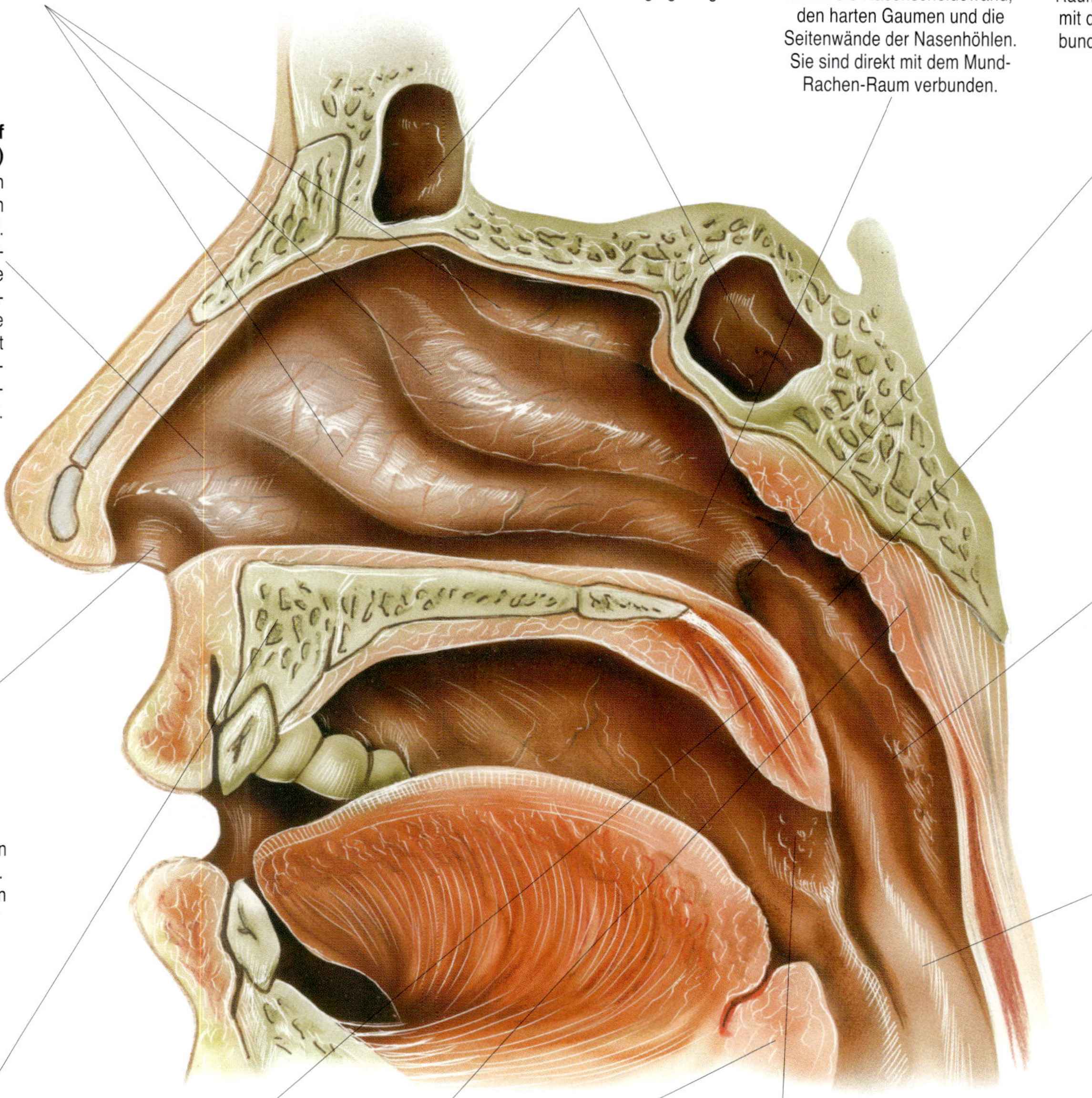

Nasenrachen (Nasopharynx)
Die Nasenhöhlen münden in den Nasen-Rachen-Raum, den obersten Teil des Rachens (Pharynx).

Mundrachen (Oropharynx)
Der mittlere Teil des Rachens liegt direkt hinter der Mundhöhle und dient sowohl zur Nahrungsaufnahme als auch zum Atmen.

Nasenlöcher (Nares)
Öffnungen der Nasenhöhlen, die mit der Außenwelt in Verbindung stehen. Sie befinden sich an der Unterseite der Nase.

Kehlkopfrachen (Laryngopharynx)
Der unterste der drei Teile des Rachens ist unmittelbar mit der Speiseröhre und dem Kehlkopf verbunden, so dass er sowohl im Verdauungs- als auch im Atmungssystem Aufgaben erfüllt.

Harter Gaumen (Palatum durum)
Vorderer Teil des Gaumens. Er wird vom Oberkiefer gestützt und auch als knöcherner Gaumen bezeichnet.

Weicher Gaumen (Palatum molle)
Hinterer Teil des Gaumens. Er besteht aus Muskeln und Bindegewebe und wird nicht von Knochen gestützt.

Gaumen (Palatum)
Waagerechte Scheidewand zwischen Nasenhöhlen und Mundhöhle. Der harte Gaumen wird von Knochen gestützt, während der weiche sich aus Muskel- und Bindegewebe zusammensetzt.

Rachenmandel (Tonsilla pharyngealis)
Schwammartiges Gebilde an der Hinterseite des Mund-Rachen-Raumes. Sie besteht aus Lymphgewebe und gehört zum Abwehrsystem des Körpers. Ihre Aufgabe besteht darin, mikroskopisch kleine Schmutzpartikel und Mikroorganismen aus der Atemluft zu filtern.

Zungenmandel (Tonsilla lingualis)
Lymphatisches Gewebe, das im Kehlkopf-Rachen-Raum am Zungengrund sitzt.

Gaumenmandeln (Tonsillae palatinae)
Zwei Gebilde, die in Form und Funktion stark der Rachenmandel ähneln, aber an den Seitenwänden des Mund-Rachen-Raumes sitzen.

VORDERANSICHT

Stirnhöhlen (Sinus frontales)
Zwei Höhlen innerhalb des Stirnbeins, die über Öffnungen (Meatus) mit den Nasenmuscheln und damit mit der Nasenhöhle in Verbindung stehen.

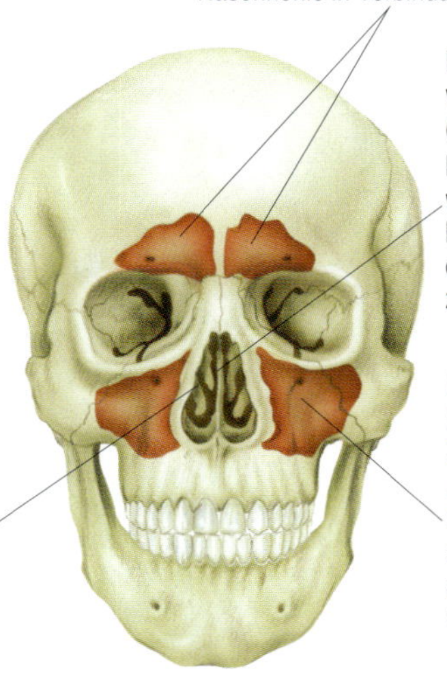

Nasenscheidewand (Septum nasi)
Knöcherne Scheidewand, die mit Schleimhaut überzogen ist und die Nasenhöhle in zwei Hälften teilt.

Kieferhöhlen (Sinus maxillares)
Zwei Höhlen in den Jochbeine, die durch Öffnungen mit der Nasenhöhle und damit mit den Nasenmuscheln verbunden sind.

Nasenmuscheln (Conchae nasales)
Von der Nasenschleimhaut bedeckte Knochenfortsätze in den Seitenwänden der Nasenhöhlen. Es gibt in der Regel je drei: die oberen, mittleren und unteren Muscheln.

KEHLKOPF UND LUFTRÖHRE

VORDERANSICHT

Zungenbein (Os hyoideum)
U-förmiger Knochen, an dem die Muskeln von Zunge, Rachen und Kehlkopf befestigt sind.

Schildknorpel (Cartilago thyroidea)
Knorpelgebilde, das aus zwei seitlichen, an ihrer Vorderseite miteinander verbundenen Scheiben besteht, die die Vorder- und Seitenwände des Kehlkopfs bilden. Der „Schiffsbug" an der Vorderseite verursacht am Hals eine Erhebung, die man Adamsapfel nennt; sie ist bei Männern deutlicher ausgeprägt als bei Frauen.

Ringknorpel (Cartilago cricoidea)
Knorpelring, der die Basis des Kehlkopfs bildet und unterhalb des Schildknorpels liegt.

Luftröhre (Trachea)
Untere, schlauchartige Fortsetzung des Kehlkopfs. Sie besteht aus Knorpelringen und hat die Aufgabe, die ein- und ausgeatmete Luft passieren zu lassen.

Kehlkopfdeckel (Epiglottis)
Knorpelgebilde, das als Verschluss des Kehlkopfs dient. Ist der Kehlkopfdeckel geöffnet, kann die Atemluft passieren. Ist er geschlossen wird damit verhindert, dass Nahrung in die Atemwege gelangt.

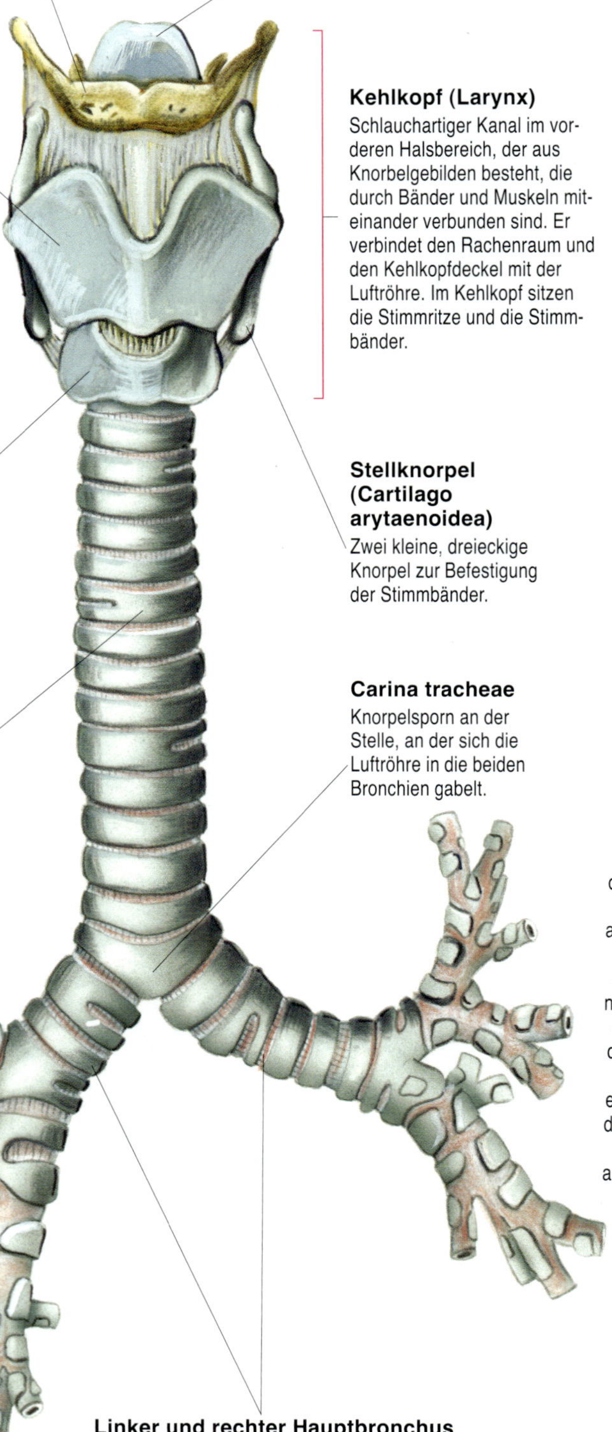

Kehlkopf (Larynx)
Schlauchartiger Kanal im vorderen Halsbereich, der aus Knorbelgebilden besteht, die durch Bänder und Muskeln miteinander verbunden sind. Er verbindet den Rachenraum und den Kehlkopfdeckel mit der Luftröhre. Im Kehlkopf sitzen die Stimmritze und die Stimmbänder.

Stellknorpel (Cartilago arytaenoidea)
Zwei kleine, dreieckige Knorpel zur Befestigung der Stimmbänder.

Carina tracheae
Knorpelsporn an der Stelle, an der sich die Luftröhre in die beiden Bronchien gabelt.

Linker und rechter Hauptbronchus
Das Ende der Luftröhre gabelt sich in zwei Nebenäste, die Hauptbronchien (linker und rechter Bronchus). Diese Röhren bestehen wie die Lüftröhre aus Knorpelringen. Nach einer kurzen Strecke außerhalb der Lungen treten sie in diese ein.

INNENANSICHT

Stimmritze (Rima glottidis)
Die Stimmritze ist die Öffnung, die zur Luftröhre führt. Sie wird von den Stimmfalten und den Stellknorpeln begrenzt.

Ventriculus laryngis
Flache Schleimhauttasche unterhalb der Stimmfalten, die die mittlere Etage des Kehlkopfinnenraums bildet.

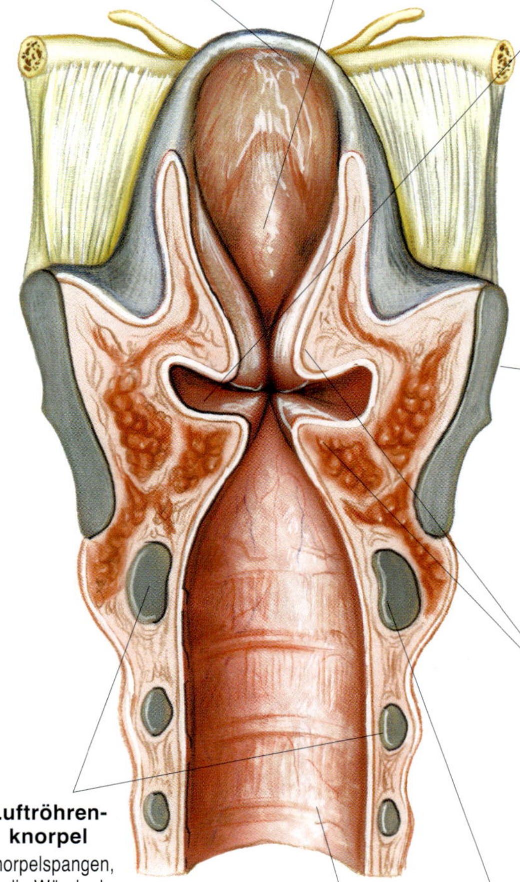

Schildknorpel (Cartilago thyroidea)
Zwei Scheiben, die die Vorder- und Seitenwände des Kehlkopfs bilden, nicht jedoch die Rückwand.

Stimmfalten
Schleimhautfalten unterhalb des Kehlkopfdeckels, die die Stimmbänder bergen. Beim Hindurchströmen von Luft erzeugen die oberen und unteren Stimmbänder Laute, die vom Gehirn zu Worten moduliert werden können. Die Dehnung der Stimmbänder sorgt für die Anpassung der Tonhöhe.

Luftröhrenknorpel
Knorpelspangen, die die Wände der Luftröhre bilden, aber nicht vollständig geschlossen sind: An der offenen Rückseite werden die Spangen durch Muskel- und Bindegewebe ergänzt, damit sich die Knorpel zusammenziehen und ausdehnen können.

Luftröhrenschleimhaut
Dünne Schleimhaut, die die Innenwand der Lüftröhre überzieht. Sie ist drüsenreich und mit zarten Flimmerhärchen übersät, die die Luft filtern.

Ringknorpel (Cartilago cricoidea)
Knorpelring, der die Basis des Kehlkopfs bildet und unterhalb des Schildknorpels liegt.

DIE LUNGEN

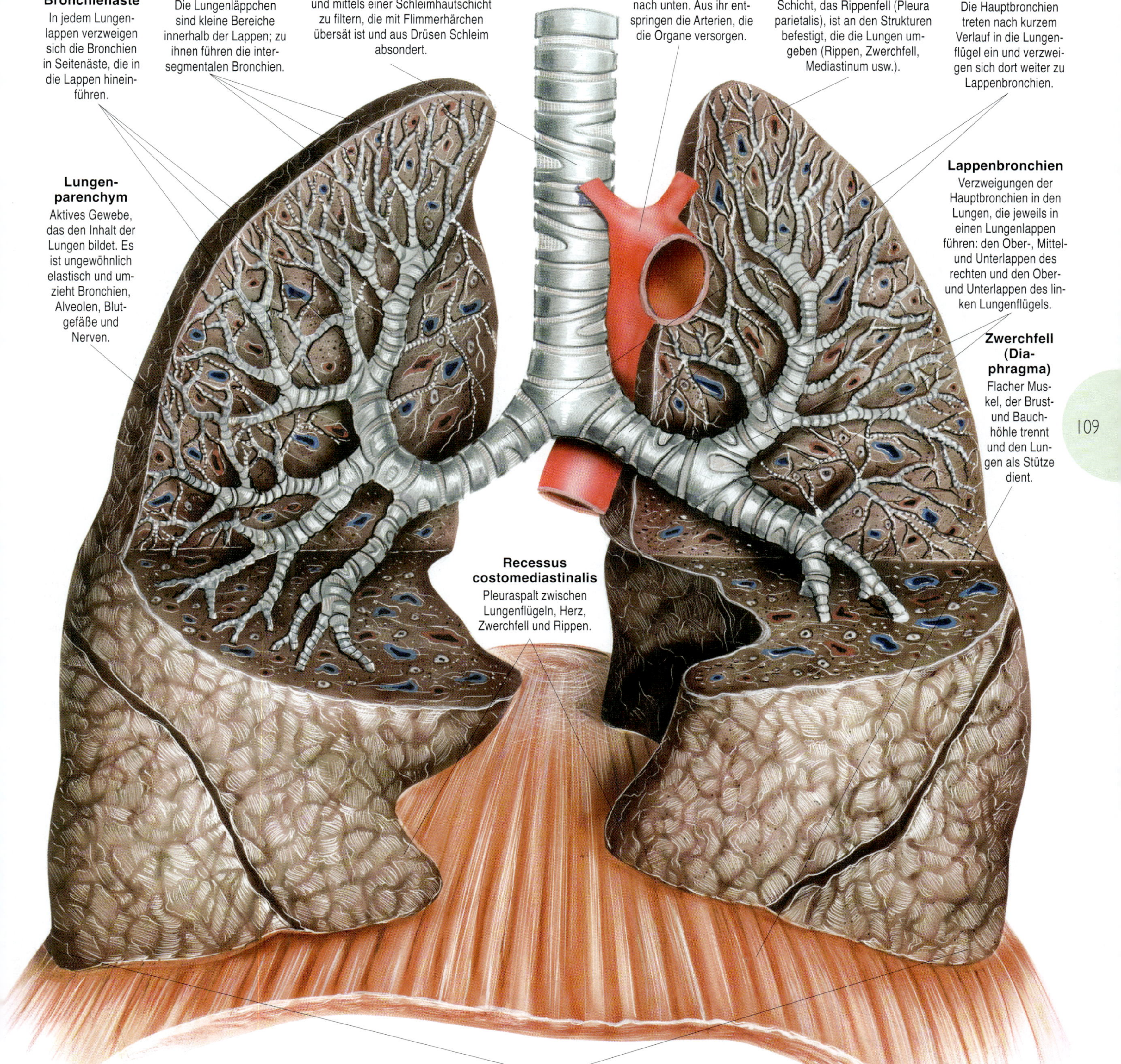
Luftröhre (Trachea)
Die untere Fortsetzung des Kehlkopfs hat eine röhrenförmige Struktur, die aus Knorpelringen besteht. Ihre Aufgabe ist es, die ein- und ausgeatmete Luft passieren zu lassen und mittels einer Schleimhautschicht zu filtern, die mit Flimmerhärchen übersät ist und aus Drüsen Schleim absondert.

Läppchenbronchien
Die Lungenläppchen sind kleine Bereiche innerhalb der Lappen; zu ihnen führen die intersegmentalen Bronchien.

Bronchienäste
In jedem Lungenlappen verzweigen sich die Bronchien in Seitenäste, die in die Lappen hineinführen.

Lungenparenchym
Aktives Gewebe, das den Inhalt der Lungen bildet. Es ist ungewöhnlich elastisch und umzieht Bronchien, Alveolen, Blutgefäße und Nerven.

Aortenbogen (Arcus aortae)
Die Aorta kommt aus dem Herzen, biegt dann nach links um und läuft über den linke Hauptbronchus nach unten. Aus ihr entspringen die Arterien, die die Organe versorgen.

Brustfell (Pleura)
Doppelmembran, die die Lungen umhüllt. Ihre innere Schicht, das Lungenfell (Pleura visceralis), liegt direkt, aber lose auf dem Lungengewebe. Die äußere Schicht, das Rippenfell (Pleura parietalis), ist an den Strukturen befestigt, die die Lungen umgeben (Rippen, Zwerchfell, Mediastinum usw.).

Hauptbronchien
Die Hauptbronchien treten nach kurzem Verlauf in die Lungenflügel ein und verzweigen sich dort weiter zu Lappenbronchien.

Lappenbronchien
Verzweigungen der Hauptbronchien in den Lungen, die jeweils in einen Lungenlappen führen: den Ober-, Mittel- und Unterlappen des rechten und den Ober- und Unterlappen des linken Lungenflügels.

Zwerchfell (Diaphragma)
Flacher Muskel, der Brust- und Bauchhöhle trennt und den Lungen als Stütze dient.

Recessus costomediastinalis
Pleuraspalt zwischen Lungenflügeln, Herz, Zwerchfell und Rippen.

Randwinkel zwischen Zwerchfell und Lungen
Hohl- oder Reserveräume, die zwischen den beiden Schichten des Brustfells entstehen, das die Lungenflügel und das Zwerchfell bedeckt.

LUNGENLAPPEN UND LUNGENSEGMENTE

RECHTER LUNGENFLÜGEL

LINKER LUNGENFLÜGEL

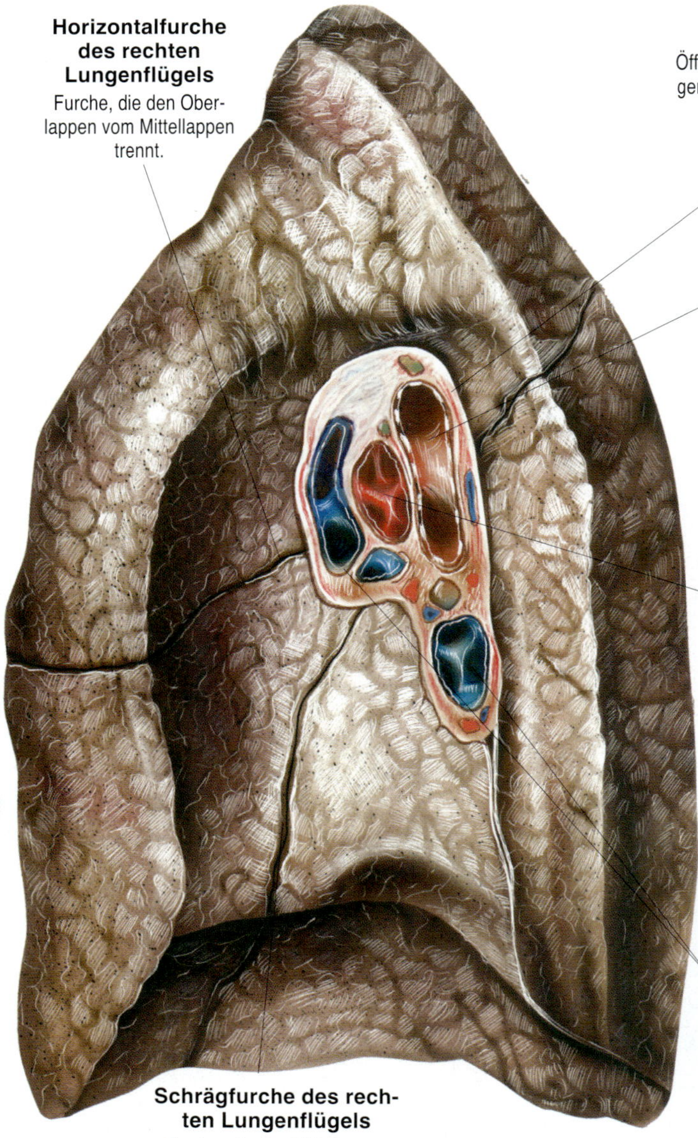

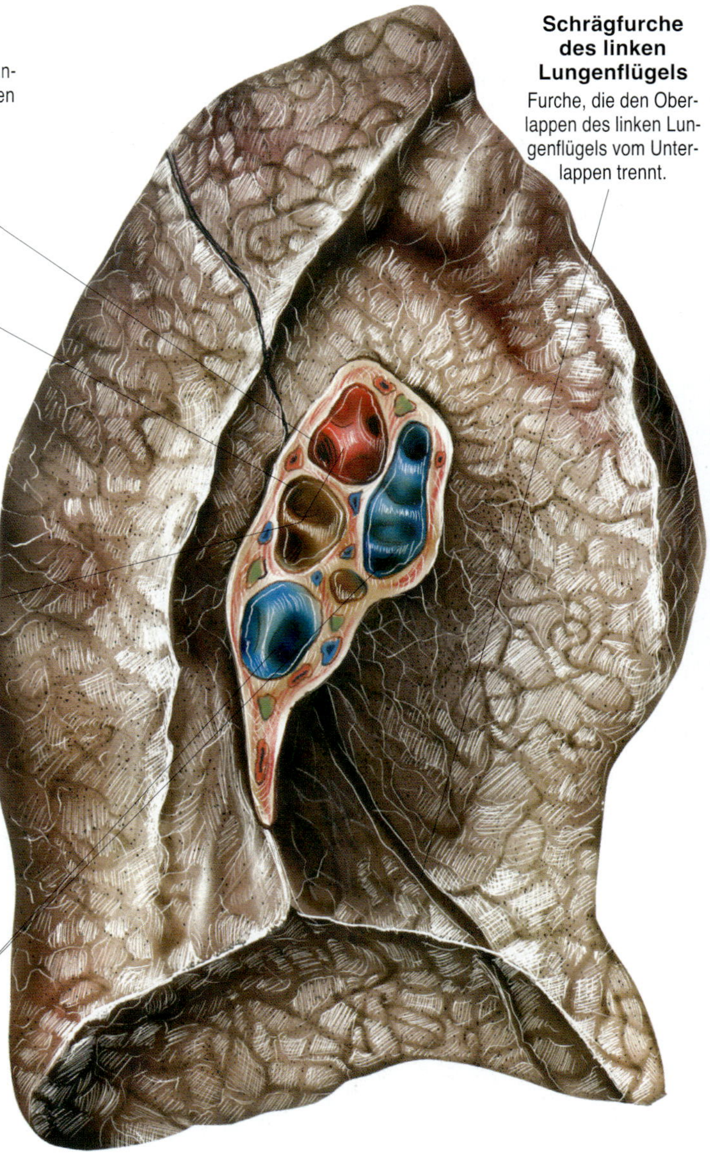

Horizontalfurche des rechten Lungenflügels
Furche, die den Oberlappen vom Mittellappen trennt.

Lungenhilus
Öffnung an der Innenseite beider Lungenflügel, die Bronchien, Blutgefäßen und Nerven Zugang verschafft.

Schrägfurche des linken Lungenflügels
Furche, die den Oberlappen des linken Lungenflügels vom Unterlappen trennt.

Hauptbronchien
Die Luftröhre gabelt sich in zwei Hauptbronchien, die in die Lungen eintreten.

Lungenarterie (Arteria pulmonalis)
Die Lungenarterie, die Blut aus der rechten Herzkammer zu den Lungen bringt, um dort Kohlendioxid und Sauerstoff auszutauschen, gabelt sich und läuft zum linken und rechten Lungenflügel. Sie befördert als einzige Arterie sauerstoffarmes Blut.

Lungenvenen (Venae pulmonales)
Die paarigen Venen des rechten bzw. linken Lungenflügels befördern sauerstoffreiches Blut zum linken Vorhof, von wo es in die linke Herzkammer strömt und dann über den ganzen Körper verteilt wird.

Schrägfurche des rechten Lungenflügels
Furche, die den Mittellappen vom Unterlappen trennt.

BRONCHOPULMONALE SEGMENTE

RECHTER LUNGENFLÜGEL

LINKER LUNGENFLÜGEL

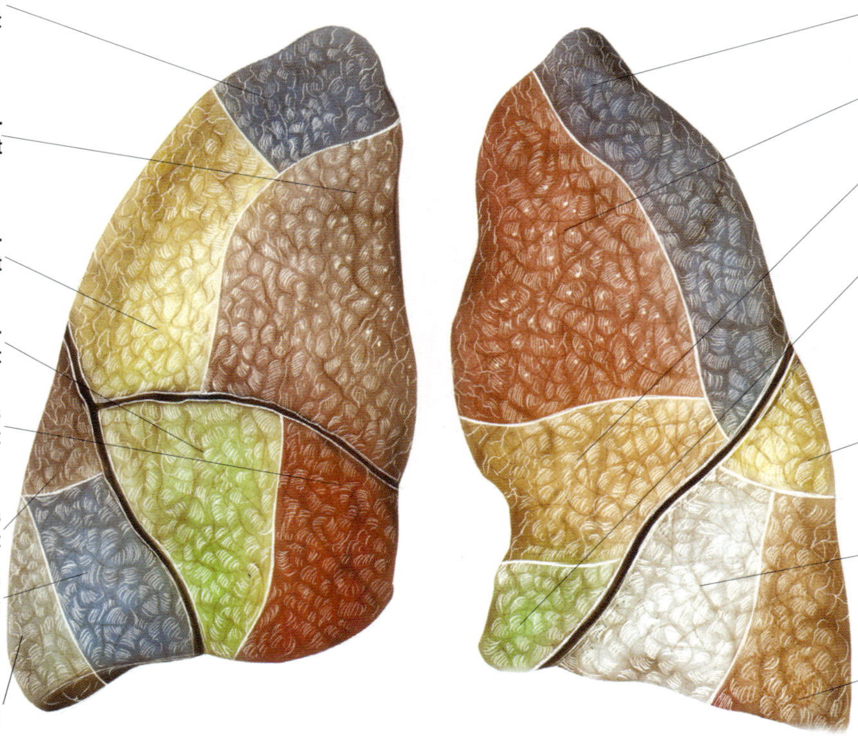

Oberlappen (rechts): Befindet sich in der oberen Hälfte des rechten Lungenflügels
- Spitzensegment
- Vordersegment
- Hintersegment

Mittellappens: Befindet sich in der mittleren vorderen Innenseite des rechten Lungenflügels
- Seitensegment
- Mittleres Segment

Unterlappen (rechts): Befindet sich in der unteren Außenseite rechten Lungenflügels
- Oberes Segment
- Vordersegment
- Seitensegment

Oberlappen (links): Befindet sich in der oberen Vorderseite des linken Lungenflügels
- Spitzensegment
- Vordersegment
- Seitensegment
- Mittleres Segment

Unterlappen (links): Befindet sich in der unteren Vorderseite des linken Lungenflügels
- Oberes Segment
- Vordersegment
- Seitensegment

VERZWEIGUNGEN DES BRONCHIALASTES

Bronchus des rechten Oberlappens
Verzweigung des rechten Hauptbronchus, die zum Oberlappen des rechten Lungenflügels nach oben abbiegt.

Rechter Hauptbronchus
Die Luftröhre gabelt sich bei der Carina tracheae in die beiden Hauptbronchien. Der rechte der beiden bleibt nur kurz außerhalb der Lunge, tritt dann in sie ein und verzweigt sich in die obere, mittlere und untere Lappenbronchie.

Luftröhre (Trachea)
Die untere Fortsetzung des Kehlkopfs hat eine röhrenförmige Struktur, die aus Knorpelringen besteht. Ihre Aufgabe ist es, die ein- und ausgeatmete Luft passieren zu lassen und mittels einer Schleimhautschicht zu filtern, die mit Flimmerhärchen übersät ist und aus Drüsen Schleim absondert.

Carina tracheae
Knorpelsporn an der Gabelung der Luftröhre in die beiden Hauptbronchien.

Linker Hauptbronchus
Die Luftröhre gabelt sich im letzten Abschnitt in zwei Seitenäste, den linken und rechten Hauptbronchus, die ebenfalls aus Knorpelspangen aufgebaut sind. Beide Hauptbronchien verlaufen nur kurz außerhalb der Lungen, um dann in sie einzutreten.

Bronchus des rechten Unterlappens
Verzweigungen des rechten Hauptbronchus, die ihre Segmentbronchien in den Unterlappen des rechten Lungenflügels leitet.

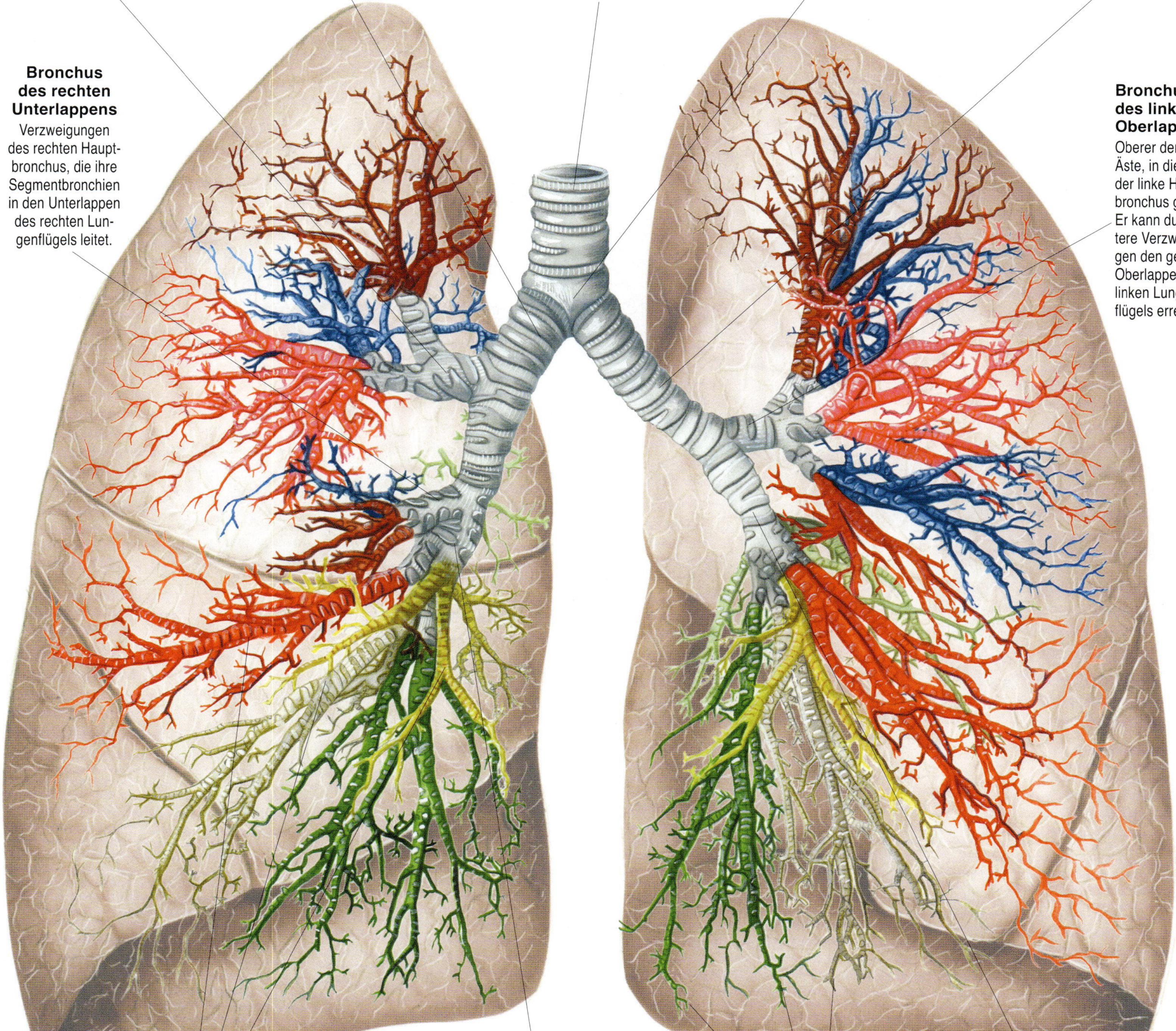

Bronchus des linken Oberlappens
Oberer der beiden Äste, in die sich der linke Hauptbronchus gabelt. Er kann durch weitere Verzweigungen den gesamten Oberlappen des linken Lungenflügels erreichen.

Segmentbronchien
In jedem Lungenlappen verzweigen sich die Bronchien in zahlreiche Äste, die zu den einzelnen Segmenten führen.

Bronchus des rechten Mittellappens
Verzweigung des rechten Hauptbronchus, die sich in zahlreiche Segmentbronchien gabelt, die den gesamten Mittellappen erfassen.

Läppchenbronchien
Die Läppchen sind kleine Abschnitte der einzelnen Lappensegmente, zu denen die intersegmentalen Bronchien führen. Diese wiederum teilen sich in die Bronchiolen, mikroskopisch kleine Endzweige, die zu den Alveolen der Lungen führen.

Bronchus des linken Unterlappens
Unterer der beiden Äste, in die sich der linke Hauptbronchus gabelt. Er bildet Zweige, die Segmentbronchien, die den gesamten Unterlappen des linken Lungenflügels erreichen.

MIKROSKOPISCHER AUFBAU DER LUNGEN

Bronchiolenarterie
Kleine Arterie, die parallel zur Bronchiole verläuft. Wenn sie das Gebiet der Alveolen erreicht, verzweigt sie sich in zahlreiche Arteriolen, die die Alveolen umziehen. Über die Bronchiolenarterie gelangt sauerstoffreiches, von Kohlendioxid befreites Blut in den Kreislauf.

Bronchiolenschleimhaut
Die Wand der Bronchiolen ist innen fast glatt und enthält an dieser Stelle des Bronchialsystems relativ wenige Flimmerhärchen und Schleimdrüsen.

Bronchiolen
Endpunkte der einzelnen Verzweigungen der Bronchialäste. Die Bronchiolen sind mikroskopisch kleine Kanälchen, die von den Lappenbronchien abzweigen und an die Lungenalveolen anschließen.

Bronchiolenknorpel
Die knorpelige Wand der Bronchiolen besteht aus unregelmäßig angeordneten Platten. Sie werden bei den weiteren Verzweigungen der Bronchien immer kleiner, um elastischerem Gewebe Platz zu machen.

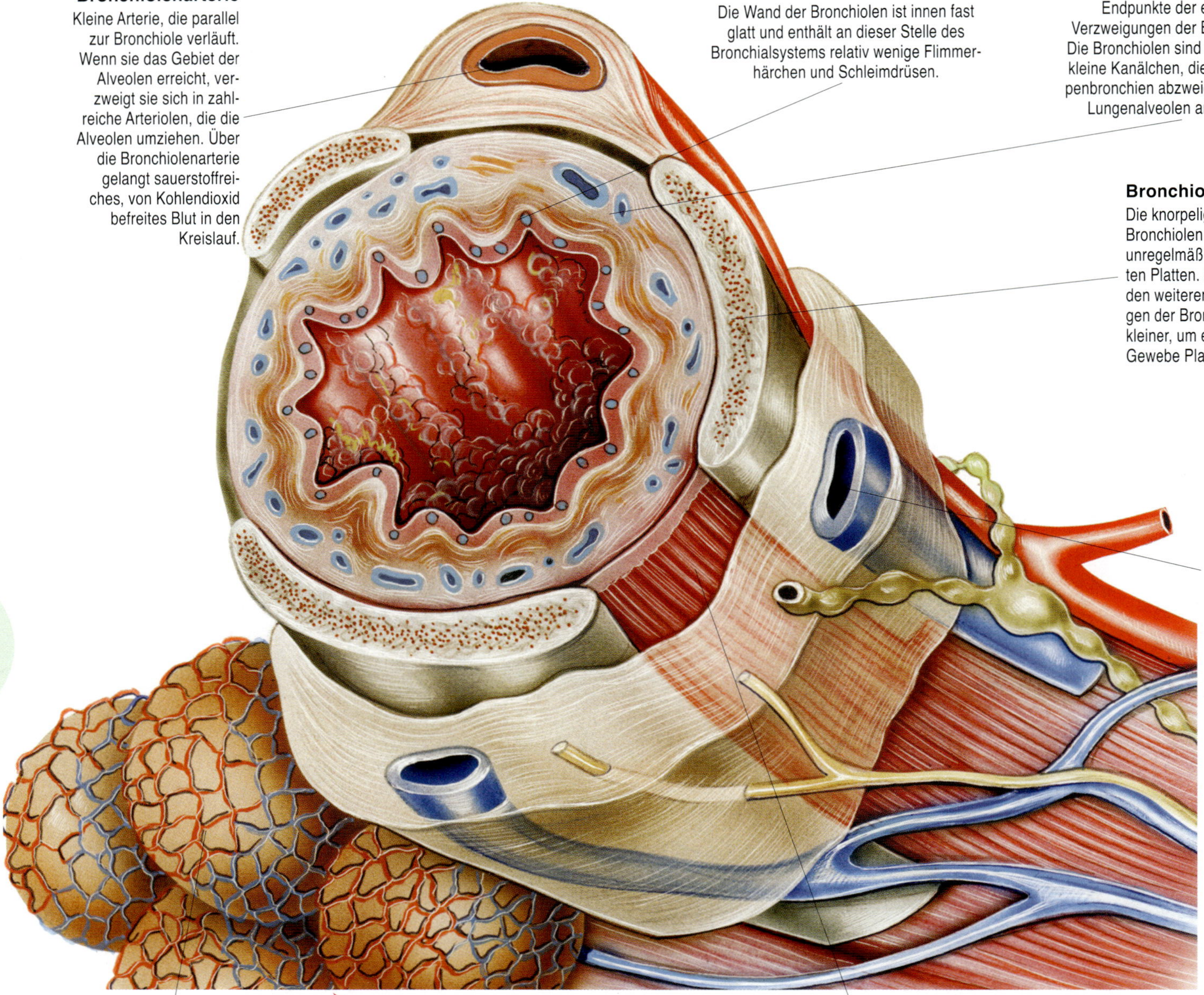

Bronchiolenvenen
Kleine Venen (Venulen oder Kapillaren), die die Alveolen umziehen. Durch diese Äderchen wird das Kohlendioxid aus dem venösen Blut ins Innere der Alveolen geleitet, aus dem es mit der ausgeatmeten Luft entfernt wird.

Alveolen (Alveoli)
Millionen mikroskopischer Bläschen, die wie Trauben im Bereich der Endpunkte der Bronchiolen sitzen. In den Alveolen findet der primäre Gasaustausch der Lungen statt. Sauerstoff wird über das dichte Kapillarennetzwerk, das die Bläschen umgibt, ins Blut geleitet, während Kohlendioxid in umgekehrter Richtung vom Blut abgegeben wird.

Bronchiolenmuskeln
Die Muskelschicht der Bronchiolenwände besteht aus Fasern, die quer durch das Stützgewebe der Bronchiolen verlaufen und diese zur Kontraktion und Entspannung befähigen. Die Muskelschicht wird im Verlauf der Verzweigungen allmählich dünner.

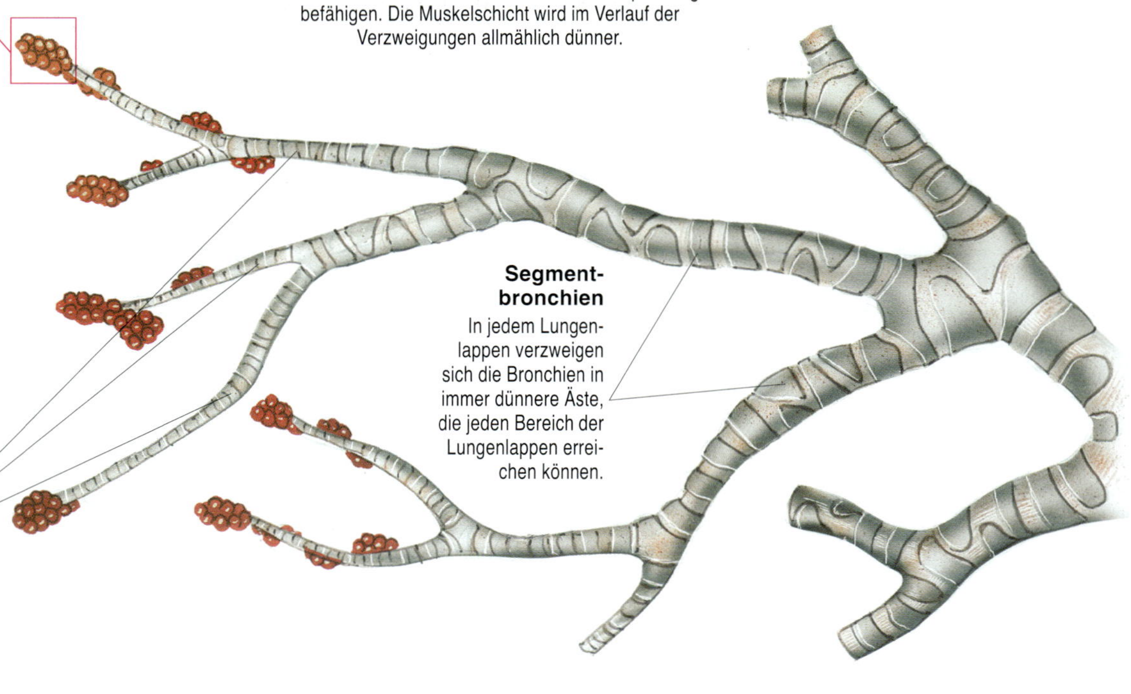

Segmentbronchien
In jedem Lungenlappen verzweigen sich die Bronchien in immer dünnere Äste, die jeden Bereich der Lungenlappen erreichen können.

Intersegmentalbronchien
Feine Verzweigungen des Bronchialsystems, die zu den einzelnen Läppchen führen, in die sich die Lappensegmente der beiden Lungenflügel unterteilen. Die Lappenbronchien verzweigen sich ihrerseits in die Bronchiolen, mikroskopisch kleine Endäste, die zu den Alveolen führen.

INNERER BRUSTRAUM

MEDIASTINUM

Zentraler Bereich des Brustkorbs, der seitlich von den Lungen, hinten durch die Wirbelsäule und an der Vorderseite vom Brustbein begrenzt wird. Das Mediastinum umfasst den Thymus, das Herz, die Brustaorta mit ihren Verzweigungen, die untere Hohlvene, die Luftröhre samt den Hauptbronchien und die Speiseröhre. Den Bereich vor der Luftröhre bezeichnet man als vorderes Mediastinum, den dahinter gelegenen als hinteres Mediastinum.

Brustfell (Pleura)
Doppelmembran, die die Lungen umhüllt. Ihre innere Schicht, das Lungenfell (Pleura visceralis), liegt direkt, aber lose auf dem Lungengewebe. Die äußere Schicht, das Rippenfell (Pleura parietalis), ist an den Strukturen befestigt, die die Lungen umgeben (Rippen, Zwerchfell, Mediastinum usw.).

Speiseröhre (Oesophagus)
Zylindrische Röhre, die vom Rachen zum Magen führt.

Gabelung der Luftröhre
Die Luftröhre (Trachea) endet mit einer Gabelung in den rechten und linken Hauptbronchus, die wiederum in die Lungenflügel eintreten.

Linke Schlüsselbeinarterie (Arteria subclavia)
Schlagader, die vom Aortenbogen aufwärts zieht, um z. B. den linken Arm mit arteriellem Blut zu versorgen.

Rechte Lungenarterie
Die Lungenarterie führt Blut aus der rechten Herzkammer zum Austausch von Kohlendioxid gegen Sauerstoff in die Lungen. Sie gabelt sich in einen linken und einen rechten Ast und befördert als einzige Arterie sauerstoffarmes Blut.

Bronchus des rechten Unterlappens
Die Hauptbronchien gabeln sich nach ihrem Eintritt in die Lungen in die Lappenbronchien; davon gibt es drei für die drei Lappen des rechten Lungenflügels und zwei für die beiden des linken Lungenflügels.

Linke Lungenvenen
Die linken Lungenvenen (Venae pulmonales) befördern sauerstoffreiches Blut zum linken Vorhof. Von dort strömt es in die linke Herzkammer und wird dann über den ganzen Körper verteilt.

Horizontalfurche
Furche, die den rechten Oberlappen vom Mittellappen trennt.

Linke Lungenarterie
Die Lungenarterie (Arteria pulmonalis) befördert Blut aus dem rechten Vorhof zum Austausch von Kohlendioxid und Sauerstoff in die Lungen. Sie gabelt sich in die rechte und linke Lungenarterie.

Schrägfurche des rechten Lungenflügels
Der rechte Lungenflügel gliedert sich in den Ober-, Mittel- und Unterlappen, die durch Furchen (Fissurae) getrennt sind. Die Schrägfurche scheidet den Mittellappen vom Unterlappen.

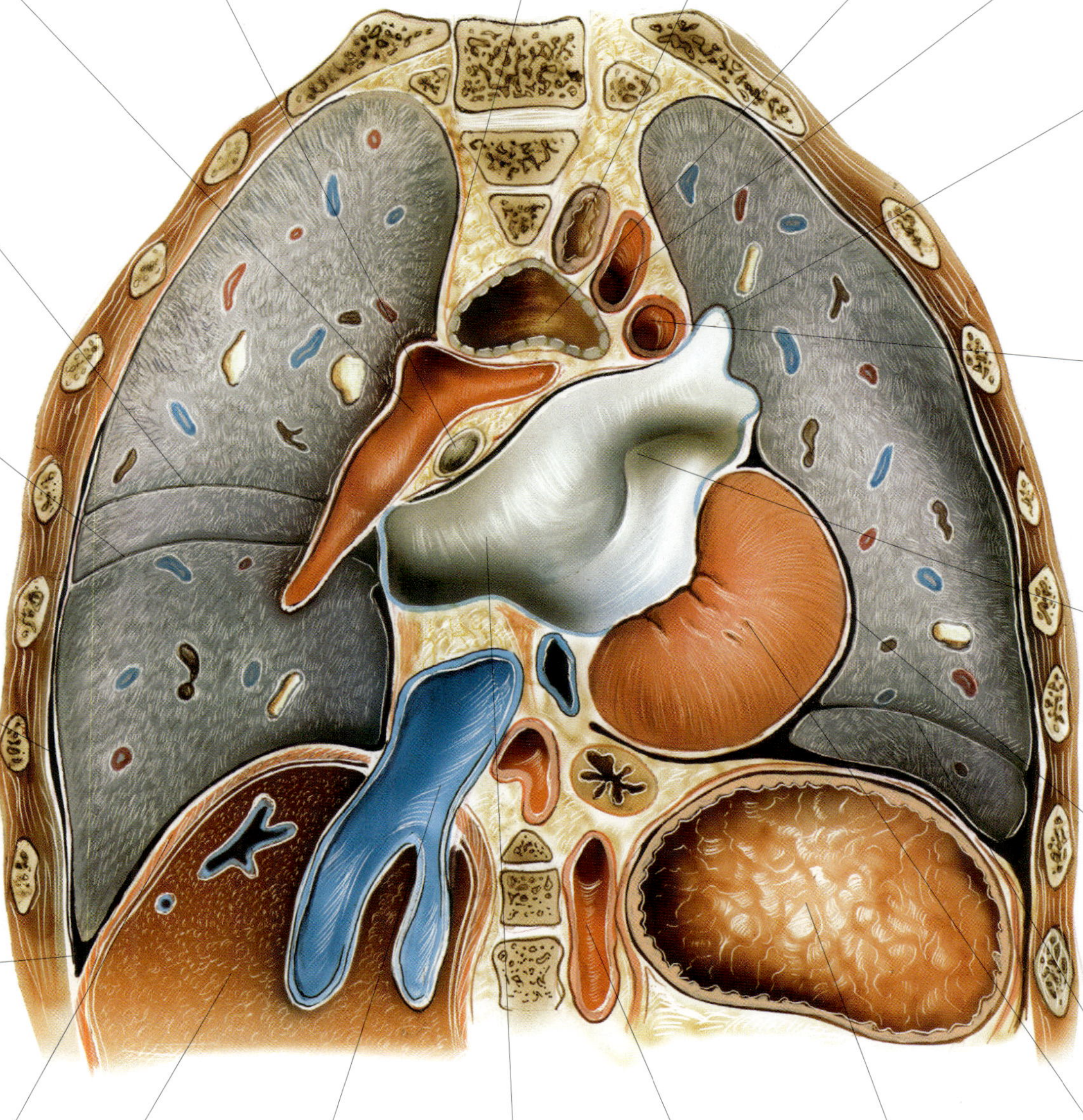

Pleurahöhle
Zwischenraum zwischen Lungenfell (Pleura pulmonalis) und Rippenfell (Pleura parietalis).

Linker Vorhof
Das in den Lungen mit Sauerstoff angereicherte Blut wird durch die Lungenvenen zum linken Vorhof und von dort in die linke Herzkammer geleitet.

Randwinkel zwischen Rippen und Zwerchfell
Hohlraum, der dort entsteht, wo die Lungenränder, die bis an die Rippen reichen, und die Oberseite des Zwerchfells zusammentreffen.

Herzbeutel (Pericardium)
Bindegewebsschicht, die die Herzwände umhüllt. Wie das Brustfell besteht sie aus einer inneren (viszeralen) und einer äußeren (parietalen) Lage.

Schrägfurche des linken Lungenflügels
Furche, die den Oberlappen des linken Lungenflügels vom Unterlappen trennt.

Zwerchfell (Diaphragma)
Flacher Muskel, der Brust- und Bauchhöhle trennt und den Lungen als Stütze dient.

Leber (Hepar)
Großes Organ unter dem rechten Lungenflügel, von dem es durch das Zwerchfell getrennt wird.

Untere Hohlvene (Vena cava inferior)
Großes Blutgefäß, das venöses Blut aus den unteren Körperregionen sammelt und zum rechten Vorhof des Herzens leitet. In der Gegend unter dem Zwerchfell nimmt sie die Lebervenen (Venae hepaticae) auf.

Rechte Lungenvenen
Die rechten Lungenvenen (Venae pulmonales) befördern das sauerstoffreiche Blut aus dem rechten Lungenflügel zum linken Vorhof. Jeder Lungenflügel besitzt zwei Lungenvenen.

Aorta
Die Aorta entspringt dem Herzen und läuft vertikal durch das Mediastinum nach unten. Nach Passieren des Zwerchfells spricht man von der Aorta abdominalis.

Magen (Gaster)
Großes sackartiges Organ, das aus der Speiseröhre Nahrung empfängt und zunächst speichert. Die Magenwand enthält Drüsen, die Magensäfte absondern, um die Nahrung aufzuschlüsseln. Die Kontraktionen der Magenwand sorgen dafür, dass der Speisebrei durchgeknetet wird und fördern auf diese Weise auch seine Verdauung.

Wand der linken Herzkammer
Die linke Herzkammer empfängt sauerstoffreiches Blut aus dem linken Vorhof und pumpt es in die Aorta und somit in den gesamten Körper. Ermöglicht wird dies durch die Kontraktionen der kräftigen Wandmuskeln des Herzens.

DIE HARNWEGE

▼ VORDERANSICHT (MANN)

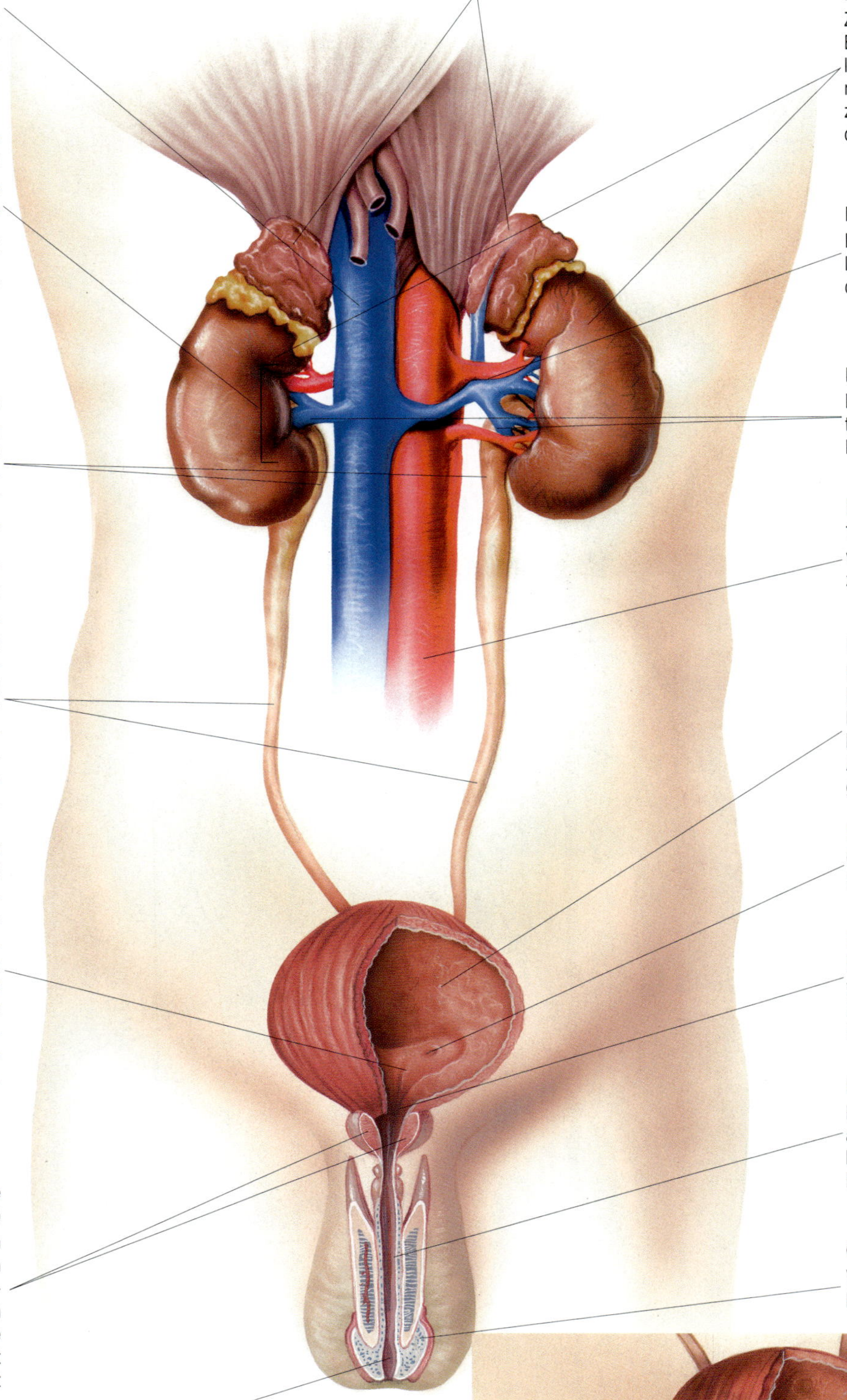

Nierenfettkapseln
Die Nierenfettkapseln liegen oberhalb der Nieren. In ihnen befinden sich die Nebennieren (Glandulae suprarenales).

Untere Hohlvene (Vena cava inferior)
Dicke Ader, die durch die Bauchhöhle aufwärts läuft. Sie nimmt das venöse Blut aus den Organen in der Bauchhöhle auf und befördert es zum Herzen.

Nierenpforte (Hilus renalis)
Die Nierenpforte dient als Durchlass für die Blutgefäße der Niere und den Harnleiter, einen Kanal, durch den der Urin abgeleitet wird.

Nierenbecken
Hohlraum, der den Urin aus den Nierenkelchen sammelt und sich verengt, um den Harnleiter zu bilden.

Harnleiter (Ureter)
Zwei unregelmäßig geformte Kanäle, die von den Nierenbecken abwärts ziehen und dabei vertikal durch den hinteren Teil der Bauchhöhle laufen. Sie leiten den Urin in die Harnblase, aus der er ausgeschieden werden kann.

Blasendreieck (Trigonum vesicae)
Dreieckiger Teil der Blasenschleimhaut an der Innenseite der Blasenhinterwand. Die oberen Ecken enthalten die Einlassöffnungen für die Harnleiter und sind mit einem Muskelrand versehen, während die untere den Blasenhals bildet.

Vorsteherdrüse (Prostata)
Drüse, die es nur beim Mann gibt. Sie liegt an der Unterseite der Harnblase, umhüllt den ersten Abschnitt der Harnröhre und sondert ein Sekret ab, das den Transport der Spermien unterstützt.

Äußere Harnröhrenmündung
Öffnung, durch die der Urin die Harnröhre des Mannes und damit den Körper verlässt.

Nieren (Renes)
Zwei Organe, die hinter dem Bauchfell in der Bauchhöhle liegen. Die Nieren filtern und reinigen das Blut und produzieren aus den Abfallstoffen des Körpers Urin.

Nierenarterie (Arteria renalis)
Die Nierenarterie, die nach rechts und links von der Aorta abzweigt, tritt durch die Nierenpforte in die Nieren ein.

Nierenvene (Vena renalis)
Die rechte und die linke Nierenvene leiten das Blut aus den Nieren zur unteren Hohlvene.

Bauchaorta (Aorta abdominalis)
Teil der Aorta, der durch die Bauchhöhle verläuft und arterielles Blut aus dem Herzen in die Organe der Bauchhöhle leitet.

Harnblase (Vesica urinaria)
Hohlorgan, das sich mittig-unten in der Beckenhöhle befindet; dort treffen die Harnleiter zusammen. Die Wände der Harnblase bestehen aus Muskelzügen und sie hat die Aufgabe, den Urin zu speichern, bis er ausgeschieden wird.

Harnleitermündung
Öffnungen, durch die der Urin aus den Harnleitern in die Blase gelangt.

Blasenhals
Befindet sich am Boden der Harnblase, wo die Harnröhre (Urethra) beginnt. Dort liegen auch die Schließmuskeln, die den Harnfluss regeln.

Harnröhre des Mannes
Kanal, der den Urin beim Wasserlassen aus der Blase nach außen leitet. Er ist länger als bei der Frau, da er durch den Penis verläuft.

Glans penis
Verdicktes Ende des Penis, das von einer Hautfalte (Präputium) umhüllt ist.

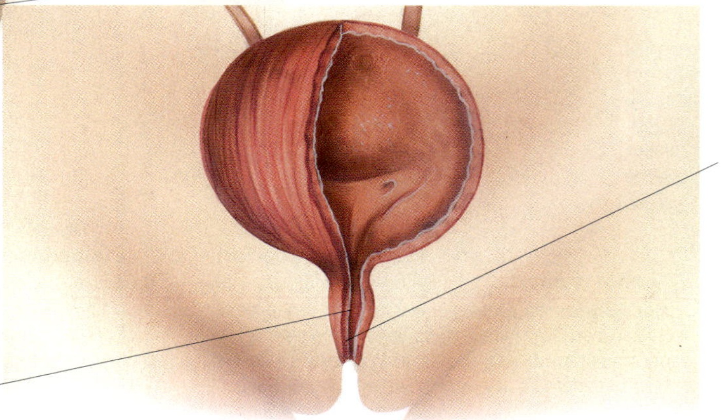

Harnröhrenmündung
Öffnung, durch die der Urin aus der Harnröhre der Frau den Körper verlässt.

Harnröhre der Frau
Kanal, der die Blase der Frau mit der Außenwelt verbindet.

▲ VORDERANSICHT (FRAU)

DIE NIEREN

AUSSENANSICHT

NIEREN

Zwei Organe, die im hinteren Teil der Bauchhöhle liegen. Die Nieren filtern und reinigen das Blut und produzieren aus den Abfallstoffen des Körpers Urin produzieren. Sie haben die Form einer Bohne, an deren konkaver Seite der Hilus renalis liegt.

Nierenfettkapsel
Die Nierenfettkapsel liegt oberhalb der Nieren und umgibt die Nebenniere (Glandula suprarenalis), eine Drüse, die Hormone wie Adrenalin, Noradrenalin, Glucocorticoide, Mineralcorticoide und verschiedene Sexualhormone absondert.

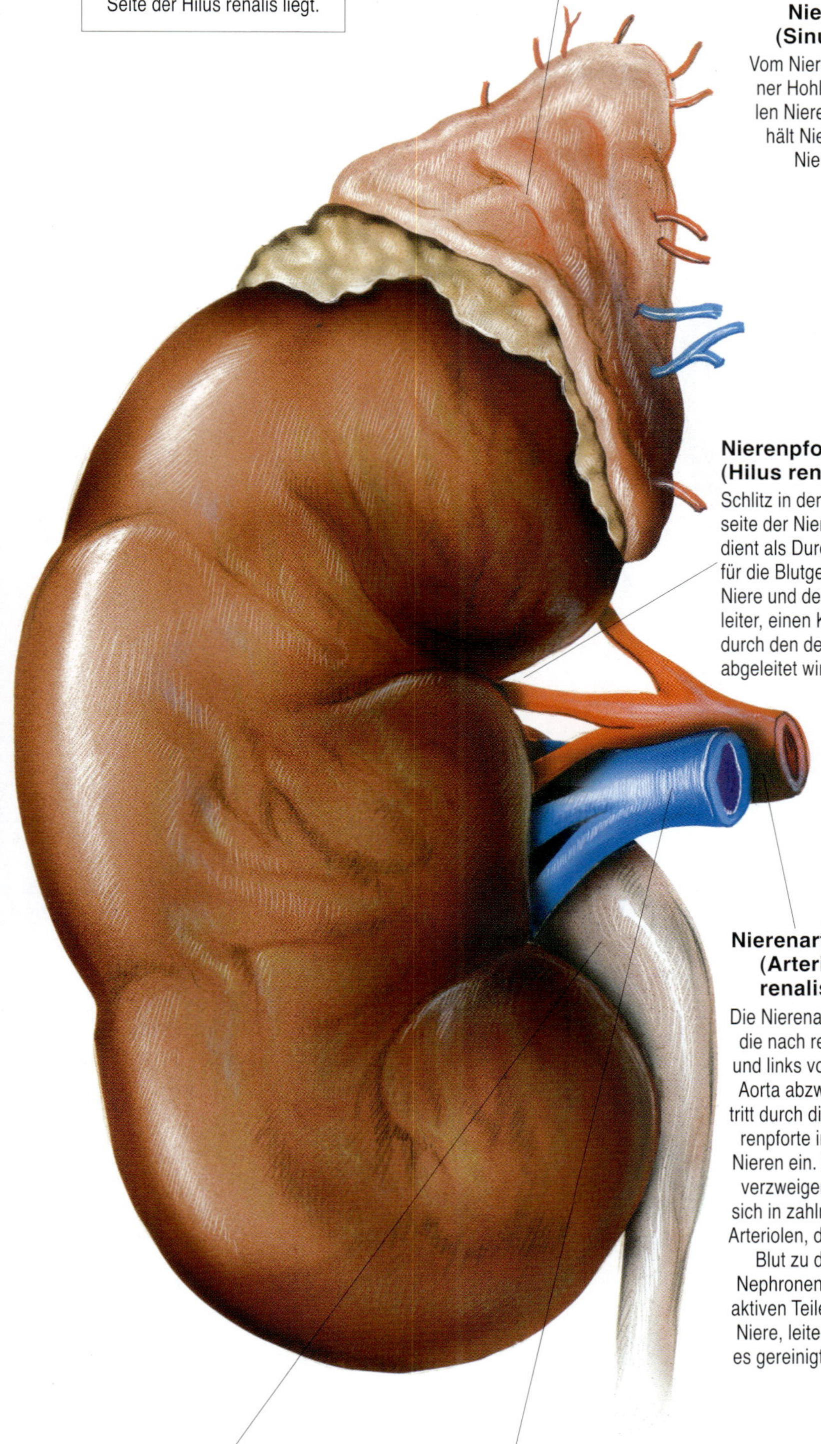

Nierenpforte (Hilus renalis)
Schlitz in der Innenseite der Niere; er dient als Durchlass für die Blutgefäße der Niere und den Harnleiter, einen Kanal, durch den der Urin abgeleitet wird.

Nierenarterie (Arteria renalis)
Die Nierenarterie, die nach rechts und links von der Aorta abzweigt, tritt durch die Nierenpforte in die Nieren ein. Innen verzweigen sie sich in zahlreiche Arteriolen, die das Blut zu den Nephronen, den aktiven Teilen der Niere, leiten, wo es gereinigt wird.

Harnleiter (Ureter)
Unregelmäßig geformter Kanal, der aus dem Nierenbecken senkrecht nach unten und durch den hinteren Teil der Bauchhöhle zieht. Der Harnleiter leitet den Urin in die Harnblase, wo er ausgeschieden werden kann.

Nierenvene (Vena renalis)
Ader, die durch die Nierenpforte aus der Niere in die untere Hohlvene führt. Sie entsteht im Innern der Niere durch das Zusammentreffen zahlreicher Äderchen (Venulen), die aus den aktiven Teilen (Nephronen) kommen und das von Abfallstoffen gereinigte Blut sammeln.

INNENANSICHT

Nierenpapillen (Papillae renales)
Die Nierenpapillen bilden die Spitzen kleiner Pyramiden im Mark der Nieren, die der Urin passieren muss, bevor er in den Nierenkelchen gesammelt wird.

Nierenkelche
Die Nierenkelche sind kleine Kammern aus vielen kleineren Kelchen, in die der Urin aus Dutzenden winziger Nierenpapillen gelangt.

Nierenkapsel (Capsula renis)
Faserige Membran, die bis auf eine Öffnung am inneren Bogen (die Nierenpforte), das gesamte Äußere der Niere überzieht.

Nierenhöhle (Sinus renalis)
Vom Nierenmark umgebener Hohlraum im zentralen Nierenkörper. Er enthält Nierenkelche und Nierenbecken.

Nierenmark
Schicht direkt unter der Nierenrinde, in der sich kleine pyramidenförmige Gebilde befinden.

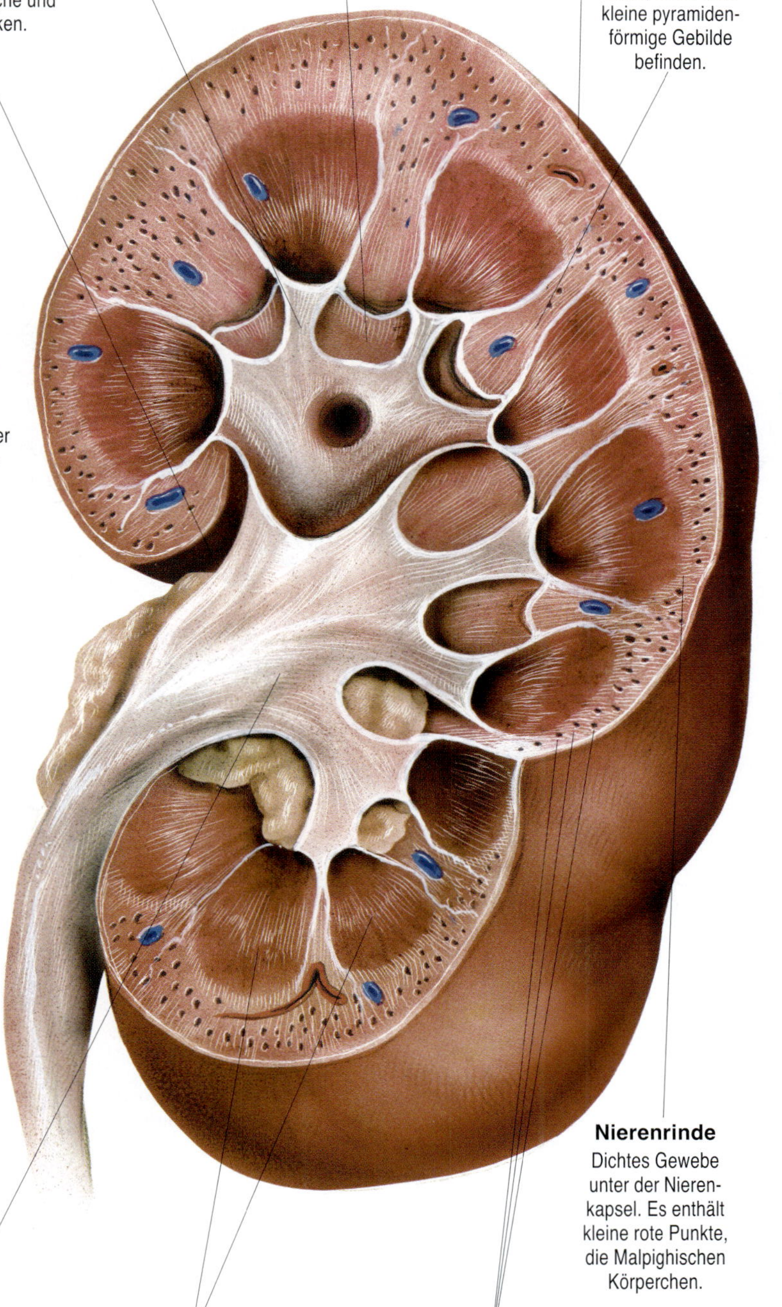

Nierenrinde
Dichtes Gewebe unter der Nierenkapsel. Es enthält kleine rote Punkte, die Malpighischen Körperchen.

Nierenbecken
Im Nierenbecken wird der Urin aus den Nierenkelchen gesammelt und dann zum Harnleiter geführt.

Markstrahlen
Pyramidenförmige Gebilde aus zahlreichen Kanälchen, die zum Filtern und Säubern des Blutes dienen und danach Urin produzieren, in dem die Abfallprodukte zurückbleiben.

Nierenkörperchen (Malpighische Körperchen)
Winzige Gebilde in der Nierenrinde. Sie sind die aktiven Elemente der Niere, die das Blut filtern.

MIKROSKOPISCHER AUFBAU DER NIERE

Zuführende Arteriole
Kleine Arterie, die den Malpighischen Körperchen Blut zuführt, um es dort zu filtern. Die Arterien bilden die Fortsetzung der Verzweigungen der Nierenarterie.

Basalmembran
Glomeruläre Membran, die zum einen dem Gefäßknäuel (Glomerulus) Stabilität verleiht und zum anderen an der Filterfunktion der Niere beteiligt ist.

Bowman-Kapsel
Kapsel, die das Kapillarknäuel umgibt.

NEPHRON

Aktiver Bestandteil der Nieren, von dem es gut eine Million oder mehr geben kann. Ein Nephron besteht aus zwei deutlich unterscheidbaren Teilen: dem Malpighischen Körperchen und einem Röhrensystem, das sich aus dem proximalen Tubulus, der Henle-Schleife und dem distalen Tubulus zusammensetzt. Im Nephron wird das Blut gefiltert, um Verunreinigungen und Abfallstoffe zu entfernen, die dann mit dem Urin ausgeschieden werden.

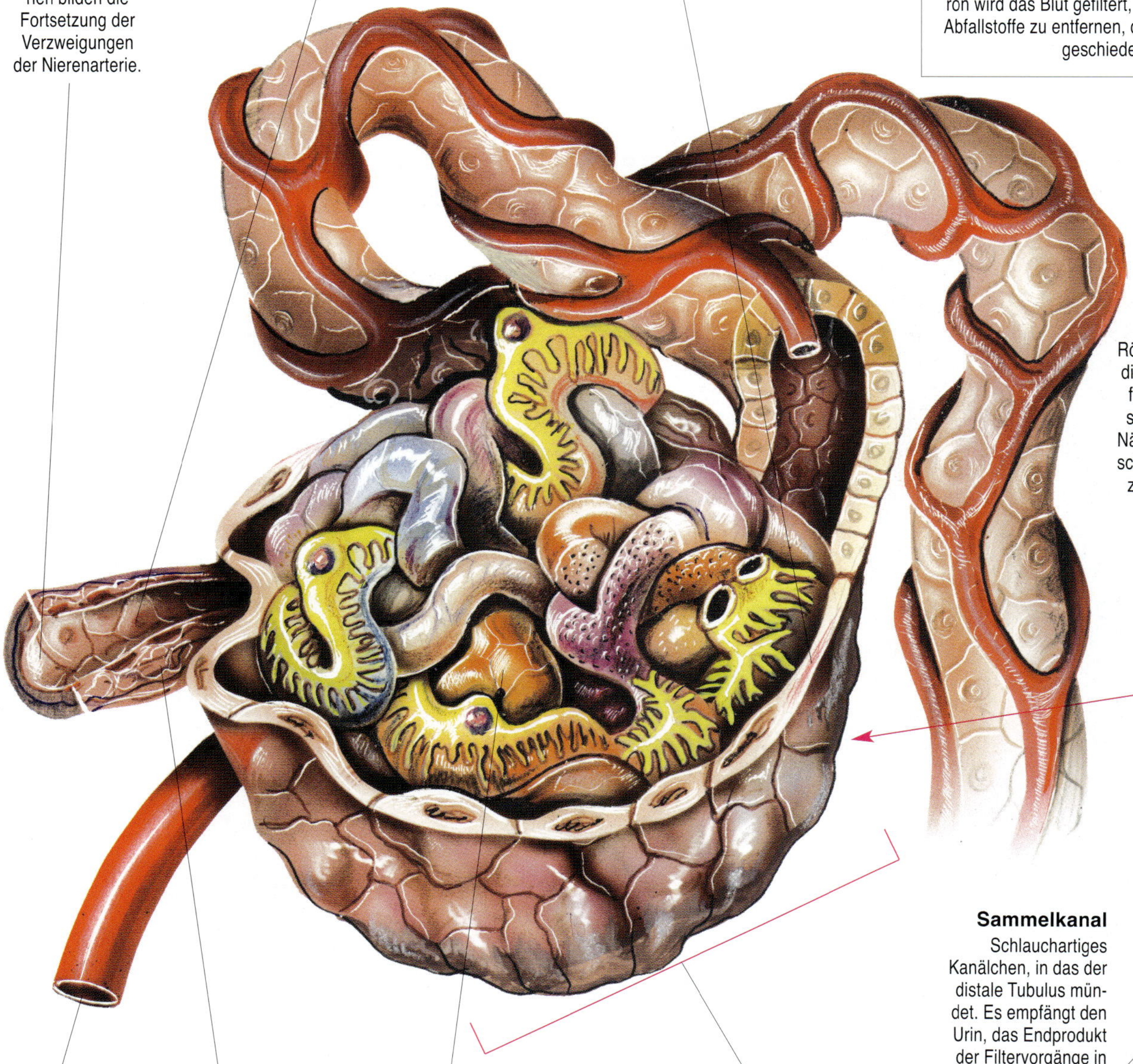

GEFÄSSKNÄUEL

Distaler Tubulus
Röhrensystem, das die Henle-Schleife fortsetzt, um anschließend in die Nähe des Malpighischen Körperchens zurückzukehren.

Proximaler Tubulus
Erster Abschnitt des Röhrensystems, durch das die Produkte der Blutfilterung abfließen. Er schließt sich direkt an das Malpighische Körperchen an.

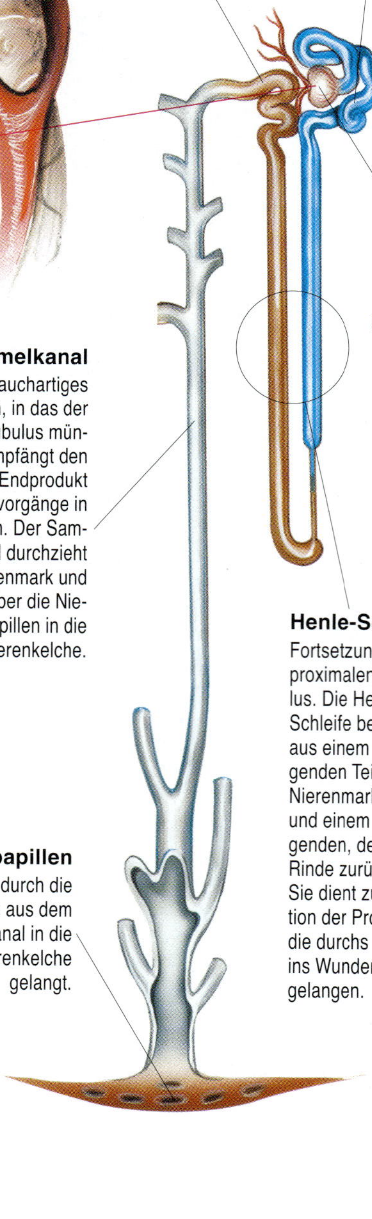

Malpighisches Körperchen

Sammelkanal
Schlauchartiges Kanälchen, in das der distale Tubulus mündet. Es empfängt den Urin, das Endprodukt der Filtervorgänge in den Nieren. Der Sammelkanal durchzieht das Nierenmark und mündet über die Nierenpapillen in die Nierenkelche.

Nierenkörperchen (Malpighische Körperchen)
Winzige Gebilde in der Nierenrinde. Sie nehmen die zuführenden Arteriolen auf, die das zu filternden Blut sammeln, und leiten es gereinigt in die ableitenden Arteriolen weiter. Die Nierenkörperchen bestehen aus Kapillarknäueln, die von der Bowman-Kapsel umhüllt werden.

Ableitende Arteriole
Kleine Schlagader, die das gereinigte Blut aus den Malpighischen Körperchen ableitet. Die ableitenden Arteriolen schließen sich in einem weiteren Kapillarnetz zu Venulen zusammen, die in die Nierenvene münden.

Juxtaglomerulärer Apparat
Kompliziertes Gebilde, das zwischen den zuführenden und abführenden Arteriolen liegt und Renin absondert, ein Hormon, das zur Regelung des Blutdrucks dient.

Wundernetz der Niere (Glomerulus renalis)
Kapillarknäuel, die den zentralen Teil der Malpighischen Körperchen bilden. Das Blut fließt in das Wundernetz und wird dann durch die Basalmembran gefiltert. Eiweiße, rote Blutkörperchen und andere Stoffe, die noch gebraucht werden können, bleiben im Körper zurück.

Henle-Schleife
Fortsetzung des proximalen Tubulus. Die Henle-Schleife besteht aus einem absteigenden Teil, der ins Nierenmark eintritt, und einem aufsteigenden, der zur Rinde zurückkehrt. Sie dient zur Selektion der Produkte, die durchs Filtern ins Wundernetz gelangen.

Nierenpapillen
Öffnungen, durch die der Urin aus dem Sammelkanal in die Nierenkelche gelangt.

HARNBLASE UND HARNRÖHRE

INNENANSICHT

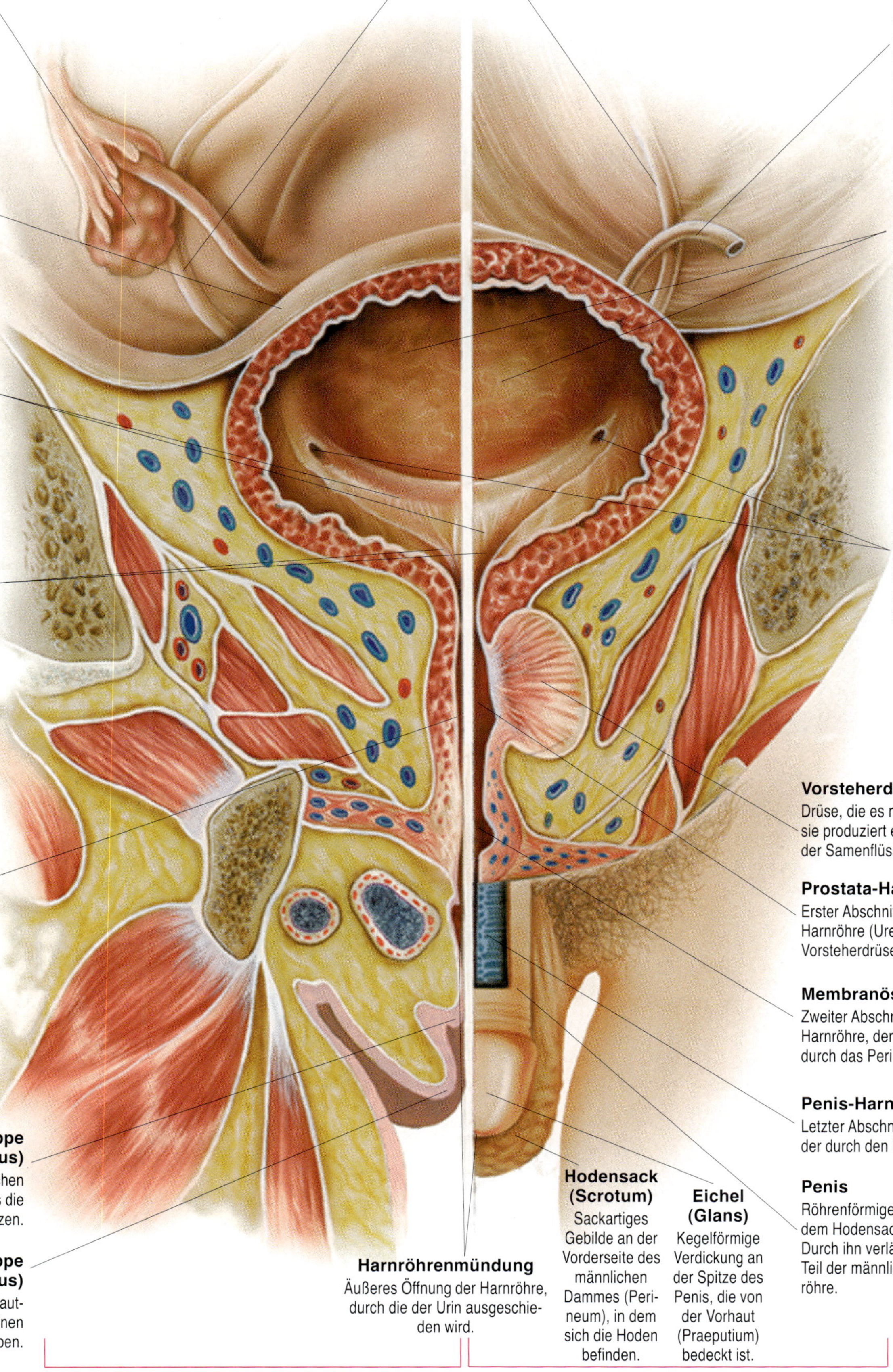

DIE FORTPFLANZUNGSORGANE (MANN)

GESAMTANSICHT VON DER SEITE

Bauchfell (Peritoneum)
Membran, die die Bauchhöhle auskleidet und den oberen Teil der Harnblase sowie teilweise die Vorderseite des Enddarms (Rektum) überzieht.

Sigmoid (Colon sigmoideum)
Letzter Abschnitt des absteigenden Dickdarms, der in den Enddarm (Rektum) mündet.

Harnblase (Vesica urinaria)
Hohlorgan oberhalb der Prostata, das einen Teil der Harnwege bildet. Die Harnblase speichert den Urin, bis er ausgeschieden wird.

Harnleiter (Ureter)
Kanal, der Nieren und Harnblase verbindet.

Darmvenen und -arterien
Die Darmvenen und -arterien und deren Verzweigungen sorgen für die Blutzufuhr und -ableitung im Bereich der Fortpflanzungsorgane.

Bauchfellfalte
Falte des Bauchfells, die zwischen Blase und Enddarm einen Beutel bildet.

Enddarm (Rektum)
Letzter Teil des Dickdarms; er liegt hinter der Prostata, die so groß sein kann, dass sie sich bei einer rektalen Untersuchung ertasten lässt.

After (Anus)
Äußere Öffnung des Dickdarms.

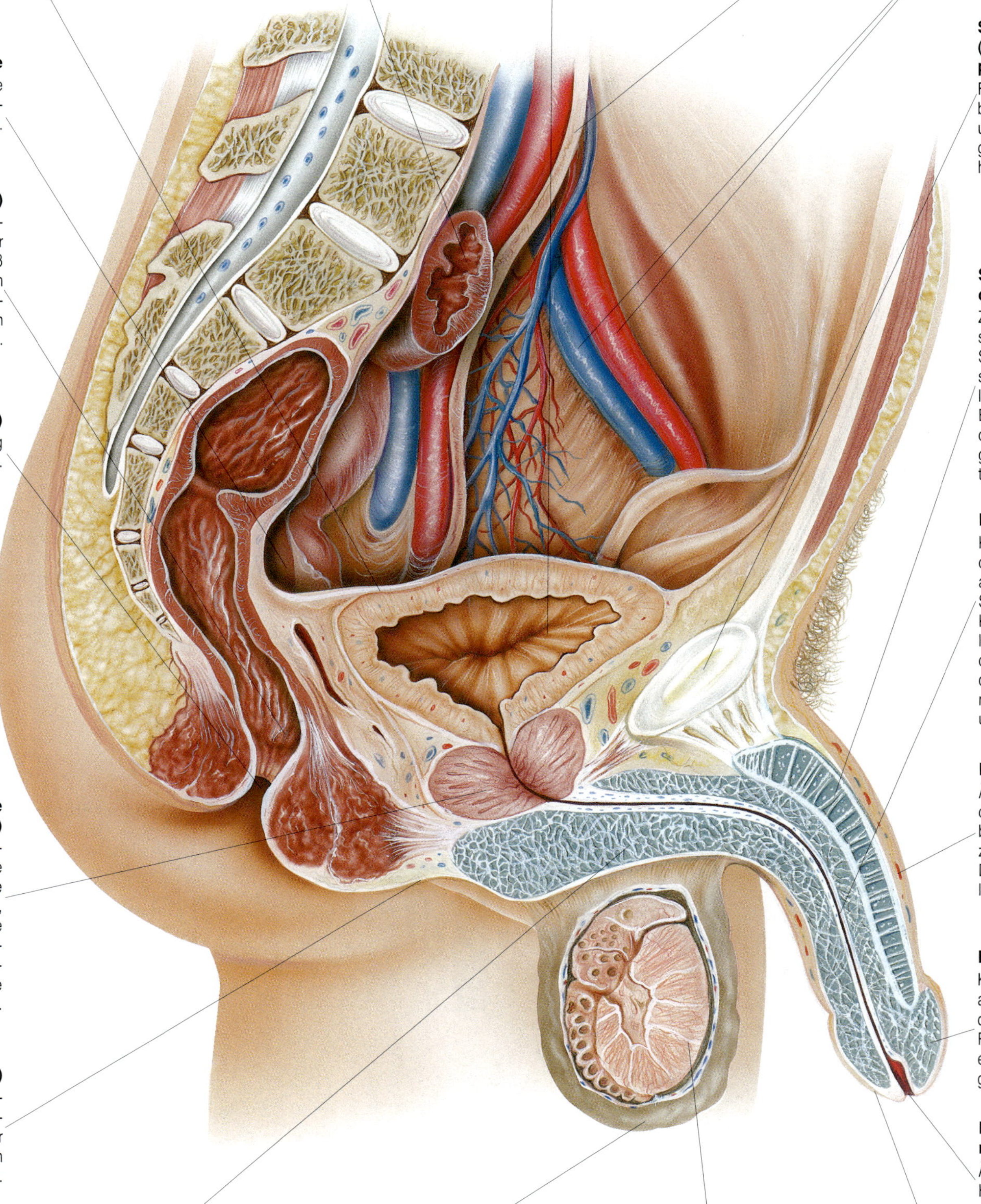

Vorsteherdrüse (Prostata)
Unter der Harnblase liegende Drüse. Sie hat die Aufgabe, verschiedene Sekrete zu produzieren, die sich in der Harnröhre mit dem Sperma vermengen und die bei der Ejakulation ausgestoßene Samenflüssigkeit bilden.

Damm (Perineum)
Zone, die sich vom hinteren Rand des Hodensacks bis zum After erstreckt und den Boden der Beckenhöhle bildet.

Schwellkörper der Harnröhre
Schwammartiges Gewebe rund um die Harnröhre. Es füllt sich bei sexueller Erregung mit Blut, so dass sich der Penis vergrößert und zur Erektion gelangt.

Hodensack (Scrotum)
Sackartiges Gebilde, das an der Vorderseite des Perineums hinter dem Penis und zwischen den Oberschenkeln liegt. Der Hodensack birgt die Hoden (Testes).

Hoden (Testis)
Eiförmige Organe im Scrotum. Sie produzieren die männlichen Geschlechtszellen (Spermatozoen) und jene Hormone, die für die Ausprägung der männlichen Geschlechtsmerkmale zuständig sind.

Schambeinfuge (Symphysis pubica)
Fuge, an der die Schambeine zusammentreffen und so die vordere Begrenzung der Beckenhöhle bilden.

Schwellkörper des Penis
Zylindrische Körper von schwammartiger Struktur an der Rückseite des Penis. Sie füllen sich bei sexueller Erregung mit Blut, so dass sich der Penis vergrößert und zur Erektion gelangt.

Harnröhre (Urethra)
Kanal, der sowohl Urin aus der Blase durch den Penis ausscheidet als auch das Sperma aus verschiedenen Kanälchen zur Ejakulation leitet. Die Harnröhre gliedert sich in drei Abschnitte: die Prostata-Harnröhre, die membranöse Harnröhre und die Penis-Harnröhre.

Penis
Äußeres Geschlechtsorgan des Mannes, das bei sexueller Erregung zur Erektion kommt. Durch den Penis verläuft die Harnröhre.

Eichel (Glans)
Kegelförmige Verdickung am Ende des Penis, die an der Basis einen stumpfen Rand aufweist und durch eine Furche vom Schaft getrennt ist.

Harnröhrenmündung
Äußere Öffnung der Harnröhre an der Spitze der Eichel, durch die Urin und Sperma austreten.

Vorhaut (Praeputium)
Die Haut, die die Eichel umhüllt, lässt sich zurückschieben, um das Organ zu entblößen.

DIE FORTPFLANZUNGSORGANE (FRAU)

GESAMTANSICHT VON DER SEITE

Eierstock (Ovarium)
Die Eierstöcke sind zwei eiförmige Drüsen, die seitlich in der weiblichen Beckenhöhle liegen. Sie haben zwei Aufgaben: die Produktion von Eizellen und die Bildung der weiblichen Geschlechtshormone. Diese Aktivitäten setzen mit der Pubertät ein und enden in den Wechseljahren (Klimakterium).

Darmvene und -arterie
Darmvene und -arterie entspringen der unteren Hohlvene (Vena cava inferior) bzw. der Bauchaorta (Aorta abdominalis) und verlaufen dann nach unten zum Becken, wo sie Verzweigungen bilden, die das Blut aus den Fortpflanzungsorganen ableiten bzw. sie damit versorgen.

Harnleiter (Ureter)
Kanal, der Niere und Harnblase verbindet. In diesem Bereich verläuft der Harnleiter neben dem Eileiter (Salpinx) und längs der Gebärmutter (Uterus).

Sigmoid (Colon sigmoideum)
Letzter Abschnitt des absteigenden Dickdarms, der in den Enddarm (Rektum) mündet.

Eileiter (Salpinx)
Zwei Eileiter verbinden die Eierstöcke mit der Gebärmutter. Sie haben die Aufgabe, die Eizellen nach dem Verlassen der Eierstöcke in die Gebärmutter zu befördern.

Breites Gebärmutterband (Ligamentum latum)
Starkes Band, das den Uterus mit der Wand der Beckenhöhle verbindet.

Bauchfell (Peritoneum)
Membran, die die Bauchhöhle auskleidet und den oberen Teil der Harnblase sowie teilweise die Vorderseite des Enddarms (Rektum) überzieht.

Bauchfellfalte
Falte des Bauchfells, die zwischen Gebärmutter und Enddarm eine Tasche bildet.

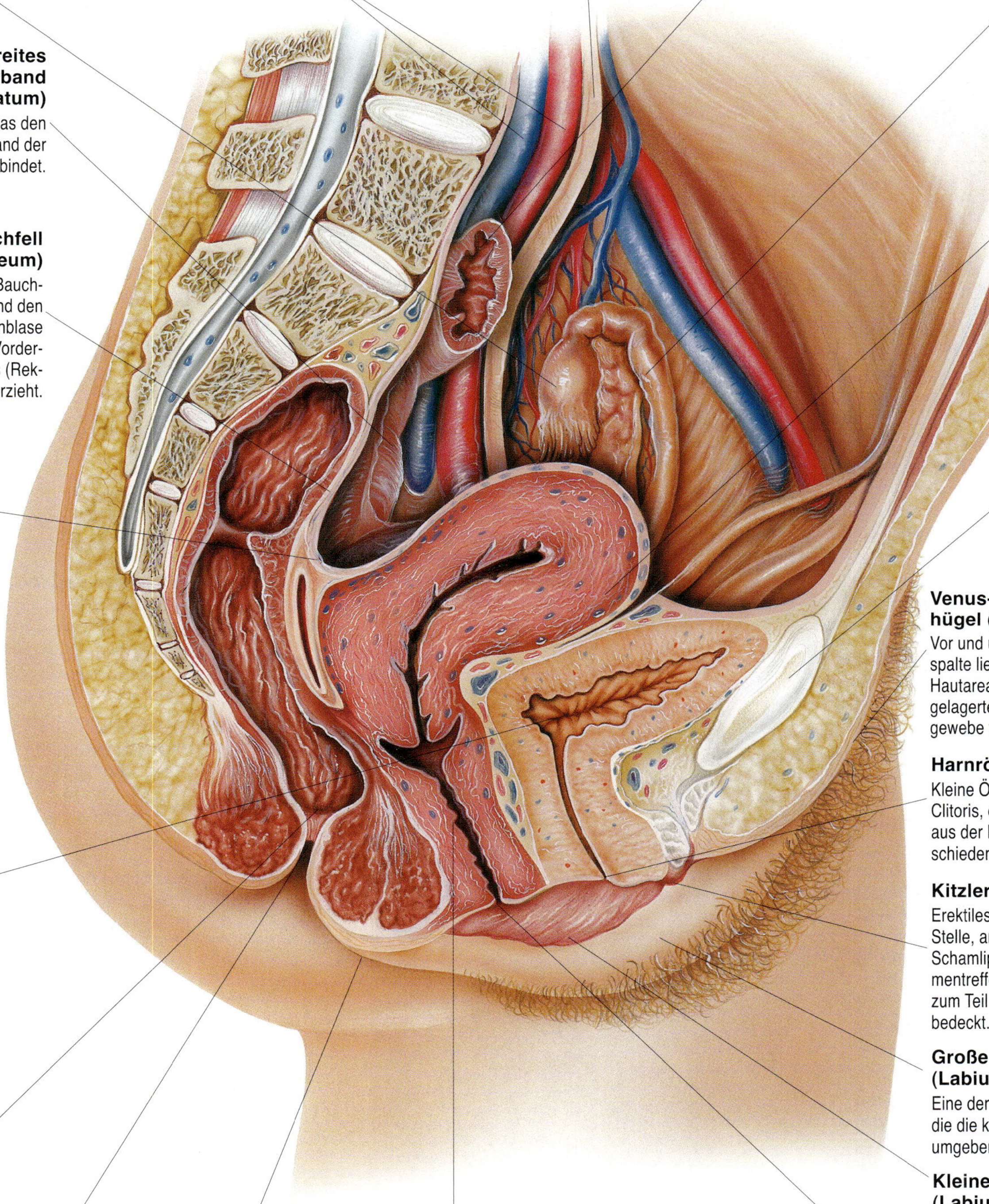

Harnblase (Vesica urinaria)
Hohlorgan, das den Urin speichert, bis er ausgeschieden wird.

Enddarm (Rektum)
Letzter Abschnitt des Dickdarms, der sich hinter der Gebärmutter befindet und ihre Rückseite stützt.

Gebärmutter (Uterus)
Hohlorgan mit dicken Wänden aus Muskelgewebe, das im mittleren Bereich der Beckenhöhle liegt und aus drei Teilen besteht: dem breiten Körper (Corpus), der Uterusenge (Isthmus uteri) und dem noch engeren Gebärmutterhals (Cervix). In der Gebärmutter entwickeln sich befruchtete Eizellen.

Schambeinfuge (Symphysis pubica)
Fuge, an der die Schambeine zusammentreffen und so die vordere Begrenzung der Beckenhöhle bilden.

Vulva
Die äußeren Geschlechtsorgane der Frau

Venus- oder Schamhügel (Mons pubis)
Vor und unterhalb der Schamspalte liegendes behaartes Hautareal, das sich durch eingelagertes subkutanes Fettgewebe vorwölbt.

Harnröhrenmündung
Kleine Öffnung unter der Clitoris, durch die der Urin aus der Harnröhre ausgeschieden wird.

Kitzler (Clitoris)
Erektiles Organ an der Stelle, an der die kleinen Schamlippen oben zusammentreffen. Der Kitzler ist zum Teil von einer Hautfalte bedeckt.

Große Schamlippe (Labium majus)
Eine der beiden Hautfalten, die die kleinen Schamlippen umgeben.

Kleine Schamlippe (Labium minus)
Eine der beiden Hautfalten, die die Seiten der Vaginalöffnung bilden.

Scheidenöffnung (Ostium vaginae)
Äußere Öffnung der Scheide (Vagina), die teilweise von einer zarten Haut (Hymen) verschlossen sein kann. Dieses „Jungfernhäutchen“ zerreißt beim ersten Geschlechtsakt.

After (Anus)
Äußere Öffnung des Dickdarms.

Damm (Perineum)
Zone, die sich vom unteren Ende der Schamspalte bis zum After erstreckt und den Boden der Beckenhöhle bildet.

Scheide (Vagina)
Kanal aus Muskeln und bedeckender Schleimhaut, der am Gebärmutterhals (Cervix uteri) beginnt und über die Vaginalöffnung mit der Außenwelt verbunden ist. Während des Geschlechtsverkehrs nimmt die Scheide den Penis des Mannes auf. Sie kann sich enorm ausdehnen, um das Kind bei der Geburt passieren zu lassen.

DER PENIS

VORDERANSICHT

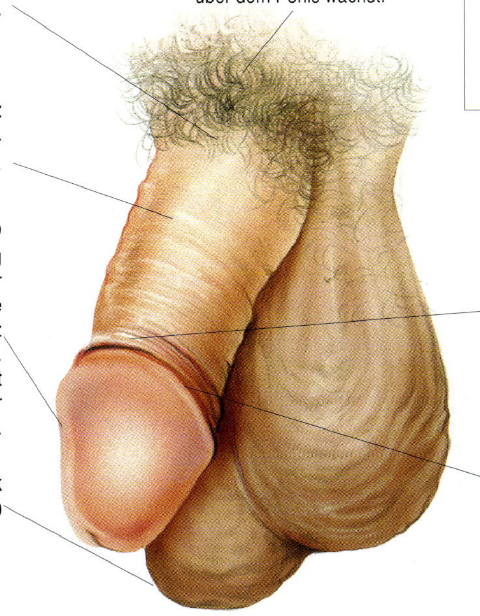

Peniswurzel
Ansatz des Penis, an dem der Schaft an der Vorderseite des Unterleibs festsitzt.

Schamhaar
Dickes krauses Haar, das am unteren Teil des Unterbauchs über dem Penis wächst.

Penisschaft
Zylindrischer Mitteilteil des Penis.

Eichel (Glans)
Kegelförmige Verdickung am Ende des Penis. Der stumpfe Wulst um ihre dickste Stelle wird Kranz (Corona glandis) genannt. An ihrem Ende befindet sich die Öffnung der Harnröhre.

Vorhaut (Praeputium)
Haut, die über der Glans liegt und sich zurückschieben lässt, um die Eichel zu entblößen.

Ringfurche der Eichel
Furche, die die Corona glandis vom Penisschaft trennt.

Hodensack (Scrotum)
Sackartiges Gebilde, das an der Vorderseite des Perineums hinter dem Penis und zwischen den Oberschenkeln liegt.

PENIS

Äußeres Geschlechtsorgan des Mannes, das bei sexueller Erregung anschwillt und zur Erektion gelangt. Durch den Penis verläuft die Harnröhre, die den Urin ausscheidet. Der Penis besteht aus Wurzel, Schaft und Eichel.

RÜCKANSICHT

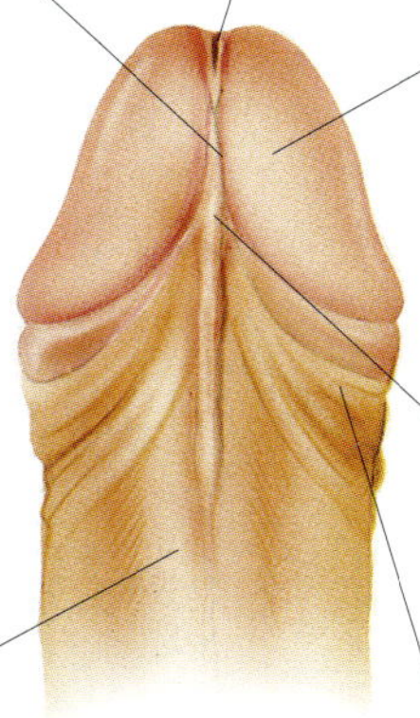

Längsfurche der Eichel
Furche, die in der Achse der Eichel von der Harnröhrenmündung zum Frenulum praeputii verläuft. Sie ist glatt und bis zur Harnröhrenmündung geschlossen.

Harnröhrenmündung
Öffnung an der Spitze der Eichel. An der Harnröhrenmündung wird der Urin ausgeschieden und das Sperma ejakuliert.

Eichel (Glans)
Kegelförmige Verdickung am Ende des Penis, von dem sie durch eine Furche getrennt ist.

Eichelband (Frenulum praeputii)
Hautbändchen, das das Praeputium an der Penisunterseite mit der Glans verbindet.

Penisschaft
Zylindrischer Mitteilteil des Penis.

Vorhaut (Praeputium)
Haut, die das Ende der Eichel bedeckt. Sie lässt sich zurückschieben, um die Eichel zu entblößen.

120

DIE VULVA

VORDERANSICHT

VULVA

Äußeres Geschlechtsorgan der Frau. Es liegt im unteren Bereich des Unterleibs zwischen den Oberschenkeln und besteht aus den äußeren Teilen des weiblichen Fortpflanzungsapparats.

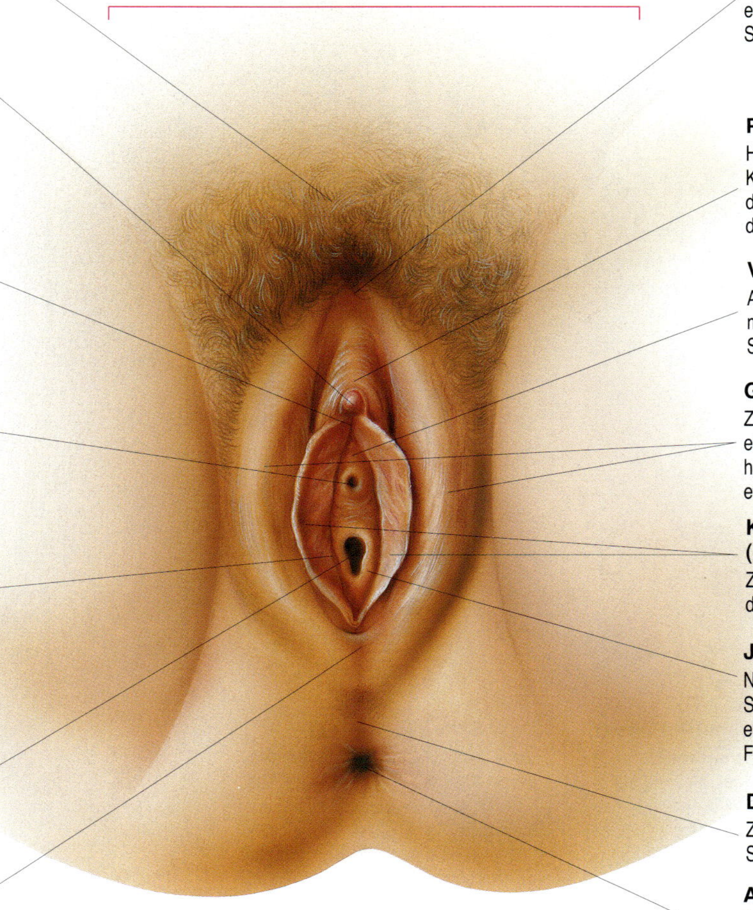

Venus- oder Schamhügel (Mons pubis)
Vor und unterhalb der Schamspalte liegendes behaartes Hautareal, das sich durch eingelagertes subkutanes Fettgewebe vorwölbt.

Kitzler (Clitoris)
Organ an der Stelle, an der die kleinen Schamlippen oben zusammentreffen. Der Kitzler besteht aus erektilem Gewebe, das sich bei sexueller Erregung mit Blut füllt.

Frenulum der Clitoris
Hautfältchen an den kleinen Schamlippen, die an der Clitoris zusammentreffen und dem Frenulum praeputii des Mannes ähneln.

Harnröhrenmündung
Kleine Öffnung, die unter der Clitoris oberhalb der Vaginalöffnung liegt und durch die der Urin aus der Harnröhre (Urethra) ausgeschieden wird.

Mündung der Bartholin-Drüse (Glandula vestibularis)
Paarige Drüse, die zwischen Vagina und Vulva mündet und bei ihrer Stimulation ein Gleitmittel produziert, das den Geschlechtsverkehr erleichtert.

Scheidenöffnung (Ostium vaginae)
Äußere Öffnung der Scheide (Vagina), die teilweise von einer zarten Haut (Hymen) verschlossen sein kann. Dieses „Jungfernhäutchen" zerreißt beim ersten Geschlechtsakt.

Hintere Verbindung der Vulva
Schleimhautfalte an der Innenseite der hinteren Verbindung (Kommissur) der großen Schamlippen.

Vordere Verbindung der Vulva
Winkel, der durch den vorderen Vereinigungspunkt der oberen großen Schamlippen gebildet wird.

Praeputium clitoridis
Hautfalte, die von den vorderen Teilen der Kleinen Schamlippen gebildet wird und den Kitzler (Clitoris) genauso bedeckt wie die Vorhaut die Eichel des Mannes.

Vorhof der Vagina
Als Vestibulum der Vagina bezeichnet man einen Schlitz, der von den kleinen Schamlippen eingefasst wird.

Große Schamlippen (Labia majora)
Zwei Hautfalten, die die kleinen Schamlippen einfassen. Sie sind an der Vorderseite gemeinhin rosarot, während die hinteren Bereiche etwas dunkler sind.

Kleine Schamlippen (Labia minora)
Zwei Hautfalten, die beiderseits die Scheidenöffnung begrenzen.

Jungfernhäutchen (Hymen)
Nicht ganz geschlossene Membran, die die Scheidenöffnung teilweise bedeckt und beim ersten Geschlechtsverkehr zerreißt. Ihre Form kann sehr stark variieren.

Damm (Perineum)
Zone, die sich vom unteren Ende der Schamspalte bis zum After erstreckt.

After (Anus)
Äußere Öffnung des Dickdarms und hintere Begrenzung des Perineums.

EIERSTÖCKE, EILEITER UND GEBÄRMUTTER

VORDERANSICHT VON AUSSEN UND UNTEN

Eileiter (Salpinx)
Die Eileiter sind Kanäle, die die Eierstöcke mit der Gebärmutter verbinden und drei Teile umfassen: den Isthmus, die Ampulle und das Infundibulum. Sie bestehen aus einer äußeren Bindegewebsschicht, zwei mittleren Lagen glatten Muskelgewebes und einer inneren Schleimhautschicht. Ihre Aufgabe ist es, die Eizellen nach dem Verlassen der Eierstöcke in die Gebärmutter zu befördern.

Gebärmutter (Uterus)
Vor einer Schwangerschaft hat die Gebärmutter die Form und Größe einer kleinen Birne und ihre Wand ist etwa 2 cm dick.

Eileitergekröse (Mesosalpinx)
Bindegewebszüge, die einen Halteapparat für die Eileiter in der Beckenhöhle bilden.

Gebärmutterhals (Cervix uteri)
Unterster und engster Teil der Gebärmutter, der in die Vagina mündet.

Gebärmutterkörper (Corpus uteri)
Oberster, weitester Teil der Gebärmutter, der die Gebärmutterhöhle (Cavitas uteri) enthält.

Gebärmutterschleimhaut (Endometrium)
Schleimhautschicht an der Innenwand der Gebärmutter. Sie nimmt die befruchtete Eizelle auf, ist jedoch während des Menstruationszyklus, starken Veränderungen unterworfen, sofern es nicht zur Schwangerschaft kommt.

Gebärmuttermuskelschicht (Myometrium)
Drei dicke Schichten aus Muskelgewebe, die den größten Teil der Gebärmutterwand bilden.

Gebärmutterenge (Isthmus uteri)
Übergangszone zwischen Gebärmutterkörper und -hals.

Eileitermündung (Ostium uterinum tubae)
Öffnung am oberen Ende der Gebärmutter, die jene mit dem Eileiter verbindet.

Eileiterenge (Isthmus uterina)
Verengter Teil des Eileiters, der in die Gebärmutterwand mündet.

Eileitererweiterung (Ampulla tubae uterinae)
Der mittlere Abschnitt des Eileiters ist dünnwandig und fast muskelfrei.

Infundibulum tubae uterinae und fransenförmige Anhängsel des Eileiters
Äußeres Ende des Eileiters, das in Fransen (Fimbriae) endet. Mit dem Eierstock sind diese durch Bindegewebszüge verbunden. Das Infundibulum fängt die vom Eierstock freigegebenen Eizellen auf.

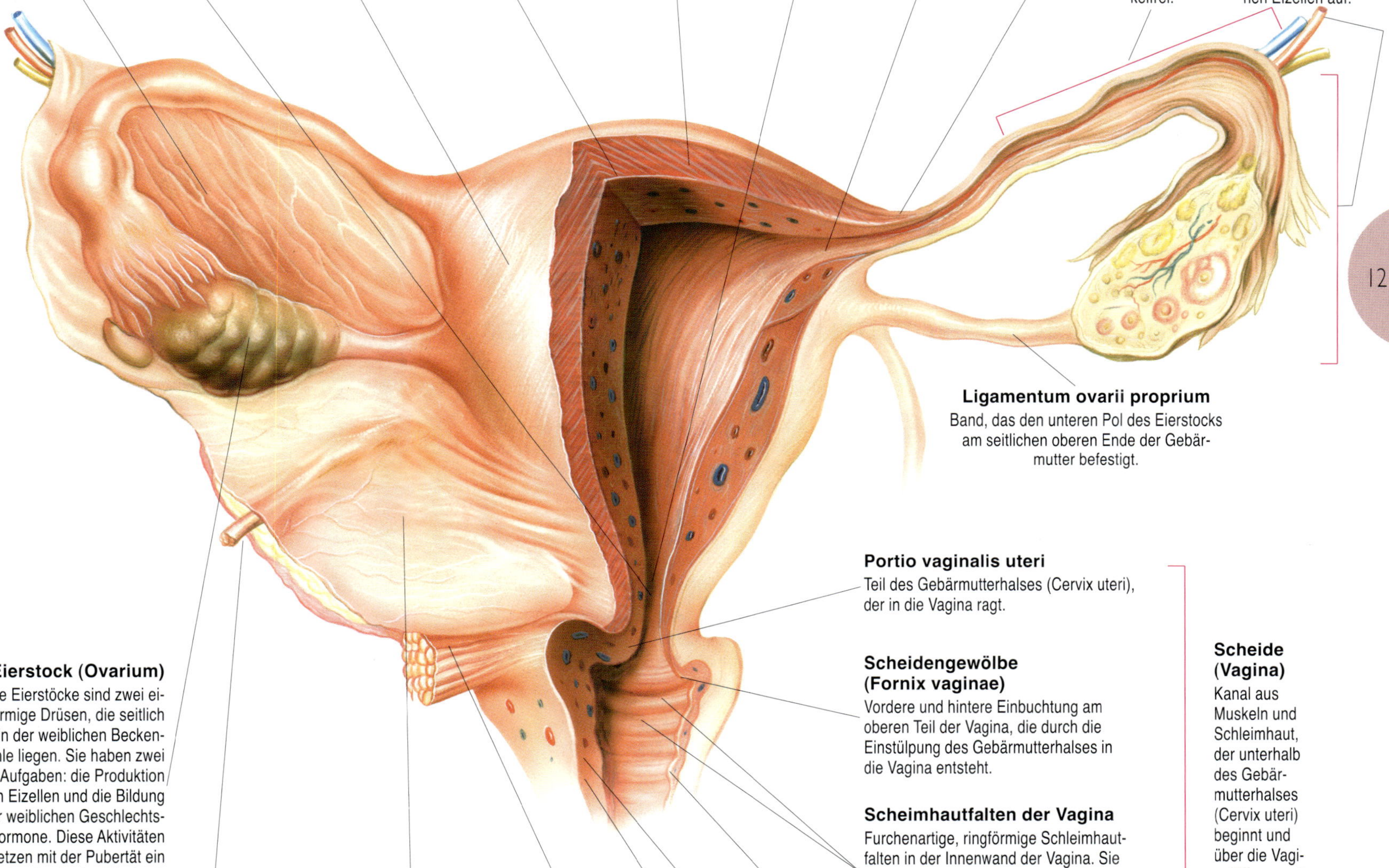

Ligamentum ovarii proprium
Band, das den unteren Pol des Eierstocks am seitlichen oberen Ende der Gebärmutter befestigt.

Eierstock (Ovarium)
Die Eierstöcke sind zwei eiförmige Drüsen, die seitlich in der weiblichen Beckenhöhle liegen. Sie haben zwei Aufgaben: die Produktion von Eizellen und die Bildung der weiblichen Geschlechtshormone. Diese Aktivitäten setzen mit der Pubertät ein und enden in den Wechseljahren (Klimakterium).

Portio vaginalis uteri
Teil des Gebärmutterhalses (Cervix uteri), der in die Vagina ragt.

Scheidengewölbe (Fornix vaginae)
Vordere und hintere Einbuchtung am oberen Teil der Vagina, die durch die Einstülpung des Gebärmutterhalses in die Vagina entsteht.

Scheimhautfalten der Vagina
Furchenartige, ringförmige Schleimhautfalten in der Innenwand der Vagina. Sie entsprechen den Eindrücken der Ringmuskeln.

Schleimhautschicht der Vagina
Die Schleimhautschicht bildet an der Innenwand der Vagina die Fortsetzung der Gebärmutterschleimhaut.

Muskelschicht der Vagina
Die Wand der Vagina enthält zwei Schichten von Muskelgewebe, je eine in Längs- und Querrichtung.

Seröse Schicht der Vagina
Dünne Bindegewebsschicht, die die Wand der Vagina von außen umgibt.

Scheide (Vagina)
Kanal aus Muskeln und Schleimhaut, der unterhalb des Gebärmutterhalses (Cervix uteri) beginnt und über die Vaginalöffnung mit der Außenwelt verbunden ist. Die Vagina nimmt beim Geschlechtsakt den Penis des Mannes auf. Sie kann sich enorm erweitern, um bei der Geburt das Kind passieren zu lassen.

Rundes Mutterband (Ligamentum teres uteri)
Das runde Mutterband zieht vom seitlichen oberen Rand des Uterus in einem Bogen zur seitlichen Beckenwand und durch den Leistenkanal (Canalis inguinalis) zu den großen Schamlippen. In seinem Verlauf entspricht es dem Samenleiter beim Mann.

Bauchfellfalte
Die Gebärmutter ist vorn, oben und hinten mit Bauchfell bedeckt. Auch die Eileiter und die Eierstöcke überziehen Bindegewebszüge, die sie an der Beckenwand befestigen.

Tiefer Beckenquermuskel (M. transversus perinei profundus)
Im Schambogen ausgespannte trapezförmige Muskelplatte.

DIE BRÜSTE

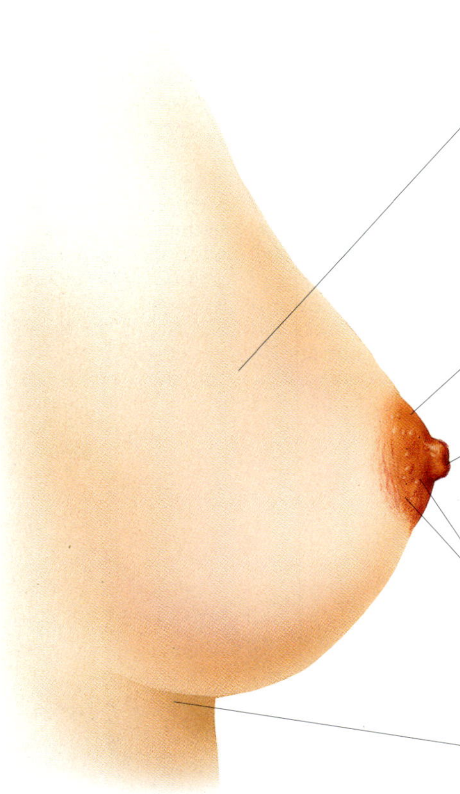

Brüste (Mammae)
Zwei kugelige Gebilde, die die weiblichen Milchdrüsen enthalten und an der oberen Vorderseite des weiblichen Brustkorbs sitzen. Sie haben die Aufgabe, zur Ernährung des Neugeborenen Milch zu produzieren.

Warzenhof (Areola mammae)
Dunkle, runzlige Hautzone rund um die Brustwarze.

Brustwarze
Kegelförmige Erhebung (Papilla mammaria) inmitten des Warzenhofes, die als äußere Öffnung der Kanälchen dient, durch die die Muttermilch fließt.

Warzenhoftuberkel
Kleine, über den Warzenhof verstreute Höcker, die diesen rau und runzelig wirken lassen. Jedes Tuberkel enthält eine Talgdrüse, der auch ein Härchen entwachsen kann.

Brustfalte
Halbkreisförmige Hautfalte an der Grenze zwischen Brust und Brustkorb.

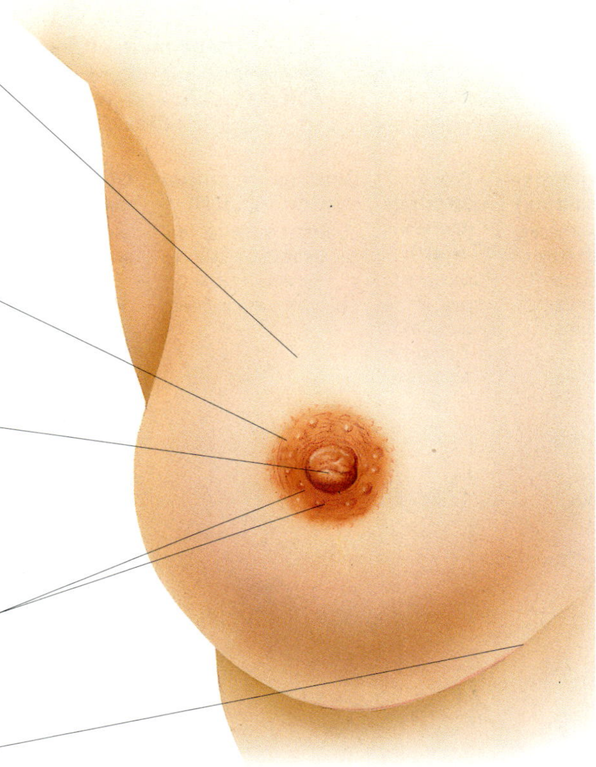

▲ SEITENANSICHT DER RECHTEN BRUST

▲ VORDERANSICHT DER RECHTEN BRUST

BRUSTDRÜSE

Gelappter Drüsenkomplex, der nach der Geburt milchartige Sekrete produziert und diese durch eine Anzahl von Kanälchen zur Brustwarze leitet.

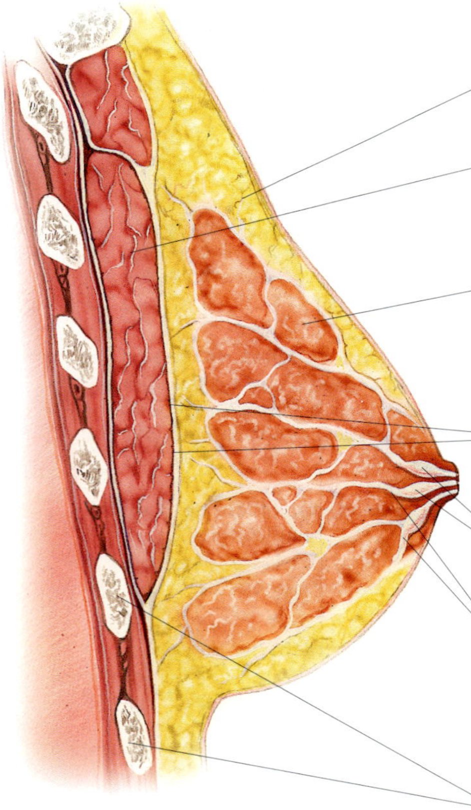

Unterhautfettgewebe
An Fettgewebe reiche Schicht unter der Haut der Brüste, die diese umhüllt und schützt.

Großer Brustmuskel
Muskel, der hinter den Brüsten die Vorderseite des Brustkorbs bedeckt.

Drüsenlappen
Die Brustdrüse unterteilt sich in mehrere Lappen, die aktive Einheiten bilden.

Aufhängebänder
Die hinter der Brustdrüse gelegenen Aufhängebänder verbinden die Brust mit der Sehnenplatte (Aponeurose) des großen Brustmuskels.

Milchzisterne (Sinus lactiferus)
Kleine Erweiterungen, die sich am Ende jedes Milchgangs befinden.

Milchgang (Ductus lactiferus)
Gewundene Kanälchen, die die Drüsenlappen über die Brustwarze mit der Außenwelt verbinden und die Muttermilch heranführen.

Rippen
Die Rippen stützen den großen Brustmuskel und somit auch die Brüste.

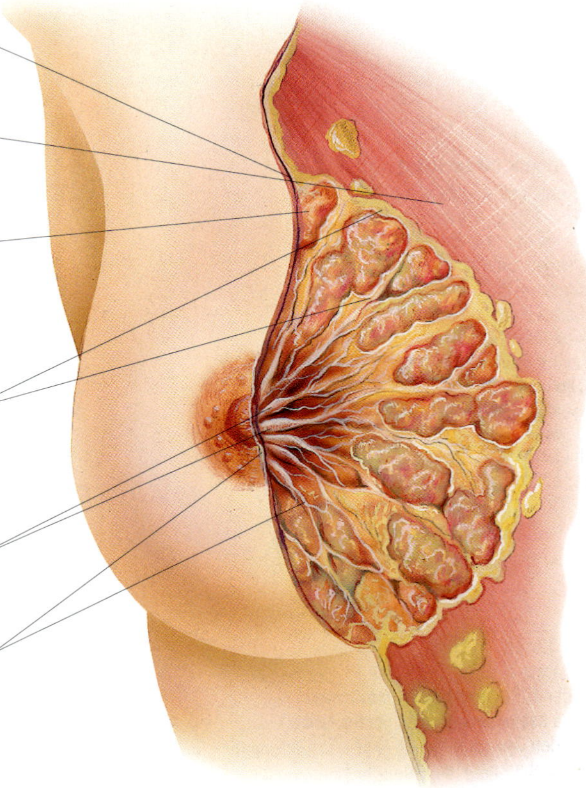

▲ QUERSCHNITT DURCH DIE BRUSTDRÜSE

BAUCHHÖHLE EINER SCHWANGEREN

SEITLICHER QUERSCHNITT

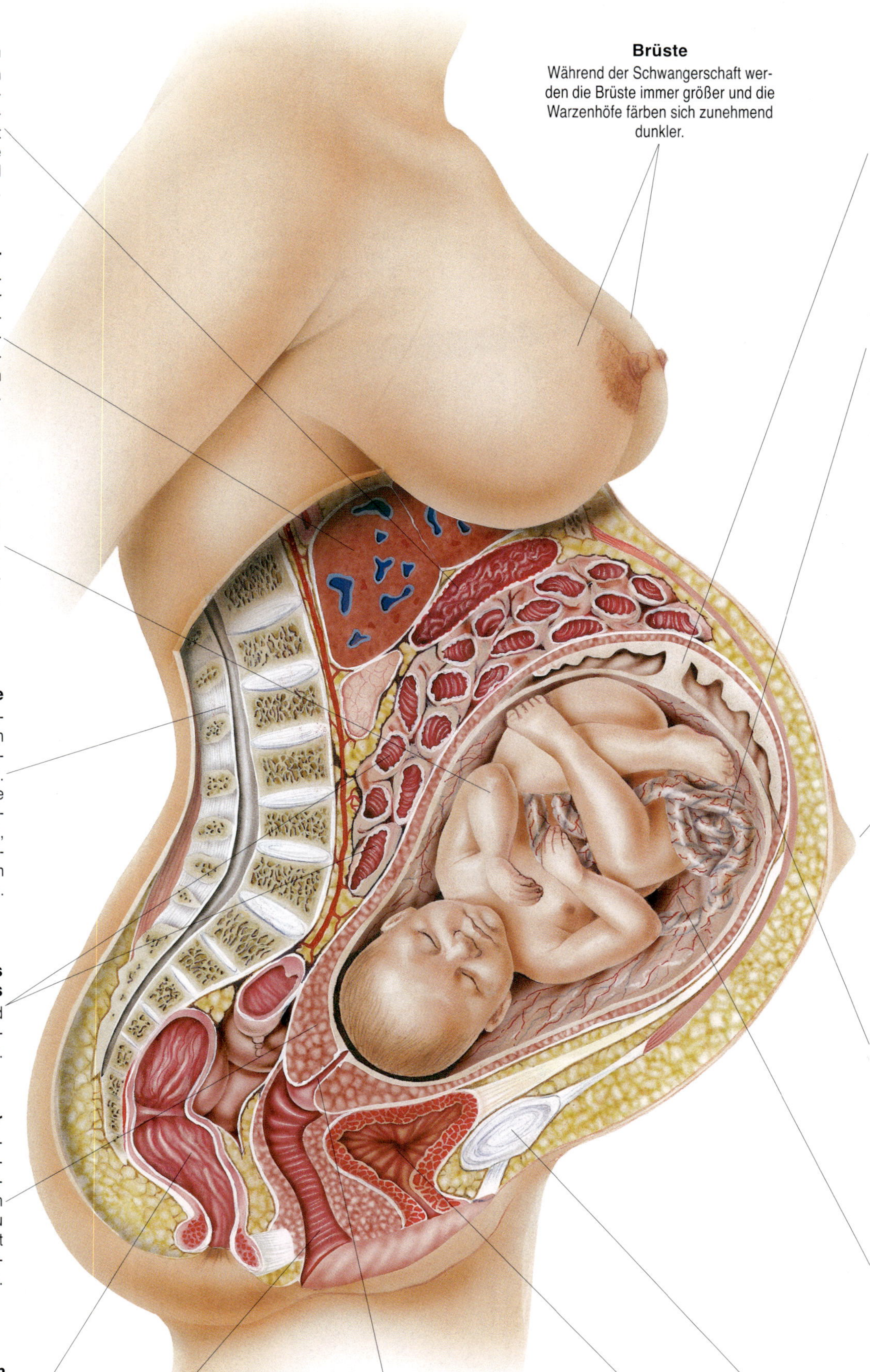

Magen
Der Druck auf den Magen und die Darmschlingen verursacht in den letzten Monaten der Schwangerschaft manchmal Beschwerden wie Sodbrennen und Unwohlsein.

Leber
Während der Schwangerschaft wird auch die Leber durch die vergrößerte Gebärmutter zusammengedrückt, wodurch die Gallenblase manchmal ihren Inhalt in die Därme entleert.

Fetus
Nach dem Embryonalstadium wächst der Fetus bis zur Geburt ständig weiter. In den letzten Phasen der Schwangerschaft ist er schon perfekt ausgebildet.

Wirbelsäule
Die Zunahme der Leibesfülle führt dazu, dass sich der Schwerpunkt des Körpers nach vorn verlagert. Dies verursacht eine starke Verkrümmung der Wirbelsäule nach vorn (Lordose), wodurch Rückenschmerzen hervorgerufen werden können.

Schlingen des Dünndarms
Auch der Dünndarm wird durch die vergrößerte Gebärmutter zusammengedrückt.

Gebärmutter
Hohlorgan mit dicken, muskulösen Wänden, das sich im Verlauf der Schwangerschaft zunehmend ausdehnt, um dem wachsenden Fetus Platz zu bieten. Im letzten Stadium füllt es beinahe die gesamte Bauchhöhle der Schwangeren aus.

Enddarm
Letzter Abschnitt des Dickdarms, der über den After mit der Außenwelt verbunden ist. Da seine Beweglichkeit durch den Druck der vergrößerten Gebärmutter eingeschränkt ist, kommt es bei manchen Schwangeren zu Verstopfung.

Brüste
Während der Schwangerschaft werden die Brüste immer größer und die Warzenhöfe färben sich zunehmend dunkler.

Plazenta
Auch Mutterkuchen genannt. Die Plazenta vermittelt den Stoffaustausch zwischen Mutter und Fetus vom Beginn bis zum Ende der Schwangerschaft. Sie ist reich an Blutgefäßen, die mit der Gebärmutterwand und über die Nabelschnur mit dem Fetus verbunden sind.

Nabelschnur
Schlauchförmige Schnur von variabler Länge, die die Mitte der Plazenta mit dem Fetus verbindet. Sie enthält zwei Arterien und eine Vene, die den Fetus mit sauerstoffreichem Blut versorgen und das sauerstoffarme Blut ableiten.

Nabelbruch
Der Druck in der Bauchhöhle, der durch die wachsende Gebärmutter größer wird, führt bei vielen Schwangeren zu einer Ausstülpung des Nabels, die eigentlich ein Nabelbruch ist.

Fruchtblase
Mit dem Beginn der Schwangerschaft bildet sich rund um den Embryo eine Membran, die den Fetus bis zum Ende der Gravidität umhüllt. Sie enthält Fruchtwasser und sollte erst bei der Geburt platzen.

Fruchtwasser
Flüssigkeit, die die Blase ausfüllt, in der der Fetus schwimmt. Sie besteht überwiegend aus Wasser, aber auch aus Epithelzellen, Urin, Salzen, Enzymen und weiteren Substanzen. Das Fruchtwasser schützt den Fetus.

Scheide
Kanal, der am Gebärmutterhals beginnt und über die Vaginalöffnung mit der Außenwelt verbunden ist. Die Scheide kann sich enorm erweitern, um das Kind bei der Geburt passieren zu lassen.

Gebärmutterhals
Der Gebärmutterhals bleibt während der Schwangerschaft fest geschlossen und erweitert sich erst unmittelbar vor der Geburt, damit das Kind den Mutterleib verlassen kann.

Harnblase
Hohlraum, in dem sich der Urin bis zu Ausscheidung sammelt. In der Endphase der Schwangerschaft sorgt der Druck, den der Kopf des Fetus auf die Blase ausübt, für häufigen Harndrang, der auch mit einem Gefühl von Nervosität einhergehen kann.

Schambeinfuge
Verbindung zwischen den beiden Schambeinen an der Vorderseite des Beckengürtels, die sich gegen Ende der Schwangerschaft und während der Geburt ein wenig erweitert. Damit ist der Geburtskanal weit genug, um das Kind passieren zu lassen.

BESTANDTEILE DES BLUTES

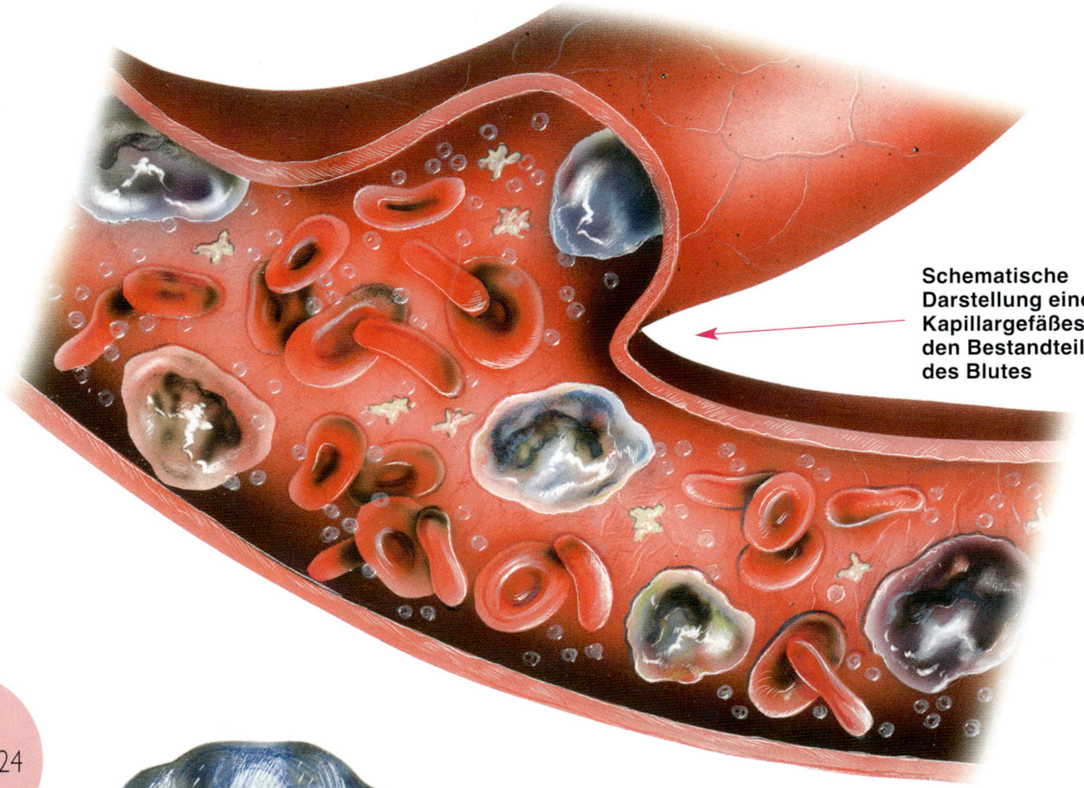

Schematische Darstellung eines Kapillargefäßes mit den Bestandteilen des Blutes

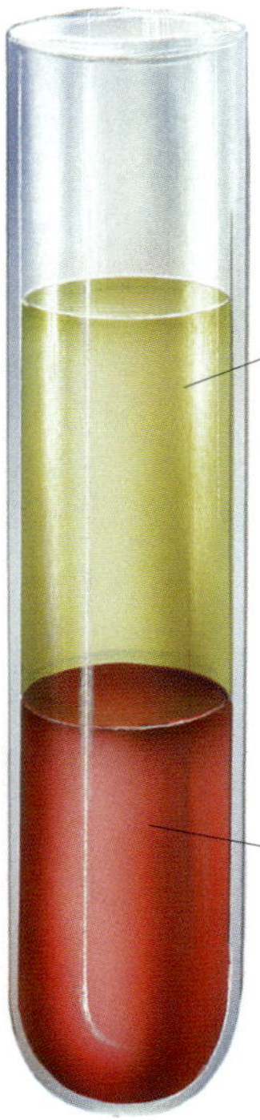

Blutplasma
Flüssiger Anteil des Blutes, der 55–60 % des Gesamtvolumens ausmacht. Das Plasma ist gelblich und besteht hauptsächlich aus Wasser. Es enthält aber auch andere Bestandteile wie Eiweiße, Mineralien, Zucker, Enzyme, Vitamine usw

Blutzellen
Die Blutzellen bilden 40–45 % der Gesamtmasse und bestehen aus drei Typen: den roten Blutkörperchen (Erythrozyten), den weißen Blutkörperchen (Leukozyten) und den Blutplättchen (Thrombozyten).

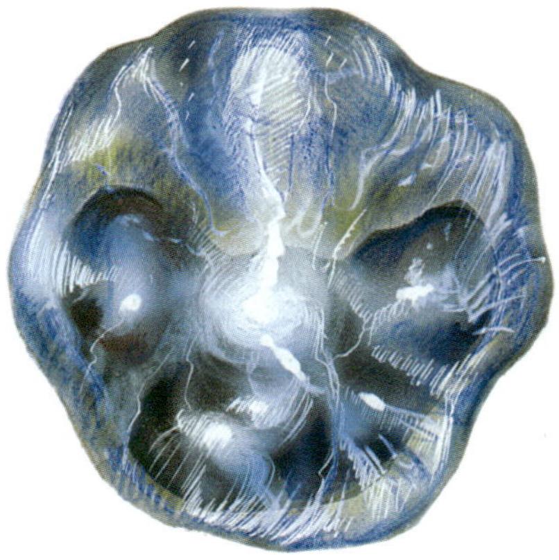

Monozyt
Große bläuliche Blutzelle, deren Hauptaufgabe darin besteht, den Körper vor chronischen Infektionen zu schützen.

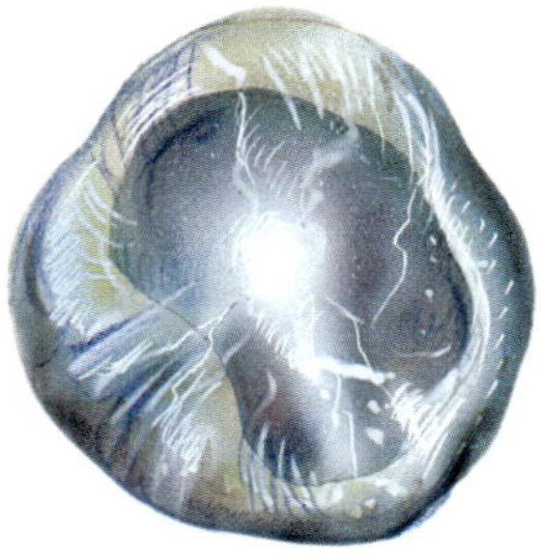

Lymphozyt
Bläuliche Zelle mit einem großen Einzelkern. Es gibt zwei Arten von Lymphzellen: T-Zellen, die den Körper vor Krankheitserregern schützen und bestimmte allergische Reaktionen auslösen, und B-Zellen, die Antikörper für das Abwehrsystem erzeugen.

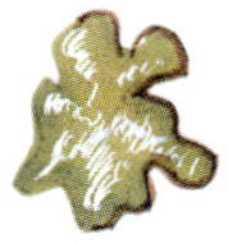

Blutplättchen (Thrombozyt)
Kleine Blutzelle, die wie die roten Blutkörperchen keinen Kern hat. Ihr wichtigste Aufgabe besteht darin, die Blutgerinnung zu fördern, damit sich der Blutverlust in Grenzen hält.

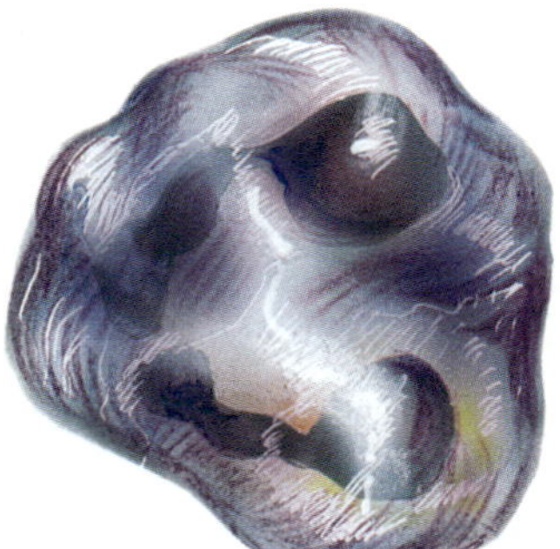

Neutrophiler Leukozyt
Sein Zytoplasma weist eine Struktur (Granulation) auf, die der Zelle eine violette Färbung verleiht. Neutrophile Leukozyten lösen Fremdstoffe im Organismus auf und machen sie unschädlich (Phagozytose).

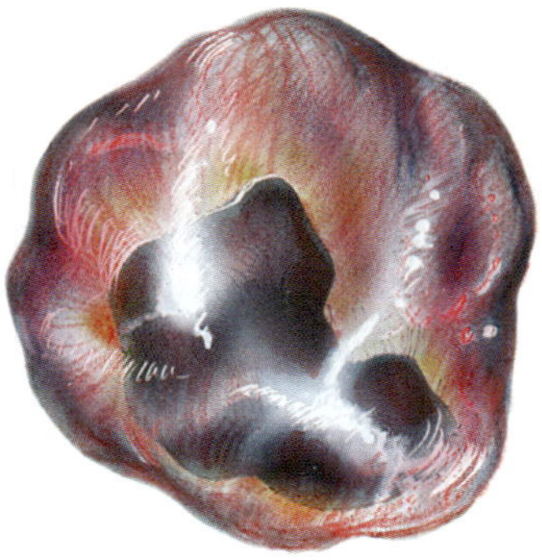

Basophiler Leukozyt
Sein Zytoplasma weist eine Struktur (Granulation) auf, die der Zelle eine pfirsichähnliche Farbe verleiht. Basophile Leukozyten gehören zum körpereigenen Abwehrsystem.

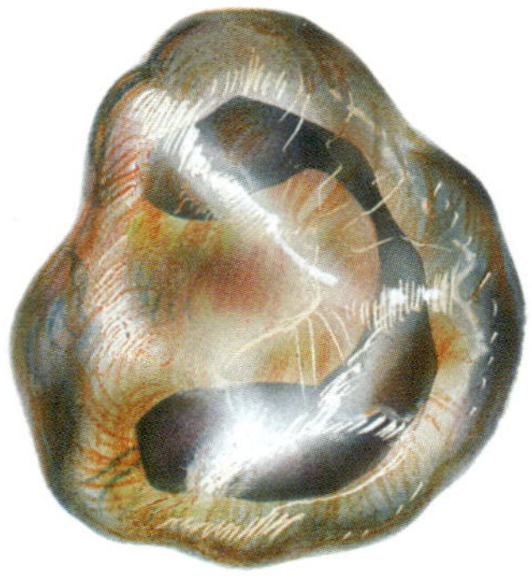

Eosinophiler Leukozyt
Leukozyt, den man ebenso wie den neutrophilen und den basophilen Leukozyten auch als Granulozyt bezeichnet. Eosinophile Leukozyten haben v. a. die Aufgabe, gegen Parasiten zu wirken

Weiße Blutkörperchen (Leukozyten)
Blutzellen, die im Gegensatz zu den roten Blutkörperchen und den Blutplättchen Kerne besitzen. Ihr wichtigste Funktion besteht darin, den Körper gegen Infektionen zu schützen, die durch fremde Mikroorganismen verursacht werden. Die Leukozyten können die Poren der Blutgefäße passieren, um jeden Infektionsherd zu erreichen. Es gibt verschiedene Typen: Granulozyten, Lymphozyten und Monozyten. Granulozyten haben drei verschiedene Unterformen (neutrophile, basophile und eosinophile Granulozyten).

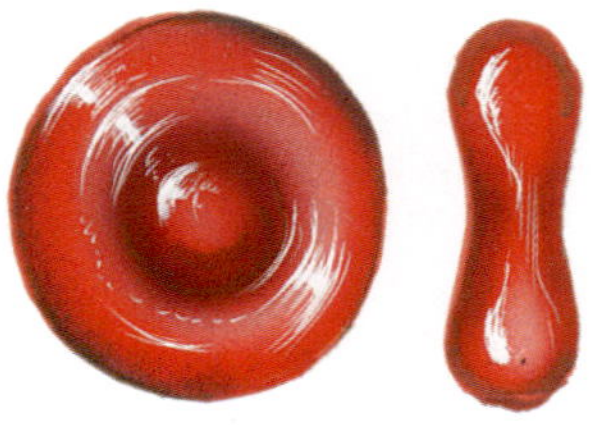

Rote Blutkörperchen (Erythrozyten)
Runde Blutzellen ohne Kern, die ihre Form selbstständig verändern können, um die engen Kapillargefäße zu passieren. Das Blut kann pro Kubikmillimeter mehr als 5 Mio. Erythrozyten aufweisen. Diese enthalten Hämoglobin, den eisenhaltigen Blutfarbstoff, der den Sauerstoff zu den Zellen befördert.

DIE MILZ

MILZ

Die Milz ist ein Lymphorgan, das sich hinter dem Magen und unter dem Zwerchfell in der linken oberen Ecke der Bauchhöhle befindet. Sie hat die Aufgabe, jene roten Blutkörperchen abzubauen, die ihre Funktion erfüllt haben. Außerdem dient sie als Reservoir für Blutzellen, die sie notfalls auch selbst produzieren kann. Indem sie zur Produktion von Antikörpern beiträgt, gehört sie auch zum körpereigenen Immunsystem.

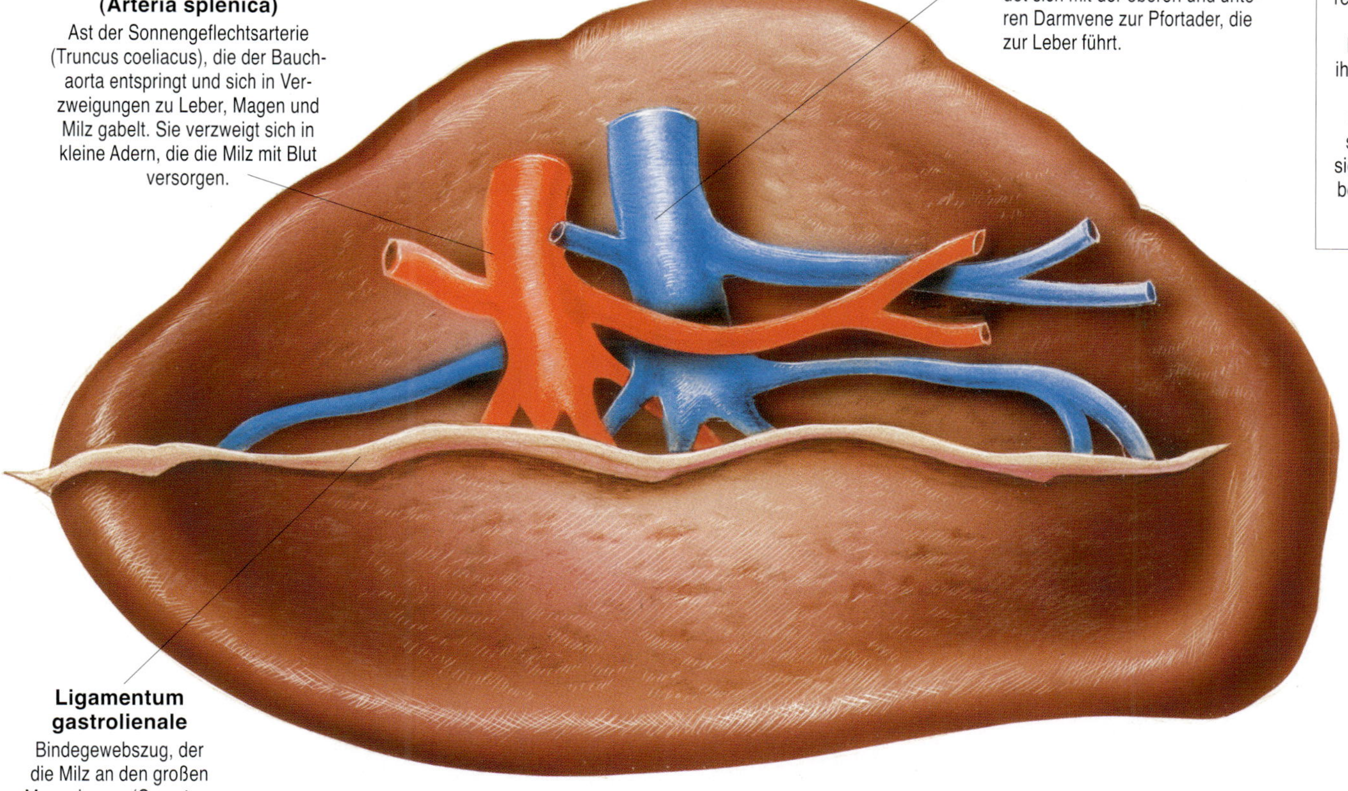

Milzarterie (Arteria splenica)
Ast der Sonnengeflechtsarterie (Truncus coeliacus), die der Bauchaorta entspringt und sich in Verzweigungen zu Leber, Magen und Milz gabelt. Sie verzweigt sich in kleine Adern, die die Milz mit Blut versorgen.

Milzvene (Vena splenica)
Vene, die durch die Vereinigung mehrerer venöser Verzweigungen entsteht, nachdem sie die Milz verlassen haben. Sie verbindet sich mit der oberen und unteren Darmvene zur Pfortader, die zur Leber führt.

Ligamentum gastrolienale
Bindegewebszug, der die Milz an den großen Magenbogen (Curvatura major) heftet.

▲ AUSSENANSICHT

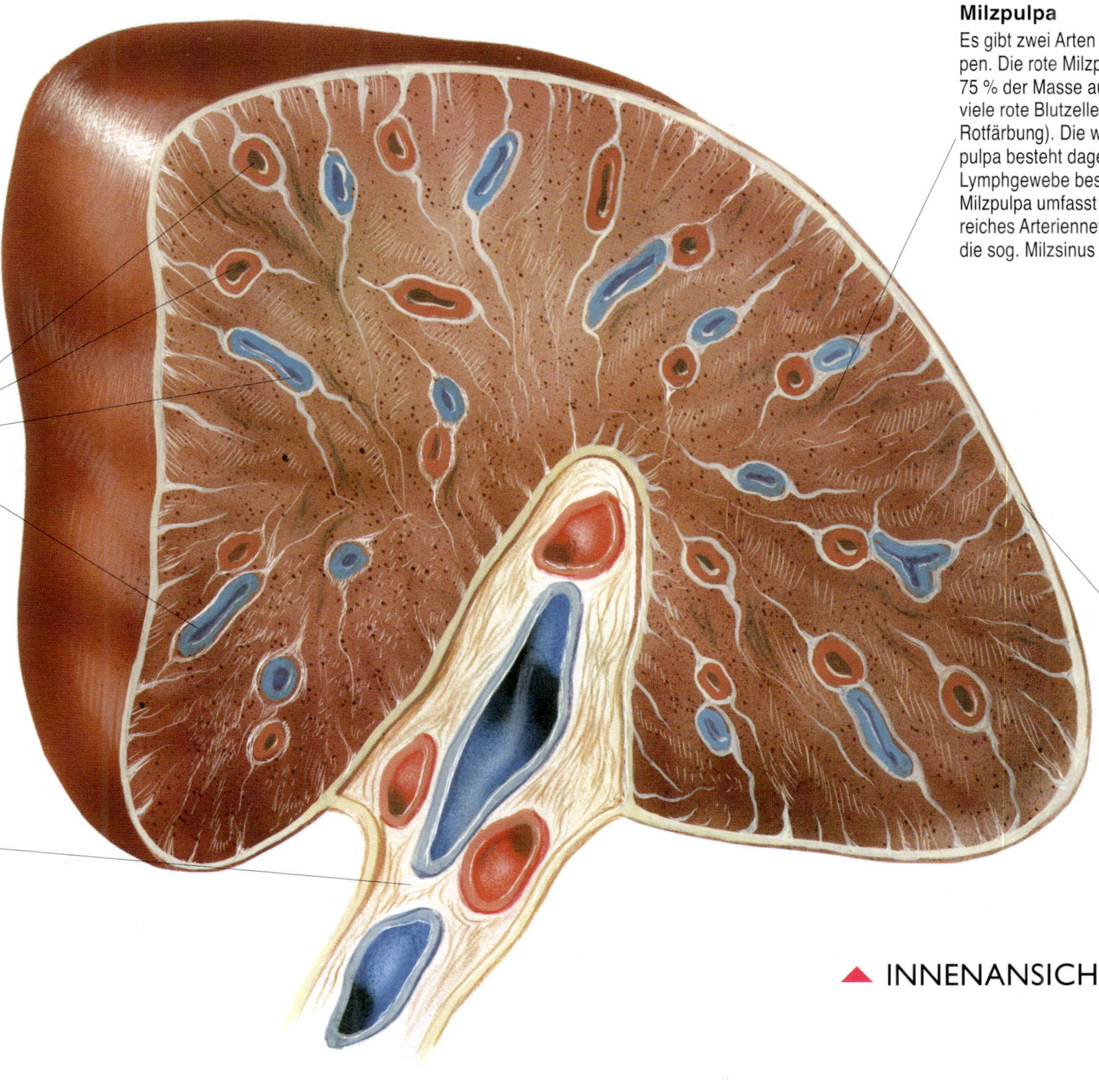

Milzpulpa
Es gibt zwei Arten von Milzpulpen. Die rote Milzpulpa macht 75 % der Masse aus und enthält viele rote Blutzellen (daher die Rotfärbung). Die weiße Milzpulpa besteht dagegen aus Lymphgewebe besteht. Die rote Milzpulpa umfasst ein umfangreiches Arteriennetz, aus dem die sog. Milzsinus hervorgehen.

Arterielle und venöse Gefäßbündel
Verschiedene Blutgefäßzweige, die ein Netzwerk durch die Milz bilden und dafür sorgen, dass das Organ so stark durchblutet wird, wie es nötig ist.

Milzkapsel (Capsula lienis)
Bindegewebsrinde, die die Milz umhüllt. Von der Milzkapsel zweigen Bindegewebsstränge nach innen, die das Organ in Lappen und Läppchen unterteilen.

Milzhilus (Hilus lienis)
Furche im inneren Milzbogen, die den Eintritt der Milzarterie in das Organ und den Austritt der Milzvene aus dem Organ ermöglicht.

▲ INNENANSICHT

GESAMTANSICHT DES DRÜSENSYSTEMS

DAS ENDOKRINE SYSTEM

Sammelbegriff für verschiedene Drüsen im Körper, die zum Teil auch zusammenarbeiten. Sie produzieren besondere Stoffe, die Hormone. Diese werden von den spezialisierten Drüsenzellen in die Umgebung oder Blutbahn abgegeben und gelangen dann zu den Zielorganen, in denen sie spezifische Wirkungen haben.

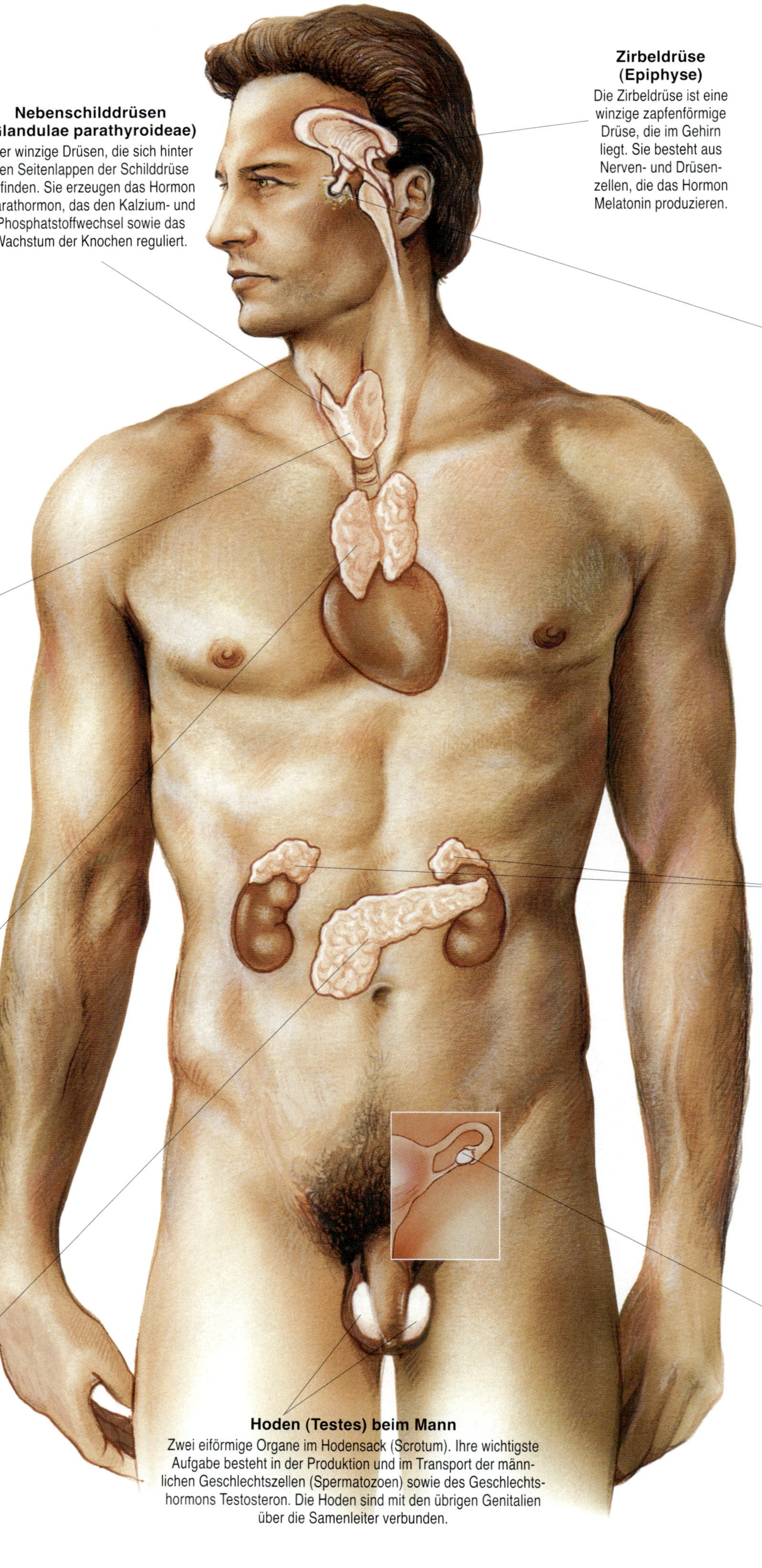

Nebenschilddrüsen (Glandulae parathyroideae)
Vier winzige Drüsen, die sich hinter den Seitenlappen der Schilddrüse befinden. Sie erzeugen das Hormon Parathormon, das den Kalzium- und Phosphatstoffwechsel sowie das Wachstum der Knochen reguliert.

Zirbeldrüse (Epiphyse)
Die Zirbeldrüse ist eine winzige zapfenförmige Drüse, die im Gehirn liegt. Sie besteht aus Nerven- und Drüsenzellen, die das Hormon Melatonin produzieren.

Hirnanhangsdrüse (Hypophyse)
Kleine eiförmige Einzeldrüse, die sich im Schädel auf dem sog. Türkensattel befindet. Sie besteht aus zwei Lappen: der vordere, die Adenohypophyse, erzeugt das Wachstumshormon und Hormone, die andere Drüsen steuern, z. B. die Schilddrüse, die Nebennieren und die Keimdrüsen. Der hintere Lappen, die Neurohypophyse, produziert die Hormone Vasopressin und Oxytocin. Ersteres reguliert die Arbeit der Nieren, Letzteres steuert bei Frauen die Geburt und den Milchfluss.

Schilddrüse (Glandula thyroidea)
Drüse, die im Hals vor der Luftröhre liegt. Sie gliedert sich in einen rechten und einen linken Lappen, die durch eine schmale Zone verbunden sind, die man als Isthmus bezeichnet. Die Schilddrüse produziert die Hormone Thyroxin und Trijodthyronin, die den Grundstoffwechsel und das Reifen des Nervensystems regulieren.

Nebennieren (Glandulae suprarenales)
Paarige Drüsen an den oberen Enden der Nieren. Sie bestehen aus zwei Teilen: der Rinde (Cortex) und dem Mark (Medulla). Die Rinde erzeugt Mineralcorticoide, die das Gleichgewicht zwischen den Flüssigkeiten und den verschiedenen Mineralstoffen im Körper regeln, Glucocorticoide, die den Glukosestoffwechsel steuern, Fette, Eiweiße und klein Mengen an Sexualhormonen. Im Mark der Nebennieren entstehen die Hormone Adrenalin und Noradrenalin, die u. a. im Zusammenwirken mit dem Nervensystem Stress regulieren.

Thymusdrüse (Thymus)
Drüse, die hinter dem Brustbein in der Brusthöhle liegt. Sie gliedert sich in einen rechten und einen linken Lappen und enthält Lymphzellen, die Thymozyten. Deren wichtigste Aufgabe ist die Produktion von Antikörpern, die den Organismus vor Fremdsubstanzen schützen, indem sie die Lymphozyten des Blutes stimulieren. Diese Funktion ist vor allem für Kinder bedeutsam.

Eierstöcke (Ovarien) bei der Frau
Zwillingsdrüsen, die in den weiblichen Beckenhöhle liegen und bis zur Pubertät inaktiv bleiben. Sie produzieren zum einen die weiblichen Eizellen, die bei jedem Eisprung freigesetzt werden, und zum anderen die weiblichen Geschlechtshormone Östrogen und Progesteron, die für die Ausprägung der weiblichen Geschlechtsmerkmale verantwortlich sind und den Menstruationszyklus steuern. Die Eierstöcke sind über die Eileiter mit den übrigen Geschlechtsorganen verbunden.

Bauchspeicheldrüse (Pankreas)
Organ, das im oberen Teil der Bauchhöhle liegt und sowohl endokrine als auch exokrine Funktionen erfüllt. Die exokrinen Zellen der Bauchspeicheldrüse produzieren einen Verdauungssaft, der in den Zwölffingerdarm ausgeschieden wird. Die endokrinen Zellen geben die Hormone Insulin und Glukagon in die Blutbahn ab, die den Blutzuckerhaushalt regulieren.

Hoden (Testes) beim Mann
Zwei eiförmige Organe im Hodensack (Scrotum). Ihre wichtigste Aufgabe besteht in der Produktion und im Transport der männlichen Geschlechtszellen (Spermatozoen) sowie des Geschlechtshormons Testosteron. Die Hoden sind mit den übrigen Genitalien über die Samenleiter verbunden.

WIRKUNGSWEISE DER HYPOPHYSE

HYPOPHYSE

Auch Hirnanhangsdrüse genannt. Kleine eiförmige Einzeldrüse, die sich im Schädel auf dem sog. Türkensattel befindet. Sie steuert in einem komplizierten System, das von einem übergeordneten Zentrum im Gehirn, dem Hypothalamus, gelenkt wird, die hormonellen Sekretionen vieler anderer Körperdrüsen.

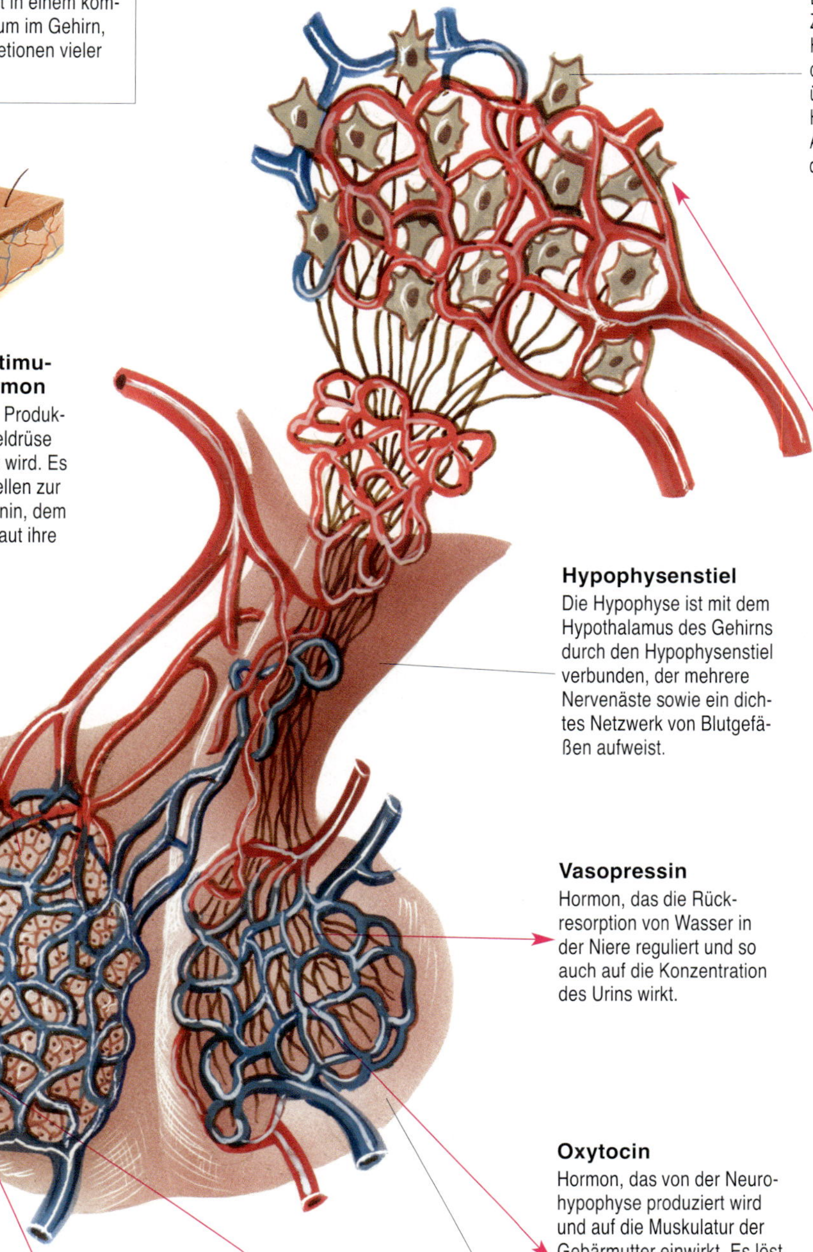

Neurosekretorische Zellen

Die neurosekretorischen Zellen befinden sich im Hypothalamus. Sie sondern Hormone ab, die über das Hypothalamus-Hypophysen-System zur Adenohypophyse befördert werden.

Adenohypophyse

Vorderer Lappen der Hypophyse. Er birgt Drüsenzellen, die durch Botenstoffe des Hypothalamus stimuliert werden und dann verschiedene Hormone absondern, die ihrerseits andere Drüsen des Körpers stimulieren, u. a. die Schilddrüse und die Nebennieren. Auch das Wachstumshormon, das auf viele Gewebe einwirkt, wird hier gebildet.

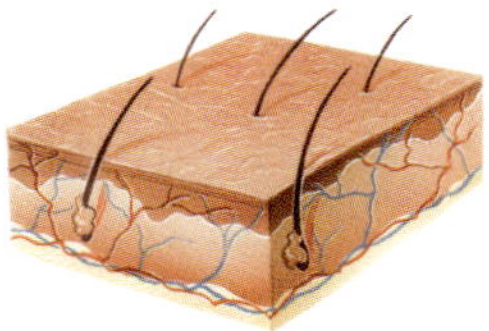

Melanozytenstimulierendes Hormon

Ein Hormon, dessen Produktion durch die Zirbeldrüse (Epiphyse) gesteuert wird. Es stimuliert die Hautzellen zur Erzeugung von Melanin, dem Pigment, das der Haut ihre Farbe gibt.

Hypothalamus

Nervenorgan, das sich im Zwischenhirn befindet. Es reguliert vegetative Funktionen wie Nahrungs- und Wasseraufnahme und wirkt über Neurohormone auf die Hypophyse.

Hypophysenstiel

Die Hypophyse ist mit dem Hypothalamus des Gehirns durch den Hypophysenstiel verbunden, der mehrere Nervenäste sowie ein dichtes Netzwerk von Blutgefäßen aufweist.

Corticotropin

Hormon, das von der Adenohypophyse produziert wird und die Nebennierenrinde anregt, Glucocorticoide und Mineralcorticoide auszuscheiden.

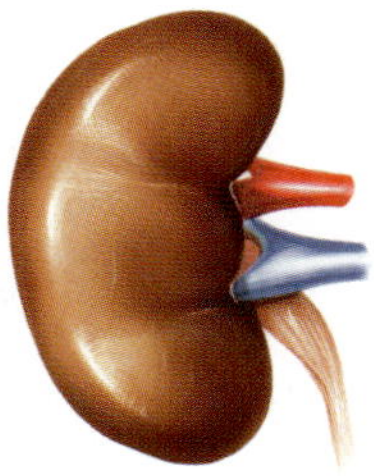

Vasopressin

Hormon, das die Rückresorption von Wasser in der Niere reguliert und so auch auf die Konzentration des Urins wirkt.

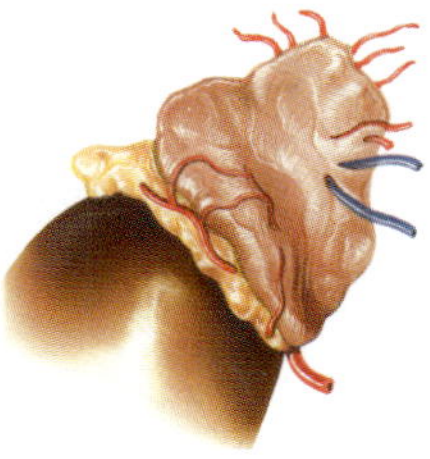

Oxytocin

Hormon, das von der Neurohypophyse produziert wird und auf die Muskulatur der Gebärmutter einwirkt. Es löst die für die Geburt wichtigen Wehen aus. Anschließend regt es die Brustdrüsen zur Milchbildung an.

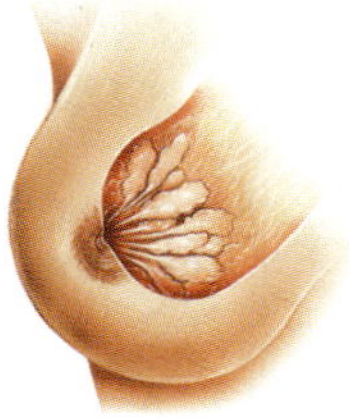

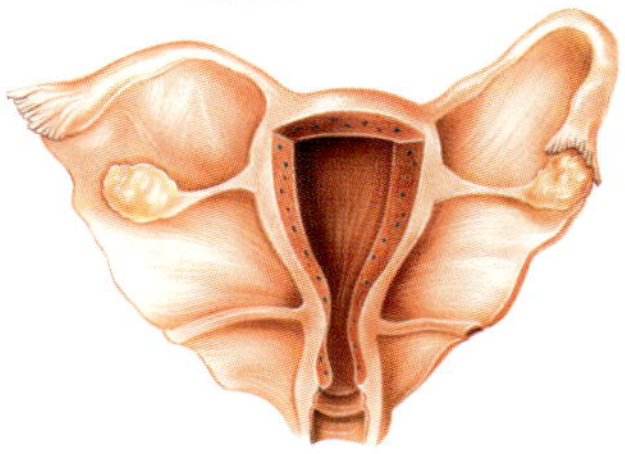

Thyreotropin

Hormon der Adenohypophyse, das die Schilddrüse dazu stimuliert, die Schilddrüsenhormone Thyroxin und Trijodthyronin zu produzieren.

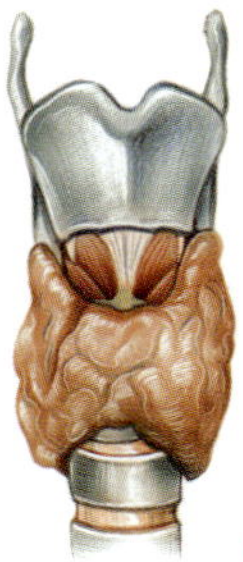

Follikelstimulierendes Hormon

Hormon der Adenohypophyse, dessen Produktion mit der Pubertät einsetzt und das die Follikelentwicklung in den Eierstöcken anregt. Beim Mann wirkt es auf die Hoden (Testes), um die Bildung der Samenzellen in Gang zu setzen.

Luteinhormon

Von der Adenohypophyse erzeugtes Hormon, das das follikelstimulierende Hormon ergänzt. Bei Frauen regelt es den Eisprung (Ovulation), bei Männern die Produktion von Testosteron.

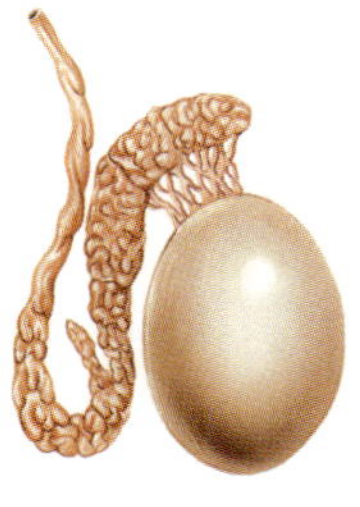

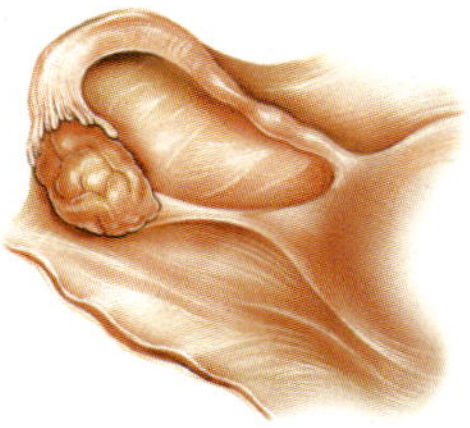

Neurohypophyse

Hinterer Lappen der Hypophyse, der mit dem Hypothalamus durch Nervengewebe aus dessen Nervenzentrum verbunden ist und das antidiuretische Hormon Vasopressin sowie Oxytocin produziert.

Wachstumshormon

Das Wachstumshormon ist ein Hormon der Adenohypophyse, das keine andere Drüse beeinflusst, sondern v. a. wachsende Gewebe, wo sie die Eiweißsynthese fördert und die Energieproduktion aus Fetten ermöglicht.

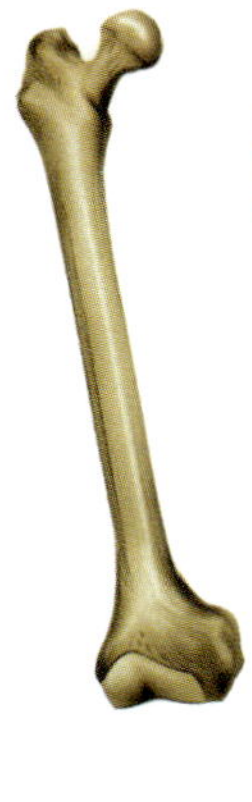

DAS NERVENSYSTEM

RÜCKANSICHT

NERVENSYSTEM

Das Nervensystem umfasst miteinander verbundene Organe, die gemeinsam den Körper steuern. Man unterscheidet ein zentrales und ein peripheres Nervensystem. Zum zentralen Nervensystem gehören das Großhirn (Telencephalon), das Mittelhirn (Mesencephalon), das Zwischenhirn (Diencephalon), das Kleinhirn (Cerebellum) und das verlängerte Rückenmark (Medulla oblongata). Das periphere Nervensystem besteht aus den sog. Ganglien („Nervenknoten") und den Nervenbahnen, die Organe und Muskulatur versorgen.

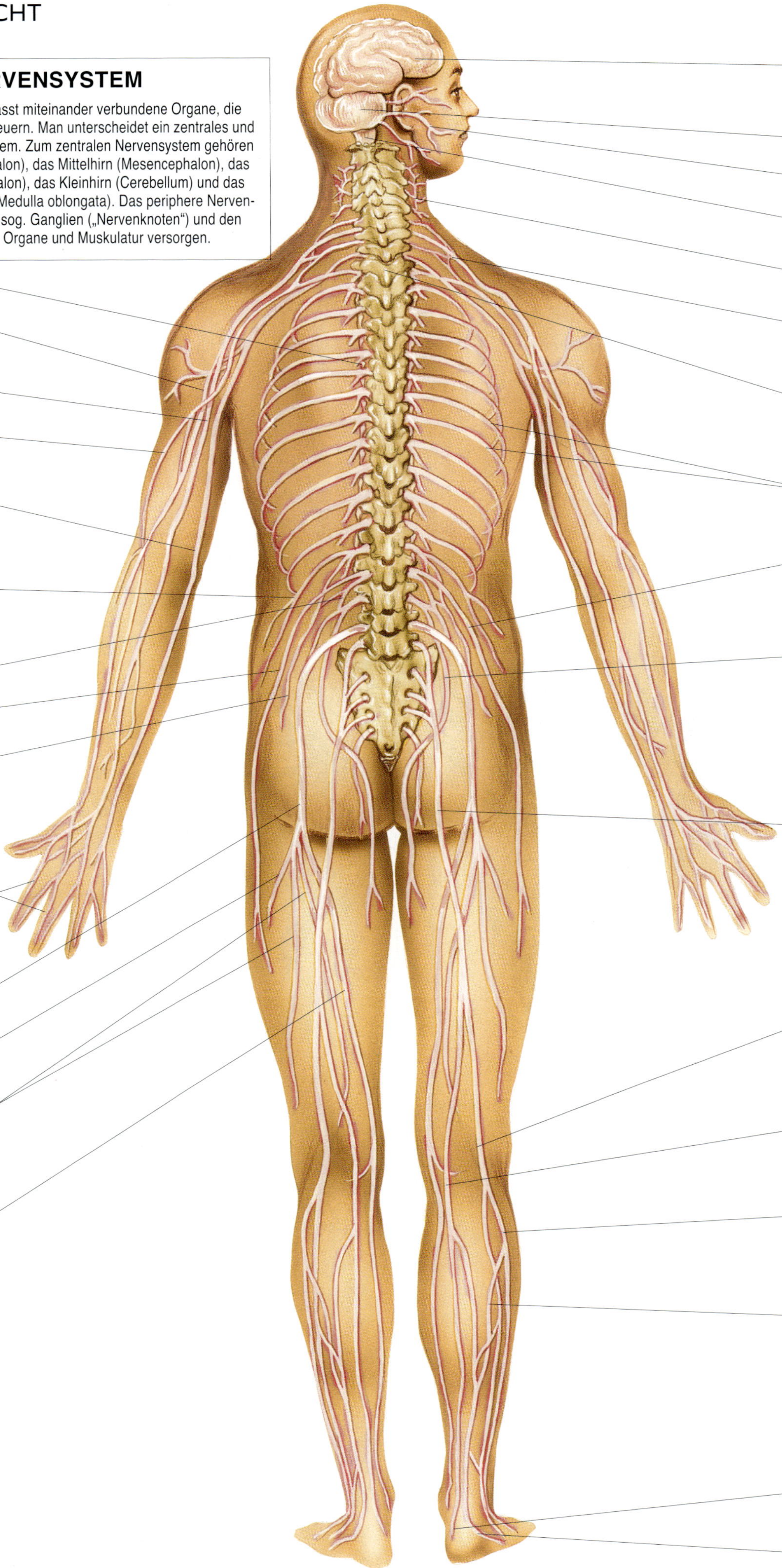

DAS VEGETATIVE NERVENSYSTEM

DAS VEGETATIVE NERVENSYSTEM

Teil des Nervensystems, der die Funktionen der inneren Organe regelt, z. B. von Herz, Blutgefäßen, Därmen und Nieren. Diese Organe arbeiten unabhängig von unserem Willen. Das vegetative Nervensystem besteht aus zwei Teilen: dem sympathischen und dem parasympathischen Nervensystem.

Versorgung des Auges
Das sympathische Nervensystem beeinflusst die Lidnebenmuskeln und erweitert die Pupillen.

Speichelnerv
Das sympathische Nervensystem sorgt für eine verminderte Speichelproduktion. Wenn es bei Angstzuständen aktiv wird, bekommt man deshalb einen trockenen Mund.

Grenzstrang
Nervenstrang, der aus Nervenknoten (Ganglien) zu beiden Seiten der Wirbelsäule besteht und vom Kopf zu den Lenden zieht. Von den Nervenknoten laufen Nervenbahnen zum Rückenmark.

Herznerven
Das sympathische Nervensystem steuert auch das Herz: Es kann Frequenz und Kraft seiner Schläge steigern und die Arterien erweitern.

Lungennerven
Das sympathische Nervensystem sorgt für die Erweiterung von Luftröhre und Bronchien, so dass mehr Luft in die Lungen gelangt.

Gefäßnerven
Das sympathische Nervensystem steuert die Weite der Blutgefäße. Sind sie eng gestellt, erhöht sich der Blutdruck.

Nervi splanchnici
Über die Nervi splanchnici wird die Verlangsamung der Peristaltik (Verdauungstätigkeit) und eine stärkere Kontraktion der Schließmuskeln vermittelt. Diese Nerven sorgen auch dafür, dass die Nieren weniger Urin produzieren.

Blasen- und Prostatanerve
Das sympathische Nervensystem kann den Blasenschließmuskel anspannen.

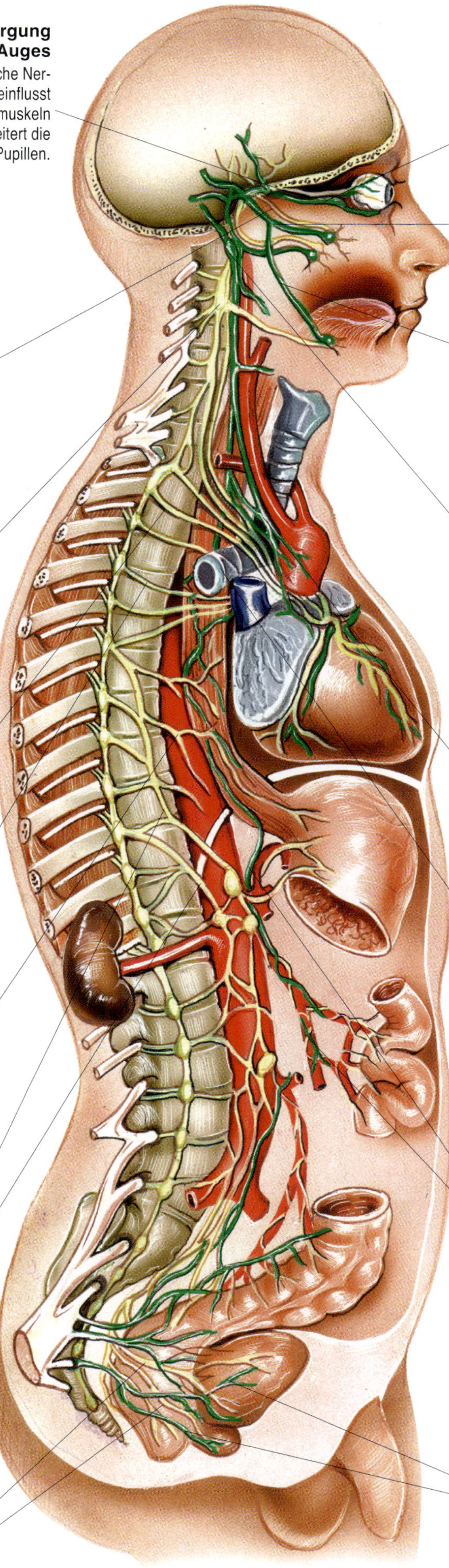

Augennerv
Dritter Hirnnerv; er führt parasympathische Nervenfasern mit sich, die die Pupille verengen.

Gesichtsnerv
Siebter Hirnnerv; er birgt parasympathische Fasern, die den Fluss von Tränen, Speichel und Nasenschleim anregen.

Rachennerv
Neunter Hirnnerv; er birgt parasympathische Fasern, die über die Ohrspeicheldrüsen den Speichelfluss regulieren.

Vagusnerv
Zehnter Hirnnerv; er entspringt am verlängerten Rückenmark und verläuft durch Hals, Brust und Bauch zu den inneren Organen dieser Region. Hier verlaufen die meisten Nerven des parasympathischen Nervensystems.

Herzverzweigungen des Vagusnervs
Das parasympathische Nervensystem kann die Kraft der Herzschläge verringern und die Arterien verengen.

Lungenäste des Vagusnervs
Das parasympathische Nervensystem sorgt dafür, dass sich die Muskeln von Luftröhre und Bronchien zusammenziehen.

Eingeweideäste des Vagusnervs
Das parasympathische Nervensystem steuert auch Magen und Darm. Es beschleunigt die Verdauungstätigkeit und entspannt die Schließmuskeln.

Blasen- und Prostata-Äste des Vagusnervs
Das parasympathische Nervensystem entspannt den Blasenschließmuskel und stimuliert die Geschlechtsorgane.

SYMPATHISCHES NERVENSYSTEM
(gelb)

PARASYMPATHISCHES NERVENSYSTEM
(grün)

DIE NEURONEN

NEURONEN

Zellen des Nervengewebes, die Impulse empfangen, generieren und weiterleiten. Jede Zelle besteht aus einem Körper und bildet Ausläufer, die sie mit anderen Neuronen verbinden und die Impulse weitergeben. Je nach Anzahl ihrer Ausläufer können die Zellen ein-, zwei- oder mehrpolig sein. Neuronen sind nahezu außerstande, sich zu regenerieren.

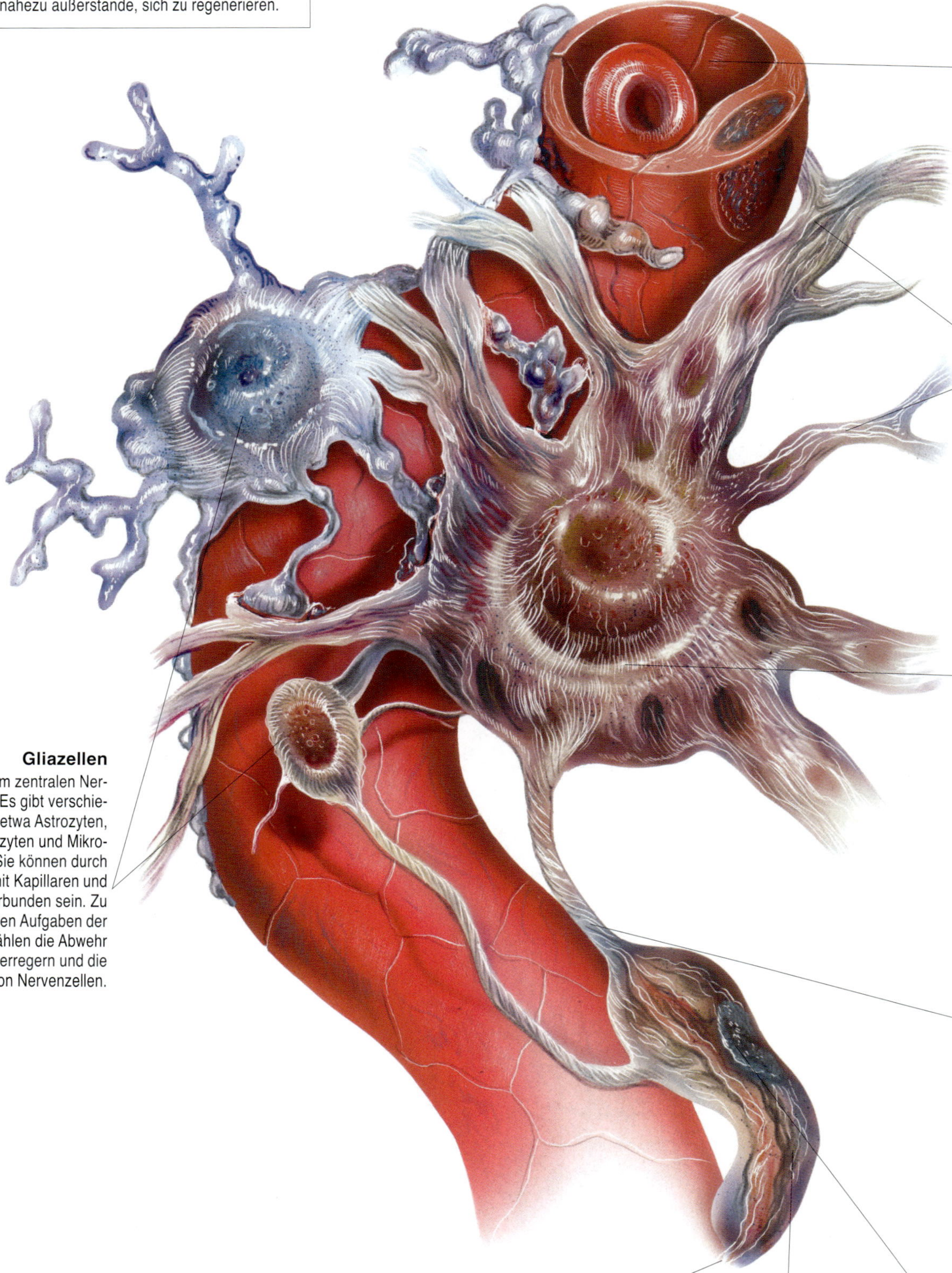

Kapillargefäß
Nervenzellen haben wegen ihrer speziellen Funktionen einen raschen Stoffwechsel. Deshalb ist das Nervengewebe reich an Kapillaren, die von Gliazellen umgeben sind.

Dendriten
Fortsätze des Zellkörpers, die mit anderen Neuronen und Gliazellen in Verbindung stehen. Ein Neuron kann viele Dendriten besitzen.

Zellkörper
Zentraler Teil des Neurons, der den Kern enthält. Dieser ist vom Zytoplasma und den intrazellulären Organellen (Golgiapparat, Mitochondrien usw.) umgeben.

Gliazellen
Stützzellen im zentralen Nervensystem. Es gibt verschiedene Typen, etwa Astrozyten, Oligodendrozyten und Mikrogliazellen. Sie können durch Ausläufer mit Kapillaren und Neuronen verbunden sein. Zu den wichtigsten Aufgaben der Gliazellen zählen die Abwehr von Krankheitserregern und die Versorgung von Nervenzellen.

Neurit (Axon)
Langer Ausläufer des Zellkörpers mit differenzierter Struktur. Seine Aufgabe ist es, die im Zellkörper generierten Reize an andere Neuronen weiterzugeben. Jedes Neuron hat einen Neuriten, der gewöhnlich länger als die Dendriten ist.

Ranvierscher Schnürring
Bereich eines Neuriten, der nicht mit Myelin- oder Markscheiden bedeckt ist. Durch diese Unterbrechungen wird die Weiterleitung von Impulsen beschleunigt.

Myelin- oder Markscheide
Neuriten sind mit einer dünnen Schicht Myelin bedeckt, einer Substanz, die aus Lipoproteinen besteht und von Oligodendrozyten produziert wird. Sie sorgt dafür, das Nervenimpulse schneller weitergeleitet werden können.

Schwannzellen
Schwannzellen haben eine ähnliche Funktion wie Oligodendrozyten. Sie bilden die Myelinschicht auf Neuriten im peripheren Nervensystem und erfüllen auch phagozytische Aufgaben.

AUFBAU EINES NERVS: SYNAPSE

Nervenfasern (Neuriten)
Ausläufer eines Neurons, die die vom zentralen Nervensystem generierten Impulse an Nerven in den gesamten Körper weiterleiten. Einige Neuriten sind mit einer Markscheide bedeckt, andere nicht.

Nervenbündel
Bündel aus Nervenfasern (Neuriten), das den Nerv durchzieht.

Epineurium
Dichte Bindegewebsschicht, die den Nerv umgibt.

Nervenknoten (Ganglion)
Gebilde, das aus dicht am Rückenmark anliegenden Nervenkörpern besteht und mit einer Bindegewebsschicht bedeckt ist. Die Nervenknoten bilden Zwischenstationen bei der Übertragung der Nervenimpulse vom zentralen zum peripheren Nervensystem.

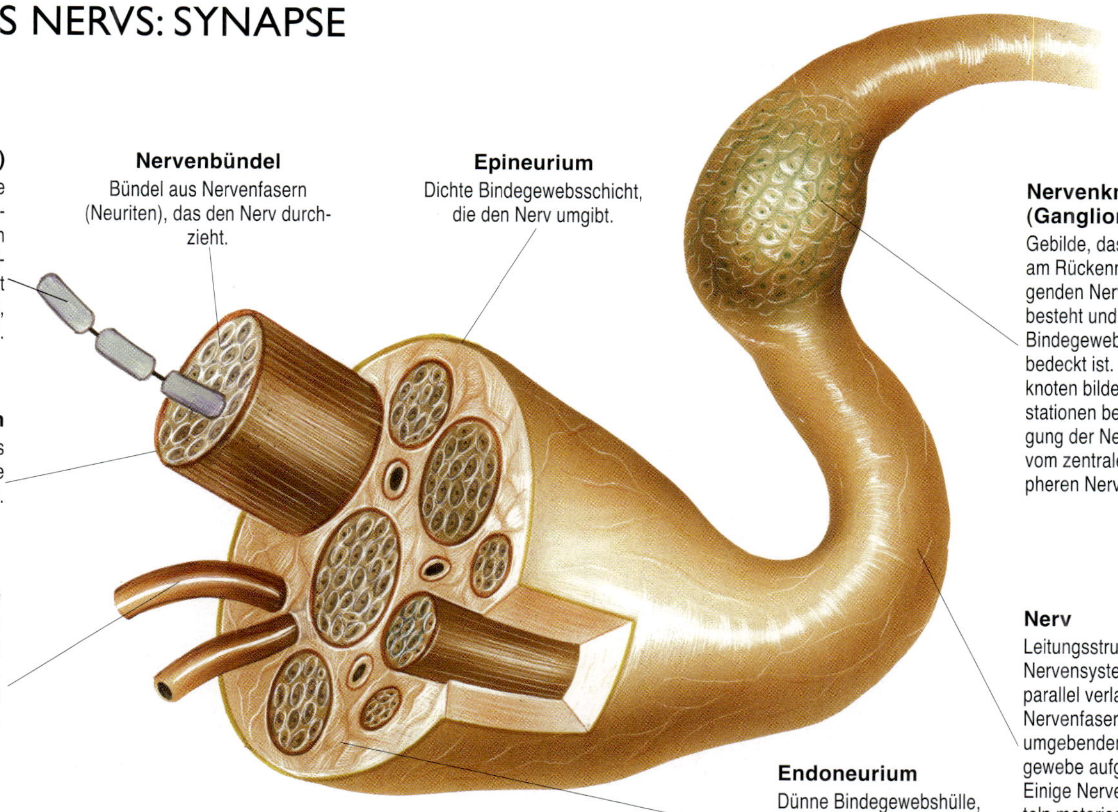

Perineurium
Dichte Schicht aus Bindegewebe, die die Nervenbündel umgibt.

Kapillargefäße
Nervenzellen haben wegen ihrer speziellen Funktionen einen raschen Stoffwechsel. Deshalb birgt ihr Gewebe viele Kapillaren.

Nerv
Leitungsstruktur des Nervensystems, die aus parallel verlaufenden Nervenfasern und umgebendem Bindegewebe aufgebaut ist. Einige Nerven vermitteln motorische Befehle (Motoneuronen), während andere Sinneseindrücke aufnehmen (sensorische Neuronen).

Endoneurium
Dünne Bindegewebshülle, die die Nervenfasern umgibt.

Neurotransmitter
Neurotransmitter sind Substanzen, die von den Rezeptoren einer anderen Zelle aufgenommen werden, nachdem sie in den synaptischen Spalt freigegeben worden sind. Dadurch entsteht ein sog. Aktionspotenzial, das einen Nervenimpuls auslöst. Es gibt verschiedene Arten von Neurotransmittern für unterschiedliche Reize, z. B. Acetylcholin, Dopamin oder Noradrenalin. Sobald die Neurotransmitter ihre Aufgabe erfüllt haben, werden sie vernichtet oder von den verdickten Neuronenenden wieder ins Zellinnere aufgenommen.

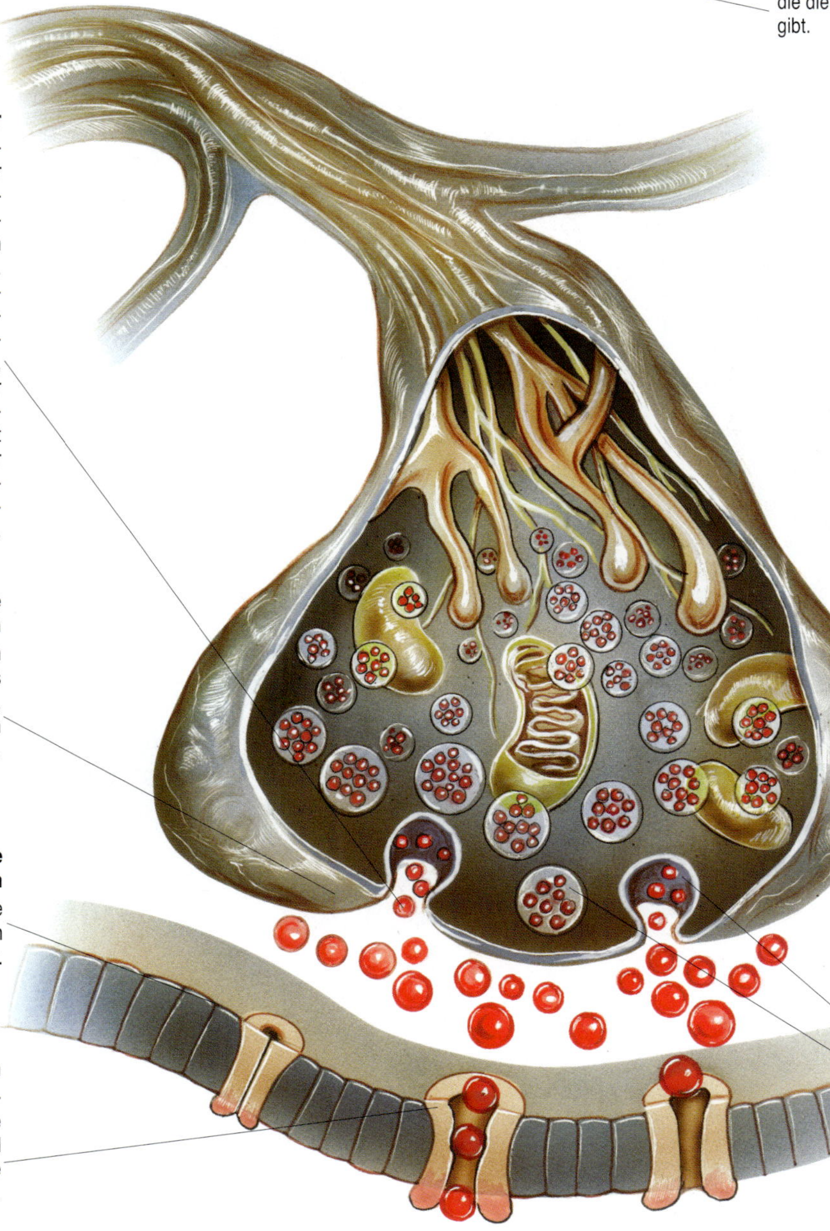

SYNAPSE

Verbindungen mit anderen Neuronen stellen die Neuriten eines Neurons mithilfe der Synapsen her, die dazu keinen physischen Kontakt aufnehmen, sondern chemische Substanzen verwenden. Zwischen den Oberflächen der beiden Synapsen liegt ein kleiner Raum, der synaptische Spalt. Die Übertragung findet immer in der gleichen Richtung statt und ist unumkehrbar.

Präsynaptische Membran
Die präsynaptische Membran umgibt das verdickte Ende des Neurons und enthält Poren, durch die die Neurotransmitter in die Synapse eindringen können.

Endplatte
Verdickung an der Spitze des Neuriten, und zwar an der Kontaktstelle zu einem anderen Neuron. Die Endplatte enthält jene Elemente, die diesen Kontakt ermöglichen.

Postsynaptische Membran
Membran des Neurons, die spezifische Neurorezeptoren enthält.

Neurorezeptoren
Rezeptoren in der postsynaptischen Membran, an die die Neurotransmitter binden und dadurch elektrische Impulse auslösen.

Synapsenbläschen
Die Synapsenbläschen enthalten chemische Stoffe, die sog. Neurotransmitter, die dazu dienen, Informationen zwischen zwei Neuronen weiterzuleiten.

DAS GEHIRN

ANSICHT VON UNTEN

Stirnlappen
Der Stirnlappen ist für die intellektuelle Fähigkeiten des Menschen von Bedeutung.

Sylvische Furche
Spalte, die Stirn- und Schläfenlappen voneinander trennt.

Optische Bahn (Tractus opticus)
Im Tractus opticus kreuzen die Sehnerven, die die visuellen Informationen aus dem Nasalbereich des Gesichtsfelds enthalten.

Hypophysenstiel
Die Hypophyse ist eine Drüse an der Basis des Gehirns, die über diesen kurzen Stiel mit dem Hypothalamus verbunden ist.

Mammillarkörper
Die in den Mammillarkörpern lokalisierten Nervenzellen sind mit dem Hypothalamus verbunden.

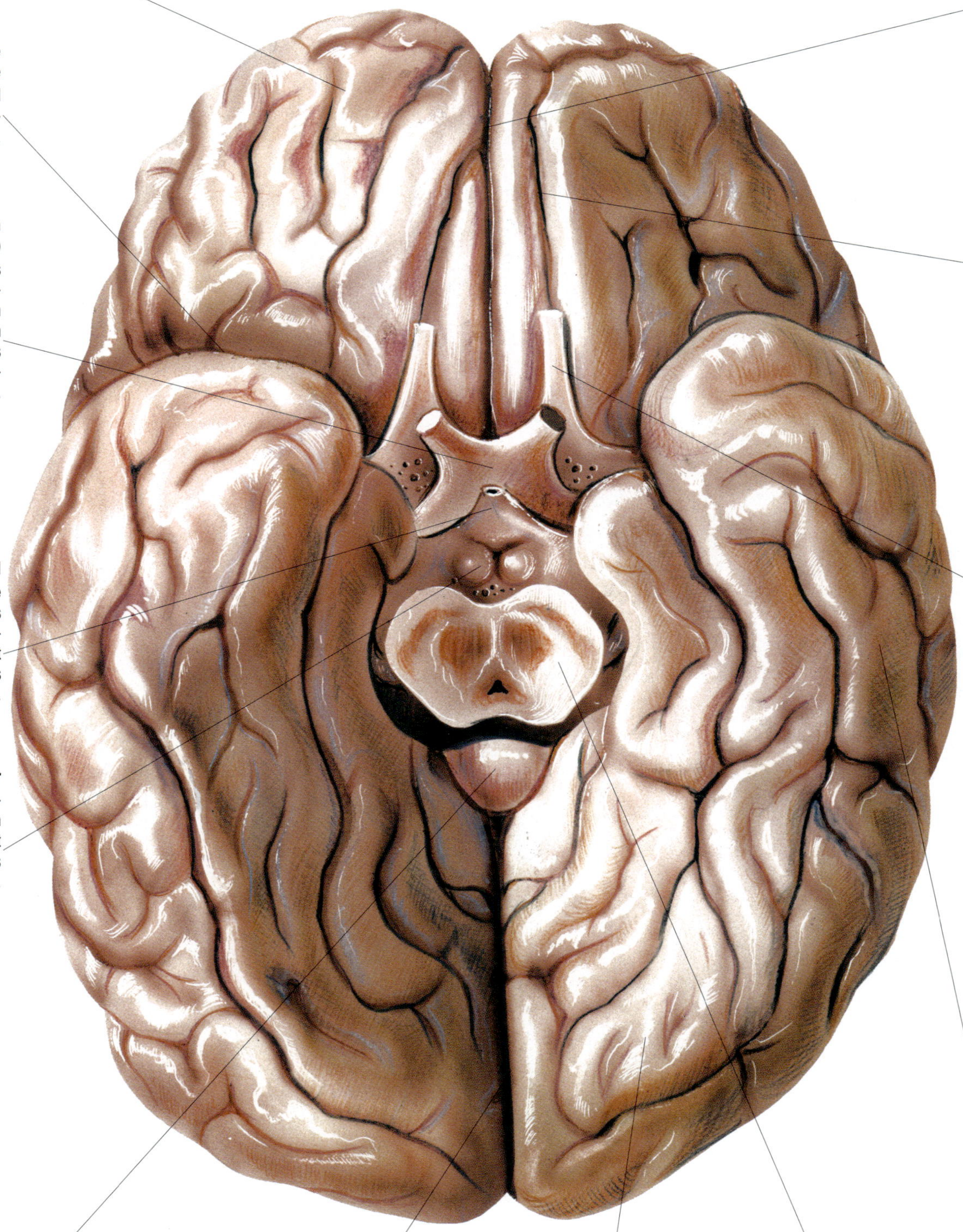

Längsfurche des Gehirns (vorderer Teil)
Furche, die in Längsrichtung zwischen den Hemisphären verläuft. In ihr setzt sich die harte Hirnhaut als bindegewebige Struktur fort. Wegen ihrer Sichelform wird sie auch Falx cerebri genannt wird.

Furchen für die Riechnervenbahnen
Zwei unter dem Stirnlappen verlaufende Furchen, in denen die Riechnervenbahnen liegen.

Riechnerv
Der Riechnerv empfängt im Riechkolben Geruchsinformationen aus der Nase und leitet diese an das Gehirn weiter, wo sie verarbeitet werden.

Schläfenlappen
Der Schläfenlappen liegt an der Außen- und Unterseite jeder Hemisphäre. Seine Rinde enthält u. a. Sprach- und Audiorezeptoren.

Balken (Corpus callosum)
Balkenförmige Struktur aus Nervenfasern, die die beiden Großhirnhälften verbindet.

Längsfurche des Gehirns (hinterer Teil)
Furche, die zwischen den Hirnhälften verläuft.

Hinterhauptslappen
Der Hinterhauptslappen bildet den hinteren Teil jeder Großhirnhälfte. Seine Hirnrinde enthält visuelle Rezeptoren.

Hirnstiel
Nervenfasern, die das Großhirn und das Zwischenhirn mit dem Kleinhirn verbinden. Durch den Hirnstiel verlaufen wichtige Nervenbahnen.

DAS GEHIRN

▼ ANSICHT VON OBEN

GROSSHIRN

Teil des zentralen Nervensystems. Das Großhirn empfängt Informationen und verarbeitet sie. Es ist von den Hirnhäuten und dem Schädelknochen umgeben.

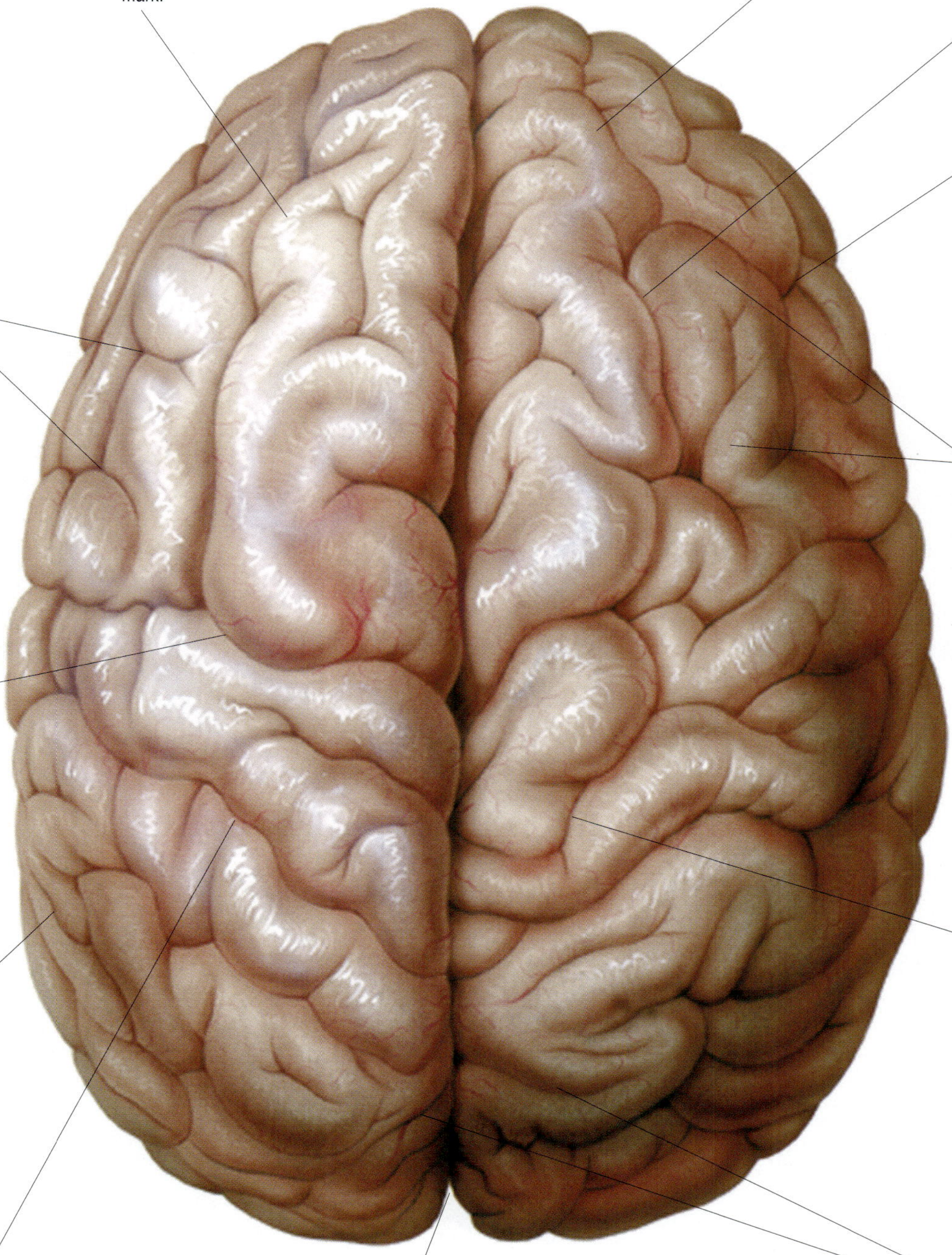

DAS GEHIRN

SEITENANSICHT

Sulcus praecentralis
Deutlich sichtbare Furche in den Hirnwindungen vor dem Sulcus centralis des Stirnlappens.

Sulcus centralis
Breite Furche, die Stirn- und Schläfenlappen voneinander trennt.

Sulcus postcentralis
Furche, die einige Hirnwindungen vom Scheitellappen trennt und dabei einer Linie folgt, die parallel zum Sulcus centralis verläuft.

Scheitellappenfurche
Furche, die Scheitel- und Hinterhauptslappen trennt. Sie beginnt im letzten Drittel der Furche zwischen den Hirnhälften und verläuft dann im Winkel über die Ober- und Außenseiten der Hemisphären.

Hinterhauptsquerfurche
Furche, die senkrecht über die Außenseite des Gehirns läuft und die Schläfen- von den Hinterhauptslappen trennt.

Sylvische Furche
Spalte, die Stirn- und Schläfenlappen voneinander trennt.

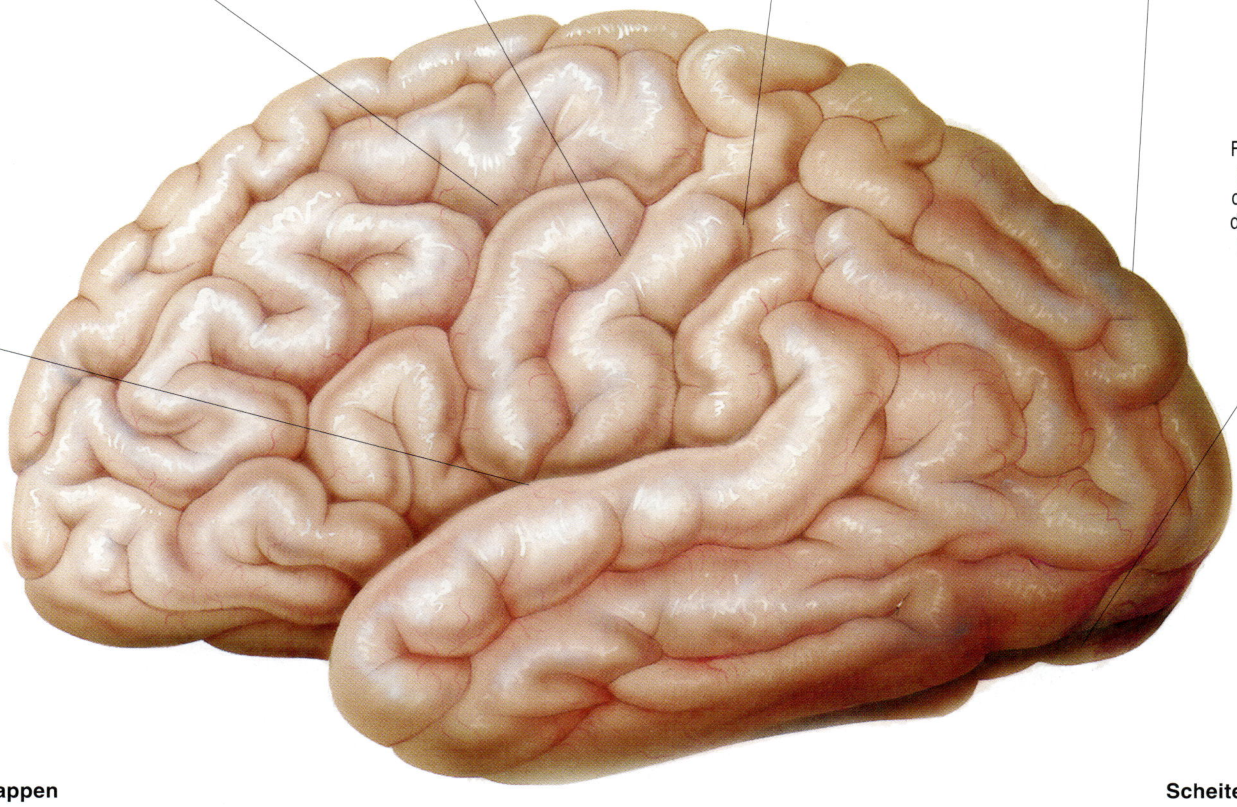

Stirnlappen
Der Stirnlappen nimmt fast die gesamte vordere Hälfte des Großhirns ein. Seine Rinde ist für die intellektuellen Fähigkeiten des Menschen von Bedeutung. Die motorischen Zentren befinden sich in den Windungen vor dem Sulcus centralis.

Scheitellappen
Der Scheitellappen liegt an der Ober- und Seitenregion des Großhirns zwischen Stirn-, Schläfen- und Hinterhauptslappen; vom Stirnlappen trennt ihn der Sulcus centralis, vom Hinterhauptslappen eine äußere Hakennaht

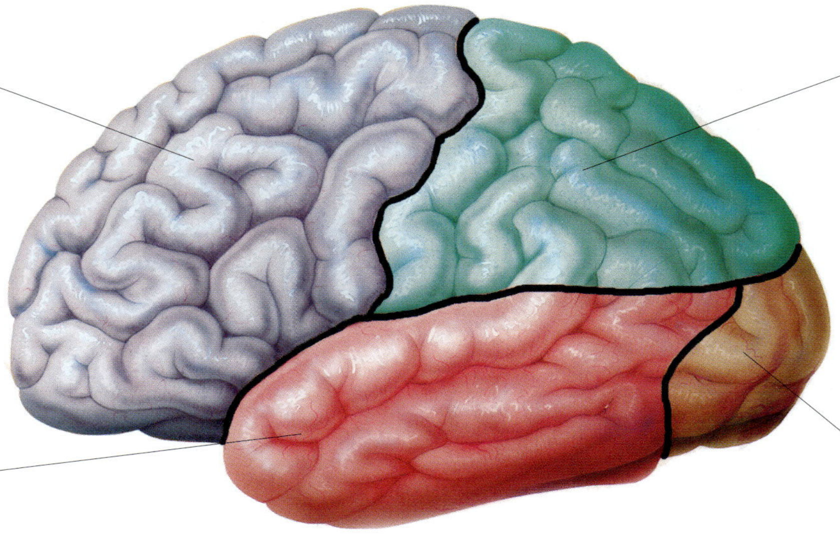

Schläfenlappen
Der Schläfenlappen liegt an der Außen- und Unterseite jeder Hemisphäre. Seine Rinde enthält u. a. Sprach- und Audiorezeptoren.

Hinterhauptslappen
Der Hinterhauptslappen bildet den hinteren Teil jeder Großhirnhälfte. Seine Hirnrinde enthält visuelle Rezeptoren.

DAS GEHIRN

▼ LÄNGSSCHNITT

Septum pellucidum
Scheidewand, die vom Balken (Corpus callosum) zum Trigonum zieht und die Seitenventrikel trennt.

Balken (Corpus callosum)
Der Balken ist in einen vorderen, mittleren und hinteren Teil gegliedert.

Trigonum des Gehirns
Das Trigonum des Gehirns ist der Ansatzpunkt des Septum pellucidum und bildet das Dach des dritten Ventrikels.

Scheitellapen
Der Scheitellappen liegt an der Ober- und Seitenregion des Großhirns.

Dritter Ventrikel
Der dritte Ventrikel ist ein Hohlraum, dessen Seitenwände vom Thalamus gebildet werden. Er enthält das Hirnwasser (Liquor), das durch die Ventrikel und innerhalb der Hirnhäute zirkuliert.

Stirnlappen
Der Stirnlappen nimmt fast die gesamte vordere Hälfte des Großhirns ein. Seine Rinde ist für die intellektuellen Fähigkeiten des Menschen von Bedeutung. Die motorischen Zentren befinden sich in den Windungen vor dem Sulcus centralis.

Hinterhauptslappen
Der Hinterhauptslappen nimmt den hinteren Teil einer Hemisphäre ein. Seine Hirnrinde enthält visuelle Rezeptoren.

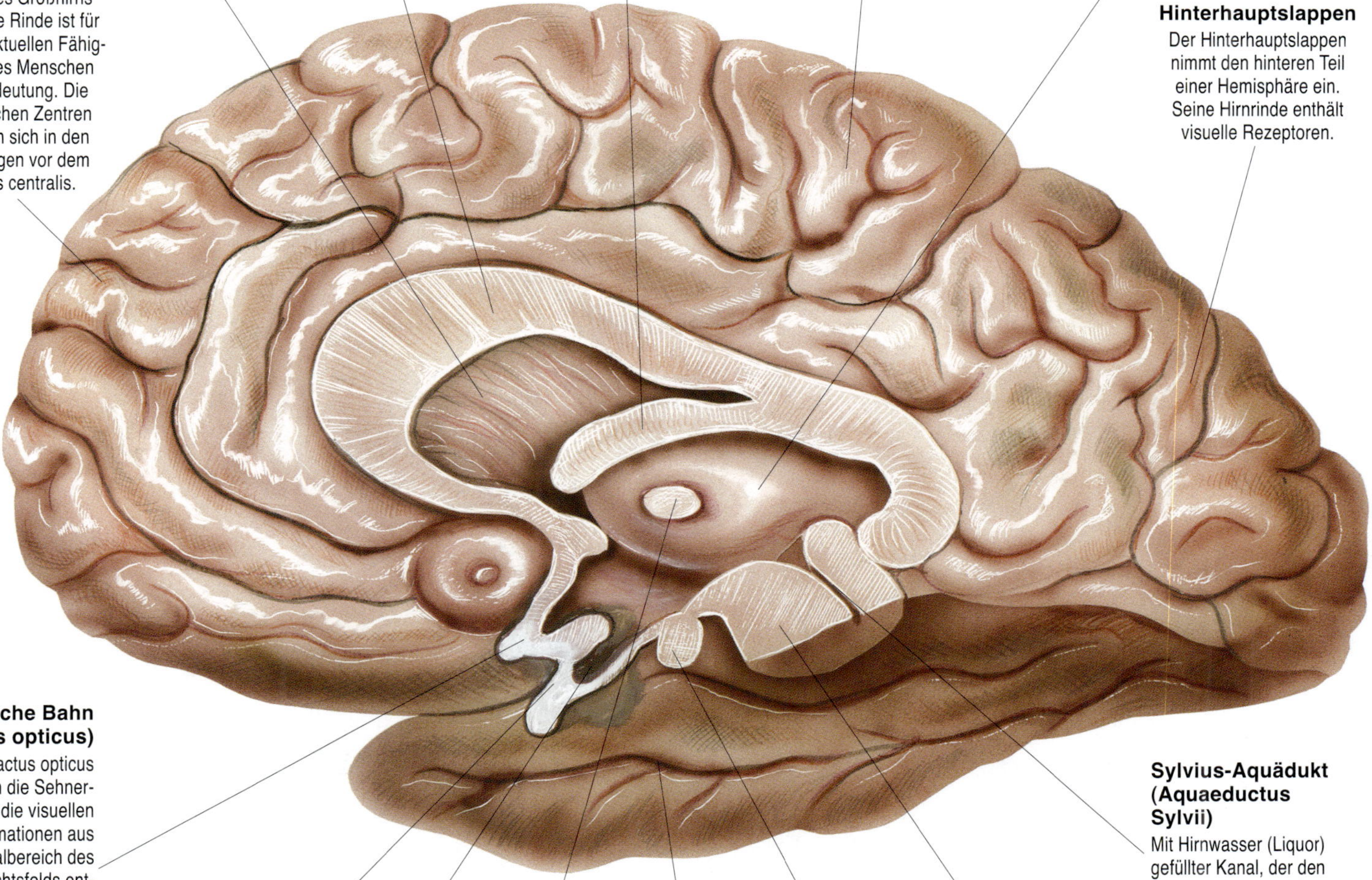

Optische Bahn (Tractus opticus)
Im Tractus opticus kreuzen die Sehnerven, die die visuellen Informationen aus dem Nasalbereich des Gesichtsfelds enthalten.

Sylvius-Aquädukt (Aquaeductus Sylvii)
Mit Hirnwasser (Liquor) gefüllter Kanal, der den dritten und vierten Ventrikel verbindet.

Hypophyse
Die über einen Stiel mit dem Großhirn verbundene Drüse sondert Hormone ab, die die Arbeit der übrigen Körperdrüsen steuern.

Hirnstamm
Ursprungsort des IV. bis VIII. Hirnnervs. Hier verlaufen viele Nervenfaserbündel, die das Großhirn, das Zwischenhirn und das Mittelhirn mit dem Kleinhirn und dem peripheren Nervensystem verbinden.

Infundibulum
Trichterförmiger Hohlraum im Boden des dritten Ventrikels.

Commissura grisea
Dieser Nervenstrang verbindet die Kerne des Thalamus miteinander.

Schläfenlappen
Der Schläfenlappen liegt an der Außen- und Unterseite jeder Hemisphäre. Seine Rinde enthält u. a. Sprach- und Audiorezeptoren.

Mammillarkörper
Die in den Mammillarkörpern lokalisierten Nervenzellen sind mit dem Hypothalamus verbunden.

DAS GEHIRN

QUERSCHNITT, VORDERANSICHT

Graue Substanz
Äußere, auch als graue Hirnrinde bezeichnete Schicht der Hemisphären. Sie enthält die Neuronen, die Sinnesreize entgegennehmen und zu Informationen verarbeiten.

Seitenventrikel
Hohlräume beiderseits der Mittelachse des Gehirns. Sie bergen den Plexus chorioideus, der das Hirnwasser (Liquor) produziert.

Balken (Corpus callosum)
Der Balken ist eine dicke Haut aus Nervenfasern, die die beiden Hirnhälften trennt. Sie besteht aus einem vorderen, mittleren und hinteren Teil.

Längsfurche des Gehirns
Furche zwischen linker und rechter Hemisphäre.

Septum pellucidum
Aus Bindegewebe bestehende Trennung zwischen den Seitenventrikeln.

Dritter Ventrikel
Der dritte Ventrikel ist ein Hohlraum, dessen Seitenwände vom Thalamus gebildet werden. Er enthält das Hirnwasser (Liquor), das durch die Ventrikel und innerhalb der Hirnhäute zirkuliert.

Nucleus caudatus
Der Nucleus caudatus gehört zu den Basisganglien im Zwischenhirn. Er bildet einen Kern aus Neuronen, der eine wichtige Rolle bei der Übertragung motorischer Reize spielt.

Sylvische Furche
Spalte, die Stirn- und Schläfenlappen voneinander trennt.

Nucleus biconvex
Der Nucleus biconvex gehört zu den Basisganglien im Zwischenhirn. Er bildet einen Kern aus Neuronen, der eine wichtige Rolle bei der Übertragung motorischer Reize spielt.

Hippocampus
Der Hippocampus ist Teil der Schläfenlappen und des Limbischen Systems und spielt eine Rolle für Gedächtnis und Verhalten.

Mammillarkörper
Die in den Mammillarkörpern lokalisierten Nervenzellen sind mit dem Hypothalamus verbunden.

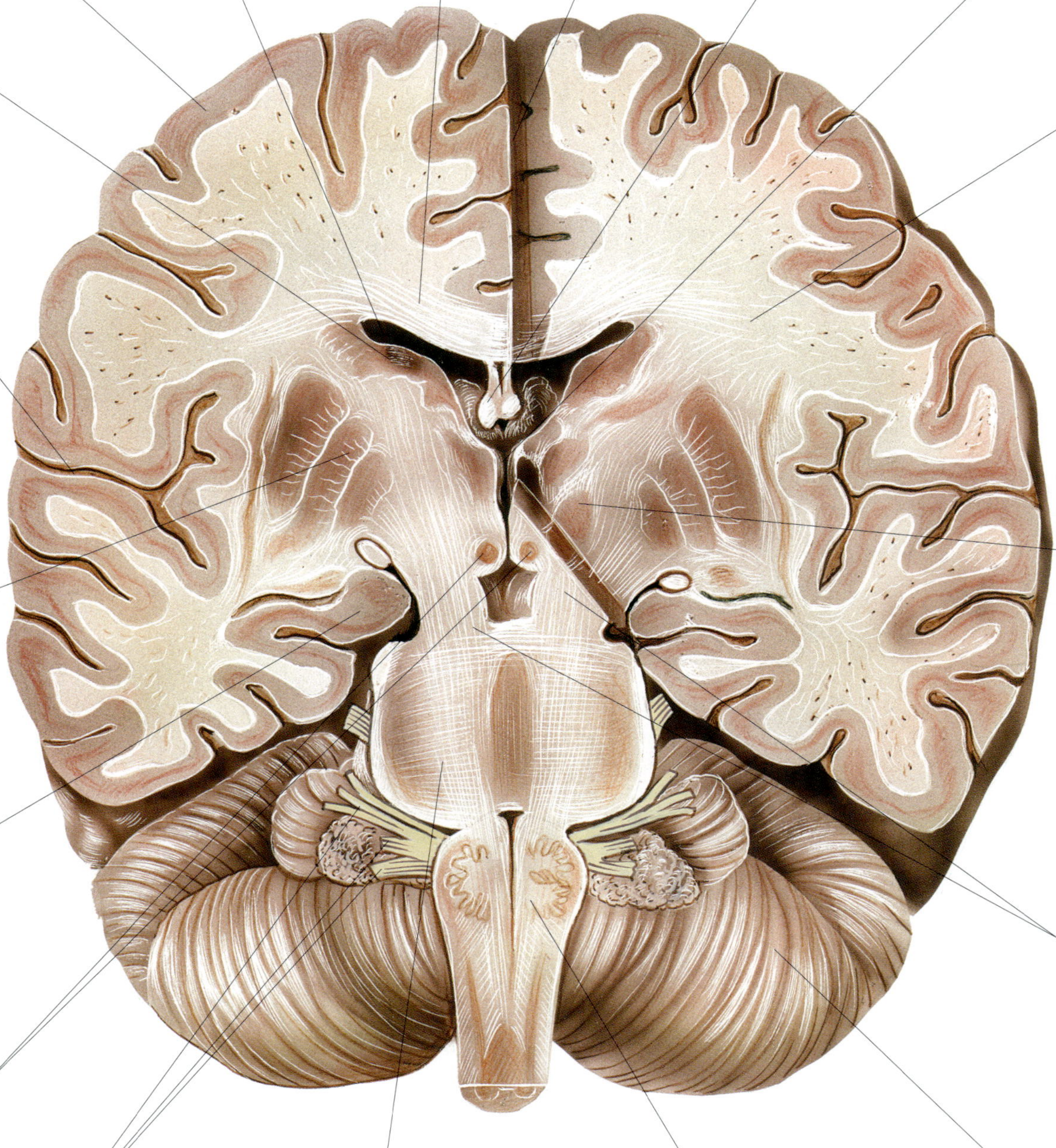

Weiße Substanz
Hirngewebemasse, die aus Nervenfasern und Stützzellen (Gliazellen) besteht. Sie ist von grauer Substanz (Hirnrinde) umgeben.

Thalamus
Graue Masse an beiden Seiten des dritten Ventrikels, die aus Nervenzellen besteht. Sie dient als Umschaltstelle der Nervenbahnen der Hirnrinde und anderer Hirnareale.

Hirnstiel
Nervenfasern, die das Großhirn und das Zwischenhirn mit dem Kleinhirn verbinden. Durch den Hirnstiel verlaufen wichtige Nervenbahnen.

Hirnnerven
Siebter, achter, neunter und zehnter Hirnnerv verlaufen von hier aus zu ihren Zielorten.

Hirnstamm
Der Hirnstamm umfasst das verlängerte Rückenmark, die Brücke und das Mittelhirn im unteren Teil des Gehirns.

Verlängertes Rückenmark (Medulla oblongata)
Oberster, verdickter Teil des Rückenmarks. Das verlängerte Rückenmark verläuft durch das Hinterhauptsloch und enthält eine Vielzahl von Nervenbahnen. Hier befinden sich die Zentren für die Atmung und den Blutkreislauf.

Kleinhirn (Cerebellum)
Das Kleinhirn liegt unter den Hinterhauptslappen des Großhirns und besteht aus zwei Seitenlappen und einem Mittellappen. Zu seinen Funktionen zählt die Koordination von Bewegungen, so dass es für die Körperhaltung, das Gleichgewicht und beim Laufen von entscheidender Bedeutung ist.

DAS GEHIRN

QUERSCHNITT, ANSICHT VON OBEN

Septum pellucidum
Scheidewand, die vom Balken (Corpus callosum) zum Trigonum zieht und die Seitenventrikel trennt.

Nucleus caudatus
Der Nucleus caudatus gehört zu den Basisganglien im Zwischenhirn. Er bildet einen Kern aus Neuronen, der eine wichtige Rolle bei der Übertragung motorischer Reize spielt.

Längsfurche des Gehirns (vorderer Teil)
Furche, die in Längsrichtung zwischen den Hemisphären verläuft. In ihr setzt sich die harte Hirnhaut als bindegewebige Struktur fort. Wegen ihrer Sichelform wird sie auch Falx cerebri genannt wird.

Balken (vorderer Teil)

Vorderer Seitenventrikel
Vorderer Teil der Seitenventrikel, der sich im Stirnlappen befindet. Die Ventrikel enthalten Hirnwasser (Liquor).

Nucleus biconvex
Der Nucleus biconvex gehört zu den Basisganglien im Zwischenhirn. Er bildet einen Kern aus Neuronen, der eine wichtige Rolle bei der Übertragung motorischer Reize spielt.

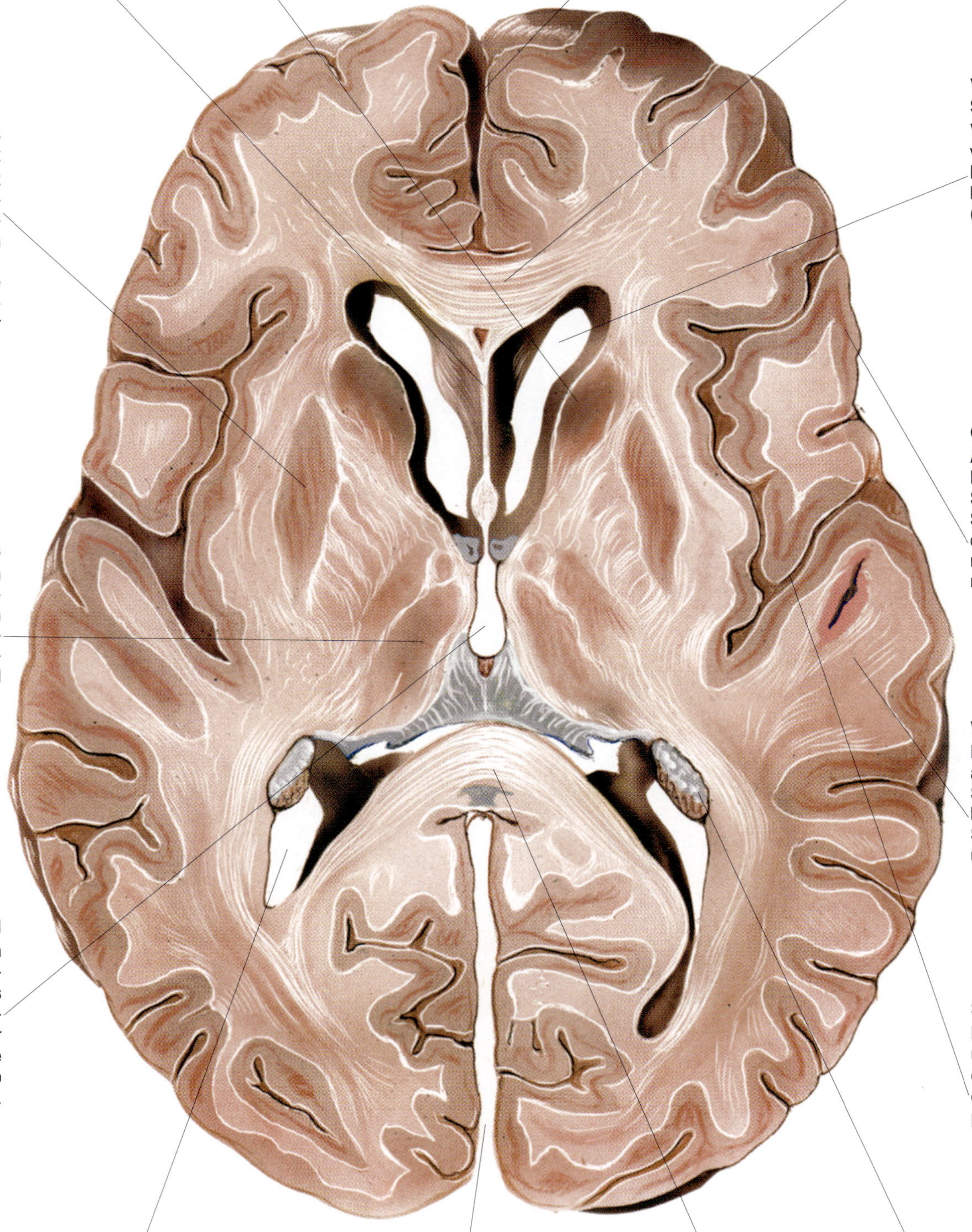

Graue Substanz
Äußere, auch als graue Hirnrinde bezeichnete Schicht der Hemisphären. Sie enthält die Neuronen, die Sinnesreize entgegennehmen und zu Informationen verarbeiten.

Thalamus
Graue Masse an beiden Seiten des dritten Ventrikels, die aus Nervenzellen besteht. Sie dient als Umschaltstelle der Nervenbahnen der Hirnrinde und anderer Hirnareale.

Weiße Substanz
Hirngewebemasse, die aus Nervenfasern und Stützzellen (Gliazellen) besteht. Sie ist von grauer Substanz (Hirnrinde) umgeben.

Dritter Ventrikel
Der dritte Ventrikel ist ein Hohlraum, dessen Seitenwände vom Thalamus gebildet werden. Er enthält das Hirnwasser (Liquor), das durch die Ventrikel und innerhalb der Hirnhäute zirkuliert.

Sulcus centralis
Breite Furche, die quer über den Spalt zwischen den Hirnhälften und über die Außenseite der Hemisphären verläuft.

Hinterhauptsenden der Seitenventrikel
Hinterer Teil der Seitenventrikel im Hinterhauptslappen. Die Ventrikel enthalten Hirnwasser (Liquor).

Längsfurche des Gehirns (hinterer Teil)
Furche, die zwischen den Hirnhälften verläuft.

Balken (Corpus callosum)
Balkenförmige Struktur aus Nervenfasern, die die beiden Großhirnhälften verbindet.

Plexus chorioideus
In den Hirnventrikeln eingestülpter Ausläufer der weichen Hirnhaut, der gefäß- und nervenreich ist und Hirnwasser (Liquor) absondert.

ANSATZ DER HIRNNERVEN

ANSICHT VON UNTEN

N. oculomotorius (III)
Steuert die Bewegungen des Auges, indem er Informationen an die inneren Augenmuskeln leitet. Der Nervenkern liegt im Mittelhirn.

N. opticus (II)
Der Sehnerv leitet visuelle Sinnesreize, die von der Netzhaut aufgefangen wurden, zu den Sehzentren des Gehirns.

N. olfactorius (I)
Der Riechnerv leitet die von den Nasenhöhlen aufgenommenen Sinnesreize an den Riechkolben am Siebbein weiter.

N. abducens (VI)
Rein motorischer Nerv, der im hinteren Hirnstamm entspringt. Er läuft zur Augenhöhle und innerviert die äußeren Augenmuskeln.

N. trochlearis (IV)
Verläuft bis zu den Augenhöhlen und innerviert dort den oberen schrägen Augenmuskel.

N. trigeminus (V)
Nimmt sensorische Reize des Gesichts auf und steuert die Kaumuskeln. Die Nervenkerne liegen im Hirnstamm. Die Nervenfasern verlaufen in drei Ästen zu den Augen sowie zum Ober- und Unterkiefer.

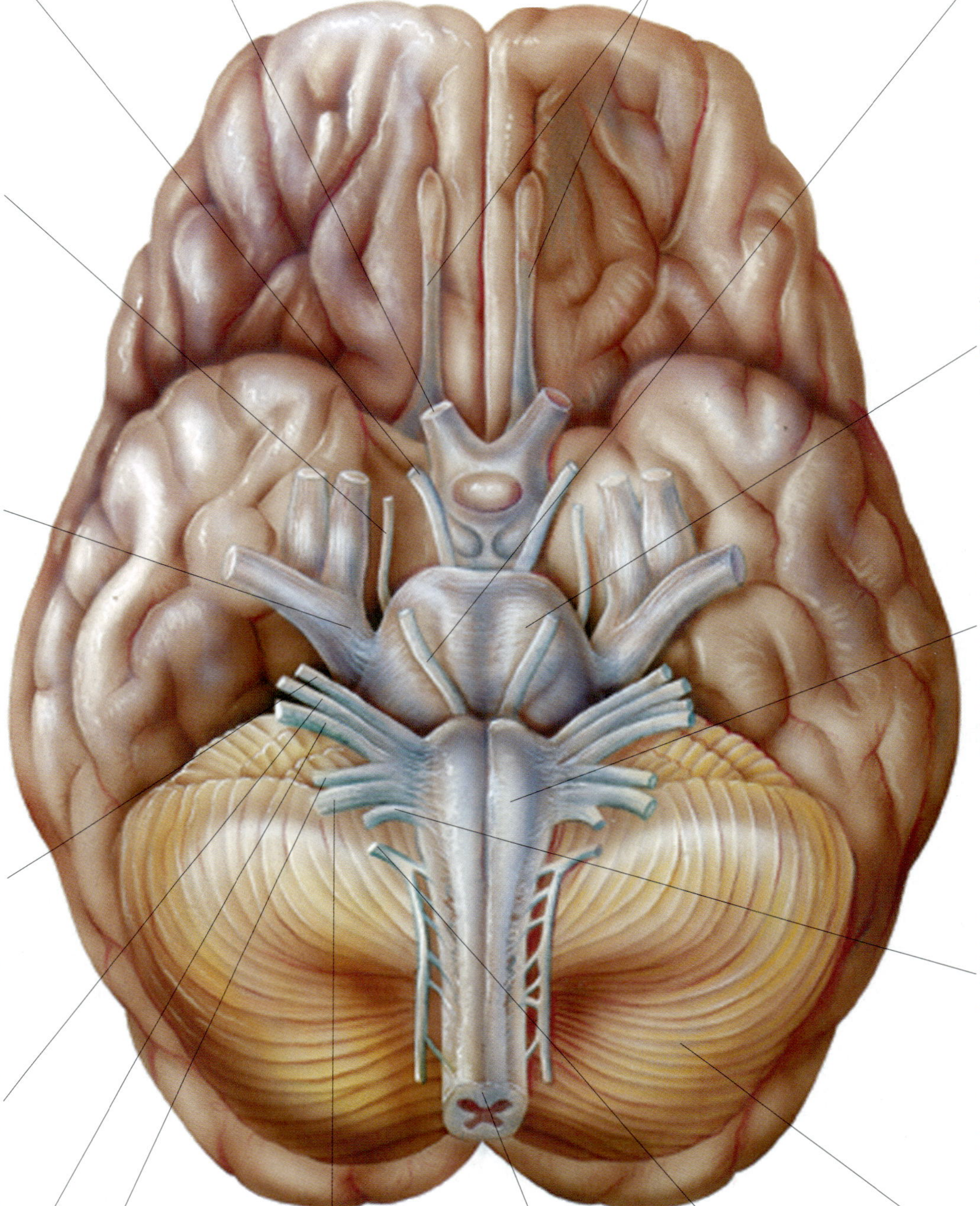

Hirnstamm
Der Hirnstamm umfasst das verlängerte Rückenmark, die Brücke und das Mittelhirn im unteren Teil des Gehirns.

Verlängertes Rückenmark (Medulla oblongata)
Oberster, verdickter Teil des Rückenmarks. Das verlängerte Rückenmark verläuft durch das Hinterhauptsloch und enthält eine Vielzahl von Nervenbahnen. Hier befinden sich die Zentren für die Atmung und den Blutkreislauf.

N. facialis (VII)
Der Gesichtsnerv ist ein sensorisch-motorischer Nerv, dessen Kerne im Hirnstamm liegen. Er verläuft im inneren Gehörgang durch das Felsenbein und teilt sich dann in tympanische, aurikulare, linguale, temporale, faziale und zervikale Äste zu den Ohrspeicheldrüsen.

N. intermedius
Teil des N. facialis, der die Drüsen unter der Zunge innerviert.

N. vestibulocochlearis (VIII)
Der Gehör- und Gleichgewichtsnerv ist ein sensorischer Nerv, der im Hirnstamm entspringt und zum Innenohr läuft. Er leitet akustische Reize und solche, die dem Gleichgewicht dienen.

N. hypoglossus (XII)
Der Zungenschlundnerv ist ein motorischer Nerv, der an der Seite des Olivenkerns entspringt und die Zungenmuskeln innerviert.

Kleinhirn (Cerebellum)
Das Kleinhirn liegt unter den Hinterhauptslappen des Großhirns und besteht aus zwei Seitenlappen und einem Mittellappen. Zu seinen Funktionen zählt die Koordination von Bewegungen, so dass es u. a. für das Gleichgewicht von entscheidender Bedeutung ist.

N. glossopharyngeus (IX)
Der Zungengeschmacksnerv ist ein sensorisch-motorischer Nerv, der dem verlängerten Rückenmark entspringt. Er verläuft am Hals nach außen und besitzt Nervenfasern, die zum Teil mit dem Gesichtsnerv verbunden sind, während andere zum Innenohr, zur Zunge und zum Rachen laufen und dort Muskeln innervieren.

N. vagus (X)
Der Vagusnerv ist ein sensorisch-motorischer Nerv, dessen Kerne im Hirnstamm und im verlängerten Rückenmark zu finden sind. Er versorgt viele innere Organe.

Rückenmark (Medulla spinalis)
Fortsetzung des verlängerten Rückenmarks. Es liegt im knöchernen Kanal, den die Wirbelkörper bilden und enthält alle Nervenbahnen.

N. accessorius (XI)
Sensorisch-motorischer Nerv, der durch das Zusammentreffen verschiedener Nervenbahnen entsteht, die dem verlängerten Rückenmark und dem Rückenmark entspringen. Er bildet Verzweigungen zu Gaumen, Kehlkopf und Rachen sowie zum Kapuzen- und vorderen Halsmuskel. Über einen Ast ist er mit dem Vagusnerv verbunden.

DAS KLEINHIRN

KLEINHIRN

Organ, das unter den Hinterhauptslappen des Großhirns liegt. Das Kleinhirn besteht aus zwei Seiten- und einem Mittellappen. Zu seinen Funktionen zählt die Koordination von Bewegungen, so dass es für die Körperhaltung, das Gleichgewicht und beim Laufen von entscheidender Bedeutung ist.

RÜCKANSICHT

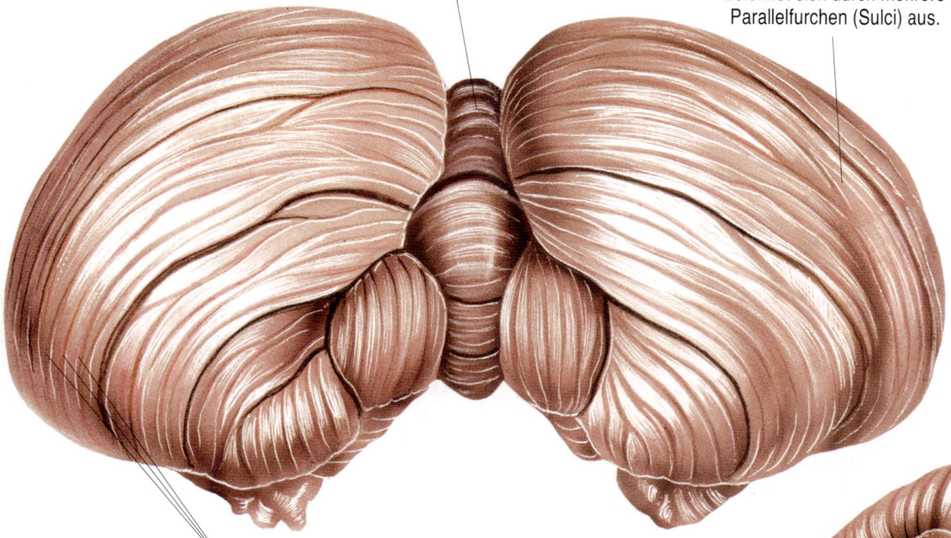

VORDERANSICHT

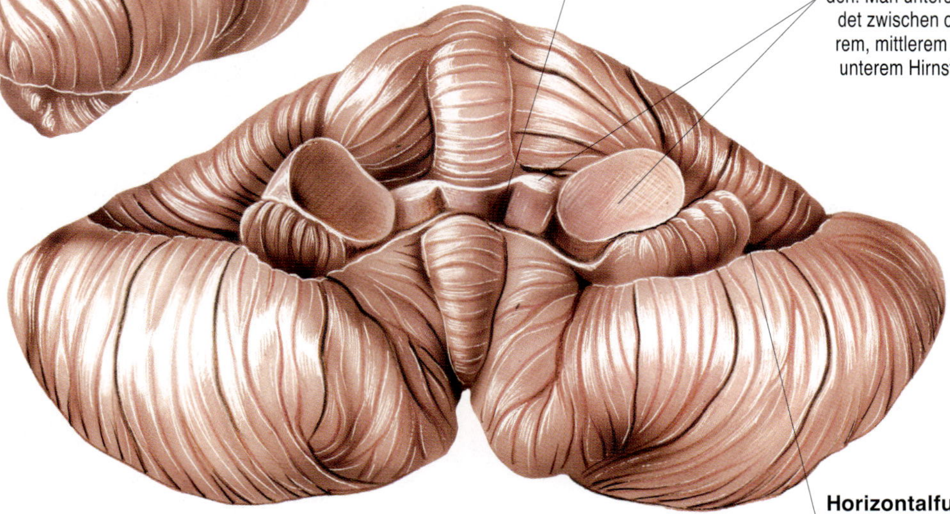

WAAGERECHTER SCHNITT

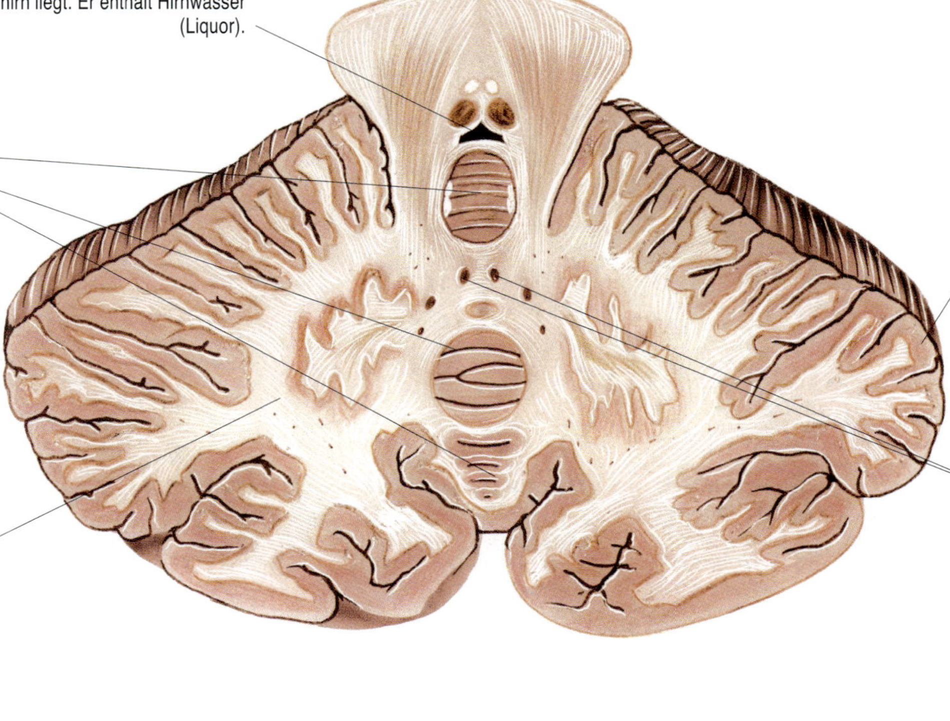

VERLÄNGERTES RÜCKENMARK UND KLEINHIRN

VORDERANSICHT

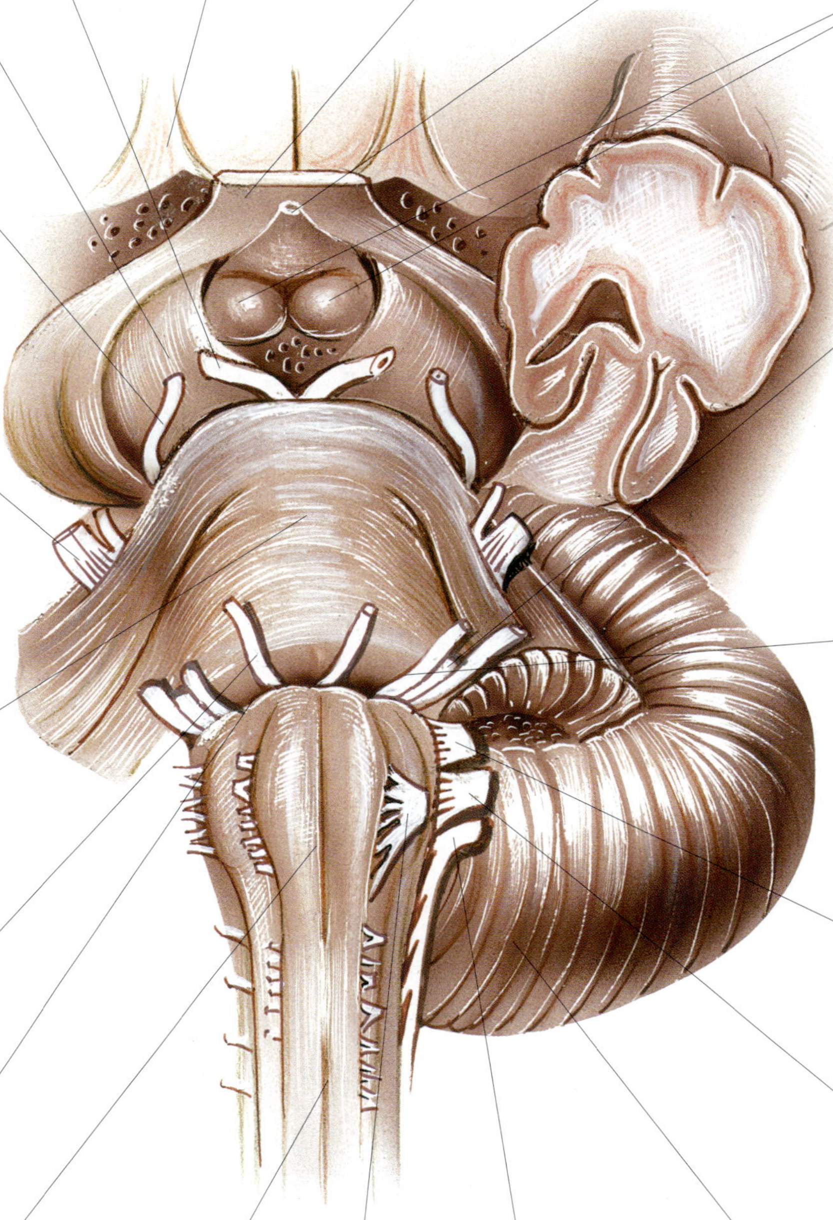

Hirnstiel
Nervenfasern, die das Großhirn und das Zwischenhirn mit dem Kleinhirn verbinden.

N. oculomotorius (III)
Steuert die Bewegungen des Auges, indem er Informationen an die inneren Augenmuskeln leitet.

N. olfactorius (I)
Der Riechnerv empfängt im Riechkolben Geruchsinformationen aus der Nase und leitet diese an das Gehirn weiter, wo sie verarbeitet werden.

Optische Bahn (Tractus opticus)
Im Tractus opticus kreuzen die Sehnerven, die die visuellen Informationen aus dem Nasalbereich des Gesichtsfelds enthalten.

Hypophysenstiel
Die Hypophyse ist eine Drüse an der Basis des Gehirns, die über diesen kurzen Stiel mit dem Hypothalamus verbunden ist.

Mammillarkörper
Die in den Mammilarkörpern lokalisierten Nervenzellen sind mit dem Hypothalamus verbunden.

N. trochlearis (IV)
Verläuft bis zu den Augenhöhlen und innerviert dort den oberen schrägen Augenmuskel.

N. trigeminus (V)
Nimmt sensorische Reize des Gesichts auf und steuert die Kaumuskeln. Die Nervenkerne liegen im Hirnstamm. Die Nervenfasern verlaufen in drei Ästen zu den Augen sowie zum Ober- und Unterkiefer.

Hirnstamm
Der Hirnstamm umfasst das verlängerte Rückenmark, die Brücke und das Mittelhirn im unteren Teil des Gehirns.

N. abducens (VI)
Rein motorischer Nerv, der im hinteren Hirnstamm entspringt. Er läuft zur Augenhöhle und innerviert die äußeren Augenmuskeln.

N. facialis (VII)
Der Gesichtsnerv ist ein sensorisch-motorischer Nerv, der u. a. die Zunge und die Unterkiefermuskeln innerviert.

N. vestibulocochlearis (VIII)
Der Gehör- und Gleichgewichtsnerv ist ein sensorischer Nerv, der im Hirnstamm entspringt und zum Innenohr läuft. Er leitet akustische Reize und solche, die dem Gleichgewicht dienen.

N. glossopharyngeus (IX)
Der Zungengeschmacksnerv ist ein sensorisch-motorischer Nerv dessen Nervenfasern zum Teil mit dem Gesichtsnerv verbunden sind, während andere zum Innenohr, zur Zunge und zum Rachen laufen.

Verbindung zwischen Brücke und verlängertem Rückenmark
Furche, die das Zwischenhirn vom verlängerten Rückenmark trennt.

Verlängertes Rückenmark (Medulla oblongata)
Oberster, verdickter Teil des Rückenmarks. Das verlängerte Rückenmark verläuft durch das Hinterhauptsloch und enthält eine Vielzahl von Nervenbahnen. Hier befinden sich die Zentren für die Atmung und den Blutkreislauf.

Vordere Mittelfurche
Furche, die längs der Vorderseite des verlängerten Rückenmarks zum Rückenmark läuft.

N. hypoglossus (XII)
Der Zungenschlundnerv ist ein motorischer Nerv, der an der Seite des Olivenkerns entspringt und die Zungenmuskeln innerviert.

N. accessorius (XI)
Sensorisch-motorischer Nerv, der Verzweigungen zu Gaumen, Kehlkopf und Rachen sowie zum Kapuzen- und vorderen Halsmuskel bildet.

Kleinhirn (Cerebellum)
Das Kleinhirn liegt unter den Hinterhauptslappen des Großhirns und besteht aus zwei Seitenlappen und einem Mittellappen. Zu seinen Funktionen zählt die Koordination von Bewegungen, so dass es für die Körperhaltung, das Gleichgewicht und beim Laufen von entscheidender Bedeutung ist.

N. vagus (X)
Der Vagusnerv ist ein sensorisch-motorischer Nerv, dessen Kerne im Hirnstamm und im verlängerten Rückenmark zu finden sind. Er versorgt viele innere Organe.

VERLÄNGERTES RÜCKENMARK UND KLEINHIRN

QUERSCHNITT

Commissura grisea
Dieser Nervenstrang verbindet die Kerne des Thalamus miteinander.

Dritter Ventrikel
Der dritte Ventrikel ist ein Hohlraum, dessen Seitenwände vom Thalamus gebildet werden. Er enthält das Hirnwasser (Liquor), das durch die Ventrikel und innerhalb der Hirnhäute zirkuliert.

Sylvius-Aquädukt (Aquaeductus Sylvii)
Mit Hirnwasser (Liquor) gefüllter Kanal, der den dritten und vierten Ventrikel verbindet.

Balken (Corpus callosum)
Der Balken ist eine dicke Haut aus Nervenfasern, die die beiden Hirnhälften trennt.

Mammillarkörper
Die in den Mammillarkörpern lokalisierten Nervenzellen sind mit dem Hypothalamus verbunden.

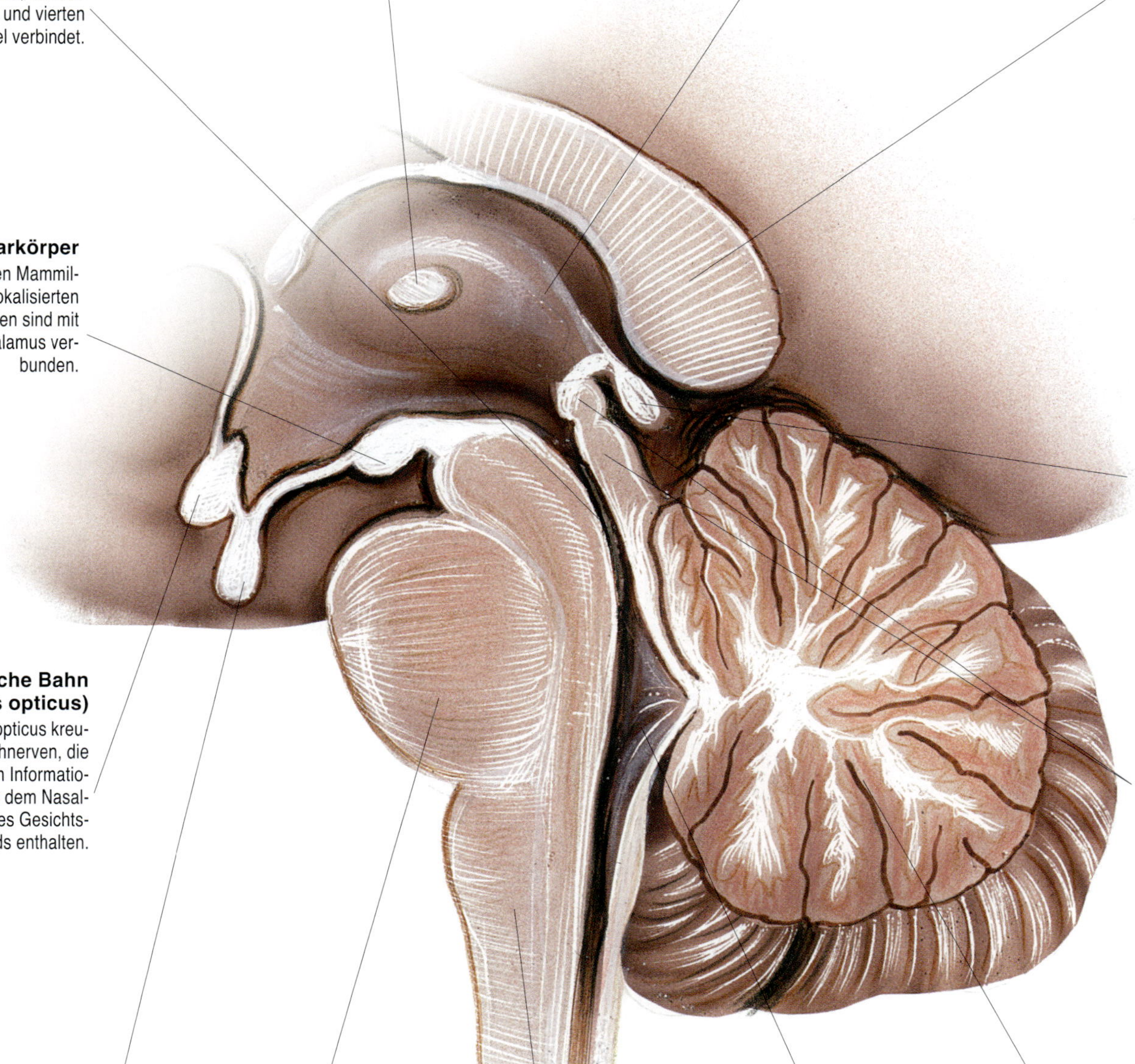

Zirbeldrüse (Epiphyse)
Drüse an der Rückwand des dritten Ventrikels, die das Hormon Melatonin absondert.

Optische Bahn (Tractus opticus)
Im Tractus opticus kreuzen die Sehnerven, die die visuellen Informationen aus dem Nasalbereich des Gesichtsfelds enthalten.

Vierhügelplatte
Die Vierhügelplatte gehört zum Mittelhirndach. Sie enthält Nervenkerne, die mit Nervenfasern aus der Sehbahn und der Hörbahn verbunden sind.

Hypophyse
Die über einen Stiel mit dem Großhirn verbundene Drüse sondert Hormone ab, die die Arbeit der übrigen Körperdrüsen steuern.

Kleinhirn (Cerebellum)
Das Kleinhirn liegt unter den Hinterhauptslappen des Großhirns und besteht aus zwei Seitenlappen und einem Mittellappen. Zu seinen Funktionen zählt die Koordination von Bewegungen, so dass es für die Körperhaltung, das Gleichgewicht und beim Laufen von entscheidender Bedeutung ist.

Hirnstamm
Der Hirnstamm umfasst das verlängerte Rückenmark, die Brücke und das Mittelhirn im unteren Teil des Gehirns.

Verlängertes Rückenmark (Medulla oblongata)
Oberster, verdickter Teil des Rückenmarks. Das verlängerte Rückenmark verläuft durch das Hinterhauptsloch und enthält eine Vielzahl von Nervenbahnen. Hier befinden sich die Zentren für die Atmung und den Blutkreislauf.

Vierter Ventrikel
Hohlraum zwischen Hirnstamm- und Kleinhirn, in den das aus dem Mittelventrikel kommende Sylvius-Aquädukt mündet. Danach verläuft der vierte Ventrikel als Zentralkanal weiter bis zum Rückenmark. Über diesen Ventrikel zirkuliert das Hirnwasser (Liquor) in den Subarachnoidalraum der Hirnhaut.

DAS RÜCKENMARK

RÜCKENMARK

Teil des zentralen Nervensystems, der die Schädelhöhle verlässt und am Rumpf durch den Wirbelkanal am Rücken nach unten zieht. Das Rückenmark ist ein beinahe zylindrischer Strang, der Nerven in den gesamten Körper bringt.

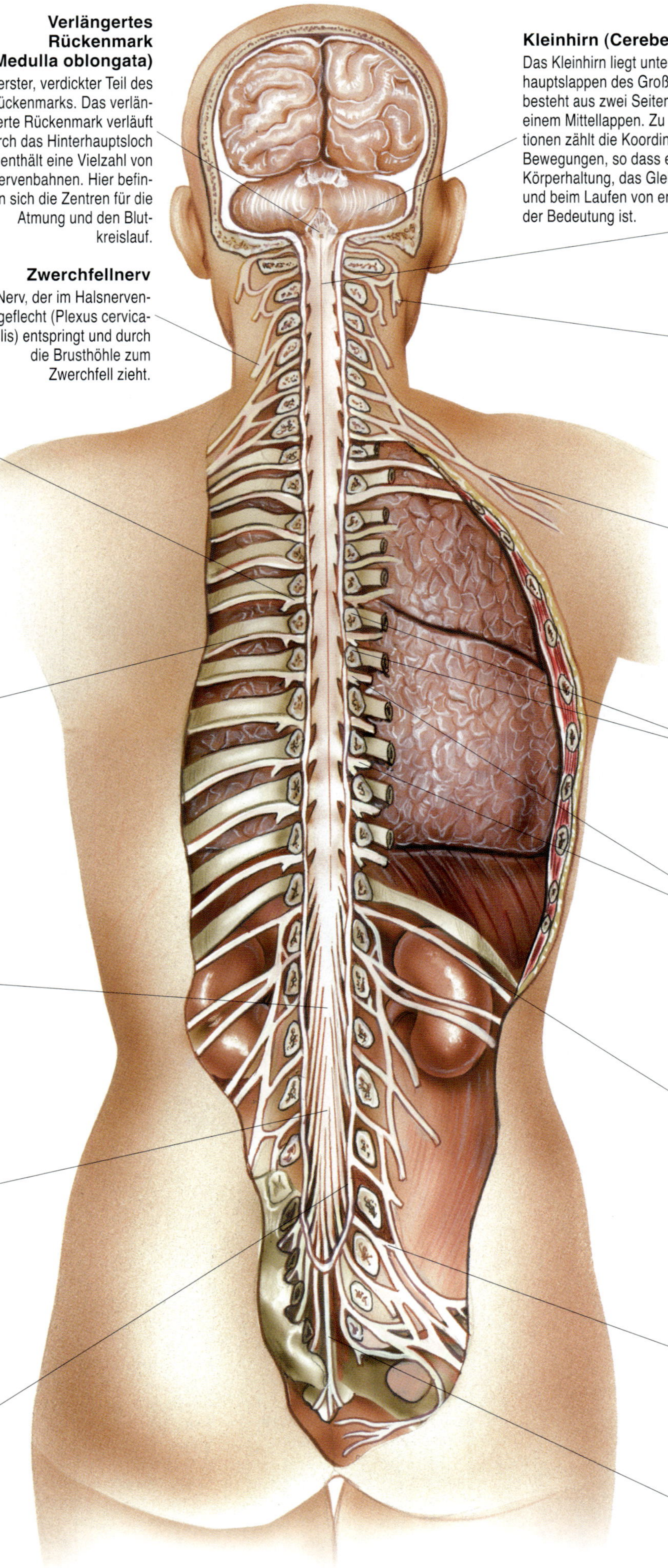

Verlängertes Rückenmark (Medulla oblongata)
Oberster, verdickter Teil des Rückenmarks. Das verlängerte Rückenmark verläuft durch das Hinterhauptsloch und enthält eine Vielzahl von Nervenbahnen. Hier befinden sich die Zentren für die Atmung und den Blutkreislauf.

Zwerchfellnerv
Nerv, der im Halsnervengeflecht (Plexus cervicalis) entspringt und durch die Brusthöhle zum Zwerchfell zieht.

Rückenmarksnerven
Nervenfasern, die vom Rückenmark in den Körper ziehen. Sie verlaufen durch die Öffnungen zwischen den Wirbeln nach außen und innervieren Muskeln und innere Organe. Es gibt 31 Paar Rückenmarksnerven: acht Halsnerven, zwölf Brustnerven, fünf Lendennerven, fünf Kreuzbeinnerven und einen Steißbeinnerv.

Zwischenrippennerv
Alle Rückenmarksnerven teilen sich in zwei Äste für die Vorder- und Rückseite des Körpers. Die vorderen Äste der Brustnerven laufen zwischen den Rippen entlang, und zwar parallel zu diesen. Sie innervieren die Zwischenrippenmuskeln und die Bauchwand.

Rückenmarksausläufer

Rückenmarkswurzeln
Bündel von Nervensträngen, die vom Rückenmark nach unten verlaufen. Es besteht aus den Wurzeln der letzten drei Nerven des Lendenmarks sowie der Nerven des Sakralmarks.

Hirnhäute
Das Rückenmark ist als Teil des zentralen Nervensystems mit Häuten bedeckt, die man von innen nach außen folgendermaßen bezeichnet: Arachnoidalhaut (Spinnwebhaut), weiche Hirnhaut (Pia mater) und harte Hirnhaut (Dura mater).

Kleinhirn (Cerebellum)
Das Kleinhirn liegt unter den Hinterhauptslappen des Großhirns und besteht aus zwei Seitenlappen und einem Mittellappen. Zu seinen Funktionen zählt die Koordination von Bewegungen, so dass es für die Körperhaltung, das Gleichgewicht und beim Laufen von entscheidender Bedeutung ist.

Hintere Längsfurche
Furche, die längs der Rückseite des Rückenmarks nach unten verläuft. Sie beginnt am Verlängerten Rückenmark.

Halsnervengeflecht (Plexus cervicalis)
Dieser Plexus entsteht durch das Zusammentreffen der Halsnerven. Die Nervenfasern innervieren einige Halsmuskeln.

Armnervengeflecht (Plexus brachialis)
Das Armnervengeflecht entsteht durch das Zusammentreffen der vorderen Äste des fünften, sechsten, siebten und achten Nervs des Halsmarks und des ersten Nervs des Brustmarks. Durch die im Plexus brachialis entstehenden Nervenfasern werden die Muskeln des Armes und der Hand innerviert.

Wirbelkörper
Die Wirbelkörper begrenzen die Zwischenwirbelöffnungen.

Zwischenwirbelöffnungen
Durch die von Wirbelkörpern begrenzten Öffnungen ziehen die Nerven aus dem Rückenmark zu ihren Zielorganen.

Unterrippennerven
Letzte Rippennerven. Sie verlaufen unter dem letzten Rippenpaaren.

Lenden-Kreuz-Geflecht (Plexus lumbosacralis)
Geflecht, das durch das Zusammentreffen der vorderen Äste der Lenden- und der ersten drei Kreuzbeinnerven entsteht. Es innerviert die Beine, den Unterleib und den Genitalbereich.

Filamentum terminale
Dünner Fortsatz des Rückenmarks, der zum Steißbein zieht und mit ihm verbunden ist.

DIE HIRNHÄUTE

HIRNHÄUTE

Faserschichten, die das zentrale Nervensystem schützen. Gehirn und Rückenmark sind von der Arachnoidalhaut (Spinnwebhaut), der weichen Hirnhaut (Pia mater) und der harten Hirnhaut (Dura mater) umgeben.

Sinus sagittalis superior
Hohlraum unterhalb der Dura mater, der zwischen den Hemisphären verläuft und als venöser Blutleiter dient.

Kopfschwarte
Hautschicht über dem Schädeldach, die gewöhnlich behaart ist.

Unterhaut (Subcutis)
Die Unterhaut enthält reichlich Fettgewebe zum Schutz des Gehirns.

Kalotte
Knochen, der das Gehirn umgibt. Er besteht aus einer Ober- und Unterseite sowie einer weichen Mittelschicht, der Diploe.

Harte Hirnhaut (Dura mater)
Äußere und dickste Hirnhaut, die mit dem Periost des Schädels verbunden ist. Diese faserige Haut schützt das Gehirn.

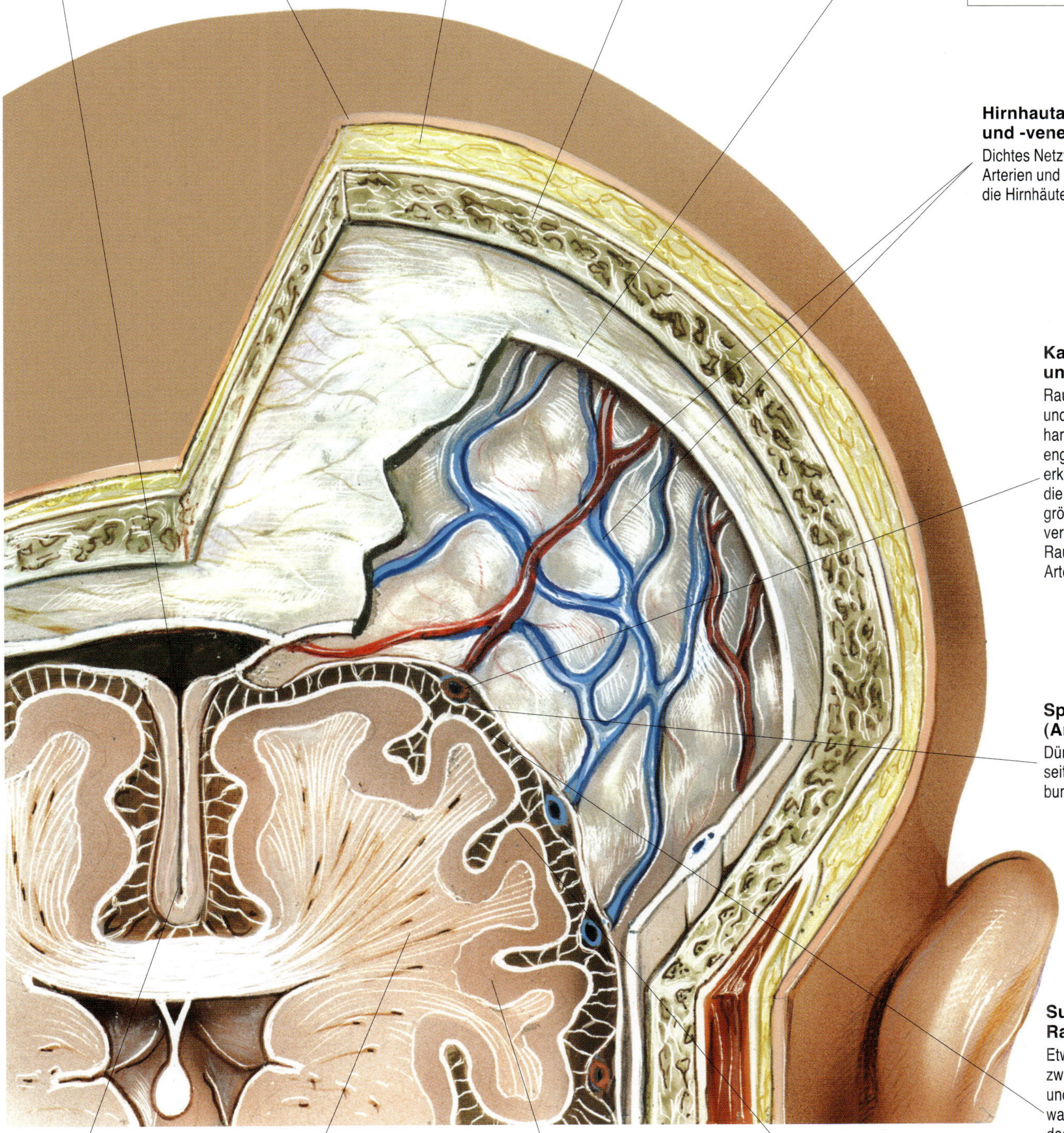

Hirnhautarterien und -venen
Dichtes Netzwerk aus Arterien und Venen, das die Hirnhäute durchzieht.

Kapillarer Spaltraum unter der Pia mater
Raum zwischen Pia mater und Arachnoidalhaut. Es handelt sich um einen sehr engen, stellenweise kaum erkennbaren Raum, denn die beiden Häute sind zum größten Teil miteinander verwachsen. Durch diesen Raum verlaufen Venen, Arterien und Nerven.

Spinnwebhaut (Arachnoidea)
Dünnes, mit der Innenseite der Pia mater verbundenes Gewebe.

Subarachnoidaler Raum
Etwas größerer Raum zwischen Spinnwebhaut und Pia mater, der Hirnwasser (Liquor) enthält, das das Gehirn vor Stößen schützt.

Falx cerebri
Fortsetzung der Dura mater in die Längsfurche des Gehirns zwischen die Hemisphären des Großhirns.

Weiße Substanz
Hirngewebemasse, die aus Nervenfasern und Stützzellen (Gliazellen) besteht. Sie ist von grauer Substanz (Hirnrinde) umgeben.

Hirnrinde
Oberflächlicher Teil des Gehirns direkt unter der Pia mater. Die Hirnrinde besteht aus grauer Substanz, die zahlreiche Neuronen mit jeweils speziellen Aufgaben birgt.

Weiche Hirnhaut (Pia mater)
Die weiche Hirnhaut überzieht Gehirn und Rückenmark.

DAS LENDEN-KREUZ-GEFLECHT

LENDEN-KREUZ-GEFLECHT

Geflecht, das durch das Zusammentreffen der vorderen Äste der Lenden- und der ersten drei Kreuzbeinnerven entsteht. Es innerviert die Beine, den Unterleib und den Genitalbereich.

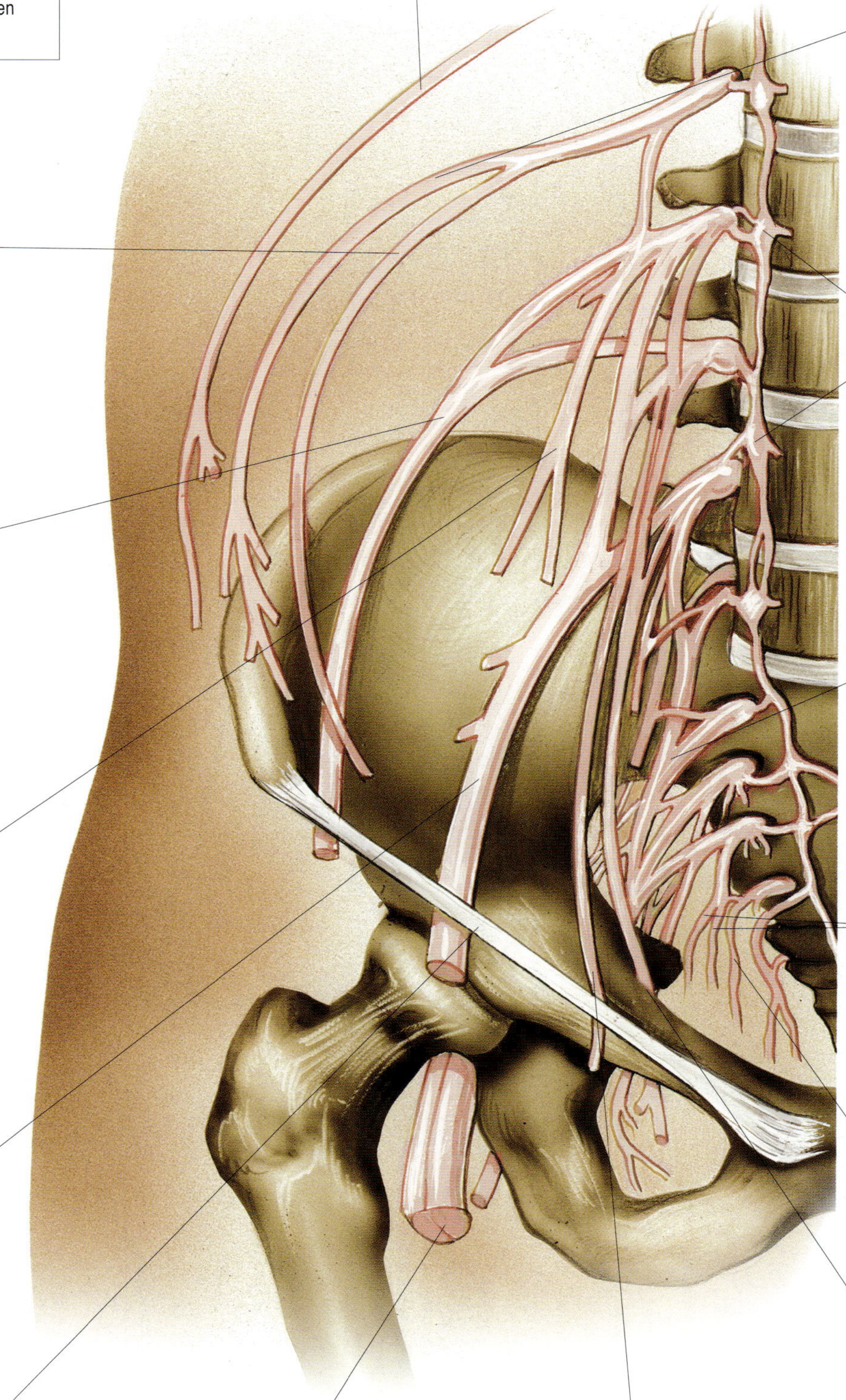

Unterrippennerven
Letzte Rippennerven. Sie verlaufen unter dem letzten Rippenpaaren.

N. ilioinguinalis
Dieser Nerv entspringt dem vorderen Ast des ersten Lendennervs und nimmt einen ähnlichen Verlauf wie der N. iliohypogastricus; zusammen mit ihm innerviert er Teile des Unterbauchs und den Genitalbereich.

Oberschenkelhautnerv (N. cutaneus femoris)
Nerv, der aus Ästen des zweiten und dritten Lendennervs entsteht. Er läuft abwärts durch die Bauchwand und dann unter dem Leistenband hindurch. Im Oberschenkel gabelt er sich in einen vorderen und hinteren Ast, die die Haut am Oberschenkel bzw. am Gesäß innervieren.

N. genitofemoralis
Nerv, der dem vorderen Ast des zweiten Lendenwirbels entspringt. Er gabelt sich in einen äußeren Zweig, der am Oberschenkel die Haut versorgt, und einen inneren Genitalzweig, der bei Männern durch den Leistenkanal zum Hodensack und bei Frauen zu den großen Schamlippen zieht.

Oberschenkelnerv (N. femoralis)
Dicker Nerv, der aus Ästen des zweiten, dritten und vierten Lendennervs entsteht. Er verläuft durch die Lacuna musculorum unter dem Leistenband zu den Oberschenkeln und verzweigt sich in vier Nerven: den äußeren und inneren N. musculocutaneus, den Quadrizepsnerv und den inneren Marginalnerv.

N. iliohypogastricus
Dieser Nerv entspringt am vorderen Ast des ersten Lendennervs und teilt sich in Zweige, die zum Gesäß, zur Bauchwand und durch den Leistenkanal zu den Genitalien und zum oberen Teil des Oberschenkels führen.

Grenzstrang
Nervenstrang, der aus Nervenknoten (Ganglien) zu beiden Seiten der Wirbelsäule besteht und sich vom Kopf zu den Lenden erstreckt. Von den Nervenknoten laufen Nervenbahnen zum Rückenmark.

Lumbosakraler Stamm
Punkt, an dem die vorderen Äste des vierten und fünften Lendennervs zusammentreffen. Von dort läuft der Stamm abwärts und trifft auf die vorderen Äste des ersten Kreuzbeinnervs. An dieser Stelle entspringt der Beinnerv.

Nn. pudendi
Nerven, die dort entspringen, wo die vorderen Äste des zweiten und dritten Kreuzbeinnervs zusammentreffen. Sie verlaufen von dort zum Schambereich, wo sie sich beim Mann zu Perineum und Penis und bei der Frau zum Kitzler verzweigen.

Nn. anococcygei
Nerven, die dort entspringen, wo die vorderen Äste des dritten und vierten Kreuzbeinnervs zusammentreffen, und parallel zum Weg des Schamnervs verlaufen. Sie enden schließlich am After (Anus).

Leistenband (Ligamentum inguinale)
Band, das von der Spina iliaca anterior superior zum Schambein zieht. Die Arterien, Venen und Nerven, die die Beine versorgen, verlaufen unter diesem Band hindurch zum Oberschenkel.

Ischiasnerv (N. ischiadicus)
Größter Nerv des Körpers. Er entspringt dort, wo die Nervenfasern des Kreuz-Lenden-Stamms mit den vorderen Ästen des ersten Kreuzbeinnervs zusammentreffen. Dann zieht er durch das Becken, hinter dem Hüftgelenk entlang und an der Rückseite des Oberschenkels abwärts, wo er sich in Höhe des Knies in den äußeren und inneren Kniekehlennerv verzweigt.

Nervus obturatorius accessorius
Nerv, der parallel zum N. obturatorius verläuft, jedoch nicht bei allen Menschen vorhanden ist.

N. obturatorius
Nerv, der aus den vorderen Ästen des zweiten, dritten und vierten Lendennervs entsteht. Er zieht abwärts zum Becken und teilt sich dort in Äste, die zu jenen Muskeln verlaufen, deren Aufgabe das Heranziehen des Oberschenkels ist.

DAS ARMNERVENGEFLECHT

ARMNERVENGEFLECHT

Das Armnervengeflecht entsteht durch das Zusammentreffen der vorderen Äste des fünften, sechsten, siebten und achten Nervs des Halsmarks und des ersten Nervs des Brustmarks. Durch die im Plexus brachialis entstehenden Nervenfasern werden die Muskeln des Armes und der Hand innerviert.

N. musculocutaneus
Nerv, der entlang der Außenseite des Ober- und Unterarms verläuft und Muskeln des Oberarms sowie der Hand am Unterarm innerviert.

Speichennerv (N. radialis)
Nerv, der dem mittleren Stamm des Armnervengeflechts entspringt. Er läuft zur Achsel, dann zur Hinterseite des Oberarmknochens und verzweigt sich schließlich am Ellenbogen in einen vorderen und einen hinteren Ast. Im Verlauf entsendet der Speichennerv Äste zu verschiedenen Muskeln von Ober- und Unterarm und der Hand sowie in die Haut.

Oberer Stamm
Entsteht durch das Zusammentreffen der vorderen Äste des fünften und sechsten Nervs mit einem kleinen Teil des vierten. Dem oberen Stamm entspringen der N. musculocutaneus und ein Teil des Medianusnervs. Ein hinterer Ast zieht zum mittleren Stamm und bildet dort den Speichennerv.

N. axillaris
Nerv, der die Muskeln im Bereich des Schultergelenks innerviert. Er versorgt die Haut der Schulterregion mit sensorischen Nervenfasern.

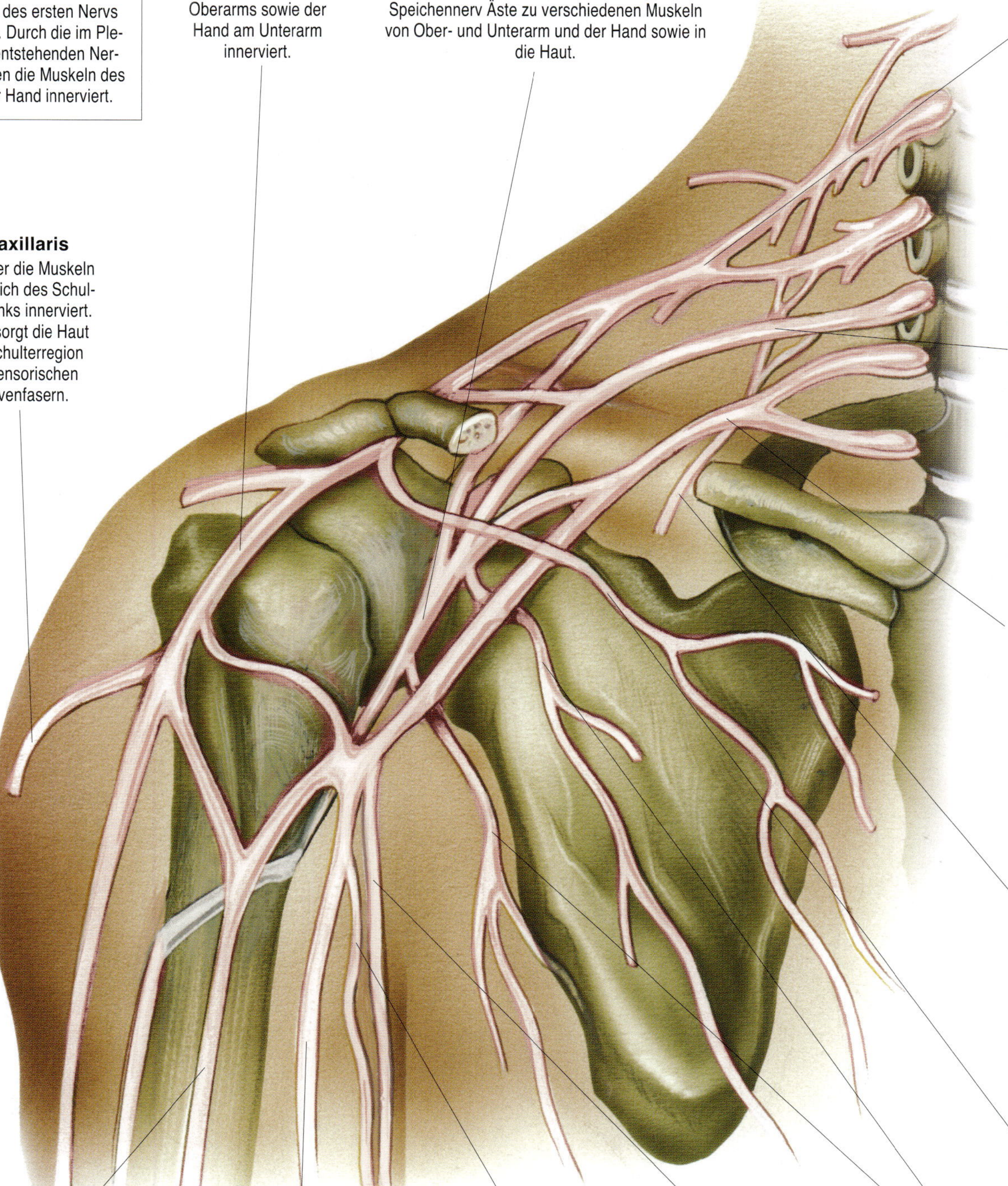

Mittlerer Stamm
Der mittlere Stamm entspringt der vorderen Wurzel des siebten Halsnervs. An der Achsel bildet er einen Ast, der mit dem Ausläufer des oberen Stammes verbunden ist. Der mittlere Stamm hat auch einen hinteren Ausläufer, der den Anfang des Speichennervs bildet.

Unterer Stamm
Dieser Nerv entsteht aus Ästen des achten Halsnervs und des ersten Brustnervs. An ihm entstehen der Ellennerv und Nervenäste, die bestimmte Hautareale am Ober- und Unterarm versorgen. Es gibt auch einen Ast, der an der Bildung des Medianusnervs beteiligt ist, und einen, dem der Speichennerv entspringt.

N. thoracicus longus
Nerv, der aus den Ästen des 5.–7. Halsnervs entsteht, über die erste Rippe hinweg verläuft und zum Sägezahnmuskel an der vorderen Brustwand zieht.

Brustnerven
Nervenäste, die vom Armnervengeflecht aus die Brustmuskeln innervieren.

Schulterblattnerven
Nervenäste, die vom Armnervengeflecht aus die Region und die Muskeln unter dem Schulterblatt innervieren.

Medianusnerv (N. medianus)
Der Medianusnerv entsteht in Höhe der Achselhöhle aus Ästen des oberen und unteren Stammes. Er verläuft dann an der Innen- und Vorderseite des Armes abwärts, kreuzt den Ellenbogen und läuft am Unterarm entlang über das Handgelenk, um in der Handinnenfläche zu enden.

Ellennerv (N. ulnaris)
Nerv, der dem unteren Stamm des Armnervengeflechts entspringt und an der Innenseite des Armes zum Ellenbogen und weiter zur Hand verläuft. Unterwegs gibt der Ellennerv Äste zur Kapsel des Ellenbogengelenks ab und zu Beugemuskeln des Unterarms.

Mittlerer Hautnerv des Unterarms
Nerv, der demselben Stamm wie der Ellennerv entspringt und parallel zu diesem abwärts zieht. Unter dem Ellenbogen teilt er sich in verschiedene sensorische Äste zur Innenseite des Unterarms.

Mittlerer Hautnerv des Oberarms
Nerv, der demselben Stamm wie der Ellennerv entspringt und parallel zu diesem abwärts läuft. Er gliedert sich in sensorische Äste, die zur Haut an der Innen- und Rückseite des Oberarms ziehen.

DER ARM

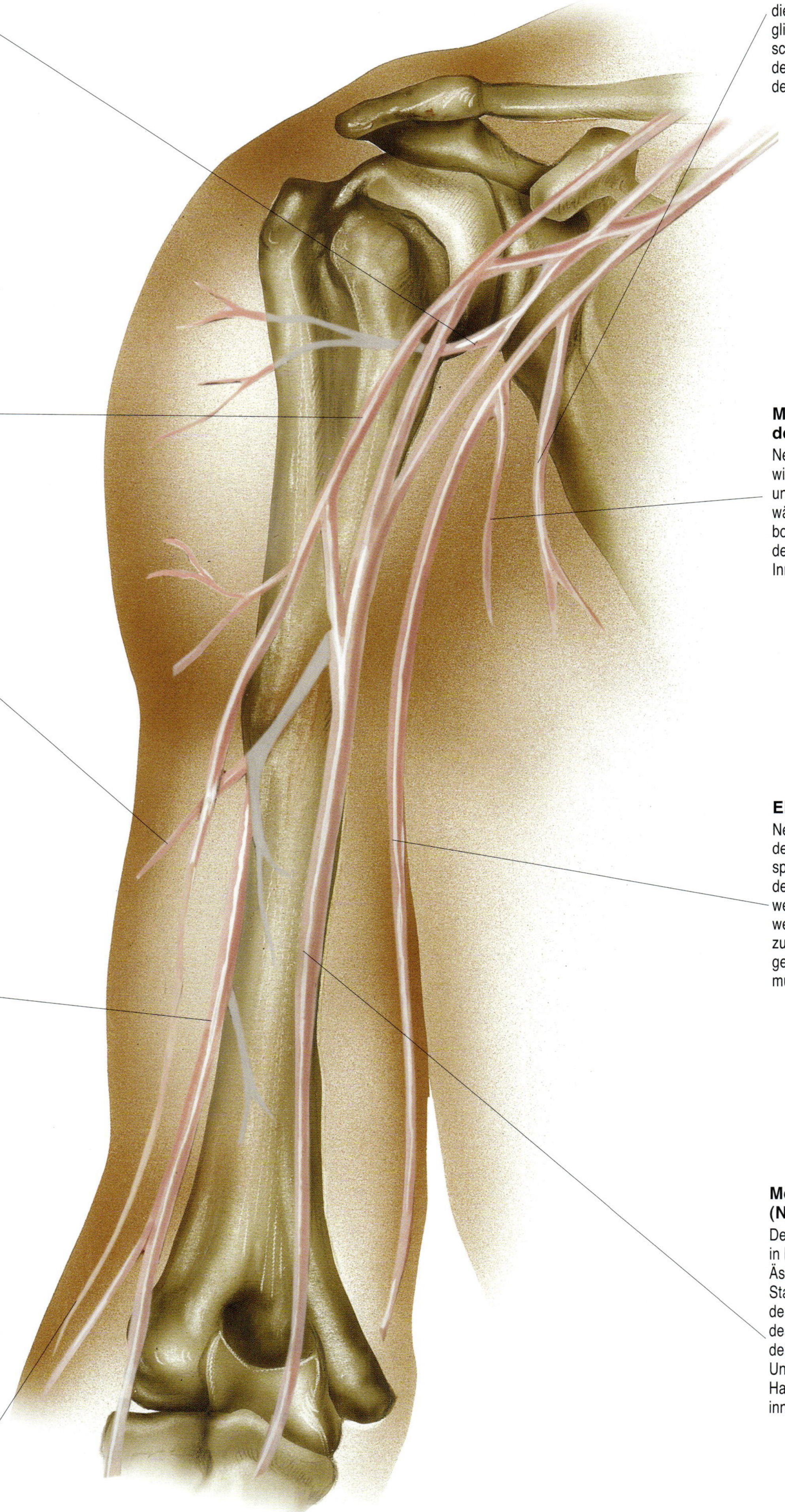

N. axillaris
Nerv, der die Muskeln im Bereich des Schultergelenks innerviert. Er versorgt die Haut der Schulterregion mit sensorischen Nervenfasern.

N. musculocutaneus
Nerv, der entlang der Außenseite des Ober- und Unterarms verläuft und Muskeln des Oberarms sowie der Hand am Unterarm innerviert.

Hinterer Hautnerv des Armes
Ast des Speichennervs, der die Haut an der Rückseite des Ober- und Unterarms innerviert.

Speichennerv (N. radialis)
Nerv, der dem mittleren Stamm des Armnervengeflechts entspringt. Er läuft zur Achsel, dann zur Hinterseite des Oberarmknochens und verzweigt sich schließlich am Ellenbogen in einen vorderen und einen hinteren Ast. Im Verlauf entsendet der Speichennerv Äste zu verschiedenen Muskeln von Ober- und Unterarm und der Hand sowie in die Haut.

Seitlicher Hautnerv des Unterarms
Fortsetzung des N. musculocutaneus im Unterarm, die an der Vorderseite des Ellenbogengelenks verläuft. Hier gehen sensorische Äste zur Außenseite des Unterarms und des Handgelenks ab.

Mittlerer Hautnerv des Oberarms
Nerv, der demselben Stamm wie der Ellennerv entspringt und parallel zu diesem abwärts läuft. Er gliedert sich in sensorische Äste, die zur Haut an der Innen- und Rückseite des Oberarms ziehen.

Mittlerer Hautnerv des Unterarms
Nerv, der demselben Stamm wie der Ellennerv entspringt und parallel zu diesem abwärts zieht. Unter dem Ellenbogen teilt er sich in verschiedene sensorische Äste zur Innenseite des Unterarms.

Ellennerv (N. ulnaris)
Nerv, der dem unteren Stamm des Armnervengeflechts entspringt und an der Innenseite des Armes zum Ellenbogen und weiter zur Hand verläuft. Unterwegs gibt der Ellennerv Äste zur Kapsel des Ellenbogengelenks ab und zu Beugemuskeln des Unterarms.

Medianusnerv (N. medianus)
Der Medianusnerv entsteht in Höhe der Achselhöhle aus Ästen des oberen und unteren Stammes. Er verläuft dann an der Innen- und Vorderseite des Armes abwärts, kreuzt den Ellenbogen und läuft am Unterarm entlang über das Handgelenk, um in der Handinnenfläche zu enden.

UNTERARM UND HAND

Seitlicher Hautnerv des Unterarms
Fortsetzung des N. musculocutaneus im Unterarm, die an der Vorderseite des Ellenbogengelenks verläuft. Hier gehen sensorische Äste zur Außenseite des Unterarms und des Handgelenks ab.

Speichennerv (N. radialis)
Nerv, der dem mittleren Stamm des Armnervengeflechts entspringt. Er läuft zur Achsel, dann zur Hinterseite des Oberarmknochens und verzweigt sich schließlich am Ellenbogen in einen vorderen und einen hinteren Ast. Im Verlauf entsendet der Speichennerv Äste zu verschiedenen Muskeln von Ober- und Unterarm und der Hand sowie in die Haut.

Oberflächlicher Endast des Speichennervs
Der Speichennerv gabelt sich am Unterarm in zwei Äste: in einen oberflächlichen und einen tiefen Endast. Der oberflächliche Endast zieht bis zum Handrücken, wo er die Haut innerviert.

Tiefer Endast des Speichennervs
Der Speichennerv gabelt sich am Unterarm in zwei Äste: in einen oberflächlichen und einen tiefen Endast. Der tiefe Endast sendet Nervenausläufer zu den Muskeln an der Rückseite des Unterarms.

Mittelhandknochennerven
Im Bereich der Handinnenfläche teilt sich der Medianusnerv in mehrere Äste, die die hier liegenden Muskeln sowie Muskeln des Daumenballens innervieren.

Fingernerven
Der Medianusnerv gibt Äste an den ersten, zweiten, dritten und vierten Finger ab.

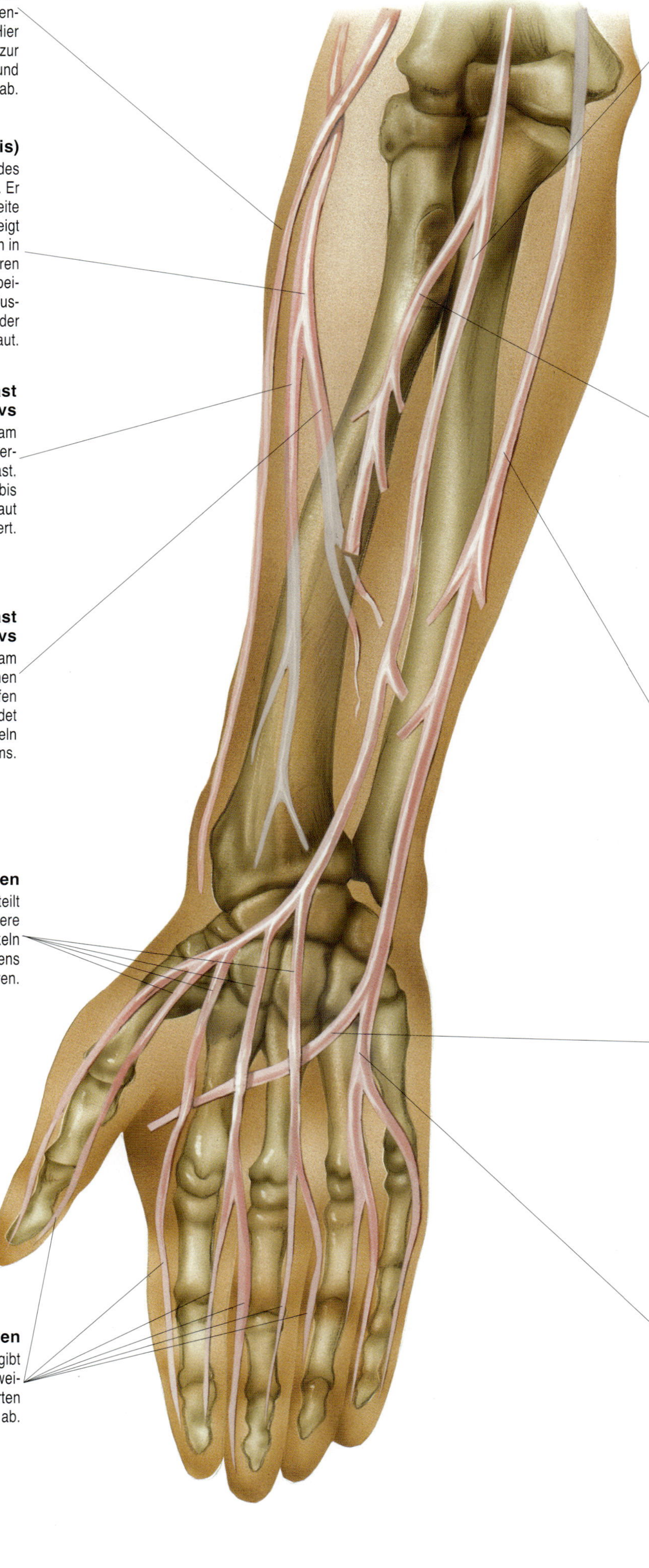

Medianusnerv (N. medianus)
Der Medianusnerv entsteht in Höhe der Achselhöhle aus Ästen des oberen und unteren Stammes. Er verläuft dann an der Innen- und Vorderseite des Armes abwärts, kreuzt den Ellenbogen und läuft am Unterarm entlang über das Handgelenk, um in der Handinnenfläche zu enden.

Vorderer Zwischenknochennerv
Neben den Ästen für die Muskeln an der Vorderseite des Armes gibt der Medianusnerv auch einen Ast ab, der die Muskeln zwischen Elle und Speiche versorgt.

Ellennerv (N. ulnaris)
Nerv, der dem unteren Stamm des Armnervengeflechts entspringt und an der Innenseite des Armes zum Ellenbogen und weiter zur Hand verläuft. Unterwegs gibt der Ellennerv Äste zur Kapsel des Ellenbogengelenks ab und zu Beugemuskeln des Unterarms.

Tiefer Endast des Ellennervs
Der Ellennerv gabelt sich in der Handinnenfläche in zwei Äste: Der tiefe Endast verläuft zum Daumen und innerviert Muskeln im Daumenballen und zwischen den Mittelhandknochen.

Oberflächlicher Endast des Ellennervs
Ast des Ellennervs, der an der Innenseite des Armes entlang zum Kleinfingerballen verläuft, wo er sich zum vierten und fünften Finger verzweigt.

UNTERSCHENKEL UND FUSS

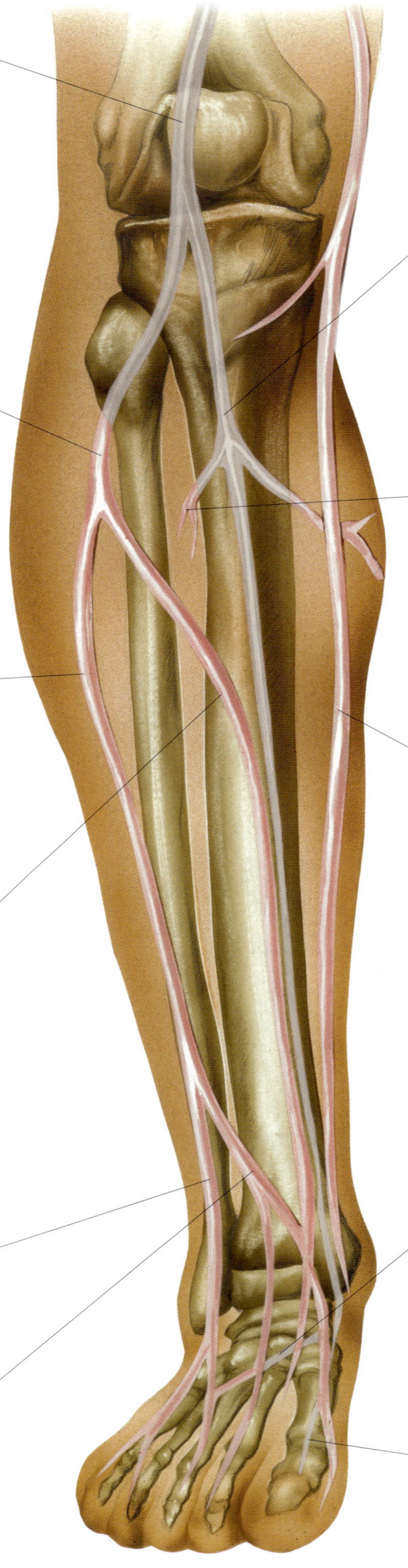

Ischiasnerv (N. ischiadicus)
Größter Nerv des Körpers. Er entspringt dort, wo die Nervenfasern des Kreuz-Lenden-Stamms mit den vorderen Ästen des ersten Kreuzbeinnervs zusammentreffen. Dann zieht er durch das Becken, hinter dem Hüftgelenk entlang und an der Rückseite des Oberschenkels abwärts, wo er sich in Höhe des Knies in den äußeren und inneren Kniekehlennerv verzweigt.

Äußerer Kniekehlennerv
Äußerer der beiden Äste, in die sich der Ischiasnerv gabelt. Er verläuft hinter dem Schienbein-Wadenbeingelenk und am Kopf des Wadenbeins entlang zur Vorder- und Außenseite der Wade. Er gabelt sich in zwei Endäste: den oberflächlichen und den tiefen Wadenbeinnerv. Der Nerv gibt Gelenkäste zum Knie und Äste zur Haut dieser Region ab.

Oberflächlicher Wadenbeinnerv
Oberflächlicher Ast des äußeren Kniekehlennervs, der parallel zum Wadenbein an die Außenseite des Unterschenkels verläuft und dabei Muskel- sowie Hautäste entsendet. Am Sprunggelenk gabelt sich der oberflächliche Wadenbeinnerv in den inneren und den äußeren Hautnerv des Fußrückens.

Vorderer tiefer Schienbeinnerv
Innerer Ast des äußeren Kniekehlennervs, der über die Vorderseite des Unterschenkels am Schienbein entlang übers Sprunggelenk zum Fußrücken verläuft. Er sendet Nervenfasern zu den Muskeln an der Vorderseite des Unterschenkels, zum Sprunggelenk und zur Innenseite des Fußrückens.

Äußerer Hautnerv des Fußrückens
Endast des oberflächlichen Wadenbeinnervs. Er verläuft an der Außenseite des Fußrückens und innerviert die dritte, vierte und fünfte Zehe.

Innerer Hautnerv des Fußrückens
Endast des oberflächlichen Wadenbeinnervs. Er verläuft an der Innenseite des Fußrückens und innerviert die erste und zweite Zehe.

Schienbeinnerv
Äußerer Ast des Unterschenkelnervs. Er zieht am Schienbein entlang abwärts und sendet Ausläufer zum Kniegelenk, zu den Muskeln an der Vorderseite des Unterschenkels und zur dortigen Haut. Am Fußknöchel läuft er hinter dem Innenknöchel entlang zur Fußsohle und gabelt sich in den inneren und äußeren Zehennerv. Er entsendet auch Ausläufer zur Haut der Ferse.

Mittlerer Hautnerv der Wade
Dieser Nerv zweigt vom Wadennerv ab und verläuft an der Rückseite des Unterschenkels zum Fußknöchel. Von dort zieht er zur Außenseite des Fußes.

Innerer Marginalnerv
Ast des Oberschenkelnervs, der über den Oberschenkel, das Knie und die Innenseite des Unterschenkels zum Sprunggelenk zieht. Hier läuft er am Innenknöchel entlang und endet an der Innenseite des Fußes. Dieser Nerv entsendet Nervenfasern zur Haut an den Innenseiten der Oberschenkel, des Knies, der Unterschenkel und des Fußes.

Äußerer Zehennerv
An der Stelle, an der der Wadenbeinnerv den Außenknöchel umläuft und die Fußsohle erreicht, geht ein äußerer Ast zu den Muskeln und der Haut dieser Region ab.

Innerer Zehennerv
An der Stelle, an der der Wadenbeinnerv die Fußsohle erreicht, gibt er noch einen Ast zu den Muskeln und zur Haut in dieser Region ab sowie einige Nervenfasern zur ersten, zweiten und dritten Zehe.

DER OBERSCHENKEL

Oberschenkelhautnerv (N. cutaneus femoris)
Nerv, der aus Ästen des zweiten und dritten Lendennervs entsteht. Er läuft abwärts durch die Bauchwand und dann unter dem Leistenband hindurch. Im Oberschenkel gabelt er sich in einen vorderen und hinteren Ast, die die Haut am Oberschenkel bzw. am Gesäß innervieren.

Oberschenkelnerv (N. femoralis)
Dicker Nerv, der aus Ästen des zweiten, dritten und vierten Lendennervs entsteht. Er verläuft durch die Lacuna musculorum unter dem Leistenband zu den Oberschenkeln und verzweigt sich in vier Nerven: den äußeren und inneren N. musculocutaneus, den Quadrizepsnerv und den inneren Marginalnerv.

N. obturatorius
Nerv, der aus den vorderen Ästen des zweiten, dritten und vierten Lendennervs entsteht. Er verläuft abwärts zum Becken und teilt sich dort in Äste, die zu jenen Muskeln verlaufen, deren Aufgabe das Heranziehen des Oberschenkels ist.

Äußerer Hautast des Oberschenkelnervs
Ast des Oberschenkelnervs, der den Schneidermuskel innerviert und Ausläufer zur Haut an der Schenkelvorderseite sendet.

Breiter Oberschenkelnerv
Ast des Quadrizepsnervs, der den breiten Oberschenkelmuskel innerviert.

Gerader Oberschenkelnerv
Ast des Quadrizepsnervs, der den geraden Oberschenkelmuskel innerviert.

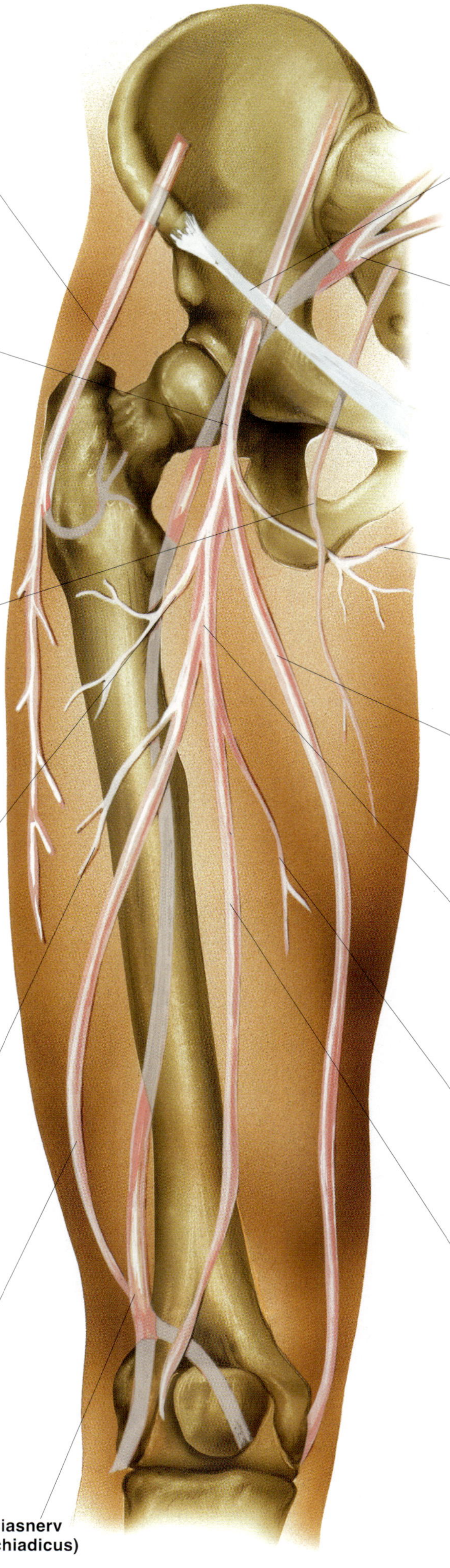

Leistenband (Ligamentum inguinale)
Band, das von der Spina iliaca anterior superior zum Schambein zieht. Die Arterien, Venen und Nerven, die die Beine versorgen, verlaufen unter diesem Band hindurch zum Oberschenkel.

Ischiasnerv (N. ischiadicus)
Größter Nerv des Körpers. Er entspringt dort, wo die Nervenfasern des Kreuz-Lenden-Stamms mit den vorderen Ästen des ersten Kreuzbeinnervs zusammentreffen. Dann zieht er durch das Becken, hinter dem Hüftgelenk entlang und an der Rückseite des Oberschenkels abwärts, wo er sich in Höhe des Knies in den äußeren und inneren Kniekehlennerv verzweigt.

Innerer Hautast des Oberschenkelnervs
Ast des Oberschenkelnervs, der die Muskeln an der Ober- und Innenseite des Schenkels und die dortige Haut innerviert.

Innerer Marginalnerv
Ast des Oberschenkelnervs, der über den Oberschenkel, das Knie und die Innenseite des Unterschenkels zum Sprunggelenk zieht. Hier läuft er am Innenknöchel entlang und endet an der Innenseite des Fußes. Dieser Nerv entsendet Nervenfasern zur Haut an den Innenseiten der Oberschenkel, des Knies, der Unterschenkel und des Fußes.

Ast des Oberschenkelnervs zum Quadrizeps
Ast des Oberschenkelnervs, der im zentralen Bereich der Schenkelvorderseite liegt. Er innerviert den Quadrizeps und sendet Ausläufer zu den vier Teilen dieses Muskels.

Innerer Oberschenkelnerv
Ast des Quadrizepsnervs, der den inneren Oberschenkelmuskel innerviert.

Mittlerer Oberschenkelnerv
Ast des Quadrizepsnervs, der den mittleren Oberschenkelmuskel innerviert.

DER SEHSINN: DAS AUGE

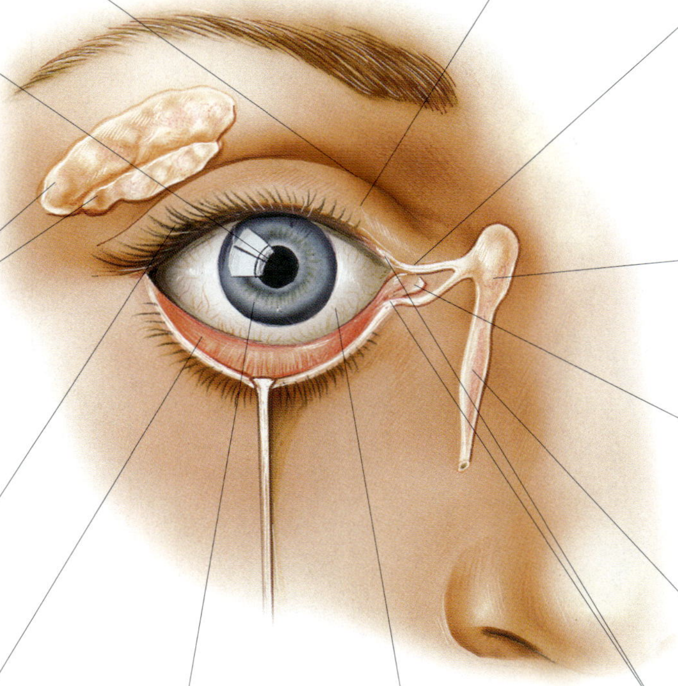

Pupille
Öffnung in der Iris, durch die Licht in den Augapfel einfällt. Die Pupille ist sie von einem Schließmuskel umgeben, der dafür sorgt, das sie sich erweitert (Mydriasis) oder verengt (Miosis).

Lidfalte
Halbrunde Hautfalten, die von der sonst die Augäpfel bedeckenden Haut gebildet werden.

Augenlider
Zwei Hautfalten – je eine über und unter dem Auge –, die den Vorderteil des Augapfels bedecken. Die Lidmuskeln (an der Innenseite der Lider) und die Hebemuskeln der Augenlider (im Oberlid) ermöglichen ihre Bewegungen.

Tränenkanäle
Dünne Kanäle, die von den Tränenöffnungen zum Tränensack führen. Sie befördern Tränen und andere Fremdkörper von der Bindehaut über den Tränennasengang zur unteren Nasenmuschel.

Tränendrüsen
Traubenförmige Drüsengruppen im Außenwinkel der Augenhöhle. Sie enthalten Kanälchen, die die wichtigsten Bestandteile und die Masse der Tränenflüssigkeit absondern, die alle äußeren Oberflächen des Auges feucht hält.

Tränensack
Zylindrischer Hohlraum, in den die Tränenkanäle münden. Er führt zum Tränennasengang.

Tränenwärzchen (Caruncula lacrimalis)
Schleimhauthöcker im inneren Augenwinkel.

Wimpern
Härchen an den Rändern der Augenlider, die die Augen vor Fremdkörpern schützen. Zwischen den Härchen liegen kleine Talg- und Schweißdrüsen.

Bindehaut
Schleimhaut, die das Innere der Augenlider überzieht.

Regenbogenhaut (Iris)
Kreisförmiges, pigmentiertes Gewebe, dessen Muskeln bestimmen, wie viel Licht ins Auge einfällt. Die Iris besteht aus glatten Muskeln, die vom vegetativen Nervensystem gesteuert werden. Die Öffnung in der Iris nennt man Pupille.

Lederhaut des Auges (Sklera)
Bindegewebsschicht die den Augapfel bis auf die Vorderseite umgibt, wo sich die Hornhaut (Cornea) befindet. Die Lederhaut ist weiß und undurchsichtig.

Tränenpunkte
Zwei kleine Öffnungen, die im inneren Augenwinkel eine Erhebung bilden.

Tränennasengang
Abwärts verlaufende Fortsetzung des Tränensacks. Die Tränenflüssigkeit strömt über den unteren Nasengang zur unteren Nasenmuschel.

AUGEN-HINTERGRUND

Oberfläche der Netzhaut (Retina), wie sie durch einen Augenspiegel (Ophthalmoskop) zu sehen ist.

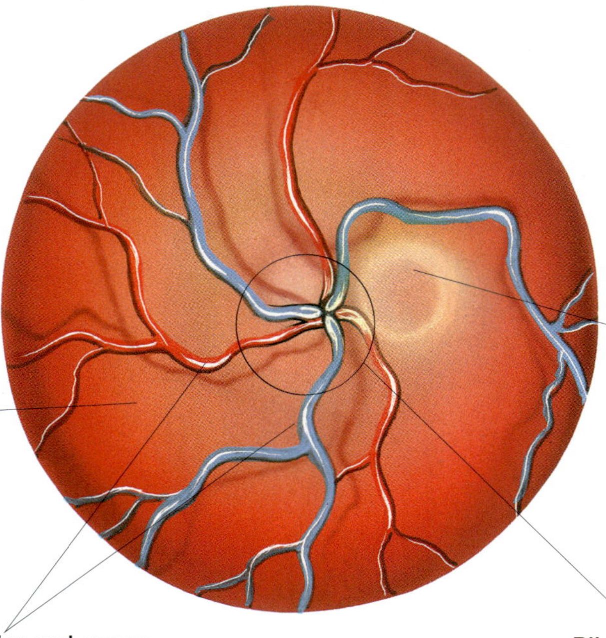

Netzhaut (Retina)
Die Netzhaut kleidet zwei Drittel der inneren Oberfläche des Augapfels aus. Sie besteht aus Nervengewebe, das mit dem des Gehirns vergleichbar ist. Hier wird Licht in Nervenimpulse umgewandelt, die zum Gehirn weitergeleitet werden.

Gelber Fleck
Der gelbe Fleck befindet sich in der Nähe des blinden Flecks in der Netzhaut. Er enthält die Fovea centralis, die Stelle des schärfsten Sehens.

Netzhautarterien und -venen
Die Netzhautarterien und -venen treten durch den blinden Fleck in den Augapfel ein und laufen parallel zum Sehnerv. Im Augapfel verzweigen sie sich über die gesamte Netzhaut.

Blinder Fleck
Runde, gelbweiße Zone am hinteren Pol der Netzhaut, in die der Sehnerv und die Netzhautarterien und -venen münden.

DER SEHSINN: DIE MUSKELN DES AUGES

Innerer gerader Augenmuskel
Muskel, der an der Innenseite des Auges entlangläuft und mit seinen Endsehnen in die Lederhaut des Auges (Sklera) einstrahlt. Dieser Augenmuskel dreht den Augapfel nach innen (in Richtung Nase).

Oberer gerader Augenmuskel
Dünner Muskel, der unter und parallel zum Hebemuskel des Oberlids verläuft. Er entspringt am Sehnenring vor den vier geraden Augenmuskeln. Der Muskel zieht über den Augapfel und ist wenige Millimeter vor dem Oberrand der Lederhaut des Auges (Sklera) verbunden. Durch Kontraktion dreht er den Augapfel nach oben und innen, so dass sich das Auge in die jeweilige Richtung bewegt.

Oberer schräger Augenmuskel
Muskel, der entlang dem Dach der Augenhöhle zur Innenseite des Hebemuskels des Oberlids läuft. Am vorderen Rand der Augenhöhle tritt die Sehne dieses Muskels durch eine bindegewebige Schlinge und biegt dann in spitzem Winkel wieder nach hinten um. Sie haftet sich ebenfalls an der Lederhaut des Auges an, in der oberen, hinteren, äußeren Ecke des Auges. Das Auge wird abwärts bewegt, wenn sich dieser Muskel kontrahiert.

Sehnerv
Dicker Nerv, der in den Augapfel eintritt. Der Sehnerv leitet die von der Netzhaut empfangenen visuellen Informationen an das Gehirn weiter.

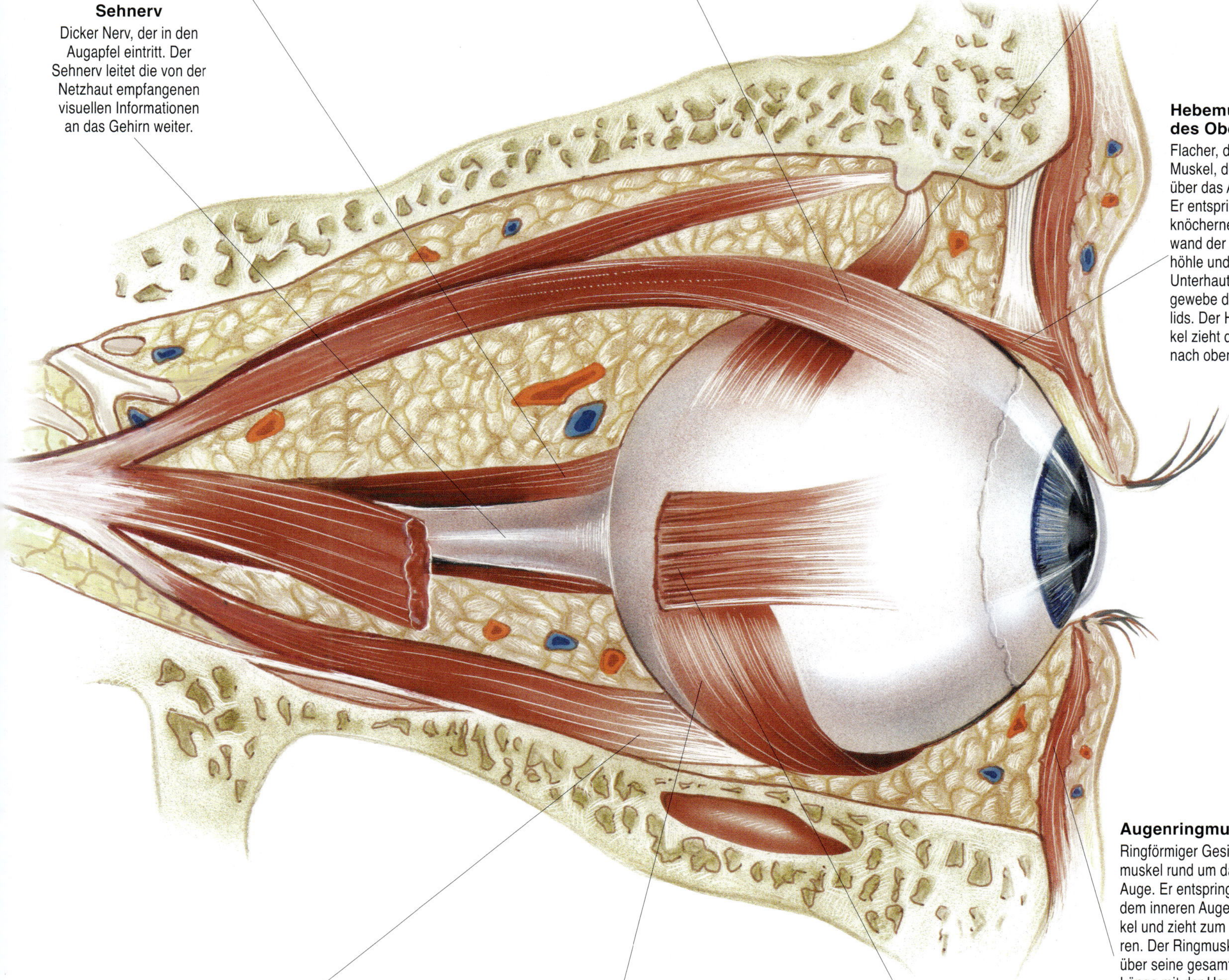

Hebemuskel des Oberlids
Flacher, dreieckiger Muskel, der oben über das Auge zieht. Er entspringt der knöchernen Rückwand der Augenhöhle und läuft zum Unterhautbindegewebe des Oberlids. Der Hebemuskel zieht das Lid nach oben.

Augenringmuskel
Ringförmiger Gesichtsmuskel rund um das Auge. Er entspringt dem inneren Augenwinkel und zieht zum äußeren. Der Ringmuskel ist über seine gesamte Länge mit der Haut der Augenlider verbunden und schließt und öffnet jene.

Unterer gerader Augenmuskel
Der untere gerade Augenmuskel entspringt an der gleichen Stelle wie die anderen geraden Augenmuskeln. Er läuft entlang dem Boden der Augenhöhle zur Augenhaut, wo er wenige Millimeter vor der Hornhaut mit dem Augapfel verbunden ist. Durch Kontraktion dreht er den Augapfel nach unten und innen.

Unterer schräger Augenmuskel
Muskel, der entlang dem Unterrand der Augenhöhle läuft (vom inneren Rand an der Nase zum Außenrand). Er entspringt im knöchernen Boden der Augenhöhle, unterquert das Auge und den unteren geraden Augenmuskel und ist an der Außenseite des Augapfels mit der Augenhaut verbunden. Der Muskel dreht den Augapfel entgegen dem Uhrzeigersinn um die Augenachse.

Äußerer gerader Augenmuskel
Muskel, der in der seitlichen Augenhöhle entlang der Lederhaut des Auges (Sklera) im Bereich des äußeren Lidwinkels verläuft. Wenn er sich kontrahiert, wird der Augapfel nach außen bewegt.

DER SEHSINN: DER AUGAPFEL

Hornhaut
Bindegewebsschicht, die den vorderen Teil des Augapfels schützt und nach außen gewölbt ist. Sie ist vollkommen transparent, um Licht hindurchzulassen.

Regenbogenhaut (Iris)
Vorderer Teil der mittleren Augenhaut, der mit der Pupille den Lichteinfall ins Auge reguliert.

Strahlenkörper
Abschnitt der mittleren Augenhaut, der hinten an die Iris anschließt und bis zur Grenze zwischen lichtempfindlichem und lichtunempfindlichem Bereich der Netzhaut reicht. Der Strahlenkörper enthält einen glatten Muskel, der der Befestigung der Linse dient und die Linsenkrümmung beeinflusst.

Aufhängebänder der Linse
Transparente Fasern, die den inneren Rand des Strahlenkörpers mit dem Rand der Linse verbinden und so ihren Aufhängeapparat bilden.

Glaskörper
Gallertartige Flüssigkeit, die den Augapfel hinter der Linse ausfüllt.

Lederhaut des Auges (Sklera)
Bindegewebsschicht die den Augapfel bis auf die Vorderseite umgibt, wo sich die Hornhaut (Cornea) befindet. Die Lederhaut ist weiß und undurchsichtig.

Aderhaut (Choroidea)
Die Aderhaut liegt zwischen Lederhaut und Netzhaut des Augapfels. Die Gefäßhaut besteht aus einem komplexen Netzwerk von Adern, das die Netzhaut mit Blut versorgt. Sie geht vorn in den Strahlenkörper über.

Netzhaut (Retina)
Die Netzhaut bildet die innerste Schicht des Augapfels und kleidet zwei Drittel der inneren Oberfläche des Augapfels aus. Sie besteht aus Nervengewebe, das mit dem des Gehirns vergleichbar ist. Hier wird Licht in Nervenimpulse umgewandelt, die zum Gehirn weitergeleitet werden.

Blinder Fleck
Runde, gelbweiße Zone am hinteren Pol der Netzhaut, in die der Sehnerv und die Netzhautarterien und -venen münden.

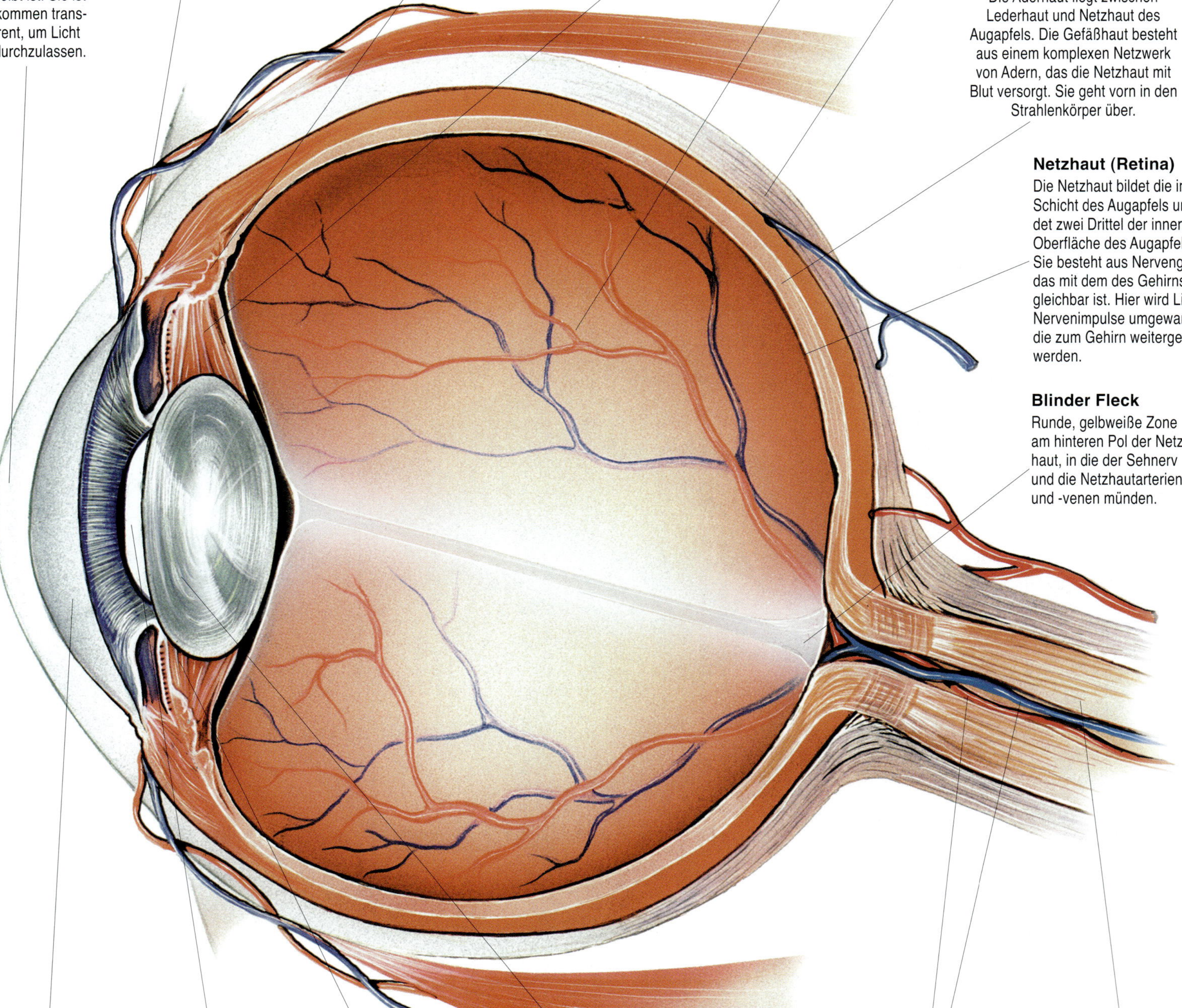

Vordere Augenkammer
Raum zwischen Hornhaut und Iris, der mit dem Kammerwasser angefüllt ist.

Pupille
Öffnung in der Iris, durch die Licht in den Augapfel einfällt. Die Pupille ist sie von einem Schließmuskel umgeben, der dafür sorgt, das sie sich erweitert (Mydriasis) oder verengt (Miosis).

Hintere Augenkammer
Raum zwischen der Hinterfläche von Regenbogenhaut und Strahlenkörper und der Vorderfläche des Glaskörpers.

Linse
Die Linse liegt hinter der Pupille und der Regenbogenhaut und ist durch ein Fasersystem am Strahlenkörper befestigt. Sie bündelt das einfallende Licht und sorgt so dafür, dass es auf die Netzhaut gelangt.

Zentralarterie und -vene der Retina
Zwei Blutgefäße, die längs der Achse des Sehnervs zur Netzhaut führen und durch den blinden Fleck in den Augapfel eintreten, um sich über die gesamte Oberfläche der Netzhaut zu verzweigen.

Sehnerv
Dicker Nerv, der die Verbindung zwischen der Außenwelt und dem zentralen Nervensystem herstellt. Der Nerv leitet die von der Netzhaut empfangenen Lichtinformationen an das Gehirn weiter, wo diese Informationen verarbeitet.

DER SEHSINN: AUFBAU DER NETZHAUT

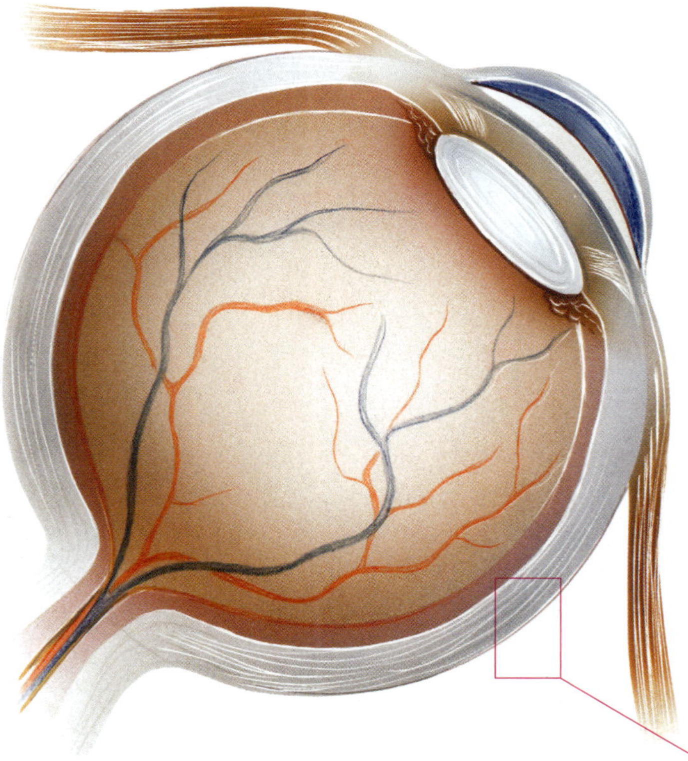

NETZHAUT

Die Netzhaut bildet die innerste Schicht des Augapfels und kleidet zwei Drittel der inneren Oberfläche des Augapfels aus. Sie besteht aus Nervengewebe, das mit dem des Gehirns vergleichbar ist. Hier wird Licht in Nervenimpulse umgewandelt, die zum Gehirn weitergeleitet werden. Im hinteren Teil liegt der gelbe Fleck, der die Fovea centralis, die Stelle des schärfsten Sehens birgt. Der gelbe Fleck enthält nur Sinneszellen, keine Blutgefäße.

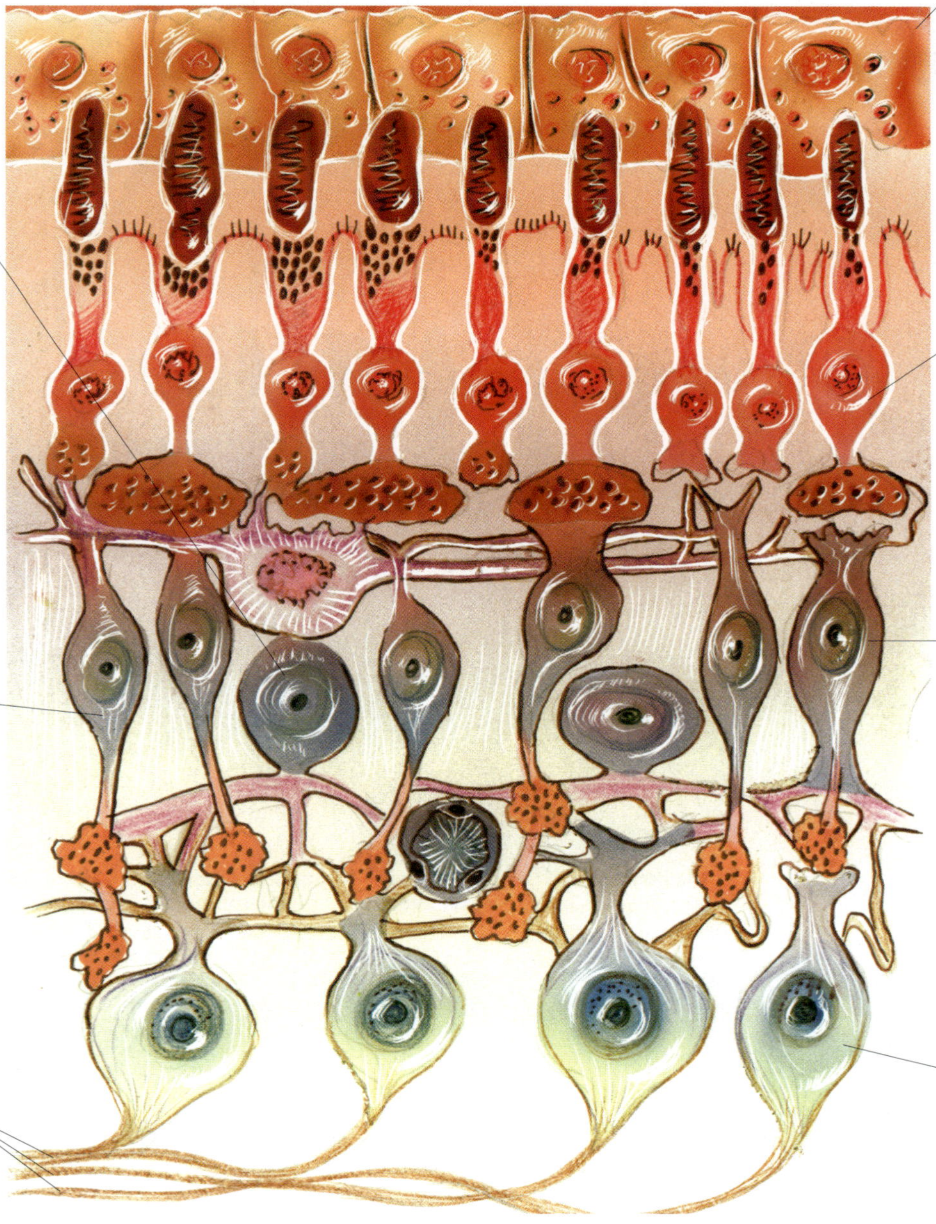

Pigmentschicht
Zellschicht, die das Pigment Melanin enthält. Die Pigmentschicht schützt und ernährt die Photosensoren.

Amakrinzellen
Assoziierende Zellen, die eine Verbindung zwischen Bipolar- und Ganglienzellen bilden. Sie vermitteln Informationen über das Licht, das auf die Netzhaut fällt.

Photosensoren
Die Photosensoren sind lichtempfindliche Zellen (Stäbchen und Zapfen) unter der Pigmentschicht. Sie enthalten chemische Substanzen, die auf unterschiedliche Lichtwellenlängen reagieren und Nervenimpulse auslösen.

Waagerechte Zellen
Zellen, die die Photosensoren mit den Bipolarzellen verbinden. Sie leiten Informationen über das Licht weiter, das jeden Punkt der Netzhaut trifft. Gemeinsam mit den Amakrinzellen werden sie als assoziative Zellen bezeichnet.

Bipolarzellen
Über eine Synapse mit den Photosensoren verbundene Zellen. Sie empfangen die Nervenimpulse, die von den Photosensoren übermittelt wurden und leiten sie an die Ganglienzellen weiter.

Sehnerv
Der Sehnerv besteht aus den Neuriten (Axonen) der Ganglienzellen. Er läuft hinter der optischen Bahn (Tractus opticus) am Vereinigungspunkt der beiden Sehnerven vorbei und dann zur Hirnrinde am hinteren Bereich des Gehirns.

Ganglienzellen
Nervenzellen, die von den Bipolarzellen Reize übermittelt bekommen und deren Leitungsapparate (Axone) sich zum Sehnerv bündeln, der die Informationen zum Gehirn weiterleitet.

DAS GEHÖR

Ohrmuschel (Auricula)
Äußerer, sichtbarer Teil des Ohres, der rund um den äußeren Gehörgang liegt. Die Ohrmuschel besteht aus Knorpelgewebe. Zur Ohrmuschel gehören Helix, Antihelix, Tragus und Antitragus.

Helix
Gebogener Oberrand der Ohrmuschel.

Antihelix
Teil des Ohrknorpels, der in oder vor der Helix eine gebogene Erhebung bildet.

Trommelfellteil des Schläfenbeins
Schädelknochen, dessen waagerechter Abschnitt das Dach des Gehörgangs bildet.

Trommelfell
Elastische Membran, die den äußeren Gehörgang vom Mittelohr trennt. Durch die Vibrationen des Trommelfells werden Geräusche zu den Gehörknöchelchen weitergeleitet.

Gehörknöchelchen
Drei kleine Knochen (Hammer oder Malleus, Amboss oder Incus und Steigbügel oder Stapes), die die Vibrationen des Trommelfells zum Labyrinth leiten.

Bogengänge
Drei gebogene Röhren die in drei Ebenen senkrecht zueinander stehen. Sie sind mit Sinneszellen versehen, die Bewegungen der Endolymphe registrieren, und haben für das Gleichgewicht große Bedeutung.

Innerer Gehörgang
Knochenkanal im Felsenbein, durch den zwei Hirnnerven sowie Blutgefäße ziehen. Der innere Gehörgang verbindet das Innenohr mit der Schädelhöhle.

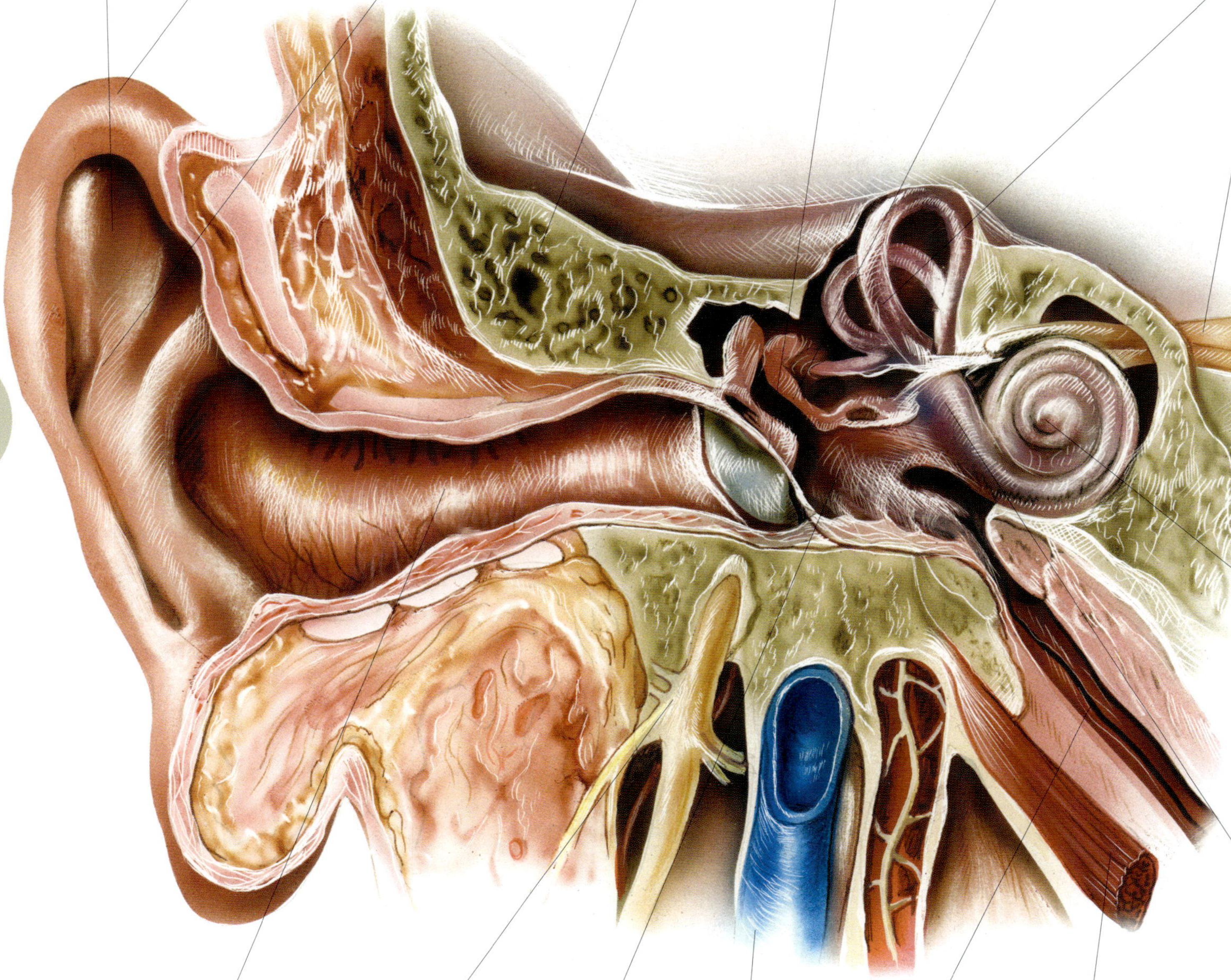

Schnecke (Cochlea)
Spiralförmiges Gangsystem. Die Schnecke birgt das cortische Organ, das Geräusche in Nervenimpulse umwandelt.

Innerster Vorhof
Ovaler Raum im knöchernen Labyrinth, der zwei Strukturen des Gleichgewichtsapparats enthält: Utrikulus und Sakkulus.

Irrgarten (Labyrinth)
Man unterscheidet ein knöchernes und ein häutiges Labyrinth. Das knöcherne Labyrinth ist ein Höhlensystem in der Felsenbeinpyramide, das die Bestandteile des häutigen Labyrinths (Bogengänge, Schnecke, Sakkulus und Utrikulus) umgibt.

Äußerer Gehörgang
Gehörgang zwischen der Ohrmuschel und dem Trommelfell. Er ist mit Haut bedeckt, die sich von der Muschel nach innen erstreckt und mit feinen Härchen übersät ist.

Gesichtsnerv
Sensorisch-motorischer Nerv (VII. Hirnnerv), der im inneren Gehörgang durch das Felsenbein an der Cochlea entlangläuft und durch das Foramen stylomastoideum nach außen führt, um in mehreren Ästen zur Schläfe, zum Gesicht und zum Hals zu ziehen.

Paukenhöhle
Vom Felsenbein umgebener Hohlraum, in dem die Gehörknöchelchen liegen. Die Paukenhöhle ist mit dem Rachenraum verbunden.

Innere Halsvene
Die innere Halsvene entspringt aus dem Gehirn, der Schädelhöhle, dem Gesicht und dem Halsbereich.

Eustachische Röhre (Ohrtrompete)
Verbindung zwischen Paukenhöhle und Rachenraum. Ihre Aufgabe ist der Druckausgleich zwischen Paukenhöhle und Umgebung und die Belüftung der Paukenhöhle, die für die Schwingungsfähigkeit des Trommelfells wichtig ist.

Zäpfchenmuskel
Muskel, der nahe der Mündung der eustachischen Röhre im Felsenbein liegt. Er erstreckt sich bis zum Zäpfchen, das sich zusammenzieht, wenn der Zäpfchenmuskel sich kontrahiert.

DER GERUCHSSINN

Nasenhöhle
Erweiterung im vorderen Bereich der Nase. Wie die übrigen Nasenknochen ist auch die Nasenhöhle mit einem Epithel ausgekleidet, das mit zahlreichen Schleimdrüsen und feinen Härchen zum Filtern der Luft versehen ist.

Nasenmuscheln
Knochenartige, von Schleimhaut bedeckte Fortsätze in der Seitenwand der Nasenknochen. Die Nasenmuscheln haben die Aufgabe, Turbulenzen zu erzeugen, durch die die eingeatmete Luft erwärmt und befeuchtet wird, bevor sie in den Rachen gelangt.

Riechkolben

Riechnerv
Der Riechnerv (I. Hirnnerv) besteht aus Neuriten (Axonen) von Nervenzellen, die in der Riechschleimhaut liegen.

Riechnervenstrang
Strang aus Nervengewebe, der die Informationen der Riechnerven zur Verarbeitung an das Gehirn weiterleitet.

Keilbeinhöhle
Hohlraum im Keilbein, der mit der oberen Nasenmuschel in Verbindung steht. Er hat die Aufgabe, die Atemluft zu erwärmen, bevor sie in die weiter innen gelegenen Atemwege gelangt.

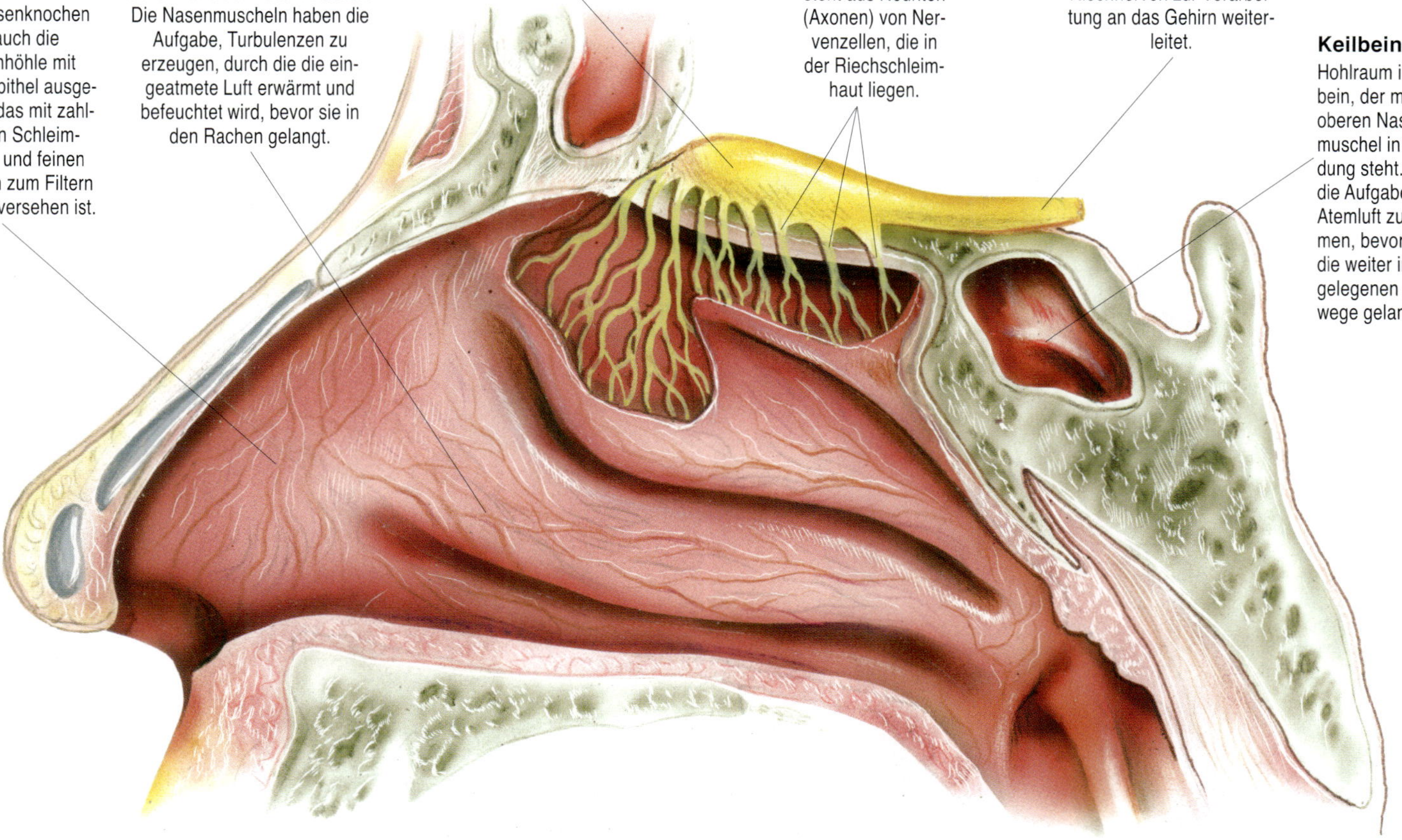

Glomeruli olfactorii
In den Glomeruli des Riechkolbens bilden die Riechzellaxone Synapsen mit nachgeschalteten Zellen (Mitralzellen).

Riechkolben
Verdickung am Ende des Geruchsnervs über dem Siebbein. Die Nervenfasern, die dieses Nervenbündel bilden, leiten Nervenreize zum Gehirn weiter.

Riechnervenfasern
Die Nervenzellen im Riechkolben sind mit den Geruchsnerven verbunden und bilden Ausläufer (Neuriten), die Geruchsreize von den Riechnerven zum Gehirn weiterleiten.

Siebbeinplatte
Teil des Siebbeins, der zwischen Schädel- und Nasenhöhle liegt. Die Siebbeinplatte durchziehen Öffnungen, durch die die Verzweigungen des Geruchsnervs verlaufen.

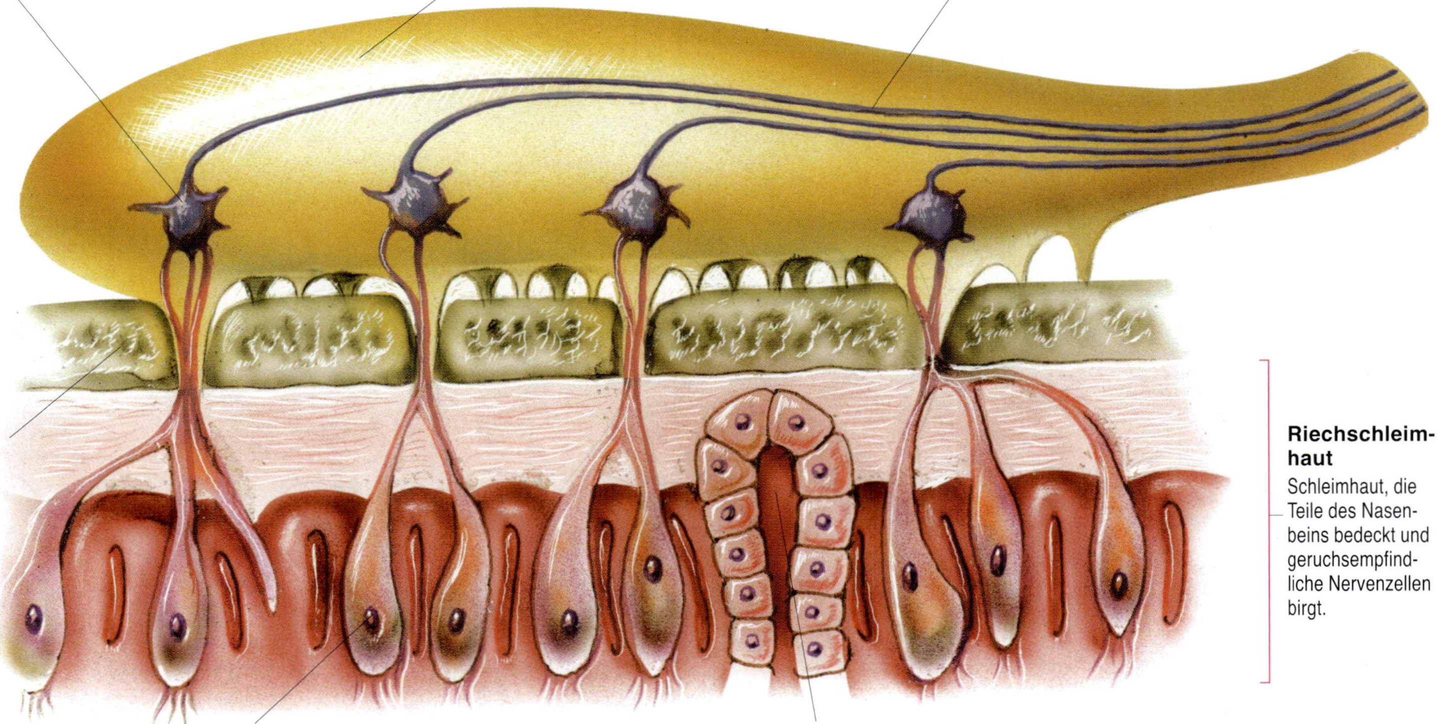

Riechschleimhaut
Schleimhaut, die Teile des Nasenbeins bedeckt und geruchsempfindliche Nervenzellen birgt.

Geruchsdrüsen
Unter der Riechschleimhaut liegende Drüsen, die Schleim produzieren.

Riechzellen
Auf die Wahrnehmung von Gerüchen spezialisierte Nervenzellen. Sie sind bipolar: Sie tragen an einem Ende mehrere Härchen in Richtung Nasenhöhle, am anderen hingegen Neuriten, die den Geruchsnerv bilden.

DER GESCHMACKSSINN: ZUNGE

GESCHMACKSPAPILLEN

Die Geschmackspapillen liegen v. a. am Zungenrand und im hinteren Teil der Zunge. Sie bilden mit den in ihnen enthaltenen Geschmacksknospen das Geschmacksorgan. Es gibt unterschiedliche Formen von Geschmackspapillen.

- bitter
- sauer
- salzig
- süß

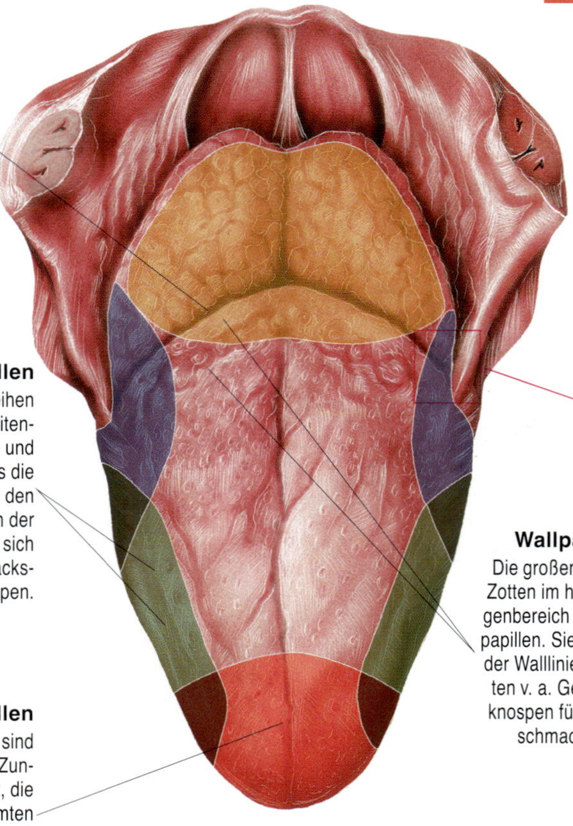

Hintere Zungenfalte
V-förmige Furche, die quer über die Zunge verläuft und den vorderen Teil der Zunge vom hinteren trennt, der anschließend senkrecht nach unten zu den Mandeln zieht.

Pilzpapillen
Die Pilzpapillen reihen sich längs der Seitenränder der Zunge und sind größer als die Fadenpapillen. An den Außenrändern der Papillen befinden sich die Geschmacksknospen.

Fadenpapillen
Die Fadenpapillen sind Erhebungen der Zungenschleimhaut, die über den gesamten Zungenrücken verteilt sind und nur Tastfunktion haben.

Wallpapillen
Die großen auffälligen Zotten im hinteren Zungenbereich heißen Wallpapillen. Sie liegen längs der Walllinie und enthalten v. a. Geschmacksknospen für bittere Geschmacksreize.

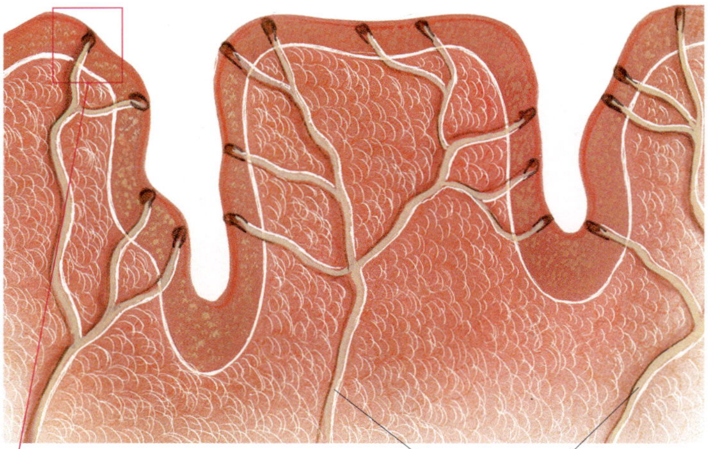

Nervenfasern
Diese Fasern senden die Geschmacksreize von den Papillen zum Gehirn.

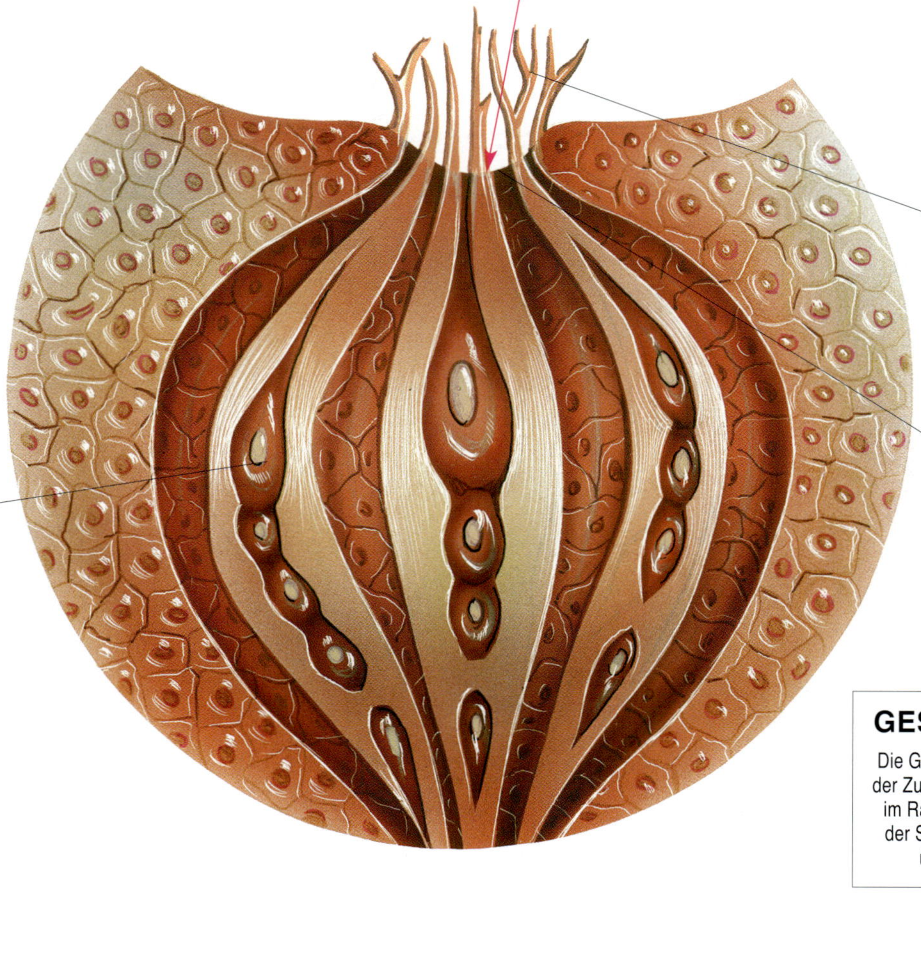

Reizempfangende Ausläufer (Microvilli)
Kleine Härchen an den Außenrändern der Geschmacksknospen. Sie ragen durch die Geschmacksporen nach außen und dienen als Flächen, die für Geschmacksreize empfänglich sind.

Geschmackszellen
Jede Geschmacksknospe enthält etwa 20 Geschmackszellen, die Geschmacksreize wahrnehmen. Sie werden durch im Speichel gelöste Substanzen stimuliert, die für den jeweiligen Geschmack verantwortlich sind und setzen diese Wahrnehmungen in Sinnesreize um.

Geschmacksporen
Öffnungen im Epithel, die für direkten Kontakt zwischen Schleimhaut und Geschmacksknospenzellen sorgen.

GESCHMACKSKNOSPEN

Die Geschmacksknospen liegen vor allem auf der Zunge, aber auch im weichen Gaumen und im Rachen. Sie registrieren den Geschmack der Speisen und geben diese Informationen über die Nerven ans Gehirn weiter.

DER TASTSINN: TASTKÖRPER

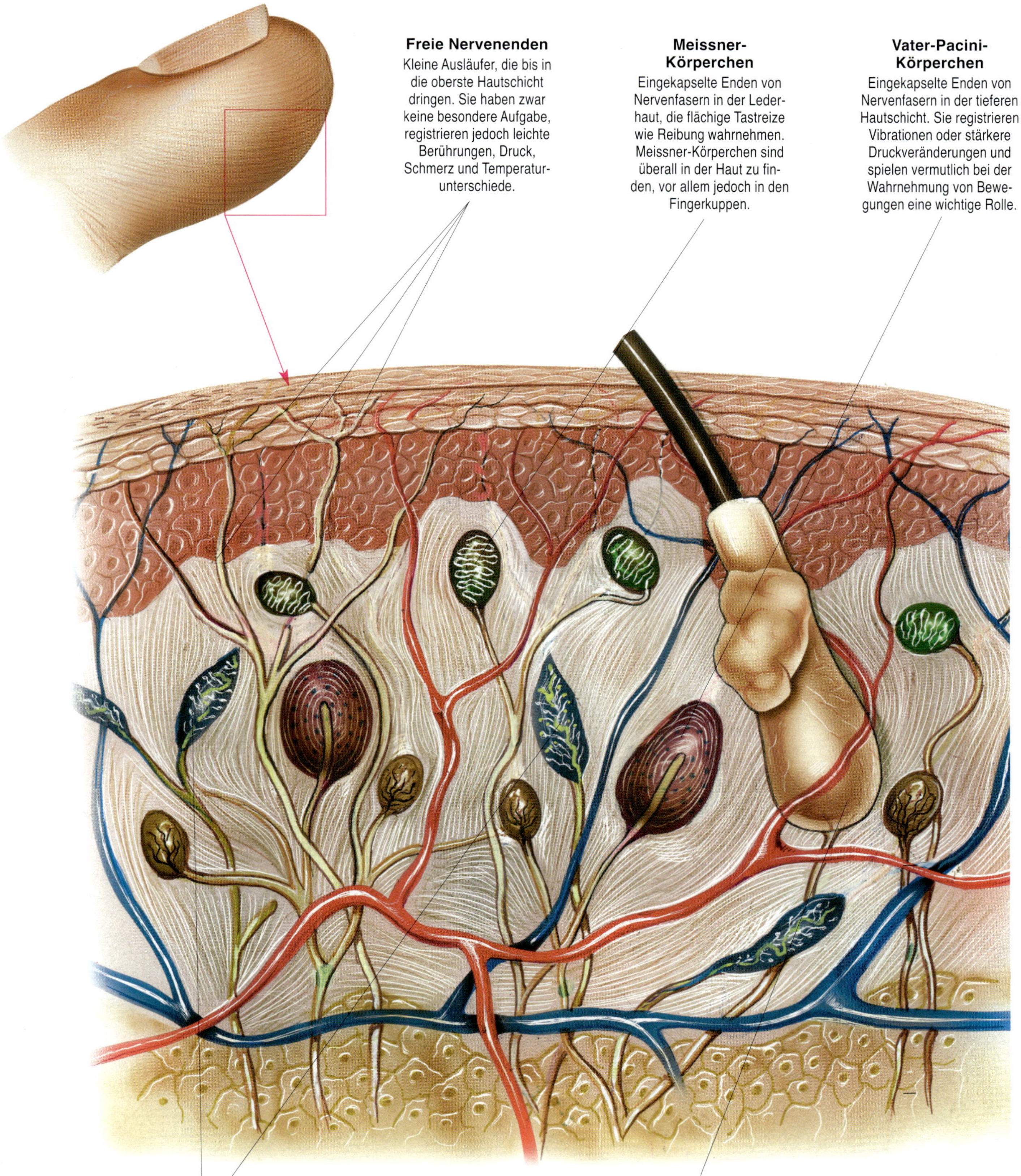

REGISTER